脏腑机能调整按摩法

（上 册）

王英华 著

中医古籍出版社
Publishing House of Ancient Chinese Medical Books

图书在版编目（CIP）数据

脏腑机能调整按摩法/王英华著．－3版．－北京：中医古籍出版社，2017.6（2024.8重印）

ISBN 978－7－5152－1416－0

Ⅰ．①脏…　Ⅱ．①王…　Ⅲ．①脏腑病证－按摩疗法（中医）　Ⅳ．①R256

中国版本图书馆CIP数据核字（2018）第086902号

脏腑机能调整按摩法（第三版）

王英华　著

责任编辑　刘　婷
封面设计　韩博玥
出版发行　中医古籍出版社
社　　址　北京市东城区东直门内南小街16号（100700）
电　　话　010-64089446（总编室）010-64002949（发行部）
网　　址　www.zhongyiguji.com.cn
印　　刷　北京市泰锐印刷有限责任公司
开　　本　710mm×1000mm　1/16
印　　张　39.625
字　　数　720千字
版　　次　2017年6月第3版　2024年8月第7次印刷
书　　号　ISBN 978-7-5152-1416-0
定　　价　98.00元（上、下册）

内容提要

本书集作者二十多年学习中医、周易、国学的心得，将理论与实践相结合，全书分为八章，第一、二章是理论基础；第三、四章是理论知识、脏腑功能论述；第五、六章是经络穴位相关知识，如何学好和运用脏腑按摩；第七、八章是调理手法和临床案例。书中诸法，既能够调理五脏六腑的疾病，也能调理四肢和头面部及内、外科方面的疾病，对妇科、小儿科，也有它的适应症。

作者在临床实践中不断摸索、创新，寻找打开生命之门的钥匙。因此作者在书中提出临床要做到形体与生命同时调整，才能达到中医上治性、中治命、下治病的目的。本书以“脾胃一伤，四脏皆无生气，”“得胃气者生，失胃气者亡。”为理论依据，层层展开，不但系统介绍了脏腑点穴按摩的原理、方法和临床应用，并列举了众多成功的案例，无论是对从事中医工作或手法临床的人员，还是对养生爱好者来说，这本书都能成为他们的良师益友。

作者简介

脏腑点穴推拿按摩法埋没在民间，技术精髓为少数人所掌握，处于濒临失传的境地。王英华先生自幼随师学习脏腑点穴推拿按摩，刻苦钻研，立志将这一绝学发扬光大，造福于民。为了寻找打开生命之门的钥匙，达到“下治病、中治命、上治性”的理想境界，他自20世纪90年代开始学习中医理论基础、五运六气、周易等知识，不断探索生命的奥秘。

王英华先生于2000年面向社会推广脏腑按摩法。2006年，在多年临床和教学的基础上，整理出一套简单，效果显著，以御病为主，治养结合，上可益寿延年，中可强身健体，下可治病祛疾的按摩方法——脏腑机能调整按摩法。

探索生命奥秘的道路是漫长的，为了让更多的人摆脱疾病的困扰，找出疾病的最终根源，他又开始研读老子、庄子、孟子、亚里士多德、黑格尔等中外哲学家的著作，“路漫漫其修远兮，吾将上下而求索。”探索生命和疾病的规律的道路虽然漫长，但并未停止……

再版说明

光阴似箭，日月如梭，转眼间，《脏腑机能调整按摩法》已经出版五年了，承蒙广大读者的厚爱和中医古籍出版社的努力，第一版的发行量远远地超出了我的想象，这也是我感到有必要更新内容，再版此书，以飨读者，此次再版对原来的每一章内容、每一个病例都做了补充、完善或内容上的更新，不求包罗万象、面面俱到，旨在言简意赅、提纲挈领，这是第一版的宗旨，也是再版的指南。

我非常感谢中医古籍出版社刘婷老师对本书出版的热情支持及多方面的协助，能得到这样能力卓著、认真负责的编辑帮助，是一个作者的幸运，同时，我也感谢所有的同行、同事、朋友在书稿修改过程中所提供的帮助。

中医推拿按摩的历史悠久，宝藏丰富，象征着几千年来，我国人民和疾病斗争的睿智。在远古时期，中国就有推拿医疗的活动。当时的人们在劳动中遇到损伤而发生疼痛时，本能地用手法按摩痛处，就会感到疼痛减轻或消失。经过长期实践后，古人认识到了按摩的作用，并成为自觉的医疗活动，以后逐步发展形成了中医的推拿学科。

推拿（按摩）手法是各种推拿（按摩）动作技法的总称，是施术者用手或肢体其他部分（亦可借助各种替代物）按照特定的技术动作用于一定的穴位或部位，以达到防治疾病或保健的目的。那手法有一定的规范和技术要求，通过对机体不同部位的刺激，起到疏通经络、行气活血、滑利关节、调节脏腑功能、扶正祛邪等功用。

推拿手法的基础动作来源于人们的日常活动，如推、拿、按、揉、捏、压、摩、擦等，这些都是人们在日常活动中经常使用的动作。当然，这些简单的手法动作并不能与中国医学中的推拿手法相提并论。所谓推拿（按摩）手法，就是用特定的手法技巧使产生的力达到防病、治病、保健的目的。《医宗金鉴·枕骨心法要旨》曰：“法之所施，使患者不知其苦，方称为法也。”《厘正按摩要术》对推拿手法提要：“立法宜详也。首按、摩，继以掐、揉、推、运、搓、摇，和为八法。”

所谓“推拿”和“按摩”，是以个别代表性手法对推拿手法所做的概括，具有约定俗成的意义。因此，作为手法，不是一般的、简单的随意动作，而是有一定规范和技术要求的专门技巧动作，是推拿治疗疾病的手段。

由于历史原因，中国各种推拿流派和医家在长期的医疗实践中创建了众多不同手法，这使推拿治疗的适应症更加广泛，疗效也得以不断提高。但是，长期以来各家各派流传的手法几经衍革，各流派之间又少于交流，加之大多数手法散在民间，只限于口传心授，很少有文字和图片记载。所以，各家各派因施术部位和作用的方向、强度、时间等有所不同，形成了种类繁多、名称各异的各类手法。在脏腑点穴的基础上发展起来的脏腑机能调整按摩法便是其中的一个分支。此法的源流和发展已在第一版前言中有所交待，不再重述。

初衷原本宽时再版，到头来还是仓促完成，故此，书中必有弊疵。虽然是文责自负，尚请读者不吝雅正。

电　话：13869388629

网　站：www. zfjntz. com

微信号：13869388629（同手机号）

QQ：1255882970

总　　序

中医疗法的具体方法众多，然究其根本大致可分针灸、按摩和方剂三大类，所依据的原则主要为阴阳平衡、气血畅通、天人相应时空观念。三者互为补充，但不能相互代替，推拿按摩是我国人民最早的医疗手段之一。早在我国两千多年前，《黄帝内经》中就提到："按摩勿释，着针勿斥，移气于不足，神气及得复。"说明在中国古代，推拿已成为医疗和养生的重要手段。晋代葛洪所著《抱朴子·内篇·遐览》中曾提到有《按摩导引经十卷》，可惜现在已经失传。隋代的《诸病源候论》每卷之末，都附有导引按摩之法。当时，自我按摩作为按摩的一个内容十分盛行，它的广泛开展，说明按摩疗法重视预防，注意发挥病人与疾病做斗争的主观能动性。隋唐时期，已有按摩专科，并有按摩博士、按摩师等职务名称，可见当时按摩已颇盛行。尤其是著名医学家孙思邈十分推崇按摩导引，他在《备急千金要方·养性》中提及："按摩日三遍，一月后百病并除，行及奔马，此是养身之法。"孙氏此论，既是对唐代以前养生学的继承，又是他自己经验的总结，对后世的影响很大。到了宋金元时期，推拿运用的范围更加广泛，如宋代医生庞安时"为人治病十愈八九……有民家妇孕将产，七日而子不下，百术无所效……令其家人以汤温其腰腹，自为上下按摩，孕者觉胃肠微痛，呻吟间生一男子"，运用了按摩法催产。在宋代陈直的《养老奉亲书》中提出了老年人经常擦涌泉穴，可使晚年步履轻便。清代在推拿方面发展的特点，是对小儿推拿的著作较多，内容丰富，图文并茂，手法简便易行，在民间流传甚广。

推拿按摩作为人类早期的医学模式，为人类的健康做出了巨大的贡献，是祖国医学宝库中一颗璀璨的明珠。祖国医学认为，推拿按摩能够平衡阴阳、调和脏腑、疏通经络、加强营卫血气功能，从而达到扶正祛邪、益寿延生的作用。即使是西方医学，也积极的对我国这一古老的治疗方法进行研究，认为推拿按摩通过手法作用于人体的体表，通过一定的物理反应，可以调整内分泌、加强胃肠蠕动、剥离组织粘连、缓拿复位等作用，而且具有调节大脑皮层、皮质功能，使大脑神经产生冲动，进而达到兴奋或抑制神经作用。

推拿按摩的作用原理和效果与各种手法的运用有直接的关系，在我国推拿按摩的百花园中，可谓流派纷呈，百花齐放，争奇斗艳。手法上各有侧重，达到的效果也不尽相同，以调气为目的的脏腑点穴按摩就是其中的一颗芳香四溢的奇葩，它以中医理论为指导，以奇特的手法施用于人体的穴位、部位，通过由皮肤与肌肉的刺激，对人体的经络、脏腑、气血起到间接或直接的调节作用，达到养生、保健、治病的目的。

由于历史的原因，脏腑点穴按摩在 1949 年 10 月 1 日前几近失传，1949 年 10 月 1 日后，在各级领导的高度重视下，脏腑点穴按摩不但获得了新生，而且获得了国际医学界的重视和公认。目前，它正以生机勃勃的活力为人类的医疗卫生事业做出新的贡献。

序

青溪子

现代社会科技发达，物质丰富，文化繁荣，神清气爽，似已达人间鼎盛，如驻天堂。罔顾四周，日月穿梭，时空压缩，歌舞升平，锦衣玉食，蟠桃不缺，仙丹易得。如此太平盛世，却健康难求。各大医院门庭若市，无论何时，床位紧张的局面不改。看一个个面目憔悴，听一声声痛苦呻吟，如同身陷地狱。我忽然明白，原来健康与贫富无关，与权力地位无关，与身份尊卑无关。那么，我们的生命究竟由什么决定呢?

一个偶然的机会，我认识了王英华先生。走进他的工作室，扑面而来的是一股浓浓的古风。沉醉在清幽典雅的古曲中，浏览整个房间：满墙的字画，写有《弟子规》的巨匾，古色古香的家具，书架上摆满了儒释道医琳琅满目的经典著作，无处不流淌着深邃的思想，使人肃然起敬。儒释道医艺，琴棋书画茶，一个能将深奥的中医理论把玩得悠然自得的人，这是我对他的第一印象。

我们从他“中医”二字开始交流。英华先生侃侃而谈，对当今社会人们的生活方式，健康状况鞭辟入里，对中医有着独特的见解。他极善于将人的各种疾病与身边的环境结合起来研究，从宇宙地球、五行八卦、自然环境、社会风气、精神境界一路分析到机体循环、奇经八脉、脏器穴位，将生命的机理剖析得入木三分，令人醍醐灌顶。有人说他开通了天眼，因为他常常通过简单的观察就能一针见血地指出患者的症结。他笑了笑，所谓天眼，其实就是一种从宏观到微观的扫描，立即就能感受到一个人的气场，捕捉到他的缺漏。因为，他抓住了生命的枢纽。这个枢纽就是我们的脏腑。

英华先生从事脏腑的理论研究与临床实践整整二十年。他的著作《脏腑机能调整按摩法》一书再版，学员数千遍布全国，为无数的患者减轻了痛苦，消除了疾病，可谓功德无量。有许多读者看到这本书后，不远千里，慕名而来，拜他为师。英华先生总是敞开心怀接纳，毫不保留地亲自传授。他授课时，将佛家的包容，道家的思辨，儒家的仁爱，与人的身心健康融为一体，讲究治病与明理结合，养生与修身结合，做到身心共修，内外同调。

我曾对这本书中所阐述的各种理论和方法进行过数月的观察和体验，深切地感受到，每一种手法所带来的身体上的奇妙变化。它们紧紧围绕五脏六腑，转动身上的各个开关，能够迅速调整身体内各个系统的阴阳平衡，如将一股汹涌的清流注入体内，冲开各种淤积，从而达到正本清源的目的，实现不药而治。这就是“上医之道”。

脏腑是一门大学问，也是一个奥妙无穷的宝藏，需要我们不断地探索，这本书无疑为我们开启了一道探索脏腑奥秘的窗口。这是一部极为难得的医学著作，它凝聚了一个民间医家二十多年的不断探索和实践，内容丰富，可操作性强。既可作为医学参考资料，也可作为一本职业技术培训教材。衷心地希望这本书能够惠及更多的人，启迪更多的人。

2014年春，泉城

目　录

第一章 脏腑机能调整按摩法简介

第一节 脏腑机能调整按摩法的源流及发展

祖国现存的医学文献中，能查到的最早的对推拿按摩的记载是《黄帝内经·灵枢·病传》中“帝曰：或有导引行气、跷摩，灸、熨、刺、爇，饮药之一者，可独守耶？将尽行之乎？”这样一段对话。据说最早的按摩专著《黄帝岐伯按摩十卷》，早已失传，但此中的医疗技术和经验很有可能在民间以各种形式流传下来。

现代人通过对我国古代殷墟甲骨文“疒”的研究发现，它所代表的含义就是古代人用手对患有腹部疾病的患者进行治疗，由此可以看出最早形成的按摩疗法就是在腹部施治，古代文献中通过摩腹来祛疾养生的记载就很多，早在南北朝齐梁时期，达摩译的《易筋经》就记有摩腹三法，在唐代，著名医学家孙思邈的养生之道是“食后行百步，常以手摩腹”。他在《千金要方》中说：“食毕当散步，数里来回行，摩腹数百遍，可以无百病。”南宋大诗人陆游也坚持“一日摩腹数次”。

古人为何对腹部如此重视呢？祖国医学认为，腹为五脏之总，为阴，与各阴脉都有交会，是阴脉之海，腹部位于人体的中焦，为脾胃所居之地，是上焦和下焦联系的通道，是万物生化的根本，是阴阳相交的枢纽，也是气血的发源地。人体五脏六腑、四肢百骸生理活动所需的能量，均靠腹部水谷之精微供给。无论是外感六淫、内伤七情，还是饮食不节、劳逸损伤导致的疾病，都势必造成脏腑生理功能的紊乱，气血津液运行代谢的失调，继而在腹腔内的组织器官中会生成气滞、血瘀、水湿、痰饮、宿食等病理产物，这些病理产物势必影响脏腑正常的生理功能，继而又会发展成为新的疾病，所以有人把腹部称为“万病之源”。

《黄帝内经·灵枢·胀论》说：“胸腹脏腑之都也”，故脏腑功能下降，在胸腹部产生积聚硬结块、压痛点。腹位人体之中，为上下联结的枢纽。《指压疗法》中谈到“腹为万病机”。

腹部不但直接包括脾、肝、肾三脏和胆、胃、大肠、小肠、三焦、膀胱六腑，而且位于胸中的心肺二脏亦与腹部有着密切的关系。另外十二经脉和奇经八脉为经络系统的主要组成部分，十二经脉的循行、分部均与腹部有着密切的联系，奇经八脉中冲、任、督三脉，同起于少腹胞中，即“一源而三歧”，带脉缠腹束腰，阴阳二维、二跷的循行与分布亦与腹关系密切。

因为脏腑和经络均与腹部密切联系，所以腹部推拿可直接影响冲、任、督、带四脉的功能，进而对五脏六腑十二经脉的气血发生影响，以疏通经脉，行气活血，扶正祛邪，调节脏腑，平衡阴阳，取得治疗脏腑经脉及其与脏腑经相连属器官组织之目的，从而说明手法用于腹部，以促经气循行流通，十二经脉流通后又可促使五脏六腑气机的滋生和恢复，从而印证腹部推拿通过经脉可调节周身脏腑。

从解剖来看，腹所藏的主要脏器是脾胃和大小肠，《伤寒论》中提到“腹”，即是言脾胃，脾胃是人的后天之本。中医称脾胃为“水谷之海”，有益气化生营血之功。人体机能活动的物质基础，营卫、气血、津液、精髓等，都化生于脾胃，脾胃健旺，化源充足，脏腑功能才能强盛；脾胃又是气机升降运动的枢纽，脾胃协调，可促进和调节机体新陈代谢，保证生命活动的协调平衡。人身元气是健康之本，脾胃则是元气之本。

元气根于肾，其组成以肾所藏的精气为主，依赖于肾中精气所化生。《难经》“命门者……原气之所系也”。《景岳全书》“命门为元气之根”。肾中精气，虽以先天之精为基础，又赖后天水谷精气的培育。所以《脾胃论》的作者李东垣说：“元气之充足，皆由脾胃之气无所伤，而后能滋养元气。若胃气之本弱，饮食自倍，则脾胃之气即伤，而元气亦不能充”（《脾胃论·脾胃虚实传变论》）。“三焦者，乃下焦元气，生发之根蒂。”而三焦又与胃气相通，他说：“胃气者，谷气也，营气也、运气也、生气也、清气也、卫气也、阳气也；又天气，人气，地气，乃三焦之气。分而言之则异，其实一也，不当作异名异论而观之。”

总之，元气根源于肾，由先天之精所化生，并赖后天之精以充养而成。《医原》所谓“先天真一之气，自下而上，与后天胃气相接而出，而为人身之至宝”。但元气之盛衰，并非完全取决于先天禀赋，与脾胃运化水谷精气的功能密切相关。所以《景岳全书》说：“人之自生至老，凡先天之有不足者，但得后天培养之力，则补天之功，亦可居其强半，此脾胃之气所关乎人生者不小”。

元气之所行，与任督二脉关系至密。元气根之于肾而行于任督，故《奇经八脉考》的作者李时珍说：“任督二脉，人身之子午也，此元气之所由生，真息之所由起”。元气虽化生于先天父母之精，但必须有赖于后天水谷精气的充养，所以与脾胃又密切相关，故李东垣说：“脾胃之气无所伤，而后能滋养元气”；“脾胃之气既伤，而元气亦不能充，而诸病之所由生也”“脾胃既损，是真气元气败坏，促人之寿”。

人活天地之间，受天地阴阳二气的滋养。肺吸纳天阳之气，地阴之气通过饮食入胃，中焦之气是人生存的基础，若不知养护中焦阳气，其结果必然造成面黄肌瘦，精神不振，饮食乏味，后天受伤则寿命自然不能长久，而且百病丛生。

《黄帝内经》中讲“治病必求其本”，什么是本，中医里只有两本：先天之本和后天之本。先天之本是肾，是父母给的，里面藏着最宝贵的“阳”，要好好扶持和保养。先天不足后天补，后天之本是脾，它负责给胃提供动力，并把肠胃吸收到的精微之气，运送到全身各个器官和部位。所以说“有胃气则生，无胃气则死”，治病必以胃气为本。临床诊治，更应注意顾护胃气，勿滥用苦寒之药。

饮食是人生存的根本，《难经》记载：“人赖饮食以生，五谷之味，熏肤，充身，泽毛。”这是两千年前古人对饮食营养作用的评述。可见饮食的滋养不但是人体赖以生存的基础，当食物中的水谷精微之气转化为人体的组织和能量时，更是满足生命运动的物质保证。饮食后则谷气充足，谷气充足则血气旺盛，血气旺盛人也就筋骨强健。脾胃是五脏之宗，脾滋养其余四脏。

元代著名医家李东垣在《脾胃论》中提出“脾胃伤则元气衰，元气衰则人折寿”的观点，他极为重视内因在病变的作用，认为无论内伤或外感发病，都是由于人体气虚，即疾病的形成，是由于气不足，而气之所以不足，是因脾胃损伤所致。确认脾胃为元气之本，脾胃伤，则元气衰；元气衰，则疾病所由生。在《脾胃论》中，李东垣又讲道：“真气又名元气，乃先身生之精气，非胃气不能滋。”“内伤脾胃，百病丛生”。说明脾胃虚弱是滋生百病的主要原因。

“气”也是中医的一个概念，代表着一种重要的生理功能。例如，从现代医学的角度来说，胃气一般就包括了消化功能、全身健康营养状况、机体的代偿功能和免疫功能等。在人们的日常生活和与疾病做斗争的过程中，保护胃气是十分重要的。这是因为人体的五脏六腑皆“禀气于胃”，胃气能养五脏之气，而百病皆由“胃气衰而生”，如胃气败绝，人的生命也就停止，这是不难理解的。因为人体要维持生命，必须一刻不停地和周围环境进行物质交换；吸收养分，排出废物，这就是所谓的新陈代谢。胃肠道则是这种物质交换的重要门户之一。脾胃功能不良，人体营养缺乏，抵抗力下降，疾病即乘虚而入，故有“胃气不伤，百病皆愈；胃气一败，百药难施”之说，通称脾胃之气为后天之气，称脾胃为后天之本。肾气是胃气的根本，而胃气又能滋养肾气。倘若先天之气不足，也可由后天之气来调养。临床上通常采用“补肾不如健脾，治病当以健脾为先”的治疗原则，就是这个道理。

《黄帝内经》曰：“胃，仓廪之官，五味出焉。”胃作为一个空腔，是容纳、消化食物的场所，饮食入胃后在靠脾阳的作用下来消化吸收，胃消化食物给脾脏供元气。一个人生下来就要吃饭，这个活动将伴随着人的一生，阳气是生命的根本，生命的过程就是消耗的过程，也就是消耗阳的过程，阳消耗了，人就会疲倦，所以要休息，通过适量休息和饮食来扶持消耗的阳气，这个“阳”，只有不足而不应该有余，所以张景岳在朱丹溪提出的“阳长有余，阴长不足”之后，又提出了“阳不足阴无余”的观点。认为人的五脏六腑、气血津液、四肢百骸必须在阳气的推动下才能发挥正常活动，阳气强盛，人体才能强壮，方可抵御侵害，保证健康和长寿。

中医认为人体生命活动是阴阳对立统一运动的表现，阴阳平衡是生命健康的基本条件。但阴阳的平衡不等于阴阳的平等，在阴阳二气之中，阳气居于主导地位，对保持生命健康和各种功能活动的旺盛具有重要意义。称脾胃是后天之本，这个“本”可以理解为，通过饮食对阳气的扶持，所以中医把脾阳消化吸收的这个功能称作“胃气”。中医认为一个病人是否能够救治，全看有没有胃气，故曰“有胃气则生，无胃气则死”。所以胃气就是阳气的基本体现，甚至可以简单地认为阳气就是胃气。

古人在提到胃时，还往往是肠胃并论，言胃必然包括肠，言肠则胃在其中。没有肠的吸收和传导，脾胃就失去了作用。所以说“病在胃而根在肠”。胃在上而肠在下，无论食、水、气、血等最易在大肠受阻不通，积聚则诸病生成。故曰：“肠好胃就好，百病不来找。”

肠，有大肠和小肠之分，小肠的功能是饮食消化和吸收营养，再将剩下的糟粕物质往下传导送入大肠。小肠在对食物中精华物质进行吸收的同时，也对水饮中的精华物质进行了吸收，小肠功能的好坏和大小便有着直接的关系。小肠对水饮的吸收功能好，则大小便就正常。所以古人称小肠为受盛之官，化物出焉。而把大肠称为传导之官，变化出焉。大肠的作用是接受小肠传递过来的糟粕再进一步将其中多余的水液，形成粪便，经肛门排出体外。大肠对粪便的传导和排泄功能失调，就会导致粪便在体内滞留，而发生便秘，最终导致各种疾病的发生。所以汉代著名养生家王充说：“欲得长生，肠中常清；欲得不死，肠中无滓。”意思就是保持大便通畅而无积滞，就能祛病延年。

脾胃在五行中属土，《黄帝内经》中提到“万物土中生，万物土中消”，在这个理论的基础上，李东垣提出了“人以胃气为本”的学说，他在《脾胃论》中论述到，若脾胃升降失常，则内而五脏六腑，外而四肢九窍，都会发生种种病症。由以上所述可以看出以调整脾胃功能为根本的推拿按摩的方法，才是完全符合“以脾胃论证其他脏腑”这一中医特点的。而以调整脾胃为手段的脏腑点穴按摩疗法，才是最具有中医特色的养生、保健、祛病的传统疗法。

脏腑按摩疗法虽然由来已久，但掌握这些方法的人大多都门户保守，世代传承，自成体系，这样使好的技术得不到发扬光大，只在民间秘密传承，我小时候随师学习的脏腑点穴按摩即是其中一支璀璨的奇葩。

脏腑点穴按摩疗法以奇异的学术理论，虽然有别于现代医学，但自成体系，经得起临床检验。一般的点穴按摩方法是没有独立的学术理论的，这也是区别一种点穴按摩的方法是否自成体系的主要理论依据。当然任何方法都有它的缺陷和不足，多年的临床实践的过程中，我发现传承下来的脏腑点穴按摩法有着辨证复杂，慢性疾病疗程长、治疗颈肩疾病效果差等相对的不足的遗憾，为此，我在原脏腑点穴按摩疗法的基础上，经过二十多年的临床实践，吸收其他中医推拿按摩流派的精华，参照十二经络、奇经八脉（经八脉、气八脉、血八脉）、十二经筋以及西医的弓弦理论、西医解剖、神经、血管、肌肉、骨骼学说，以中医辨证施治的理论为指导，经过反复实践、思考，不断补充、修正，最后总结、概括，逐步形成通过疏通经络、行气活血、平衡脏腑、调和营卫、扶持阳气、达到恢复人体自我治疗和修复功能的一套按摩点穴的方法——脏腑机能调整按摩法。经过十几年的推广，经自己和在医院工作或在家开设门诊的学生，对数万名患者的临床验证，创造了一个又一个起死回生的奇迹，尤其对一些久治不愈的慢性病，效果更是出人意料的迅速。

脏腑机能调整按摩法不但完全遵循古中医的辨证理论，而且疗效神速，立竿见影，临床手法运用柔和舒缓，使患者在舒舒服服的感觉中消除病痛，既治疗内、妇、儿、科的疾病，也治疗四肢和头面部的疾病。特点是：既无药饵疗法之偏胜，也无外科手术之痛苦，并能与药物疗法相结合。在临床实践方面，不仅对许多疾病有显著疗效，更有其他疗法所不能及的治疗效果。

从以上的发展过程来看，“脏腑机能调整”按摩方法的由来是完全符合客观规律的，说创新也罢，发展也好，实践是检验真理的唯一标准，大家可以从临床实践中找出答案。但是对待事物必须一分为二，脏腑点穴按摩与其他方法相比虽然有着方便易行，见效迅速，无痛苦，无毒副作用等特点，但它毕竟是中医乃至众多按摩疗法的一部分，并不包治百病，它只是医学有益的补充，但不能完全代替中医的其他疗法。

第二节　脏腑机能调整按摩法养生保健祛病的机理

中医历来有“上医医未病之病，中医医欲病之病，下医医已病之病”的说法，针对的就是养生、保健、治病三个境界，高明的医生不是等到人们得病之后才去医治，而是指导人们还没发病的时候就进行预防，这就是养生；医术差的医生则要等到人们快要发病的时候进行保护，这称之为保健；医术最差的医生则要等到人们发病以后才进行治疗。

●不药为中医

现在滥用西药的现象很普遍，就如小孩子感冒发烧，不管是病毒感染、风寒还是风热，都去门诊或医院挂点滴。对中医来说，本来很容易就解决的感冒，非要去打抗生素、甚至激素，结果抗生素和激素打进去，机体的自我修复能力却出问题了，再出现发烧，不得不继续去使用抗生素和激素。古语云：“是药三分毒。”很多人由于排毒能力没有建立起来，体内就会有很多有毒物质储存下来。到了青春发育期需要调动起来的时候，隐性的问题出现了，事实表明，抗生素使用越多的小孩，到成年时候发病机遇就越高。所以西医看病其实很负责，也写得很清楚，这个药物的作用是什么，副作用是什么，可能伤害肝脏或是肾脏。西医用这些药是慎之又慎的，而我们有些大夫为了省事，或者为了顺应病人的要求，就随便开药，这真令人担忧。

李渔在著作《闲情偶寄·颐养》中提出“病不服药，如得中医”。他自己说：“此八字金丹，救出世间几许危命。”意思是，这八个字就像金丹一样，挽救了世间多少濒危的生命啊！有病了不打针吃药，那病怎么能好？要弄清这个问题，我们先从中医的角度来看什么是“病”？

中医是中华传统文化重要的组成部分。中华传统文化的核心价值观就是一个“和”字，万事“致中和”就是最好。《中庸》上说：“中也者，天地之大本也。和也者，天下之达道也。致中和，天地位焉，万物育焉。”到了中和状态，天地就各归其位，万物就茁壮成长。中华传统医学深受“中和”观念的影响，把人的身体看作一个世界。阴阳两气顺经络在体内运行。如果阴阳处于中和状态，人体就健康；反之就呈现病状。

病究竟是怎样产生的？我们先来看它的造字，它是由一个偏旁“疒”，加上一个“丙”字构成的。“疒”本身就是一个字，《集韵》释：疒，疾也。疾是小病。一定会有人说，既然“疒”已标示了疾病，那为什么还要加上“丙”呢？中医的深奥全在这里了。这个丙除了表音外，还表义，既是形声，又是形义。丙是什么？丙是天干中的一干。天干是作纪历用的，是用来标示时间的。“时立气布”，时一确立，与时相关的这个气就容易把握了。中医有六气致病之说，所谓六气，是指风、寒、暑、湿、燥、火六种正常的自然界气候。当气候变化异常，超过了一定限度，如六气的太过或不及则会导致疾病的发生。故《至真要大论》说：“百病之生也，皆生于风寒暑湿燥火”。《六节藏象论》又说“谨候其时，气可与期”。因此，时的确立就意味着与疾病发生相关的这个最基本的要素确立了。这是一个方面，另外一个方面，就是“丙”还用于标示空间方位。正如《易·系辞传》所说“方以聚类”。自然界的东西虽然千差万别，但，都可以“类”聚之，聚到哪里呢？就是聚到这个“方”上。《阴阳应象大论》认为：“东方生风，风生木，木生酸，酸生肝，肝生筋”，风、木、酸、肝、筋，这些东西看似不同，但从“类”上讲，它们具有同一的属性，所以，都归到东方。以东方为例，东方这个系列的因素太过了，或者不及了，或者非时的发生，都可以导致疾病。比如风太过会导致伤风，中风，木太过会导致木克土的病变，而木不及呢？又会导致木不疏土。依此类推，方系列上的所有因素失调都可以引发疾病。中医治病，就是利用它们的相生相克原理，使各方和谐。所以中医治病叫作开方子。

从刚才的叙述中，我们可以看出，自然界的风、寒、暑、湿、燥、火和你体内的气血在正常情况下是一种自然的和谐。当你与它不能和谐的时候，你就要得病了。这就是中医的疾病观。得了病如何去治疗呢？

《闲情偶寄·却病》序言中说，“病之起也有因，病之伏也有在，绝其因而破其在，只在一字之和。”真是一语道破天机。人身体中可以调节的有气血、脏腑、脾胃、筋骨等，如果一样一样的调和，就会头绪纷繁，顾此失彼，忙一天，却不能防备一个小小的疏忽。有一个根本解决问题的方法，就是善于调和心理。心理和谐就会全身和谐，即使有些不调和，也一定能够处重驾轻，考虑仔细，想出办法来应付。接着李渔给出调和心理的口诀：“略带三分拙，兼存一线痴，微聋与暂哑，均是寿身资。”这口诀说的是什么？说的是做人不要太精于算计，计较得失。为人处事要大度，宽容，甘于吃亏。所以李渔又说，树木一定是先朽坏了才生虫子。如果根部巩固，而且枝叶得到滋润，那么即使虫子多，又能把树怎么样？

那得了病又该怎么办呢？李渔又说：“病未至而防之；病将至而止之；病已至而退之。”“病未至而防之”，就是说在有生病的可能与产生疾病的趋势时，就采取措施，不让它发作，不然疾病就会侵来。“病将至而止之”，是说疾病的症状将要出现还没出现，生病的态势让人难以支撑，这时候要当机立断，全力调理，用一切合乎中医的方法让身体恢复健康。“病已至而退之”，就是说一旦生了病，就不要害怕，“止在一字之静”，一着急就会病上加病。这时起决定作用的不是医生，而是病人自己。为什么呢？因为招来疾病的是病人自己，不是医生。病人配合医生治疗，这样才会尽快把病治好。

服用中药的目的就是平衡阴阳，但长期服用，同样会废退人体自身的平衡能力，而且造成一种虚假的平衡，一旦在某种状态之下，使这种平衡保持不住，呈现出来的就是“中毒”症状。对症服用中药就是治病，不对症的用药就是中毒。对待疾病，不吃药能把病治好，就不要吃药，《养生四要》曰“不药为中医”。

●西医治病，中医治人

人的身体就像一个国家，调养身体就应该像君主治理国家一样，神明就是君主，脏腑就是大臣，体内的元气就是百姓，胸膛好比宫室，骨骼关节就是支柱，四肢就好比郊外环境，经络好比四通八达的通道，血管就是河流，百姓没有了，国家就要灭亡，精气衰竭了身体就要衰老。只有爱民，国家才能安宁，只有珍惜身体内的气，才能保全身体。

《黄帝内经》说：“形者，生之舍也。”“形”即躯体，“生”在广义上指生命，狭义上指五脏六腑，“舍”指的是房子，这句话变成白话文，就是说，躯体是生命的房子，佛教把躯体称为皮囊，形与生两者并存，相互依附，生命没有了，躯体就失去了存在的意义；躯体遭到严重毁坏，死亡就会随时降临。“生”出问题了，要通过“形”来表达，所以《黄帝内经》又云：“症现于四肢五官，病存于五脏六腑”。先有了“病”，然后才出现了“症”，“症”是信号，“病”是本原，医生就是通过症状来分析病的属性，人体自身本来就拥有强大的自我调整能力。一旦有了病，生命就要调动各种能量进行调节，这时症状就出现了。如果病人这种能力没有了，消失了，有了病，也不能及时的反映出来，就有可能患上恶性疾病。所以对待出现的症状，不要随便使用一些治疗方法及滥用药物，以免损害自我调整这种能力，最后病情不仅没有得到帮助，反而受到损害，这是不应该的。

对待身体出现的症状，中、西医采取消除症状的方式是不同的。中医针对的是整体，采用平衡阴阳，恢复脏腑功能，提高生命能量的手段，达到症状消失为目的；西医是孤立地研究疾病的病因，认为只要找到病因予以歼灭，疾病就会痊愈，这种方法也确实消除了很多使身体产生不适的症状，但病因与生命并存于躯体，生命是主体，病因是客体，对抗病因往往会以生命为攻击目标，所以治疗的时候就会以消耗生命为代价。如胃痛，在胃镜下发现有炎症、有溃疡、有幽门螺旋杆菌，西医就认为是幽门螺旋杆菌感染所引起，于是给予抗生素杀菌消炎，并配合抑制胃酸的药物来减少胃酸对胃黏膜的破坏。但这样做是否能把胃病治好，就不一定了，有时吃了药以后病不但没好，反而出现了消化能力减弱、肠道菌群失调等问题，西医就说这是杀菌药和抑酸药必然会引起的副作用。同样是这种情况，但在中医看来，幽门螺杆菌其实是人体内环境失衡后的产物，只要调节好平衡，即调节好阴阳、寒热、虚实等平衡，幽门螺旋杆菌也就无以为患了。问题表现在局部，但原因可能在整体。干净流动的水不会腐臭，水不流动了，就成了死水，很快就会变黑发臭。导致胃部动态环境的破坏有哪些？不外乎饮食的积滞、气血的瘀滞、脾阳的衰退等，只要恢复了胃部的动态环境，细菌也就失去了生存的条件和环境，我们不需要去杀细菌，而细菌也自然会死亡，我们不需要去抑制胃酸，胃溃疡也会自动修复，这就是站在整体的高度认识和治疗疾病所产生的效果。

西方的很多现代药物研究都是从耗子、猴子试验开始。例如，巴豆是人类的泻药。但老鼠吃了巴豆越吃越胖，巴豆叫肥鼠豆。所以用治耗子、猴子的药来治人肯定不完善。还有，西医是建立在解剖学基础之上的，所以一有肿块就要切割。从中医的角度看，治病是改善身体的环境，也就是调阴阳，使肿块消失。有一位中医专家，曾治过一个外国人，她是挪威的一位女士，34 岁。她问医生："中医能不能治卵巢囊肿？我左侧有个卵巢囊肿，我希望用中医治疗。"医生说，从理论上讲它能长出来就能够消下去，比如一块木头它可以长蘑菇，若是一块钢板它就不会长蘑菇。那位女士说，西医认为没法解决，必须切掉。医生说，那您就自己选择吧。于是她就去瑞典，做了手术。半年以后，那位女士又来找医生了。她说，不行，我这边切掉了，那边又长了，我才 34 岁，我还想要孩子。我不想把另一边切掉。我希望中医试一试。前后吃了三个月的中药，她在德国检查完后回来告诉医生说，这边的卵巢囊肿没有了。她说，中医实在太神奇了，中医没有动刀子，也没有用手术，怎么就会消失了？医生就跟她说：如果是一个木头长了蘑菇，你采取切除的办法是不是办法呢？是办法，但如果你仅仅把蘑菇摘掉了，只要仍然是木头，那木头还会接着长，一直长到多会儿蘑菇不再是蘑菇了，木头不再是木头了，就算是结束了。但是你如果把一个长了蘑菇的木头放到沙漠里，它还长不长？中医没有通过手术的办法摘除这个蘑菇，但是，医生让她吃的这三个月的中药在改善着她的内环境，把能够长蘑菇的这个内环境给改变了，所以它就自然地由大到小，由小变没。这就说明中医的治疗是通过调节人体内部的环境来消病的。

有一位在医院专管拍片子的医生曾说，自己的工作量越来越大，因为无论是外科还是内科的医生都越来越依赖机器了。磕磕碰碰、胃胀腹痛都要通过片子来判断病情。其实传统中医看病，从来不靠机器，靠“望闻问切”。

中医认为疾病的形成的根源是气血不足，导致体内出现了结气、积聚、瘀血、血闭。脾胃是后天之本，气血生化之源，所以只有从脾胃入手来恢复脏腑功能，才能达到调正气血，疏通经络的目的。如果采用西医的治疗方法追求检测指标的正常，单纯的消除症状，就会忽视潜在的疾病。如高血压本来是人体在出现血液浓度改变、血管硬化的前提下，原有的血压无法将血液送到人体必需的地方，人体会自动升高血压，这时候应平衡脏腑机能，增强胃气，则阻滞消除，障碍疏通，血压也就正常了，但如果一味地让高血压病人服降压药，血压正常了，有可能心肌梗死却出现了。现在医学中骨质增生和腰椎间盘突出，也都是脾胃损伤而导致气血不足出现的病理现象。

●从根本入手，注重整体观念

中医认为，人是一个有机的整体，人体是由若干脏腑、组织和器官所组成的。每个脏腑、组织或器官各有其独特的生理功能，而这些不同的功能又都是人体整体活动的一个组成部分，这就决定了人体内部的统一性。也就是说，人体各个组成部分之间，在结构上是不可分割的，在生理上是相互联系、相互支持而又相互制约的，在病理上也是相互影响的。人体的这种统一性，是以五脏为中心，配以六腑，通过经络系统“内属于腑脏，外络于肢节”的作用而实现的。五脏是代表着整个人体的五个系统，人体所有器官都可以包括在这个系统之中。人体以五脏为中心，通过经络系统，把六腑、五体、五官、九窍、四肢百骸等全身组织器官联系成有机的整体，并通过精、气、血、津液的作用，完成机体统一的机能活动。

中医学在整体观念指导下，认为人体正常的生理活动一方面依靠各脏腑组织发挥自己的功能作用，另一方面则又要靠脏腑组织之间相辅相成的协同作用和相反相成的制约作用，才能维持其生理上的平衡。每个脏腑都有其各自不同的功能，但又是在整体活动下的分工合作、有机配合，这就是人体局部与整体的统一。

《黄帝内经·素问·阴阳应象大论》云：“阴胜则阳病，阳胜则阴病”。脏腑阴阳的偏胜偏衰会导致阴损及阳，阳损及阴。因此说，疾病产生的实质就是脏腑阴阳失衡的结果。一旦脏腑阴阳遭到破坏，势必影响脏腑功能而出现脏腑气分错乱，产生某些病理变化。所以，脏腑点穴按摩非常重视调理脏腑气分，使“轻清者上升，重浊者下降”。通过调理脏腑气分，平衡阴阳，恢复脏腑功能。脏腑阴阳平衡与否，取决于“肾阴”“肾阳”。因为肾主“藏精气”，乃脏腑阴阳之本，生命之源，故被称为“先天之本”。但究其所藏之精气，除禀受于先天之外，更重要的是禀受于水谷所化生的五脏六腑的有余之精气。如果脾胃运化失司，水谷精微不能供养肾及其他脏腑，则人如一部汽车无油而不能驱使，故有“脾败则亡”之说。脏腑调整用“开胃健脾法”强化脾胃功能，根据脏腑、经络病机，结合八纲辨证，运用“调”“补”“泄”等手法，损其有余，补其不足，从根本上调整人体的阴阳平衡，使之“阴平阳秘，精神乃治”，真正体现“治病必求于本”的思想。

“脏腑机能调整”通过调治任督两脉，恢复胃气，调节三焦，扶持阳气，通畅气机，平衡脏腑为手段，调气为目的，使人体恢复自治的能力。除恶性疾病以外，不提倡打针、吃药，这就从根本上阻断了药源性疾病的发生和危害，不但无任何副作用，而且随着脾胃功能的增强，气血的恢复，从而达到延缓衰老、疏通经络、生化气血、消除淤滞、美化容颜、润泽五脏、洒陈六腑、强健四肢的效果。同时加强了人体对各种疾病的监视和防御功能，快速恢复和提高人体自治系统的能力，使身体出现的病变都能及时发现和反映出来，阻断和减少得病或出现恶性病变的途径。《黄帝内经》曰：百病皆生于气，治病首重治气。据《按摩经》中记载的脏腑点穴按摩疗法，以调气为目的，通过调节人体的血八脉、气八脉、精八脉使人体的河车得以正常的运转。在手法上，其不同于一般的按摩疗法，不用叩、打、抓、拿、滚、摇、牵、拉，也不限制时间，而是旋转推按，气通即止。

总之，“脏腑机能调整”不是针对这个病治疗这个病，而是整体调节，通过启动人体与生俱来的自我治疗和再生的能力，调节整体，平衡脏腑，达到祛除疾病，益寿延年的目的。自我调整是人体与生俱来的能力，这种能力在医学上称为自治系统，如果人体失去了这种能力，自治系统瘫痪了，才是最可怕的疾病。医生为病人进行治疗，就是帮助病人恢复自己的调整能力。

有很多致病的细菌飘浮在空气之中或附着在各种物体上面，甚至是常吃的食物上面，虽然我们知道讲究卫生，但问题是我们毕竟不是生活在真空之中，每一次呼吸，每一次饮食，都会把这些病毒、细菌吸进肺里或者是胃里面。我们总不能不呼吸、不吃饭，为什么随着呼吸和饮食进入人体的各种病菌不能在我们体内生存甚至生根发芽呢？这个功劳就要归结于我们自我调节的力，人类与各种病毒和细菌一起生存在这个世界上，如果不能适应它们的存在，早就得各种疾病死光了。这说明，人体自我调节的能力是与生俱有的，它能抵御各种病毒和病菌对人体的入侵。后来由于某种原因使体内的这种能力减弱，肌体同时消灭各种病毒的能量不足了，一些病毒便乘虚而入，人体种种不舒服的感觉便开始出现了。我们应该意识到这些不舒服的感觉是肌体发出的能量不足的信号，哪怕这种表现是轻微的，如口干、口苦、乏力、眼睛干涩、睡眠质量不好、大小便异常等等，也要积极选择提高生命能量的方法，使体内有足够的兵力对抗前线的敌人，同时还要消灭已经侵入到后方的敌人，预防生命能量在进一步减弱的时候，造成危害生命的各种疾病产生。我们也绝对不可无视这些信号，放任自由，听之任之，因为一旦这些病毒攻克了重要的器官，使负责发出信号的系统瘫痪了，不能向人体的中枢司令正常的汇报，或发出了相反的信号，这时外表看来这个人还是健康的，但只要有症状表现出来，那很可能是恶性病变。

对机体生病以后发出的信号，我们更不能采取压制的方法，只求各种化验结果的正常，那就等于杀掉了信号兵，和前面讲的一样，最终造成无法挽救的局面。当然，对待充当症状的信号，我们也不能一味地采取消炎杀菌，那种敌我不分同归于尽的战术，虽然目前的敌人暂时被消灭了，但身体的能量也损耗了很大一部分，这样一次次的积累下去，结果和上面讲的两种情况完全一样。例如现在西医对待很多疾病都采用抗生素治疗，本意是杀死致病微生物。然而人体里存在着与人的生命共生的微生物不计其数，我们的生命如果没有这些微生物的帮助，就无法存活。可是抗生素在杀灭致病微生物的过程中，会连人体里有益的微生物也一起杀死。这些都是与医学本身的使命相违背的。总之，提高能量是解决这些各种症状的最好方式，能量除了先天带来的，还需要从后天吸取，后天的能量就是来自吃、喝、拉、撒、睡。

一、脏腑机能调整按摩法与养生

中医的特点是三分治七分养，“治”就是通过借助外在的因素，使人体中的不平衡变为平衡，养就是指养生，养护阳气。天地之气人之气，天为大周天，人体小周天，养生是我国医学宝库中最具传统的一部分，体现于衣、食、住、行的每个方面。

●养护阳气

中医把人体的上身称为阳，下身称为阴，古人极为重视阳气的养护，衣服都是从脖颈到腰，前后都严密的扎紧，不留缝隙，阳主收藏，这样的设计就是为了养护阳气。现在大家都穿西装，前面的缝隙很大，只有两三个扣子还经常不扣，风气就会乘虚而入，侵袭脏腑，阳气不但得不到养护，还在消除风气入侵后对身体造成的隐患，阳气被白白的消耗。

俗话说：民以食为天，食以火为先。每个地区因气候、地理的不同都生长着不同的食物，最明显的就是炎热之地多盛产寒冷性质的水果，而寒冷地区多生长性温的食物，这就是老天爷给人们准备好了的食物，是完全适合身体的东西，这就是“一方水土养一方人”的道理。古代没有反季节的食物，冬天就是萝卜、白菜、土豆，这些蔬菜不但便于收藏，而且有个共同特点就是很结实，这样的生长结构便于它们阳气的收藏，人食用这些蔬菜，阳气就能得到扶持。现在反季节蔬菜很多，都是大棚里种出来的，这些蔬菜本身阳气就很弱，人食用后，从中获取的能量自然就小了。“冬吃萝卜，夏吃姜”，是民间的一句谚语，其实就是中医讲的冬天养阴，夏天养阳。冬天阳气收藏，体内燥热，要吃些凉性食物，中和一下。夏天阴气收藏，体内阳气空虚，防御功能差，要进食一些性热的食物，扶持阳气，这时要是喝扎啤、吃雪糕等寒凉的食物，阳气就会迅速内敛，消除这些食物给人体带来的伤害，随着阳气的消耗，人体会短暂的出现清凉。殊不知在不经意间，生命受到了伤害。

说到住，就更有奥妙深藏在里面，中国的《风水学》得到世界的关注，古代老百姓住的房子，包括皇帝登基、上朝的大殿都是坐北向南，北主阴，南主阳，人体是前为阴，后背为阳，北风能伤害体内的阳气，北边封闭，南边空阔利于阳光的照射，这样的设计就是为了养护人体的阳气。多年以前，西方学术根据地磁学说，提出睡觉的时候要头南脚北，很多人都觉得有道理，去照着做。殊不知早在几千年前，中医就提出，头为阳，脚为阴，北方为阴，南方为阳，睡眠时头南脚北正是为了天人合一。

行，包含了劳作，日出而作，日落而息，白天日出阳气盛，在阳气盛时劳作。阴气是阳气的蓄积状态，太阳落山阴气升起的时候回家休息，使阳气休养生息。夜晚为阴，就是白天阳气的蓄积状态；人体阳气蓄积的规律也与大自然阴阳变化的规律相一致。白天人体进食摄入能量，晚上则蓄积能量，能量的积聚就是生长，所以古人日出而作，日落而息的生活规律，正是顺应了大自然的规律。

现在社会发生了天翻地覆的变化，生活节奏越来越快，古代流传下来的生活习俗被打破，而且由于西方医学进入，大多数人对养生只停留在身体每天是否摄入了足够的维生素、蛋白质及其微量元素，对于传统意义上的养生和预防疾病很少关心，即使有了不适的症状，就硬扛着，实在坚持不住了，才去看医生，根本谈不上无病早防、有病早治的养生、保健意识。

●注重未病

《黄帝内经》曰：“圣人不治已病治未病，不治已乱治未乱，夫病已成而后药之，乱已成而后治之，譬犹渴而穿井，斗而铸剑，不亦晚乎?”任何疾病都会给人类带来痛苦，谁也不希望自己得了疾病，再去想尽一切办法治疗，但有的疾病等我们发现了就已经病入膏肓，所以我们所要的是怎么防病，不是去到处治病，防病就是中医上讲的养生。

人体小周天，天地大周天，生命的历程蕴涵了五行生克，十二经络阴阳消长的变化规律。故《黄帝内经》又言：“受病之源，养生之道。”人的疾病就像自己的影子一样，时刻伴随在左右，所以每个人都要正视疾病、认识疾病，了解疾病的真相，把握治病的道理，并积极进行预防。如果能够预知身体病变的潜伏，早期发现，早期治疗，对生命健康便多了一份保障，而不至于姑息养奸，最后酿成大祸。记得小时候学过一篇《扁鹊见蔡桓公》的文章就是揭示了这个道理。

扁鹊觐见蔡桓公，看了一会儿，说道：“您的皮肤纹理间有点小病，不医治恐怕要加重。”桓侯说：“我没有病。”扁鹊离开后，桓侯对身边的人说：“医生总喜欢给没病的人治病，拿来炫耀自己的功劳。”过了十天，扁鹊又觐见，他对桓侯说：“您的病已到了肌肉里，再不医治，会更加严重的。”桓侯根本不理睬，扁鹊只好走了，桓侯很不高兴。过了十天，扁鹊又觐见，他对桓侯说：“您的病已到了肠胃，再不医治，会更加严重的。”桓侯听了这话非常不痛快，而且面露怒色，扁鹊只好离开，又过了十天，扁鹊在觐见桓侯时，只远远看了桓侯一眼，转身就跑。桓侯特意派人去问他跑的原因，扁鹊说：“皮肤纹理间的病，用热水焐、用药热敷，可以治好；肌肉里的病，可以用针灸治好；肠胃的病，可以用火剂治好；骨髓里的病，那是司命神的事情了，医生是没有办法的。桓侯的病现在已到了骨髓，所以我不再过问了。”过了五天，桓侯浑身剧痛，派人去寻找扁鹊，扁鹊已逃往秦国，不久桓侯就死了。

扁鹊与蔡桓公的故事，把疾病在于防的道理表现得淋漓尽致，这个讳疾忌医的故事，同时也反映了疾病在危害人之前有一段时间的准备过程，好多病不是一朝形成的，有的需经历十年，甚至二十年的潜伏期。在古汉语中，“疾”和“病”都可以指“病”，但“疾”常用来指一般的病，而“病”常用来指重病或病得很重。故事中扁鹊说“君有疾在腠理”和“君之病在肌肤”的两句话更加深刻的阐述了疾病由轻到重的变化，疾病在早期苗头刚冒出来，中医通过望闻问切诊断出来，用很简单的方法就可以根除，但这时由于人的异常感觉不明显，西医又检查不出什么结果，所以往往被人们忽视。

病症还没有出现之前，注意养生的人十之八九身体都会很健康而且长寿，如果积疾太深，大病已成，再治疗就麻烦得多，所以说与其等到得了病之后去治疗，还不如在疾病没形成之前去预防。对待已出现的有可能危及生命的疾病，应先在恢复患者吃、喝、拉、撒、睡的前提下，入手治疗。治病就是消灭敌人，养生就是保护自己，只有使用养生的方法，把命保住了，控制住了疾病的发展，才能考虑治愈疾病。

同时具有养生、保健、祛病三重功效的中医，方能称之为上工之医。《黄帝内经》曰："圣人不治已病治未病，不治已乱治未乱。"话说扁鹊自从见桓公望而知病的故事传开以后，他的医名也就响遍了列国。有一天，魏文王询问扁鹊说："你们家兄弟三个都从医，都精于医道，但是到底谁的医术最高明呢?"扁鹊回答说："大哥的医术最好，二哥次之，我是兄弟三个中最差的一个。"文王惊讶地问："那为什么你却是你家三兄弟中最出名的一个?"扁鹊回答说："我的大哥治病，是治疗在病情未发作之前，由于一般的人都不知道他能事先铲除病根，默默地积累玄德于无形之间。所以他的医术是别人无法知晓的，他的名气也就无法传播开来，只有我们家里的人知道他的这些本领。而我二哥的医术最擅长治病于初起之时，及时将疾病清除于未祸之先。一般的人都以为他只能治疗一些小毛病。所以他的名气只在小范围内传播。但是，我治疗的疾病，都是在病情严重的时候。一般的人都看到我在病人经脉上扎针或放血，在皮肤上敷药或者动手术，操作过程能够眼见目睹。所以大家都以为我的医术非常高明，名气也就传遍了全国，其实医术最高明的是我大哥。"扁鹊大哥的医术，就是中医的最高境界——"上工治未病"，也就是我们说的养生。

●独重胃气

在人体脏腑之间以及人体与外界环境之间的平衡，是通过人体内部的自治系统，也就是自我调节的能力来实现的，有动必有静，大自然具有充分自我调节平衡的能力。如生态的稳定自调，这就是一种自然规律。人体的自我调节能力也是惊人的，它主要通过气机升降出入，脏腑之间的生、克、乘、侮关系，以及经络之间气血多少的调节来实现的，如以脏腑而言，其间的平衡协调、制约是通过十二藏之相使实现的。正如《黄帝内经·素问·灵兰秘典论》所曰："十二藏之相使……心者，君主之官，神明出焉；肺者，相辅之官，治节出焉；肝者，将军之官，谋虑出焉；胆者，中正之官，决断出焉。……凡此十二官者。不得相失也。故主明则下安……主不明则十二官危”，就揭示了脏腑之间具有相互协调、相互制约的自衡能力。

“脏腑机能调整”按摩法从调整脾胃入手，强化自治系统，平衡脏腑功能，使气血运行全身，无处不到，周流不息，最终达到延续生命，祛病养生的目的。人禀受天地之气而生，积气以成形，正因为如此，所以气聚则形存，气散则形亡，气的功能无所不至，出现不调和，就会生病，所以说百病因气而生，气在人体不调之处，就是病根所在之处，如邪气在表，使其发散就是调；邪气在里，使其顺行就是调；实邪壅滞，下泻就是调；虚弱疲困，补益就是调。凡气有不正，都要依赖调和，调气的目的就是使不平衡之气恢复平衡，使气各归其位。人体气血调和，即为无病。得病的表现形式必然是阴阳偏胜。左右是阴阳的道路。道路通塞，全在中气。肺主气，气主卫，肝主血，血主营。肺气收敛，全赖胃气的下行，胃气不下行的原因，在于脾气不上升。总之，中气为升降之原，脾胃为升降的枢轴，人以中气为主，脉以胃气为主，脾胃调和，胃气充足，才能称之为无病。故有“胃阳弱而百病生，脾阴足而万邪息”之说。

人的生命以阳气为主线，疾病即是人体阳气的异常，治疗也应以护卫人体阳气为主。疾病的轻重发展也往往随着自然界和人体阳气的盛衰变化而同步变化着。《黄帝内经·灵枢》云：“人四十，阳气不足。损与日至。”就是说，人过了 40 岁，阳气就走下坡路了，于是很多疾病都在这个年龄阶段发生。烦躁，容易上火，不是实火，这样的火不生土，是由于肾中的阳气不足而产生的阴火、虚火，所以病人伴有两膝酸软，或者腰酸背痛，或者性欲下降等其他症状。人容易疲劳那就是因为五脏六腑不协调了，生产能量的能力减退了，导致了机体的能量不足，甚至出现恶性疾病。

西医认为养生就是提高人体的免疫力，什么叫免疫力？免疫力就是抵抗疾病的能力。中医叫“正气存内。邪不可干。”那么抗病能力从何而来呢？来自吃、喝、拉、撒、睡，饮食是人生存的首要条件，所以中医的治疗方法，首先是升提胃气，调节三焦。西医认为升提胃气能够提高吞噬细胞的活性，如果没有足够的营养，吞噬细胞的数量是很少的。“万物土中生，万物土中消。”提升胃气、调节三焦，其实就是增强人体气化的能力。三焦主调通水道，司一身表里升降之气。气化，最明显的特征就是汗液的排出和尿液的排出，气化的程度，与阳气是否充盛息息相关，所以平时我们要时刻养护自己的阳气。比如肿瘤，最早它产生于胃气下降，胃气下降导致阳虚，阳虚导致气血的运行减弱，阴气就慢慢地凝结在一起，然后逐渐长大，所以在治疗肿瘤的时候，首先要想到恢复病人的胃气，胃气恢复了，人体就能通过吸收食物中的精微之气滋养肾精，肾精就是阳气。阳气得到扶持，使生命暂时和肿瘤能够共存，随着人体气化功能的逐渐恢复，肿瘤就会慢慢缩小，阳气旺盛，肿瘤即能消失。

《古今医统大全》云：古代医用十四科中原有：风科、伤寒科、大方脉科、小方脉科、妇人胎产科、针灸科、眼科、咽喉口齿科、疮痈科、正骨科、金镞科、养生科、祝由科、脾胃科。从宋元以来，脾胃科已经失传了，只剩下十三科，后来的国家、朝代也只取这十三科，脾胃一科，终究没有人补充上。元朝李杲著的《脾胃论》一书，有极其精微详细的论述，但他书中没有提到是为了弥补十四科的缺陷。这是他得到了以前丢失的脾胃科旧本并加以自己的见解呢？还是自己生平的经验积累，而与丢失的脾胃科的内容恰巧相合呢？就不得而知了！

《脾胃论》独重脾胃之气，认为气是生命的根本，脾胃则为元气之本，同时脾胃是气机升降的枢纽，脾胃健旺，饮食如常，消化食物，吸收营养，精微上行，转输全身，糟粕下降，排出体外，主要是依靠脾气主升清，胃气主降浊的功能。气是构成人体的物质基础，又是脏腑功能活动的源泉，它既能不断化生精血津液之物质，又是抵抗病邪的主要力量。所以当人体发生病变时从气论治是非常重要的，气充足不但能抗邪于外，而精不足时又能充养于精，血虚损时又能化生营血，津液亏少时又能生津化液，因此在临床治疗上有着较大的实用价值。《慎斋遗书》说：“诸病不愈，必寻到脾胃之中，方无一失，何以言之，脾胃一虚，四脏皆无生气，故疾病日久矣，万物以土而生，亦以土而归，补肾不如补脾，此之谓也，治病不愈，寻到脾胃而愈者颇多。”

中医讲治病求本，无论任何疗法都要顾护脾胃，有些治病的方法使脾胃受到损伤以后，往往在短期内觉察不到，但脾胃受损，元气也就伤了，人体逐渐就会出现多种病症。如脾虚会出现气短，呼吸就变得喘促，这时若用降气定喘的药，则卫气不能通行，造成浮肿，若还继续使用耗气利水的药，使脾虚瘀滞，就形成寒热症，如果误诊为外感，再使用发散的药，就会减少病人的寿命。所以治病不能使用损伤胃气方法，不能为了使症状消失，让吃喝拉撒睡成了问题。《黄帝内经》云：“得谷者治，失谷者亡。”“有胃气生，无胃气者死。”这里的胃气谷气，就是人身之本。

气机失调也是脏腑内伤的一种表现，脏腑学说指出，脾胃的主要功能是脾主升清，胃主降浊，如此才能使营卫协调，五脏安和；但是“升降出入，无器不有”，如肝气的疏泄、肺气的宣降、心火的下煦、肾水的上济等，这也是脏器的升降，但皆以脾胃为升降运动的枢纽，从而形成了一个统一的整体。“脏腑机能调整”按摩法通过平衡脏腑机能、疏通任督两脉、十二经络，达到消除脏腑和经络的瘀阻、恢复脾胃功能和调节气机的目的，由脏腑到四肢，从局部到整体，用于临床，就算不知道机体正在酝酿哪一种疾病，也能把它消于无形，完全符合上工之医——养生的原则。

二、脏腑机能调整按摩法与保健

我们人类的身体存在的潜力是很大的，比如肝脏就只有三分之一在工作，心脏只有七分之一在工作，对待身体出现的症状，我们首先应该做到的就是激发、调动身体的潜能，平衡脏腑功能，这在中医里称为保健。

●恢复人体自我调节能力

打开电视，各种新药层出不穷，治病的范围越来越广泛，但现实生活中得病和患有多种疾病的人好像也越来越多。有人检查身体的时候发现血压高了，在没有高明的医生的指导下，就盲目吃降压药，吃了一段时间以后，发现心脏病出来了，就开始吃防治心脏病的药，多年如此，胃病又出现了，再往后，肾脏病也来了，最后疾病越来越多，身体越来越糟。假如我们采用天然的方法，“不去破坏人体本能的、天然的、与生俱来的自我调节能力”，用调养的方法，平衡脏腑功能，疏通经络，使人体恢复自我调节的能力，这样我们的身体才会越来越健康。

在中央电视台《动物世界》的系列片中，有这样一组镜头，为了消灭森林中影响树木生长的各种害虫，科学家就采用各种方法，尽量不去使用农药，而是创造有利条件让能消灭这些害虫的各种鸟类和昆虫尽快繁殖起来，用生物链的方式来保持大自然的生态平衡。但现在的乡下，仍然使用各种不断更新换代的杀虫剂，使用这些杀虫剂的后果，就是害虫没有了，田里的瓢虫、青蛙、蛇，也随之消失。明年新的害虫又出现了，就再使用新研制的杀虫剂。这样，新的害虫在不断地出现，杀虫剂就不断地更新，但时至今日，害虫越来越多，害虫的天敌却越来越少。到底是用繁殖益虫消灭害虫的生物链来保持大自然的生态平衡的“天然”方法好呢？还是用现代先进科技来解决好呢？答案不言而喻。

祖国医学认为，气血充足，方能百病皆除、益寿延年。脾胃是气血生化之源，是后天之本，肾为先天之本，先天是生来具有的东西，无法改变，只有通过后天来解决，在中医里，这称为先天不足后天补，但如果后天再补不上就麻烦了。所以无论养生、保健、治病都要顾及脾胃，如有损伤，就会出现脏腑功能的失调，最终导致气血严重的不足，百病由此而生，原有的疾病也会恶化。如肾虚、肾经不足的患者，不可能吃饭多、消化好、排便通畅；这些患者都是饮食减少、不想活动、然后怕冷，排便异常，这样人体从饮食中吸收精微之气的能力减弱，造成阳气虚衰，先天得不到滋养，又形成了一个恶性循环。阳气虚衰，胸腺、骨髓开始退化萎缩，淋巴细胞、免疫功能就处于消极的状态，虽然没有完全丧失功能，但卫护的作用减少了，外邪就会乘虚而入，导致人体出现疾病，甚至恶性病变。其实所有的慢性疾病都是吸收障碍，中医称为气化无力，脏腑的机能减弱了，气不调顺了，外邪一入侵，症状就出来了。

●百病皆生于气

“脏腑机能调整”按摩法就是以调治脾胃为手段，提高气化功能，从而达到调气的目的。阴阳的升降、血脉的畅通、营卫的运转、五脏六腑的相互联系，都依赖气的作用，人的生存就是气的有机结合，气之不存，则生命也就停止。古云：“人之一生全赖此气，气聚则生，气散则死。”就充分说明气在人体的重要作用，百病皆生于气，发病如此，治疗也如此。

治病首先着重于治“气”，《黄帝内经》统称为“调气”，“气”调则百病愈，调气的目的就是为了达到气机顺畅和促进气化。《圣济总录》云：“人之五脏六腑百骸九窍，皆一气所通”，“长生之道，在乎行气”。中医调气的方式很多，但都不能脱离“调脾胃”这个前提，“脏腑机能调整”按摩法首先从恢复脾胃功能入手，提高血气的能量，然后通过调治任督两脉，来达到气机升降平衡，这与练气功打通小周天的原理类似，气功中讲的打通小周天就是指抛开七情六欲，经过非常艰苦地练己筑基，最后积累能量，冲破玄关达到气功意义上的打通任督两脉，当然要达到这个程度，不是一朝一夕的事情，更不是像武侠小说中讲的那样是别人给你的。通过药物、针灸、点穴按摩、练气功等一些手段确实能提高气通的程度，这也就为健康长寿从根本上奠定了基础。

在大自然，地气上升、天气下降，天地交会生成云雨滋养万物，云雨是天地交的产物。在人体，任脉主阴，督脉主阳，阴气上升、阳气下降，这个任督两脉交泰的过程，也称之为气交。天地气交产生云雨，身体中的气交会产生什么？在弄清这个问题以前，我们先搞清楚人体这个小天地靠什么来气交。《黄帝内经》曰：太阴所至化为云雨。人体气交靠太阴脾这个升降之枢，脾开窍于口，脾在液为涎，涎为口津，唾液中较清稀的称为涎。人体气交的产物就是满口清香的口水，这就是气功中讲的贯通小周天的征象和人体健康的标准，所以古人在创造表达人体健康这个汉字的时候，在“舌”字边加了三点水，就组成了“活”这个字。“脏腑机能调整”按摩法重点施治范围是任、督两脉，很多人在经过几次治疗后，会感觉口中清香甘甜的口水增多，人体的气机贯通了。

中医认为脾胃不但是气血的发源地，而且有维持气机升降、平衡阴阳的作用，胃气充足，才能滋养先天。五脏六腑皆受气于胃，得胃气的供养，才能发挥藏精气、润肌肤、养血脉、壮筋骨的功用。五脏受气于六腑，六腑受气于胃，胃为十二经脉之源，水谷之海，胃在五脏六腑中的地位至关重要，故有“内伤脾胃，百病由生”和“胃平则万化安，病则万化危”之说，胃气充和，则五脏生机安谧，生理代谢功能正常，所以说脾胃在人体各功能正常运作中，多起到主宰的作用，且多是其中之枢纽功能。如俗语说的“中气不足或虚衰，常令人上气不接下气”的病机症状出现。故而人们论及病证时所提到的上、中、下三焦，其脾胃所主的中焦，就是沟通和交汇三焦之枢纽。

我们都知道脾气主升，胃气主降，所谓升清降浊，是治疗人体疾病的主要方法之一。故脾胃之升降、运化、输布、传导正常，人始无病。相反，脾胃之升降、运化、输布、传导等功能紊乱或失常，则会导致人体内各种疾病的发生，这就是所谓“气化”问题。中医称脾为“谏议之官”，职责就是监视我们体内细胞异样的分化。如有些疾病检查出来以前，往往没有什么感觉，可是到医院一检查突然得了恶性肿瘤，西医把它视为免疫功能的降低，从中医角度来说，这与“谏议之官”——脾的失职有关。

中医上的保健与西医上讲的免疫类似，不过保健比免疫的意义更广泛一些，西医认为，人的免疫功能在发育高峰期过后便开始下降，平均每年要丧失其功能的 0.8% ~0.9%。随着人体年龄增长，自身免疫现象逐渐加重，如果人的自身免疫现象增长速度过快，就会造成许多如临床所常见的类风湿、红斑狼疮等疾病；如果这种自身免疫水平不高，发展缓慢，则称之为生理性的自身免疫降低或衰老，最终导致系统功能衰竭，如癌肿等许多严重影响人类健康疾病的发生概率，就会增加。

“脏腑机能调整”按摩法通过恢复脾胃运化的功能和气机的升降，达到促进人体机能旺盛，快速提高并增强体内的免疫系统，时刻监视细胞的异样分裂，对各种疾病能够及时反映并识别出来，再通过自我调整达到对各种疾病快速治愈的效果，这就是“脏腑机能调整”按摩法的保健效果。人体自身调节的能力是什么药也代替不了的，中药、推拿、按摩能帮助人体尽快恢复自身调节的能力，但不是代替，也不能帮倒忙，只要把脾胃恢复了，阳气扶起来了，脏腑功能平衡了，身体自然就向好的方向发展。

三、脏腑机能调整按摩法与祛病

疾病带给人的感觉是痛苦的，看医生的目的就是想把自己的症状消除、使自己的身体健康，那怎么看待给人带来痛苦的症状呢？一个人出生以后，除了患有先天性疾病以外，绝大部分人是健康的，得病的根源，归根结底就是由于各种原因，使人体的脏腑机能失衡，最后导致人体自治系统的能力降低，人体在自我调节的过程中产生了一系列的症状。这时通过西医检查就会发现人体的各种指标出现了不正常，所以我们每个人都要明白慢性病所显示出来的症状，都是人体自我调节的结果。

●透过现象看本质

现代医学也已经证实，当疾病发生后，经过代偿和适应仍然不能纠正平衡，人体开始相应产生一系列疾病症状。西医把这些症状称为机体的局部出现了炎症，所以炎症是外界或身体内部的一些损伤因子刺激机体，引起机体细胞和组织产生损伤性变化的过程。炎症本身不是我们机体的敌人，它是我们机体对抗损伤因子的一种防御反应。

炎症过程中，损伤因子会直接或间接损伤机体的细胞和组织，但机体又会产生反应以限制和消灭损伤因子，并使受损伤的组织得到修复和愈合。可以说，炎症是损伤、抗损伤和修复的综合过程，虽然这个过程中病人的主观感觉往往是痛苦的，但症状却是机体防御疾病的重要一环，是人体的自治系统开始应对的表现，比如发热增加免疫细胞的活性，腹泻排除病原体等，症状给人带来的痛苦感觉，降低了人体活动能力，机体开始应对的关闭某些不重要的系统来强制休息，把主要能量集中到对付疾病方面。这时候人体就会出现种种不舒服的感觉，到医院检查，医生可能会告诉你得了高血压、胃下垂等病，也可能是现代医学上很多查无原因的颈肩腰腿痛、失眠、便秘、头昏头痛等亚健康状态，其实这些症状都是人体自我防御所产生的一种现象。但是，当人体自治系统的应对能力下降了，对出现的疾病不能自己调整过来，那就要寻求外在的治疗手段，医生就根据这些症状来采取一些措施，帮助人体恢复自我治疗的能力，所以只有透过现象看本质才是真正的治疗手段。

我们生病以后，找医生的目的，就是想知道这种反应是人体自我调节的结果，还是人体自己无法处理而发出的求救信号，对不能自己调整过来的疾病，那就要寻求外在的治疗手段，医生就根据这些症状来采取一些措施，帮助人体恢复自治系统的能力，所以医生要做到的是对这些症状进行准确判断，中医是通过望、闻、问、切来实现这一目的，而不是通过现代医学上的仪器进行检测和排除。

现在很多人的身体虽然出现了明显的不适，但往往把注意力都放在自己的化验指标上面，而忽略自己身体出现的各种症状，这是一个非常大的错误观念，不管中医，还是西医，提高人的生命质量，减轻身心痛苦才是最终目的。所以治疗疾病的重点应该首先是平衡脏腑机能，而不是想尽办法去符合各种各样的化验指标。许多人到医院看病时都曾有过这样的经历：虽然头痛、腹痛、痛经等各种症状正在折磨着我们的躯体，但化验指标都正常，这些现象让西医一筹莫展，难道这些症状不是病吗？

与西医不同的是，中医认为人体是一个整体，症状是病邪入侵后，人体向大脑发出的一种信号，也是对抗病邪的正常反应，对出现的疾病通过自治的方法不能自己调整过来，可以通过按摩或针灸或中草药等方法，在确保恢复和加强人体的自我调节能力的前提下，使症状消失。西医认为人体各个系统独立，只要有了症状就是病了，所有的慢性病只能控制，不能治愈，问题只存在于检查报告是否正常，所以对人体出现的症状，通过理疗或药物或手术，使局部不正常的指标恢复正常，但指标恢复正常以后，症状是否还存在就不一定了。如经 X 光检查出来的膝关节骨质增生患者，在手术切除增生的部分以后，膝关节仍然疼痛的，很多西医大夫都束手无策了。更令人费解的是，很多患者也只相信各种检测指标，把是否让他的指标恢复正常作为判断名医的标准。因此，很多人不是死于疾病，而是死于自己的无知。

记得小学教材中有一篇名为“郑人买履”的课文，说的是郑国有个人想去买双鞋，他先用尺子比量了一下自己的脚，然后把量好的尺码放在座位上。就匆忙去集市上，到了卖鞋的地方，发现忘了带量好的尺码。他对卖鞋的人说：“我忘记带尺码来了，回家去拿。”卖鞋的人问他说：“你为什么不用自己的脚试一试鞋子的大小呢？”他回答说：“我宁可相信尺码，也不相信自己的脚！”于是又走回家去取，等到他赶回来，集市已散，他最终也没有买到鞋。

这个故事谁都知道，它讽刺了那些不从实际出发，信守教条办事呆板的人。但在现实生活中，买鞋子只相信尺子而不相信脚的事，也许没有，但类似这样办事的人，倒比比皆是。有的人，说话、办事、想问题，只从主观考虑，不从客观实际出发。与我们看医生时只要求各种指标的正常，不注重症状后面隐藏在脏腑的隐患有什么不同呢？那边发生火灾了，这边的报警器就开始响，是选择救火还是关闭报警器？估计所有人的回答都是，选择救火，而不去关闭报警器。

疾病侵入后，机体在自我调节的过程中，很可能各种化验指标与西医上的标准不符合，这其实就是身体的报警器响了，告诉我们脏腑出了问题，要及时处理，但现实生活中很多人却选择了关闭报警器。如最常见的头痛，有的是胃出了问题在头部的反应，有的是肝部出了问题在头部的反应，还有的则是胆出了问题在头部的反应，到医院检查头部任何问题都没有，西医就没有办法了，而中医就会根据疼痛的部位判断出哪个脏腑出了问题，然后采用相应的措施进行治疗，而不是运用西医上各种止疼的方法，把脏腑在头部发出的警报关闭，正如《黄帝内经》所言："病存于五脏六腑，症现于四肢五官。"

症状没有了，并不代表疾病被治愈，只是把信号封闭了，如给风湿性关节炎的患者服用止痛药，疼痛临时的被止住，但并不代表风湿性关节炎被治愈，而且掩盖了内脏疾病在关节上发出的信号，阻碍了发现隐藏在风湿性关节炎背后更严重的病变。只有恢复人体自我治疗的能力，把在关节上发出疼痛信号的脏腑疾病的隐患消除，种种不良的症状也就很快地消失，火灭了，报警器自然就不会响了。人体在疾病痊愈过程中的主导地位，永远不会被其他外在的力量取代。

●从胃入手

中医认为，人体是一个有机的整体，体内脏器之间，以及体内脏器与体表各组织器官之间，既互相制约，又互相依存，彼此休戚相关，不可分割。通过经络的联系，使人体在生理功能、病理变化上，保持着内外相关的整体性，某一脏器的生理活动或病理变化，都不仅在人体体表相应的部位有所反应，同时也必然要直接或间接地影响其他脏器，并接受其他脏器对他本身的影响。

"脏腑机能调整"按摩法与中药、针灸不同的是，不借助其他媒介，只用双手，通过调整脾胃，补其不足，振兴阳气，强化三焦气化功能，调整十二经脉的气血，点通任督两脉及气八脉、血八脉、精八脉，使升降得复，阴阳平衡，达到自我修复和对疾病快速调节自愈的目的。虽然不能取代中草药，但养生、保健的功效决不逊于药物，在祛疾方面更有着独特的效果。我国的医圣仲景、药王孙思邈在提到祛疾、养生时就曾告诫人们"是药三分毒"，药是可以治病的，但如果不恰当的使用药物或靠长期服用药物来保持身体的健康，是错误的，有可能还会引发其他的疾病。即便是西方医学也对滥用药物深恶痛绝，17世纪的著名医学家托马斯·西登纳姆被誉为英国医学之父，在当时就曾批评医生大量滥用药物时精辟地总结出："医生所能做得最好事情是给人体以每一个能够发挥其自愈力的机会。”2004 年 4 月 30 日的《鲁西科技报》A11 版的一篇文章中提到我国每年有 20 万人死于药品不良反应，在医学上，这被称为“药源性致死”也就是说，他们不是病死的，而是吃药吃死的……

“脏腑机能调整”按摩法通过调整脾胃，正确处理局部与整体的关系以及疾病与脏腑经络气血的相互关系，做到攻中有守，守中有攻。不是单纯地着眼于病变的局部，肝疼治肝，头疼治头，而忽视整个机体反应状态的形而上学观点，把天、地、人密切结合起来，把防与治、治与养密切结合起来。尤其对危重之症，病至元气虚衰、正气不支为矛盾主要方面时，更显示出它的优越性，如高血压、冠心病、眩晕、失眠、肾炎、胆囊炎、胃炎、肝炎、肝硬化腹水、妇科病、小儿厌食等。

五脏无论何脏之虚，关于胃者，必从胃治；不关于胃者，亦当时刻不忘胃气这个根本。脾后天资生有源，中气斡旋得复，顽疾始有转机。从古至今，所有的疾病，脾胃不足的人十有八九，因为时势竞争，几乎每个人都在名利之间费尽心思，劳思伤脾而导致疾病产生的人占一大部分。脾胃是后天之本，胃气就是元气，元气一坏，变化的病症就有多种，如脾虚导致气短不能使气延长，就会喘促，有人就用降气定喘的药；脾虚卫气不通行，就变得浮肿，有人还用耗气利水的药；脾虚瘀滞，变成寒热症，有人还说是外感，用发散的药，这样下去，就会虚而更虚，这样药越吃越多，一直吃到死为止。

中医的正确治疗是主动开门逐邪，调动自身力量破寒除疾，西医上的病名，很多时候只是一种现象，中医上的病名既是现象，又代表本质。如前面提到的头痛这个病的时候，这时有人可能提出来，搞中西医结合，既然中医确定了头痛的根源，那西医就可以对发生病变的部位进行检查，以确认相应的脏腑发生了什么问题。这种做法是不可能的，因为在头部发出报警信号的脏腑很可能只是“气”出了问题，还没有发生任何的器质性病变，这是目前西医的诊断仪器所无法完成的。所以中、西医并不是任何时候都可以搞结合，那是有条件的，就像一对青年男女在一起，我们不能随便让他们结婚一样。

“脏腑机能调整”按摩法是以中医的整体疗法为指导思想，整体观念是中医的基本观念，它的核心思想就是要整体地、全面地认识人体，以及人体与自然界的相互关系。天地大周天，人体小周天，人体与天地的变化不仅共同受阴阳五行法则的制约，而且人与自然之间有共同的气化方式。大自然的清阳之气在上而为天，浊阴之气在下而为地，地上的水，在阳气的作用下，变成水蒸气，受到风的影响在天空中聚成云，遇到冷空气又凝聚成水滴下降到地面上变成雨水，这是天地间气化的规律，人体的物质代谢也同天地间的云雨升降过程类似，清阳之气上升到达人体的皮肤、腠理、四肢百骸，浊阴之气下降走五脏内敛归于六腑。

人体清浊阴阳的升降出入运动正常，才能维持人体的动态平衡，所以说人体就是一个小天地，小天地中的各种变化自然是和大天地相一致的，这就是天人合一。这种统一被打破，生命就要遭殃。我们知道，石油、煤炭都是黑色的物质，黑属水，石油、煤炭都能生火，这是因为真阳藏于其中，水生木，水中的真阳转化成到树木上去，在没有发现、使用石油和煤炭以前，老百姓用木柴引火做饭或熬中草药，做出的饭、熬的中药，吸收了木中的阳气，吃这样的饭、喝这样的中草药，自然能扶持阳气、祛除疾病，这就是木生火。现在老百姓生火做饭不用木材了，改用煤炭和天然气生火做饭或熬中草药，天然气是从石油中提炼出来的，主水，水本来生木，但现在水却直接生了火，做出的饭、熬的药中，就不能够吸收到火中的阳气，反而入胃之后，把中草药的治疗作用降低了，饮食入胃后也消耗了胃阳，这样长期下去，充满阳刚之气的男性少了，女强人倒是越来越多。水生火以后，木就退出了五行相生、相克的环节，对应人体就容易出现脓疮、肿瘤、中风、高血压、低血压、充血、抑郁、支气管炎、肥胖、牙齿疾病、糖尿病、消化系统的疾病、因过量所导致的疾病、狂热、贪食、痛风、心脏病、出血、多血症、黄疸、肝脏的疾病、肌肉退化、肋膜炎、胸膜炎、肺炎、腿部受伤、腿部的疾病、大腿骨的疾病、静脉瘤等疾病，这些情况在临床时，都要考虑进去。

总之，在脏腑按摩点穴法基础上发展起来的“脏腑机能调整”按摩法，临床治疗上的体现是多方面的、更具体的，它作为我国中医的精粹，有病祛病，无疾保健养生的功效是完全符合上工之医这个条件的。

四、脏腑机能调整按摩法与美容

爱美之心，人皆有之。古往今来，人们普遍向往和追求自身的美，期望有一双明亮而有神的眼睛，丰满而润泽的面颊，鲜艳而红润的嘴唇，乌黑而光亮的头发，细腻而白嫩的肌肤。然而，随着年龄的增长，机体中各种机能逐渐衰退，年轻时的那种俊俏，被无光的眼神、粗糙的皮肤、布满皱纹和老年斑的面颊、花白干枯的头发所代替，这是不可抗拒的自然规律。可是，人们总还期望并想方设法使青春常驻。

随着物质生活水平的不断提高，人们越来越注重对美的追求，特别是对容颜的保养，但由于人体脏腑功能的紊乱，毒素的滞留以及内分泌的失调，机体的自然退化，必然会导致人体皮肤粗糙而失去润泽，褶皱而失去弹性，色素沉着而失去光泽，容颜变老。化妆品治标不治本，难以从根本上解决问题。

中医学认为脾主肌肉，肺主皮毛，肌肉的强健和皮毛的润泽与脾肺功能的盛衰有着直接的关联。“脏腑机能调整”按摩法通过增强胃气、平衡脏腑机能，达到生化气血，调畅气机的目的，保障人体的气血津液的旺盛和运行代谢的畅通，进而达到淡化色斑，洁白润泽皮肤，减少或消除皱纹，恢复皮肤弹性，延缓衰老，永葆青春的目的，从而实现内外兼治、保健美容的双重效果。

头面部为“诸阳之会”，人身十二经脉中的六支阳经均上连头面，是全身气血、阳气贯注的地方，也是神气集中的部位，面部表情、神态是神气表现的重要内容。面部的肌肉、皮肤和五官既需要全身气血的滋养和濡润，也需要脏腑精气的上达。在面部的不同部位分属于不同的脏腑和经络。如前额属心，下颏属肾，左颊属肝，右颊属肺，鼻部属脾。《黄帝内经》说，五脏各有外候，与形体诸窍之间各有特定联系，分述如下，心其华在面，其充在血脉，开窍于舌；肺其华在皮毛，其充在皮，开窍于鼻；脾其华在唇，其充在肌，开窍于口；肝其华在爪，其充在筋，开窍于目；肾其华在发，其充在骨，开窍于耳。五脏与面色关系密切，五脏的失常就会引起容颜的异常和衰退。

同样，气血的盛衰和运行状况也直接影响着容颜的状况。如气血不足则面色萎黄，精神疲惫；气血瘀滞则面色晦黯，或有黑斑、雀斑等，表情呆滞。心气、心血不足则面色无华，精怯气弱；肝血不足则两目无神，面色苍白；脾气亏虚则面色萎黄，浮肿虚胖，唇色苍白；肺虚失润，则毛发枯槁，皮肤粗糙少光泽，弹性差；肾阴虚则头发脱落，面颊瘦削，肾阳虚则面色白，颜色浮肿，两目失神等。

中医有“诸内者，必形诸外”的论断，因此中医称头面部为五脏之镜。如五脏功能正常，可通过经络将气血津液输送和敷布于头面部，皮肤得滋养，又能抗御外邪，从而使面部红润细腻，毛发光泽，五官正常。反之，则出现面无光泽，皮肤干涩粗糙，毛皮枯而不荣，五官不端的现象，所以说五脏功能的盛衰直接关系到人的容貌之美。

心主血脉，面部的血管又特别丰富，故心气的盛衰可以影响面部色泽。如心气旺盛，血脉充盈通畅，则面部光泽红润；如心气不足，心血较少，面部供血不足，皮肤得不到滋养，则显现面色白而无华；如心气暴脱，则面苍白如纸，即《黄帝内经·灵枢·决气》所说：“血脱者，色白，夭然不泽”。若心血瘀阻，则可见面色青紫的变化。

肺与美容的关系主要体现在肺宣发卫气、津液于全身，以温润肌肤皮毛。卫气具有温煦肌肉、充养皮肤、调节汗孔开闭的作用。津液是人体正常水液的总称，有滋润皮肤、毛发，滑利关节，滋养孔窍（眼、耳、鼻等），充养骨髓和脑髓的作用。如果肺的功能正常，卫气、津液得以正常宣发，肌肤得以濡养，则皮肤润泽，腠理肥实，抗御外邪的能力亦强；反之，肺的生理功能失常，肌肤失养，则皮肤粗糙，干涩无光，毛发憔悴干枯，抗邪能力降低，易患种种损容性疾病。

脾将水谷转化成为精微物质，以营养五脏六腑、四肢百骸、皮毛筋肉等组织器官。如果脾的功能正常，机体得以充分营养，肌肉就能丰隆健美，精神焕发。反之，气血生化不足，营养物质缺乏，可使人面色枯黄无泽，皮肤粗糙，肌肉萎缩。脾除了在消化食物上起主要作用之外，还参与水液代谢。如果脾运化水湿的功能失常，可导致水湿停滞，产生痰饮等病理产物，出现颜面浮肿，皮肤肿胀。如水湿停聚化热上冲，熏于颜面，又可导致粉刺、酒齄鼻等病患。如水湿凝而为痰饮，溢于肌肤则可以发生肥胖症。脾开窍于口，其华在唇，如脾健运，气血充足，口唇自然红润光泽；若脾失健运，则血气虚少，口唇淡白不泽，甚至萎黄、干燥开裂。

肝与美容的关系主要与肝具有调畅人体气机，贮存血液，调节血量功能相关。肝所藏之血靠肝疏泄气机推动运行，才不会瘀滞，两者之间相互协调，维持正常的生理功能。若肝藏血不足，肌肤失养，就会出现面色无华，肌肤干涩，若疏泄功能失常，血液瘀滞则可出现面青、黧黑斑之病症。肝主疏泄又有调达情志作用，只有肝气条达，气机调畅时，人才能心情舒畅，笑口常开，青春常驻。肝失疏泄，气机不调，则常常表现为心情郁闷，愁眉苦脸，易出现面部皱纹。肝主筋，其华在爪，肝血的盛衰，直接影响到筋的运动，肝血充盈，才能使筋膜得养，表现在筋强力壮，爪甲光泽坚韧。如果肝血不足，则可出现筋弱无力，甚至肢体震颤、屈伸不利等症，同时爪甲亦多软而薄，甚至变形和脆裂。

肾所藏之精是人体五脏气血阴阳的根本，肾精充沛，则五脏气血旺盛，功能正常，使人容貌不枯，延年驻颜。如肾气不足，可使肾之本色上泛于面，而患黧黑斑，如阴虚不能制火，火邪郁结于面部皮肤，则可导致而生雀斑、黧黑斑。肾精亏损，肾气不足，又可影响五脏生化气血功能，从而出现面部皱纹或齿枯发脱、目花耳聋等未老先衰之症。

肾主水，通过气化作用调节体内水液的平衡。如肾脏功能失常会引起水液代谢障碍，出现颜面肢体浮肿或皮肤干枯不荣等症。

肾主骨生髓，肾精充足，则骨坚固有力，肾精虚少，则骨脆弱无力，甚至发育不良。“齿为骨之余”，故牙齿也有赖于肾精的充养，如肾精充足，则牙齿坚固洁白，肾精不足，则牙齿发黑、松动，其至脱落。“发为血之余”，就是说头发的润养来源于血，由于“精血同源”，故发的营养虽来源于血，但根于肾气，故《黄帝内经》曰“女子七岁齿更发长”，“丈夫八岁肾气实，发长齿更”。肾精充沛，头发乌黑光亮；肾气衰亏，头发枯萎或早白，脱落。

头发处于人体的最顶端，就像天线一样，连接太空，能吸收天阳之气，增加灵感的，作用不可小视。人是一个高智慧的组合体，有自我选择增强能量的方法和方式，不管从事哪个行业，机体就会根据他从事的行业进行身体上的调节，所以时间长了，从言行举止就能看出来有些人从事什么工作，我们常说这是一种气质，这里说的“气”，就是一种职业能量，量的积累才会引发质变，这就是气质的本义，你看那些搞艺术的都很敏感，灵感很强，都留长发、胡须，就是自身为了多获得创作灵感的一种自我选择的结果，只是很多人包括他们自己并不知道原因而已，俗话说：“众生百态”，佛教认为，头发能增加妄念，所以出家修行就先要剃度，在佛教里面这称为去掉烦恼丝，是很有道理的！话题扯得远了，头发还有哪些重要的作用，目前还不能被人们完全了解，但每个人都希望拥有健康、亮泽的头发却是一个客观存在的事实。

从医学角度来讲，毛发的生长是依靠毛囊部位的毛细血管从身体摄取的营养来完成的，“发为血之余”，机体将食物合成蛋白质，然后制造成血液，并由气血将营养输送到身体的各个部位，来维持生命。气血在全身循环时，生命会最先把气血运送到身体里最需要能量的地方，而不是最先去营养头发。但出现脏腑功能失调，气血不足等情况时，最先被断绝营养的却是头发。所以一旦发现头发断裂、分叉、枯黄、脱落时，要注意观察身体其他部位是否出现问题，因为头发出现问题说明身体营养不足，应该及时补充营养，制造血液，以免其他部位发生病变。

发通肾脏，女人的头发长，头发能更多地吸收空间之水气滋养肾脏，故长发女人的肾脏要比短发人结实，这也是原因之一。头发的脱落，与树木给树叶供不上营养的情况类似，这种情况在怀孕的女性生产时都发现有发生，这就是体内由于流失了大量血液，使补给头发的血液及养分严重短缺，以致头发脱落，很多癌症患者也会有同类的事情发生，有贫血症，体质虚弱，肝肾胃功能失常的人，发质也不好，因为这些病症急需血液。老年人的头发不仅变白而且变细，变脆，毛囊萎缩，容易脱落，这都是肾衰引起的，肾衰，精血不足，发失其所养，故变脆、变白、易落，这是正常的客观规律，如果到了五六十岁，还是乌黑浓密的头发，那就说明你的身体把能量都用来生长头发，身体的其他器官可能就变得脆弱了。

我国古代早就知道通过观察头发的形态、色泽、疏密等变化来诊断疾病，早在《黄帝内经》中就有几十处根据头发的粗细、刚柔、润脆等变化来进行诊断病的记载，进而揭示了肾气和阳明经气血的盛衰以及人体生长、发育、衰老时头发呈现的种种变化，故常有人说："人之衰老，始于白发"。《诸病源候论》一书中列有"毛发诸病候"，详细说明了头发的正常生长或色泽的改变都与肾之精血盛衰有关。望头发诊病，主要是通过观察头发的色、质变化来探视体内存在的疾病及其发展规律，可见脏腑的功能的强弱直接影响头发的形态、色泽和疏密程度。

饮食是维持人体生命活动的物质基础，所以脏腑功能强健的根源还是在于胃气。所谓"藏居于内，形见于外"。饮食可以滋养脏腑，补益气血。达到润泽肌肤，乌发美容之功效。反之则气血不足，脏腑功能低下导致神气衰败，精神萎靡，面无光泽，目无神采，毛发枯干，未老先衰。

影响人的容貌和五官美的最重要的是各种疾病，比如雀斑、汗斑、粉刺、痣疣、疮疥、白发、脱发、眼病、齿病等等，给人们带来了极大的烦恼，这些病症虽然害在体表、面部和五官，但病根在体内，在脏腑。就拿雀斑来说，出现在面部，其病因主要是肾阴不足，上火滞结而生。所以，中医对面部的五官疾病，除了外治，重在内养。黑痣，是肾中浊气混滞于阳，阳气收束，结成黑子，坚而不散。黑斑是由水亏不能制火，血虚不能华肉，以致火燥结成斑黑，色枯不泽。粉刺属肺，血热郁滞不散，有诸内必形诸外。

"脏腑机能调整"按摩法通过调脾胃、理三焦、扶阳气、通经络，则吃喝拉撒睡如常，脏腑得到养护，自然充盛协调。神气旺盛，气血运行全身，运行畅达无处不到，人的外在表现必然容光焕发，神采奕奕，容颜润泽，唇红齿白，乌发滋润，皮肤细腻，形体窈窕，青春长驻，这些根本性的变化是任何器械和补品不能达到的。很多女性面部出现面色苍老、萎黄、无光泽，斑点，雀斑都是由于脏腑失衡出现各种西医上所说的盆腔炎、附件炎、月经不调等等妇科疾病所致，只有通过脏腑调节消除各种疾病，达到气血调和的目的，才能从根本上清除斑点和其他由内分泌失调所致的皮肤疾患。

如有些中年妇女过度操劳，或者长期服用西药后，往往会出现面色晦暗，或者面颊多见黄褐斑等，此时当注意胃气是否下降，从脾胃入手进行调理，取得非常明显的效果，这远远比单用化妆品从表皮上治疗要高明地多，而且是治本之法。“脏腑机能调整”按摩法把人的体表和脏腑看作是统一的不可分割的整体，注重由表及里，把治表与治里、治外与治内、治病与保健紧密结合起来。对人体既没有毒害和副作用，又具有治表治里、养气活血、调理阴阳、保护皮肤的作用，不是单纯的对外表的修饰和装扮。而且随着脏腑功能的恢复和增强，逐渐使人变的面容丰满，精神焕发，光泽明润，这是化妆品无法比拟的。

五、脏腑机能调整按摩法与亚健康

随着现在工作节奏的日益加快，现代人的社会压力、心理压力在不断增加，机体长期处于这样一个紧张、竞争等疲劳状态之中，人体的各个器官和组织就会出现功能失调或功能减退，精神和生理上出现浑身无力、容易疲倦、情绪低落、心情烦躁、坐立不安、精神不振、忧郁焦虑、头昏失眠、头重如裹、头脑不清、面部疼痛、头痛耳鸣、眼睛疲劳、视力下降、鼻塞眩晕、咽喉异物感、哈欠频作、困乏懒言、纳谷不香、疲乏无力、胸闷心悸、腰背酸痛、颈肩僵硬、手足麻木感、便秘、胃闷不适、抵抗力差、心悸气短、容易晕车、畏寒肢冷、月经失调、口干舌燥、大便秘结、口腔溃疡、皮肤瘙痒、易感疾病等一系列的症状，但临床上就是自主神经功能紊乱，做检查并没有阳性指标。

●亚健康的危害

国内外医学界把这些没有疾病而又有自我不适的，机体处于健康与非健康之间的这样一种状态称为亚健康状态，又称机体第三状态或称“灰色状态”。亚健康症状会因人而异，并不是要有全部的症状才算亚健康，有的人可能只有其中一种主要症状，或是一组症状。但如果这种异常症状持续较长一段时间，或者影响自己的日常生活和工作。

亚健康的症状在西医诊断上没有任何与它相吻合的器质性改变，但是病人非常痛苦。1993 年我在部队的时候，一天晚上，山东老乡吕怀军到宿舍来跟我说：“司务长张鹏的哥哥到本地来出差，顺路到部队看他，在招待所住着。他哥长年累月地头痛不止，每隔几天，头痛便加重一次，痛苦不堪，到处求医，几年来吃中西药无数，司务长听说你会点穴治病，想请你给他哥治一治，你才调来时间不长，他不好意思自己来找你，就托我先问问你。”我说：“明天中午休息的时候，我们先到招待所，当面问问情况再说。”

第二天中午，我们一起来到招待所，我见到司务长的哥哥面色发黑，没有光泽，神情倦怠，就让他详细诉说一下病情，他语气低沉说：“头痛是在几年前一次感冒后突然引起的，开始只额头处疼的最厉害。后来慢慢发展为满头都痛，视力也下降了很多，到多家医院诊断，就是检查不出什么问题。”听他诉说完，我想，前额痛属阳明胃经的范围，根源在脾胃，脏腑点穴从调脾胃入手，这个病应该不难治。于是我对他说：“你这个病交给我了，顶多几天就能好。”他看我说得如此轻松，笑了笑没说话，我知道他不相信，就用几分钟时间先给他做了一下头部调整，做完后他连说轻松，眼睛都觉着清亮。并请我继续给他治疗，我又用调理任脉法为其操作一遍，大部分穴位都能打通。

次日，司务长的哥哥对我说，昨天治疗后四小时内头未痛，四小时后除前额感到疼痛较为明显外，头部其他部位疼痛减轻了很多，我用头部调理和调整任脉法为他做第二次治疗。第三天去治疗时，我看他面色变得红润多了，就问他感觉如何？他说昨天一直没头痛，不过总觉得饿，像吃不饱似的。我告诉他这是身体内外气机已通，身体从饮食中吸收能量，病将好的征兆。这次我先用推背升阳法，再施调整任脉法为其治疗。第四天他告诉我说，头一直没痛，感觉很好。为他巩固治疗三天后，他离开部队回家去了。

请我给张鹏的哥哥治头痛的山东老乡吕怀军，在我刚调到这个单位来的时候，他也非常怀疑按摩有治病的效果，但由于是老乡，宿舍又紧挨着，我们关系处的还是不错。一次在聊天的时候，我从他面色红赤，皮肤干燥，缺少光泽的现象，分析判断他体内肯定有实证，就问他是不是排便不正常，他当时一愣，问我是怎么知道的？我笑而不答。

过了两天，我正在洗衣服，他端着一个脸盆凑了过来，问我怎么看出他排便有问题，我就告诉他，这是中医望诊，并不神秘。他说：“我确实有便秘，好几年了，也不知道是什么原因引起的，大便成羊屎状，时常间隔几天，有时甚至长达一个星期才排便一次，痛苦不堪，排大便成了一件痛苦的事情，用了不少药，但没有多大改善。平时饮食没有胃口，经常口舌生疮、心慌、头疼，像我这样的情况用你的方法能不能治好？”我说，我给你治疗一次，看看效果吧！回到宿舍以后，我先按调整任脉法为他操作了一遍。次日他跟我讲昨天做完后，一直排气不止，很臭。我按昨天的方法继续为他操作，并加用推腹清脏法及背后反应点的调整，刺激大肠壁肌肉蠕动，结果当天下午他排便一次，非常痛快。于是我继续为他操作巩固疗效，至第六次治疗前，他讲昨天未排便，但没有觉得不舒服，我告诉他说，这是你的机体在积蓄能量，至第八天时，排便恢复正常，此后每日一次排便。

失眠、便秘、乏力、头痛、腰背酸痛、颈肩僵硬、胃胀、月经失调等是最常见的亚健康现象，有人认为这些状况不是病，治不治的无关紧要，其实不然，亚健康同样会影响健康寿命，甚至出现大量无病兆猝死、过劳死现象，而且长期处在亚健康状态，直接影响人的神经、精神、免疫甚至是内分泌系统，这些系统无法正常工作时，就可能发生相关的疾病。冠心病、心绞痛、脑出血、脑血栓等心脑血管疾病，恶性肿瘤，胃肠道疾病，糖尿病，抑郁症等心理疾病均是从亚健康状态演变而来的。所以当亚健康用西医的检测手段检查出问题的时候，疾病早已经形成了。美国的亚特兰大在 1999 年 11 月，召开的第 72 届美国心脏学会年会。大会主席在开幕式上致辞说："等病人得病后找医生，医生能给予病人的帮助已经很有限了，即使治好了，病人也不能恢复到和病前完全一样。"

有报道亚健康可分为 3 个层次，轻度的亚健康状态可以降低人的生活质量，中、高度的亚健康是生理上的不舒服已经严重地影响到患者的生活、工作，并且逐渐造成机体出现不可逆的器质性损害。现代医学目前对亚健康没有明确定义，主要是靠医生根据患者身体出现的种种不适应来判断是否处于亚健康状态。但是，需要提醒大家的是，当发现身体出现一系列原因不明的症状时，也不要轻易认定是亚健康，自行采取一些治疗方法，如大多数恶性肿瘤的发病过程都有隐性阶段，在早期可能毫无症状，也不会引起人们警觉，或者慢慢出现一些如疲劳、乏力等的亚健康类似症状。因此在诊断亚健康前必须严格排除其他已知和常见的疾病，病程至少超过 6 个月；另外，像肺癌、甲状腺功能减退、抑郁症、精神分裂、亚急性感染、药物不良反应等疾病也可能出现类似亚健康的症状，一定不要麻痹大意。

记得 2002 年初冬的一天晚上，邻居带着一位老人到家里来找我，说："这是我舅舅，今年 73 岁，身体一直挺好，几个月前开始肩膀疼，刮痧、拔罐，又找人按摩，治了两三个月了，一点效果也没有。今天我去看他，无意中跟他提起你按摩治病的效果很好，他让我带他过来找你治病。"我见老人身材高大，就问他都有哪些不舒服的感觉？老人说："别看我年纪大了，但能吃能睡，腿脚利索，血压不高，我不抽烟，不喝酒，没啥不良嗜好，以前啥毛病都没有，连伤风感冒也不得。几个月前，可能是夜里着了凉，右肩突然觉得疼痛，就找人拔火罐，推拿，每次治完后，当时感到轻松，但是没过多久又开始酸痛，这几天疼得特别厉害，还觉得有些麻木无力，从肩膀开始疼痛以来体力就明显感觉不如以前，不但胃口差，还容易疲劳。今天听我外甥女说你的按摩技术挺好，就特意让她带我来找你治病。"我客气了两句，起身为他检查了一下，没有发现肩部肌肉有任何黏滞的地方，当时就考虑肯定是他的内脏出了问题，而他表现出来的症状，同肺癌极其类似，但这话又不好明说，就建议他先去医院检查一下，看有没有什么别的问题，老人不高兴地说："又没啥大毛病，老往医院跑干吗？我反正是来一趟了，你先给我治疗一次看看情况，如果不行，我再去医院检查。"我的邻居也让我给老人治疗一次看看效果，我坚持让老人先去医院做检查，最后老人站起来对他外甥女说："瞧你给我介绍的这人，一个天桥把式，光说不练。"说完连理都没理我开门就走了。邻居对我的做法也不太满意，打了一声招呼就去追赶老人去了。三个月后，我无意中问邻居她舅舅的情况，她说肺癌去世了。

●防止亚健康的重要意义

据世界卫生组织最新发布的一项全球性调查结果表明，全世界真正健康者仅占5%，明确诊断为有疾病者20%，处于亚健康状态的人高达75%，也就是说全球约有48亿人处于这种西医诊断不出任何疾病，但却又要忍受着权威专家总结出的几十种亚健康症状的折磨。据调查显示我国处于亚健康状态者占总人口60%～70%，达到7亿以上的惊人数字。而且亚健康人群在30岁到45岁这一年龄段里就已经非常普遍，其中城市人口中大约占到70%，更值得一提的是近些年来一些青少年由于课业负担重，也有加入的趋势。如近年北京市调查，小学生已经有了高血压，中学生也有动脉硬化了。

从整体有亚健康症状的人群来看，女性多于男性，职业特征以从事办公室工作的"白领"为主，中高级管理人员、机关干部、脑力劳动强度大的人群占了很高比例，中青年人群占了很高比例，导致社会创造能力、正确决策能力下降。华东师范大学心理系的有关专家就曾发布了一份《白领办公室工作压力调查报告》，结果显示，白领在办公室中普遍处于亚健康状态，如腰痛、颈痛、背通、头痛、头晕、胃痛和消化不良等，其中有53%的白领有不同程度的腰痛、颈痛或背痛，有头痛、头晕症状的比率也达43.4%。亚健康是一种既可向健康转化，也可向疾病转化的状态，向疾病转化是亚健康状态的自发过程，而向健康状态转化则需要自我防范和医疗保健。

面对如何防治亚健康这样一个新的课题，如何弘扬祖国医学宝贵财富，对医学工作者来说是任重而道远！世界卫生组织指出：亚健康是21世纪威胁人类的头号杀手，并提出了亚健康的评估标准，开展了全球范围内的亚健康调查，给出了健康促进建议。在全世界人类的共同努力下，医疗模式正由单纯的疾病治疗转变为预防、保健、治疗、康复相结合的模式。

中医认为亚健康的人已经得病了，我国的医学巨著《黄帝内经》早在两千多年前就已经提出"圣人不治已病，治未病，不治已乱，治未乱，此之谓也。夫病已成而后药之，乱已成后治之，譬犹渴而穿井，斗而铸锥，不亦晚乎？”的治病以预防为主的指导思想。古代医贤早就认定医学的目的是“消患于未兆”，“济羸劣以获安”，其次才是治病。所谓的“未兆”，就是未有显著的疾病征兆之时；所谓的“羸劣”，也就是指身体的疲惫虚损状态。“阴平阳秘，精神乃治”，“阴阳均平，以充其形，九候若一，名曰平人”。这样的论述与20世纪末，全球医学界大讨论的最终结论是：“最好的医学不是治好病的医学，而是使人不生病的医学”的观点相吻合，现代医学在转了一个圆圈之后，还是回到了中医上来，中医治疗首先强调“上工治未病”。主张未病先防，既病防变，防患于未然，救弊于萌芽。中医正是基于这种防患于未然的考虑，对现代医学提出的亚健康，采取防微杜渐，提早干预、提早治疗、截断扭转、防止亚健康向疾病发展，促进亚健康症状全面消除的治疗方法，也就是中医所谓的治病求本，固护人体正气，整体调节、平衡阴阳的调整方法。

祖国医学博大精深，在当今现代医学对亚健康状态缺乏行之有效的调理方法的情况下，运用中医药理论对亚健康状态的调养防治更显示出其独特的优势。虽然在“治未病”思想引导下，在“辨证论治，整体观念”理论指导下，运用中医的各种疗法对亚健康的调理可发挥重要作用。

药王孙思邈告诫人们“是药三分毒”，即使对待疾病，能不吃药治疗的最好不要吃药，清代李渔在《闲情偶寄·颐养部》中也提到“病不服药，如得中医”。现代医学也认为亚健康是体内毒素排不出来导致的，这时候再使用药物或多或少的都会给本来就已经不堪重负的肝肾增加负担，针对亚健康最好还是使用无药疗法，无药疗法毕竟是中医的一部分，不会脱离中医理论单独存在，所以应遵循气血的运行规律和五运六气对人体的影响，不然，不但不能治病还有可能致病。

亚健康状态根源就是阳虚，就是脏腑功能减弱，而出现的症状。阳封藏于肾，肾藏精，肾为先天之本，先天不足后天补，怎么补？就是通过饮食，人体对饮食的摄入和吸收的过程，又称为胃气，胃气充盛自然能扶持阳气。人过四十，或者在更年期时，多容易疲劳，整天没有力气。这是阳气不足的表现，这样的症状其实是提示机体累了，不能再过度消耗了，需要温养阳气了。很多人都知道用人参、黄芪来补气，但这仅仅是补了气，并没有起到治疗产生疲劳的本质病因。人为什么会容易疲劳呢？那是因为五脏六腑不协调了，产生能量的能力减退了，导致了机体的能量不足。此时治疗的关键是扶助阳气，协调阴阳，以恢复五脏六腑的正常功能。因此，既要补气，也要扶阳，还要考虑气血的平衡。

亚健康状态最常见的症状是烦躁，容易上火，往往有一点儿小事不顺心，即容易火冒三丈。当然不少人修养很好，表面上看不出来上火，但压抑的郁火在机体里面燃烧，对健康的影响更坏，发出来反而会好一些。当然，正确的治疗就不能光让病人去发火，而是要治疗产生烦躁的病因。往往这样的病人伴有两膝酸软，或者腰酸背痛，或者性欲下降等其他症状。这提示了所谓的烦躁、上火其实根本就不是实火，而是虚火，是由于肾中的阳气不足而产生的阴火上炎。因此，千万不能服用凉药来降火，那只会越喝越伤阳气，越喝火越大。正确的治法是调节脾胃，使阴阳升降平衡，把上浮的阴火引下来，潜下来，归入丹田里面。这样自然心静神安而阳气得养。

亚健康虽然同疾病一样，因人而异的出现不同病理，或肝郁气滞或肾衰早老或心脾两虚或阴虚火旺或肝肾两虚，但其根本是脏腑失衡，是气机逆乱，是胃气下降，是阳气虚衰，只要抓住这个根本，就完全可以做到异病同治。“脏腑机能调整”调治脾胃，激活气血，疏通瘀阻，调节神经，使脏腑的功能得以恢复和强化，阳气得到扶持，促使乱气归经，最终达到平衡阴阳的目的。所以用“脏腑机能调整”按摩法来消除亚健康带来的症状，可以使症状从根本上得到调整，甚至对浑身无力、头脑不清、头痛、颈肩僵硬等现象几分钟就能使症状消除，这一点是药物所不能达到的。

但要注意的是不要把一些重病的征兆当成了亚健康，有些疾病，包括一些危及性命的重病，在发病时也会出现和亚健康相似的症状，如出现疲乏、食欲不振、睡眠质量差等，如果自己将其误认为亚健康，极有可能错失治疗良机。例如：早期脑梗或心肌梗死患者往往只出现胸闷、头晕、睡眠质量不好等亚健康的表现。临床症状大多不明显，如果不作进一步诊治，后果不堪设想。此外，许多恶性肿瘤在发病的初级阶段，可能毫无症状，或仅仅出现类似慢性疲劳综合征，抑郁症、精神分裂症等疾病也容易被误认为亚健康，这一点一定要引起足够的重视。

现代医学认为，人类的疾病约有 50% 与不良的生活方式和行为有关。而中医学很早就认识到这一点。如《黄帝内经·素问·痹论》说：“饮食自倍，肠胃乃伤”，《黄帝内经·素问·举痛论》说：“劳则气耗”……因此，亚健康者除了用脏腑机能调治外，还需注意饮食规律，结构合理；生活有序，劳逸结合；力戒烟酒，适当锻炼。只要有安定祥和的精神状态，顺应自然界四时气候的变化，才能真正达到防患于未然的目的。

2007 年的 4 月中旬，我应邀外地教学，当地的一名学员领着一位七十多岁的老人来找我，老人告诉我，他多年来，一直失眠、便秘、头晕、耳鸣、吃饭没有胃口、经常感冒，最后导致四肢无力、腰酸背痛、心慌气短、肩背酸痛、视力模糊，即使在白天十几米以外的景色也看不清楚，到医院又检查不出任何的毛病，不知道这个方法对他的症状有没有效果？我安排一名学员为老人做手法，调理结束，老人说感到头脑清醒，眼睛清亮，而且全身轻松，四肢活动灵活。第二天反馈饮食和睡眠有了很大的改善。他感到非常的惊奇，对周围的人说："难道世界上真有这么神奇的按摩方法，太不可思议了。"我安排学员每天坚持为他治疗一遍，不过短短的十天时间，所有症状全部消失，而且胃口大开，吃得下，睡得香，视物清晰，三十米以外的景色都看得清清楚楚。

还有一位企业的经理，受失眠、头痛、头重如裹、背胀、腹胀、便秘、全身乏力等症状困扰近二十多年，多次到医院进行检查，但一直查无原因，到处求医问药，收效甚微，虽然业务上的应酬很多，但滴酒都不能饮，一吃主食马上腹胀，有时候腹胀的受不了，就买点番茄叶泡水喝，泻一通才觉得好些。一名学员给他调整脏腑，做完后，他就觉得饿，晚上吃米饭一碗，从晚上八点一觉睡到次日六点。第二天一见面就说："我这近二十年的失眠，想不到你治疗一次，就让我睡这么长时间，昨晚虽然吃了不少米饭，腹部都没有以前那么胀，这效果真神奇。"做脏腑机能调整按摩法七天，他每天吃米饭一大碗，有时还喝杯啤酒，体重减了近十斤，腰围减了五厘米，让他领略了"脏腑机能调整"按摩法的神奇魅力。

六、脏腑机能调整按摩法与老年人养生

大自然有春夏秋冬，人类生命的旅程是少、青、中、老，依次交替，不可更变，诗云"花有重开日，人无再少时。"寓意就是指人的青春一去不复返。衰老是人类无法避免的自然规律，只能延缓，而不可抗拒。

●衰老的机理就是脾胃气衰

动物的寿命一般是其生长期的 5～7 倍，人的生长期为 20～25 岁，以此算之，人的正常寿限应为 100～175 岁。而大多数人活不到这一寿限。更甚至，很多人年轻时过多的透支身体，人体早早出现衰老，而衰老一般在过了成熟期后即逐渐开始。45 岁进入初老期，如在 45 岁以前呈早衰现象，常使人活不到 70 岁而早死。所以早衰是人达不到正常寿限原因之一。因此，防老宜从 30 岁开始，抗老宜从 40 岁开始。欲实现这一愿望，研究探索脏腑机能调整按摩法如何防衰抗老有重要意义。

机体衰老的机理就是阴阳失衡，气血失和，气机升降出入失常，脏腑功能失调等，从而影响营养物质的摄入、转化及毒素的排出，损害机体组织，久而久之使脏腑组织失养，功能减退。毒素进入消化道后，随着肠道吸收营

养的过程，亦被吸收进血液，随血液的流动，毒素可滞留在人体各个组织器官，并引发各种症状。《黄帝内经·素问·上古天真论》认为，人的生、长、衰、老过程，主要决定于肾气的盛衰。若肾气虚衰，肾精不固，先天之本受损，必然导致早衰。《难经·六十六难》云："脐下肾间动气者，人之生命也，十二经之根本也。"肾虚不固，常致精液妄流。且伴有腰酸、疲乏、头晕、失眠等症，如不提早治愈，势必早衰。遗精病机为热邪扰动精室，多发梦遗，宜清心降火，滋阴涩精。

《黄帝内经·素问》曰："善养生者，必奉于藏。"生命怎么来的呢？生是从藏中来！我们看看《动物世界》中那些整天跳来跳去的猴子，生命不过二三十年，在天上时刻觅食的凶猛的老鹰，寿命最长也不过几十年，再看那些像龟、蛇、仙鹤等喜静少动的动物寿命都比较长。同样在讲到人类养生的时候，道家讲致虚极，守静笃；儒家讲静坐，讲知止；佛家讲禅定，这些都是强调静，强调藏。

人到老年思维开始减退、行动变的迟缓，耳朵和眼睛也失去了往日耳聪目明的神采，甚至耳聋眼花，头发变白，牙齿脱落，饮食、睡眠也开始出现问题，这些虽然是老年人的状态，虽不能说是"病"，但可以说是阳气衰退的表现。出现这些状况，就像季节行进到了冬季一样，也需要对阳气进行养藏，所以针对老年人的养生、保健和治疗，都要围绕一个原则，那就是"无扰乎阳"。阳藏于肾，肾为先天之本，先天不足后天补，脾胃是后天之本，《黄帝内经·素问·上古天真论》云："五七，阳明脉衰，面始焦，发使堕。"脾胃气衰亦导致衰老。所以老年人养生还是要回到脾胃上来。

胃气是清纯冲和的气，是人赖以生存的气，如果谋虑神劳，饮食不节，思想不遂都能导致伤害。所以老年性疾病究其根源还是由脏腑气虚，不能运行气血，以致气虚而滞，血行缓慢出现瘀阻所致。人靠饮食以滋养全身，但饮食入胃，须赖脾胃的运化才能化生精血，供脏腑之需。所以脾胃功能失调的危害性，对老年人来说，尤为重大。脾胃有病，上可波及心肺，下可涉及肝肾。若脾胃虚衰，元气不足，心火独盛，营血大亏，则发生心病；胃气虚弱，不能散精于肝，或造成胃胀、肝气不疏，可以导致肝病；脾胃虚弱，脾胃不能输精于肺，造成土不生金，肺气失养，则可致肺病；脾胃虚弱，脾土不能制约肾水，造成水气泛滥，最终导致肾病的出现。这都是因脾胃功能失调，引起其他脏腑的病变。一些老人常见病，如肥胖病、糖尿病、高脂血症、慢性心衰、老年慢性支气管炎、慢性胃炎、便秘、贫血、萎缩性胃炎等，从中医病理分析，与脾胃功能失调有关，尤其年老之人，元气本虚，倘无后天滋养，是难享天年的。

●脾胃功能强可强身健体、延缓衰老

人转衰老，胃肠功能减弱，解毒功能和蛋白质的合成能力降低，易出现消化不良和便秘。消化不良则致营养吸收不佳，后天之气受损；便秘则阻滞气机升降，妨碍推陈出新，西医认为，肠内食物残渣积留受细菌作用而产生特殊毒素，逐渐使机体发生慢性中毒而引起老化。故增强脾胃功能和保持大便通畅是防止衰老的措施之一。实践证明，脏腑机能调整按摩法可增进食欲，通调三焦，增强健康。研究表明，运用脏腑机能调整按摩法三天左右，即可使肠内球菌、杆菌和大肠菌减少，乳酸菌增加，粪便中吲哚、粪臭素减少、pH 值下降，从而有助于碳水化合物代谢正常化，并改善肝脏功能。

中医认为，“诸脏皆病……惟胃气不绝，用药力以培之，庶可冀幸万一”。并提出：“凡诊老人及病人，六脉俱和缓而浮，二三年间有大病或死。何也，脉浮则无根，乃阳气发外而内尽阴火也。急用保元或建中服之，则阳气收于内。即反见虚脉，或弦或涩，此真脉也。宜照脉用保元助脾之剂，脉气待和，病亦寻愈，寿有不可知者”。此论看似平淡，其实寓有深意，他教人对于老年沉疴重疾应从脾胃着眼调治，真可称深谙经旨，自出机杼。切观《黄帝内经·素问·平人气象论》有“人无胃气曰逆，逆者死”，指出了胃气在体中的特殊重要性。所谓“有胃气则生”，意即消化机能在一定程度上代表病人的一般抗病能力。

老年人的生理特点是脏腑痿瘁，《养老奉亲书》云：“年老之人，痿瘁为常。”痿瘁乃衰弱、颓败、老化、萎缩之意。衰老是人体脏腑组织、四肢百骸功能衰退的综合表现。老年人诸脏功能均弱，但以脾胃表现尤为明显，其位居中焦，受其他脏腑的制约，而且受药物的侵害。一旦损伤，生化气血的能力必随之减弱，出现不思饮食、面色苍白无华或萎黄、头晕眼花、心悸失眠、关节活动不利、四肢麻木、皮肤干燥、瘙痒、精神倦怠等症状。且人到老年，精力日渐衰退，由于长年劳累，元气渐伤或久病后血气衰少，或者是因为多思远虑，过伤七情，导致气机郁结，气血凝涩，郁滞不畅之证，如中风、胸痛、腹满、小便不利、癃闭、胁痛等，这些情况都是先胃气损伤而后导致阳气虚衰而出现的。所以若欲保持耳聪目明，除应注意保养开窍于耳的肾和开窍于目的肝以外，还须保持胃气的健壮，使宗气不衰。若脾不健运，或肾阳虚衰，机体的津液、脂肪代谢失常，而致肥胖。老年人的许多严重疾病，如高血压、脑溢血、冠心病、糖尿病、肝硬化、胆囊病变等在肥胖老人中发病率明显增高，死亡也常与之有关。

人到老年，体质的总特点是虚，特别是血虚为主。血能内养脏腑，外濡皮毛筋骨，从而维持人体各脏腑组织器官的正常机能活动，一旦血不足，就会在人体各方面表现出来。常见的症状是：面色苍白无华或萎黄，头晕眼花，心悸失眠，关节活动不利，四肢麻木，皮肤干燥、瘙痒，精神倦怠，舌质淡，脉细无力。这种体质多由年老体弱，或老年脾胃功能低下，血液生化不足，或七情内伤过度，阴血暗耗所致。

明朝王象晋在《清寐斋心编》“佚老成说”一篇中说：常常看到世人在治疗老年性疾病的时候，竟如同儿戏，乱使用药物，随便进行针灸，以攻逐疾病，总想迅速治愈，却不知道上了年纪的人血气已衰，精神已散，听觉眼力也差，手脚举动、肢体运转都不随和，心志消沉昏愦，头目眩晕，气脉运行已经失去规则，多年的劳累在体内已经遗留隐患，这些隐患不时地显现出来，如便秘或腹泻，或是发冷发热，这些都是老年人常见的现象，如果不慎重医治，用猛药急于取效，或涌吐发汗，或排解取利，是老弱体虚的人不能支撑的。因为发汗会造成阳气外泄，涌吐会造成胃气上逆，泻泄会使元气脱阳，这是治老年人疾病的大忌。更不可以自己随便用药，或任意听信别人所说的病因，不知药的性味功能，便用来作药饵，贻误病情甚至毒害身体，所以应特别注意。假如身体有未根治的宿疾，偶尔发作了，要根据病的症状，使以温平性和的调节方法，调理饮食，或者用配合食物进补的方法治疗，这是最主要的方法。

“脏腑机能调整”按摩法遵循天地变化的规律，针对老年人脏腑痿瘁的特点，手法柔和，通过调治脾胃，恢复胃气，通达三焦，疏筋柔骨，活动周身的气血。《黄帝内经》云：“有胃气则生，无胃气则死”。脾胃乃一身之气机的枢纽，二者一纳一化，一升一降，敷布精微于全身，脾升则健，胃降则和。若脾胃功能失常，则升降之机紊乱。清阳之气机不输布，水谷精微无从纳化。浊邪上逆，中气下陷，气血逆乱，清窍失养，上可见眩晕、胸胀、脘痞、呕吐、呃逆、面目浮肿，下可见泄泻、便秘、腹满、气坠、身重、脱肛。故脾胃健和则五脏六腑运化正常，而不易成病，已得疾病，只要调其脾胃则病就容易痊愈。倘若胃气受戕，必然涉及中焦，疾病就很难恢复了，所以说治病，尤其是针对老年人的疾病，应时刻勿忘胃气这个根本。只要脾胃调和，气血滋生有源，中气斡旋得复，即使重病也有治愈的可能。但即便是如此，人在年轻的时候，不能自恃体强而忽视疾病，以免迁延而逐渐发展，到老年期病情加重，危及寿命。如年轻时的慢性支气管炎到老年加重，危及寿命。如年轻时的慢性支气管炎到老年加重，发展为肺气肿、肺心病、胆囊炎、胆石症随年龄的增长而增高。脏腑机能调整按摩法对呼吸系统、泌尿系统、消化系统疾患等均有良好调节作用。治疗上述诸疾方法多样，疗效比较可靠。如药物治胃病、十二指肠溃疡，能使近期复发减少，但难阻止复发，脏腑机能调整按摩法可能为最有效方法之一。

人靠饮食以滋养全身，饮食入胃，须赖脾胃的运化才能化生精血，供脏腑之需。老年人脾胃功能衰弱，不能更多地摄取饮食中的能量，所以说脾胃虚，脏腑俱虚，要保证老年人的健康，首先要调治脾胃。脾胃功能强则气血生化有源，元气旺盛，循行于经络，运行无阻，气行则血行，气畅则痰、火、血、湿、气、食等瘀滞自解，使吃、喝、拉、撒、睡从根本得到改善和恢复，完全符合“气以通为补，血以和为用”的原则。所以“脏腑机能调整”按摩法，不但对治疗老年性疾病有不可替代的作用，对养生更有重要的意义。

七、脏腑机能调整按摩法与儿童智力开发

每个人都有四肢五官和五脏六腑，但每个人的性格、爱好和智力情况却不尽相同，西方学术把这种情况归属于每个人所处的环境和所受到教育的不同而出现的。中国有句成语叫触目惊心，为什么说是惊心，不是讲惊大脑呢？惊则变，变指的是神志和思维的变化，中医认为心藏神，统领和主宰精神、意识、思维、情志等活动。故曰：“意志思虑之类皆神也”，“神气为德，如光明爽朗，聪慧灵通之类皆是也。”神的含义有三个：其一，泛指自然界的普遍规律，包括人体生命活动规律；其二，指人体生命活动的总称；其三，指神志，包括人的精神、意识、思维、情志、感觉、动作等生理活动，是人类生命活动的最高级形式，即中医学中狭义的神。

《脏腑图点穴法》云：“人的性情，各有不同。或刚或柔，或沉默多虑，或暴躁多言，皆由五脏之气所发。脏腑互有强弱，性情表现亦异。”

人的智力与精神、意识、思维、情志、感觉、动作等活动休戚相关，所以智力也应该隶属“神志”的范围。神志活动主要包括五神（即神、魂、魄、意、志）和五志（即喜、怒、思、忧、恐）两个方面。五脏与五神的关系是：心藏神、肺藏魄、肝藏魂、脾藏意、肾藏志，所以称五脏为“五神脏”。神魂魄意志是人的精神思维意识活动，在现代医学中属于脑的生理活动的一部分。中医学将其分属于五脏，成为五脏各自生理功能的一部分，但总统于心。《黄帝内经·灵枢·邪客》说：“心者，五脏六腑之大主也，精神之所舍也。”均说明人的精神意识思维活动为心所主，情志化生于五脏而由心所统。五脏与五志的关系是：

心藏神：心藏神是指心统领和主宰精神、意识、思维、情志等活动。魂、魄、意、志四神以及喜、怒、思、忧、恐五志，均属心神所主。心主神

志，心脏功能正常与否，直接影响到人体的动态、面色、眼神及举止言行等精神状态。描绘心主神志的成语很多，如心旷神怡、心慈手软、心狠手辣、心慌意乱、心惊肉跳、心领神会、心满意足等，细细地品味，你就会发现这些成语都带有脑的功能的成分。古人说："境由心生"，可见大脑的一切思维活动，都先从"心"开始。《类经·脏象类》曰"是以心正则万神俱正，心邪则万神俱邪"。心与脑的分工与合作、指挥与运行，大脑不能控制心跳的速度，没有心发出命令，大脑是不会工作的，大脑的一切思维活动，都先从心开始。

中医学把《黄帝内经·素问·灵兰秘典论》"心者，君主之官也，神明出焉。"《黄帝内经·素问·宣明五气》"心藏神"，《黄帝内经·素问·六节藏象论》"心者，生之本，神之变也。"《黄帝内经·灵枢·邪客》"心者，五脏六腑之大主也，精神之所舍也……"《黄帝内经·灵枢·大惑》"心者，神之舍也。"《黄帝内经·素问·举痛》"思则心有所存"，《黄帝内经·灵枢·本神》"所以任物者谓之心，心有所忆谓之意，意之所存谓之志，因志而存变谓之思，因思而远慕谓之虑，因虑而处物谓之智。"《黄帝内经·灵枢·五色》"积神于心，以知古今。"《黄帝内经·灵枢·本神》"心气虚则悲，实则笑不休。"等论述，概括为"心主神明"，来说明《黄帝内经》的理论认为心脏是产生精神、意识、思维、语言、行为、认知、情感、心理等活动的器官。

肺藏魄：魄是不受内在意识支配而产生的一种能动作用表现，属于人体本能的感觉和动作，即无意识活动。如耳的听觉、目的视觉、皮肤的冷热痛痒感觉，以及躯干肢体的动作、新生儿的吸乳和啼哭等，都属于魄的范畴。魄与生俱来，为先天所获得，而藏于肺。故经曰："肺者，气之本，魄之处也。""魄之为用，能动能作，痛痒由之而觉也。""肺藏气，气舍魄。"所以气旺盛则体健魄全，魄全则感觉灵敏，耳聪目明，动作正确协调。反之，肺病则魄弱，甚至导致神志病变，故《黄帝内经·灵枢》曰："肺，喜乐无极则伤魄，魄伤则狂"。

肝藏魂：《黄帝内经·灵枢》曰："随神往来者谓之魂"。魂，一是指能伴随心神活动而做出较快反应的思维意识活动，二是指梦幻活动。肝主疏泄及藏血，肝气调畅，藏血充足，魂随神往，魂的功能便可正常发挥，所谓"肝藏血，血舍魂"，如果肝失疏泄或肝血不足，魂不能随神活动，就会出现狂乱、多梦、夜寐不安等症。

魂和魄均属于人体精神意识的范畴。但魂是后天形成的有意识的精神活动，魄是先天获得的本能的感觉和动作。《类经》曰："魄对魂而言，则魂为阳而魄为阴”。

脾藏意：《黄帝内经·灵枢》曰：“心有所忆谓之意”，意思就是意就是将从外界获得的知识经过思维取舍，保留下来形成回忆的印象。《类经·脏象类》又把“意”称为意念，“谓一念之生，心有所向而未定者，曰意”指脾与意念有关。“脾藏营，营舍意”，所以脾气健运，化源充足，气血充盈，髓海得养，即表现出思路清晰，意念丰富，记忆力强；反之，脾的功能失常，“脾阳不足则思虑短少，脾阴不足则记忆多忘”。

过思伤脾，思，从字的结构来看，“田”即指脾胃，思维虽然是以心的意愿开始，但只是一个大概的轮廓，和脾胃一结合，思维便有条理性了。意，事情在决定之前称为意，整天无所事事，没有什么理想，身体就变得懒洋洋地不想动，肌肉就没有力量，脾主肌肉，肌无力，就是脾脏之意太弱而不能控制肌肉的收缩运动，意不坚，志就不能无孔不入传达到全身。中医认为，记忆力衰退多由心脾不足，肾精亏损而引起，亦有思虑过度伤及心脾，或用脑过度出现头晕头胀，寐少心烦，神志不宁，心烦易激动，精神不集中，工作无头绪，失眠多梦，头晕脑胀，胃纳欠佳，面色无华，精神萎靡不振，身体瘦弱，健忘等症状。

肾藏志：《黄帝内经·灵枢》曰：“意之所存谓之志”，志为志向、意志。即意已定而确然不变，并决定将来之行动欲付诸实践者，谓之志。《类经·脏象类》曰：“意已决而卓有所立者，日志”。意与志，均为意会所向，故意与志合称为意志。但志比意更有明确的目标，所谓“志者，专意而不移也”，即志有专志不移的意思。“肾藏精，精舍志”，肾精生髓，上充于脑，髓海满盈，则精神充沛，志的思维意识活动亦正常。若髓海不足，志无所藏，则精神疲惫，头晕健忘，志向难以坚持。

在学校读书的时候，老师常教育我们要志存高远，就是说要把美好的意愿，作为远大的志向去奋斗，肾藏志，志强则肾功能旺盛，肾伤则志弱，我们常见有些人，虽然身患重病，但身残志坚，最终生命得以延长；也有些人，一旦得知自己患上了不治之症，就万念俱灰，志向没有了，肾精不得养，最终早早地被病魔夺走了生命。健忘、未老先衰、糖尿病、肾炎、耳鸣、痛风、关节炎、尿毒症、大小便失禁等，表面上看，都是肾气虚弱，但实际上都是志弱。

从以上五脏与五神的关系来看，人的精神思维意识活动，并非单纯地属于脑的生理活动，其根源在脏腑。现代科学家证明，人类的感觉和知觉都是从肚子里传出来的，肚子里有一个非常复杂的神经网络。这一“第二大脑”也叫腹部大脑，简称腹脑。它拥有大约1000亿个神经细胞，比骨髓里的细胞还多。腹脑又被称为“腹部神经系统”。它分布在消化道内壁、胃部、大小肠中的组织细胞皮层中，由负责信息交换的神经元和众多的辅助细胞组成。戴维·温格特（伦敦大学教授）认为：“腹脑是原始的神经系统的直接产物，只在物种进化的最初阶段出现过。类似管状蠕虫的神经机能。”据观察两个脑子在节奏上存在相似之处，一个出了毛病，另一个就受到影响，也跟着出问题，成相互因果（注：上下丹互为镜像，古思字上囟下心，说的是腹脑和头脑的协同，两者都富含神经元，思伤脾肾，脾者关乎腹脑，肾者关乎头脑，古中医真正心在太阳神经丛）。对于两个神经系统间相互关联的研究，促成了一门新兴学科——神经元胃肠学科的产生。这一领域的研究目前已经取得了重大进展。当头部大脑遇有危急时，迅速分泌出激素，使人体做好应战或回避的准备。在这些激素的作用下，胃部的敏感神经也随之兴奋起来。神经与肠道之间存在特殊的联系，因而人有时会食不甘味。迷走神经促使人体开动最大马力制造血清素，无形中加大了对胃部的刺激，容易造成胃部痉挛。如果食道的神经也受到刺激，容易使人喘不过气来，从而造成吞咽困难。事实上也的确如此。我们的祖先早就发现这种联系：人一通烦恼或失意时，面对美馔佳肴，总是紧张得难以下咽；惊吓过度或激动万分时，腹部容易产生痉挛。迈克·吉尔松博士（纽约哥伦比亚长老会医学中心解剖学和分子生物教授）认为：“绝大多数的消化系统功能紊乱、结肠炎、大便病变都是因为腹部神经系统，而并非中枢神经系统出了问题。”人的心情常常在很大程度上取决于午餐或是晚餐的进食情况，那些难以吞咽食物或患有旧部疾病的人，医生公告诉他们“这是神经出了毛病”。清楚了这个内在联系，即两个脑子在节奏上存在相似而且相互联系、相互因果，就像一对连体婴儿，一个出了毛病后另一个也就受其影响，也会出现问题。两个脑子并存在一人身上，成了铁的事实。

“脏腑机能调整”按摩法就是根据这个原理，通过外在的物理手段，恢复和增强脾胃功能、补益气血、平衡脏腑，使全身器官处在一个最佳的生存、工作和协调的状态，脏腑安和则神、魄、魂、意、志等精神思维意识活动及时传到大脑，经过大脑的运算处理，编排成程序，指挥人的行动。所以人性格的差异，取决于脏腑，脏腑受气于胃，脾胃健旺，脏腑协调，表现于外，必然心思缜密、感觉灵敏，耳聪目明、精力旺盛、思维敏捷、思路清晰、意念丰富、记忆力强、意志坚定，儿童、青少年智力的开发，看似在大脑，实则在脏腑，大脑是标，脾胃是本，本调好了，大脑功能才能达到高度有序化的状态。

八、脏腑机能调整按摩法与考前综合征

每年一度的高考都牵动着千家万户的心，送孩子到考场的家长，希望自己的孩子沉着应对，发挥超常，考出好的成绩，每个考生也希望自己从容不迫，从此能改变命运。但大多数考生，九成以上的女生却在考试前出现一系列不适应的状态，如心情紧张、焦虑、烦躁、恐慌、抑郁等，感到学习困难，记忆力下降，精力不集中，丢三落四，学习效率不高，并有避世思想和厌世倾向，身体上则表现为疲乏倦怠、面部潮红、心悸、多汗、尿频、厌食、失眠、月经失调等亚健康现象，专家称这种现象为考前综合征。

到了考试的时候，本来平时记忆很牢的东西也想不起来了，越是着急越心慌意乱，甚至想哭，本来会做的题也不会做了；有时候还老是想上厕所，出现手脚冰凉的现象。老师把这种情况的出现称为“怯场”。在提到“怯”这个字的时候，我们会在它的前面加一个字：“胆”，胆气出问题了，就出现了怯。

所以对以上考试前后的种种表现，从中医角度去考虑就显得简单明了，认为是：胆和脾胃功能失调。常言道：“胆大心细”。胆气足，则遇事不怯懦，肝胆相照，胆是否正常的工作，离不开肝的维系。肝藏血，血主静，肝的功能正常，则精神安逸，若肝血不足，心血亏损，则魂不守舍，惊骇多梦、卧寐不安、梦呓，以及出现幻觉等证。肝藏魂，魂为阳气，运行不休，魂上行，肝为木，魂的强大将有利于心神的生发（木生火），理性与智慧就会昌明。所以中医称肝为“将军之官，谋虑出焉”。肝的昌明，离不开脾，所以又讲“见肝之病，知肝传脾，应先实脾。”脾和胃相互依赖，胃的动力来源于脾，脾的功能靠胃来体现，沿着这个思路去想，消除考前综合征最简单的方法就是用“脏腑机能调整”按摩法通过恢复脾胃功能，使脏腑平衡，身体的能量增强，达到心神安定、神清气爽的目的。

第二章　脏腑机能调整的理论基础

第一节　阴阳五行

一、天地本一气

从古至今人们对生命的探索从未间断过。关于生命起源有着各种各样的说法，在中国传统文化中随处可见，其中《周易》是中国文化的代表，是哲学、自然科学、社会科学之综合巨著，被列为世界四大元典之一。《周易》认为世间万物是由无极一动生太极，太极又含两仪阴阳，而化三才、四象、五气六运、八卦、九宫……令人震惊的是现代科学发现人类遗传密码恰好与六十四卦相对应，基因密码完全是按太极八卦序列运行。至今生命起源都是一个不解之谜。就上下五千年的中国传统文化而言，《周易》就是一部宇宙、万事万物及生命科学的起源学说。

●人禀土气而生

生命的起源道家有这样一个传说：天地原本是混沌一片，没有日月的分别，无穷无尽的先天圣、佛、仙、真混元一气，运转虚空的能量，这就是万物始祖，元始天尊。元始天尊将一气化为三清：玉清元始天尊、上清灵宝天尊、太清道德天尊，天尊又将三清分化为有形的物质。清轻的气上升成天，日月星三宝于是就显现了。重浊之气下降就形成了大地，就有了水火风三宝，与此同时也化生了五老：东华木公、西华金母、南华火精、北华水精、中华黄老，五老即为五行，金木水火土，分别代表东西南北中，五方定位，世界就成形了。

天地成，天尊又命五老孕化元灵，这五老受命后，黄老选择了须弥山的山坳，用黄土做了一个圆盖方垫的釜；木公冶炼金做成鼎；金母又将西南五土作为垆；水精又将山后的水用垆盛满放入金鼎。赤精钻木为火，用真火烹煮鼎中的水。练就七天后，听到鼎中有声响，于是木公、金母打开一看，当中有两个合抱婴儿，一男一女，这就是盘古和玉女。五老运化元灵时，都各自运用真气，人出生后五脏俱全、五气旺盛，所以说人是五行正气而孕育成人的，同样具有五行之性。人本是土做的，土中生土中长，死后还是要归土。后来故事中的盘古和玉女因食凡间动情的禁果，阴阳相交后，从此人类生生不已……

当然，这只是一个神话传说，现代科学已证明人由天地之精气的物质聚集而生，而不是什么神灵、上帝创造了人。不过从故事当中，可以折射出人们对天地阴阳、五行赋予了“神化”的比喻，让我们对抽象的中国古代哲学有了拟人的具体形象的认识，所以几千年来中国易经、道家、儒家等这些哲学体系始终影响人类的发展，同时也促进了中医的这一分支的延绵。

●人体一气周流

中医是中国传统文化的一部分，是一门哲学，是以道为根演化出的医术。祖国医学的基础理论基本源于道家和《周易》。它们的共同点都是研究阴阳之道。“易具医之理，医得易为用”“不知易不足以言太医”这些脍炙人口的格言说明了易医相通的道理。它们都是中医学的源头。《黄帝内经》就是从中吸取很多的精华，中医理论基础根于阴阳之道。首先讲究的是道，然后由道论医理，由道论医术。如阴阳五行学说、气化学说、经络学说、藏象学说、五运六气和子午流注学说等都深受道教、易经等哲学体系的影响。可以这么说，了解易经和道教就是打开中医学奥秘大门的一把金钥匙。

我们来看《易经》的“周”字，它体现的是首尾相接的圆圈，其实六十四卦就说明了这一点，从最简单的阴阳开始，经过不同的组合和变换，最后到既济和未济两卦完成。这正是说明一个过程的结束正是另一个过程的开始，这个圆圈就是“周”，即周而复始的意思。“易”强调的就是“一切皆变”的阴阳关系。从中我们可以了解到所有事物都有阴阳而生，所有事物的发展也是有规律的周而复始、循环往复、流动不止的变化着。我们仰天伏地看看天地运行不是圆运动吗？天地日月斗转星移、昼夜、四季交替哪个不是？人体也不过是一气运动的变化，三阴三阳与六气相和同样也是圆运动；五脏与五行相生相克不也是圆运动吗？

宇宙万物是个整体，是一气所化，就是一气周旋，周而复始地不断运动和变化着。天地之气就是元气，分开来，天是阳气，地是阴气；再分开来是春、夏、秋、冬四时之气，“春气生而百物皆出，夏气养而百物皆长，秋气杀而百物皆死，冬气收而百物皆藏”，即春“生”、夏“长”、秋“收”、冬“藏”；排列起来是木、火、土、金、水五行之气。五气顺布，一年四时交替。

五行，就是阴阳二气；阴阳，就是太极；太极的原本就是无极。所以宇宙万物都不过是一气化生。一本散万株，万物都是从无到有，万物生生不息，变化无穷。

人与自然界是一个整体。位于天地之中的人秉承了天地之气。因为人是积气而成形，所以气聚则形存，气散则人亡。人体也是一气周流，周而复始做着圆形运动，也在不断地变化着。人体气机也分阴阳，清则浮升，浊则沉降，升为阳，降为阴，清气与浊气之间就是中气，所以中气就是人体调节阴阳升降的枢纽。中气左旋清气升在一半时，为木，木性是生发的，所以木气为温；上升而成火，火性是上炎的，所以火气为热；中气右旋浊气降降至一半时，为金，金性收敛，所以金气为凉；浊气完全下降后，为水，水性蛰藏，所以水气为寒；水火金木就是四象，它们就是阴阳的升降变化，阴阳就是中气的沉与浮。人体的气机就是升降沉浮的变化，就是人体不断气化的过程。在正常生命条件下，为保持其动态的平衡，互为前提，互相转化，这个过程就是人体的新陈代谢。气是无形的，我们看不见也摸不着，但我们离不开气，气是人的根本。就像鱼儿在水中，并没有感觉水的存在，但鱼儿离开水，就没有了生命。

生命运动的基本规律是什么？——升降开合调、生长壮老已。是什么掌管着人体生命的根本呢？是气！气又分阴阳。在人体而言，先天之气：肾中的精气，为阳，是我们生命的动力；后天之气：为水谷之气，为阴，通过后天吸收转化人体精、气、神来维持生命活动；可以说阴阳掌管着人的生死夭寿。每个人父母给的先天都是有定数的，这决定着每个人的生命禀赋的质量和寿命的长短。当然一个人的寿夭还与后天的调摄和天时地利也是密切相关的。

先天我们是没法补的，就像父母的祖业，我们只能是节俭开支，减少吃老本，尽量通过劳动和智慧去创造、生存及发展，这样方可长久。人体也是一个道理，养生以不伤为本。我们只有通过后天的调摄，一是节能减排，就是说节制房事不要过度消耗肾精，二是调摄后天脏腑精气不受伤耗，强壮后天之本，充盈气血，保持脏腑精气不衰，以后天滋养先天才是可行的方法。

我们学习中医，不论疾病的表现是多么复杂的，它仍然是一气的变化，一气的变化是无穷的。人的病也是没有定数的，但是其中的规律是可以把握的。学习中医就是要学习这些规律，运用这些规律解决我们面临的问题。中医的这些规律前人已经总结为中医理论。学习中医理论不能理解和掌握的原因是还没有悟道，悟道的过程即是修心的过程，也是参天仰地的过程。

二、认识阴阳五行

汉代的大儒董仲舒氏，他笃志于经传，专精述古，当时立为博士，长于儒学及阴阳学。在他的“天人哲学”系列的基础上，他将阴阳、四时、五行的气化，认为是天道的内容，并延伸到政治、学术、人生的每一角落，完成了天人哲学的大系统。他认为“道”之大原在于天，换言之，天自身的结构即包括天地、阴阳、五行与人，而其性格就全由这些结构的相互关系缔结而成。他认为：天地之气，合而为一，分为阴阳，判为四时，列为五行。天的常道，系由两个相反而又相成的原动力——阴与阳构成的。这两种力量具有互相排斥而互相吸引的作用。一消必有一长，一出必有一入，所谓天道的“独一无二”，即就此言。而事实上，独阴独阳皆不能生长万物，必待阴阳二气与天地相参。阴阳之气同为生命的原动力，缺一不可。在《繁露·阴阳篇》中，他更具体地指出：“阳气始出东北而南行”，“阴气始出东南而北行”。阴阳二气“春俱南，秋俱北。夏交于前，冬交于后”。在大冬时，阴阳各从一方来，阴由东方来西，阳由西方来东。至中冬之月相遇于北方，即为“冬至”。然后相背而去，阴向右，阳向左。冬月尽阴阳俱向南，至中春之月，阳在正东，阴在正西，即为“春分”。此时，阴阳各居一半，所以昼夜均等，寒暑适中。然后，阴气渐损，阳气渐增，天气加暖，到大夏之月，在南方相遇，即为“夏至”。而后，阳继续向右，阴继续向左。至中秋之月，阳在正西，阴在正东，是为“秋分”。此时又是阴阳各半，昼夜寒暑与春分时同。慢慢阳渐增，阴日损，终于又回到北方，如此形成一个周期，也就是一年四季的运行。此乃董氏对天地、阴阳、四时互为运转之大要。综观董氏天人哲学于阴阳概念的契合，约有三：“天道是独一不二的，天道是终而复始的，天道是趋向中和的”。因为由这些特性构成四时的递变，而有春生、夏长、秋收、冬藏的现象，此即“天志”的显现。春暖以生，是天之爱。秋清以成，是天之严。夏温以养，是天之乐。冬寒以藏，是天之衰。这些天生地藏，四时运的规律，都以阴阳二气的迭行来贯通。

●阴阳

《易经》的阴阳哲理奠定了整个中国阴阳文化的基础。“易”字本身就是一个“日”字和一个“月”字所组成的。上边是“日”，就是太阳，下边是“月”就是月亮。那就是说《易经》表示宇宙阴阳运动，就是日月的运动产生春夏秋冬、寒热温凉，以及白天黑夜的变化，就是说宇宙运动产生阴阳气化。《易经》强调万事万物的运动都是阴阳运动，包括我们的生命，我们的生命活动也是阴阳的运动。《易经》说“天地氤氲，万物化醇”，就是说在那个混沌开始的时候，它是一片氤氲元气，然后逐渐划分为阴阳之气，那么阴阳合德，刚柔有体。那就是说人体的生命也是由于阴阳运动阴阳气化所产生的。

阴阳是一切事物运动变化的根本

古人通过“仰则观象于天，伏则观法于地”，及“近取诸身，远取诸物”（《周易·系辞》），做出了八卦，指出“立天之道，曰阴曰阳”（《周易·说卦》），“一阴一阳之谓道”（《周易·系辞》）。把阴阳的存在及其相互间的运动变化，视作自然界的基本规律（道）。《周易·说卦》又说：“观变于阴阳而立卦，发挥于阴阳而生爻。”意思是说各种卦的变化，起源于阴和阳的对立，阴阳刚柔作用的发挥是爻象变化的根源。不过《易经》是一部用来占卜吉凶的卜筮之书，它所说的阴阳变化，有些带着神秘的色彩。

对这一问题的阐述，《黄帝内经》有所发展。如《黄帝内经·素问·阴阳应象大论》说：“阴阳者，天地之道也，万物之纲纪，变化之父母，生杀之本始，神明之府也。”又说：“天地者，万物之上下也；阴阳者，血气之男女也；左右者，阴阳之道路也；水火者，阴阳之征兆也；阴阳者，万物之能始也。”说明阴阳的变化，是一切事物生成的原始，并且指出万物的生成、变化和消亡的根源是自然界内部所具有的阴阳二气运动变化的结果，这对我国古代的哲学思想以及包括医学在内的自然科学，做出了很大的贡献。

阴阳的“一分为二”和“合二为一”

古人认为，物质世界源于“太极”，“太极”是宇宙处于混沌不分的原始状态，然后经过“一分为二”的过程。（《周易·系辞》）载：“是故《易》有太极，是生两仪，两仪生四象，四象生八卦。”这一生化过程，体现着阴阳二气的相互作用，贯穿着“一分为二”的基本思想。张介宾在解释《黄帝内经》“阴阳者，天地之道也”时指出：“道者，阴阳之理也，阴阳者，一分为二也。”意思是说任何事物的内部，都包含着两个矛盾的方面，一方属阴，一方属阳，所谓“一分为二”，即阴阳之道。

万物的化生，还必须经过“阴阳交感”的过程，《周易》有“天地交而万物通也”（泰卦），“天地不交而万物不通”（否卦）之所。所谓“交”，方以智在《东西均》一书中说：“交也者，合二为一也。”《周易·系辞》说：“天地氤氲，万物化醇；男女构精，万物化生。”这是我国早期的“合二为一”的思想。《黄帝内经》也体现了这一思想。如《黄帝内经·灵枢·决气篇》说：“两神相搏，合而成形，常先身生，是为精。”《黄帝内经·灵枢·本神》篇说；“两精相搏谓之神。”张介宾注：“凡万生成之道，莫不阴阳交而后神明见，故人之生也，必含阴阳之气，构父母之精，两精相搏，形神乃成。”又如《黄帝内经·素问·宝命全形论》所说：“天地合气，命之曰人”，以及《黄帝内经·素问·天元纪大论》所说：“在天为气，在地成形，形气相感而化生万物”。都说明了万物（包括人）的生存与变化，需赖天地之气相交、阴阳相合而成。《黄帝内经·素问·阴阳离合论》说："阴阳者，数之可十，推之可百，数之可千，推之可万，万之大，不可胜数，然其要以一也。"又说明了自然界阴阳变化万千，但其要则在于阴阳的对立统一。

在我们认识阴阳之前，我们已经了解了阴阳二气从哪里来的，原来阴阳就是无极所生。无极是什么？无极就是混元一气，就是道根，也是原始祖气。天地本来就是一气所化，大寰包罗万象，就好比一棵树，无极就是道，是树的根，阴阳、三才、四象、五行、八卦就好比树的枝干和树叶。想要了解树首先需正本清源找到源头后，所有从中延伸出的枝干就变得自然合理，看全了自然脉络。就像 100000000 只有当"1"的存在，后面的 0 才后产生意义，旦没有"1"的存在，所的"0"有自然也不复存在。阴阳就是无极的孩子，它代表着事物的两面性，阴阳不断地变化发展，但他还是会保持动态的平衡。道是什么？按照辞典的解释，道可以是道路、途径、方法、方式、规律、道理、学说、观点、思想等等。所以"一阴一阳之谓道。"就可以解释为："一阴一阳是表示事物发展变化的过程。"也可以解释为："一阴一阳是表示事物发展变化的规律或变化的道理；"由此可得出结论阴阳并不是对立和相互依存的两个不同的个体，我们不能因为它具有两重性而把它划分为二，溯本逐源它还是一气，也是中医讲的"中和"，老子曰为道。

我们的先祖通过对自然变化规律的长久观察研究，将天地万物运动用"象"作了归类；用阴阳作为万物运动状态，用五行作为万物功能形态。也就是说阴阳是表示事物运动规律"升降沉浮"的一种表示方式。五行则是古人对宇宙进化过程中，万物（水、火、木、土、金）生成的先后次序"生长化收藏"的表示方式。

通过"人"字我们就可以认识阴阳。"人"字是怎么写的，左撇是阳，右捺是阴，一阴一阳不就构成了人。是男与女阴阳相和、相互支撑、又相互依存的关系，再看看我们这些人，从人中以上，两鼻孔、两眼、两耳，岂不就是坤卦吗？也就是说从人中以下，一张口，外加下体的另两孔，就是三个阳爻，构成了乾卦。所以人是地天泰卦，就是阴阳平衡的意思。

阴阳囊括宇宙天地，万事万物之所以发生、发展、演化……都是由阴阳二气相互对立、互相依存（互为根本）、彼此消长于转换所产生的结果。

宇宙天地间的万事万物，无论从任何角度的时间和空间来看，均会有某种程度的相对性，就像时、空、物、能的互相对应关系一样。例如：昼与夜、男与女、水与火、进与退、动与静、善与恶、是与非、利与害、得与失、生与死、吉与凶、刚与柔、仁慈与暴虐、前后与左右、东西与南北、富贵与贫贱、快乐与悲哀……这种相对之现象，就是所谓的"阴阳"。阴阳之间是互为存在的关系，缺一不可，一方存在以另一方存在为前提，一方不存在，另一方也不存在。因此万事万物“法于阴阳，阴阳互根”。既然万事万物都是阴阳互根的，那么，好与坏、善与恶、是与非、对与错、顺与逆等等，肯定是同一事物中的两面。它们同时存在于同一事物之中，而不是某个事物中只有好、善、对、是、顺，也不是某一事物中只有坏、恶、错、非、逆。所以《道德经》中讲：“祸兮福所倚，福兮祸所伏”。也是讲福祸相随，阴阳互根之理。

太极阴阳本是一体，阴与阳不仅是相对的而且是共存的。易学太极论说：“太极负阴而抱阳”，经过几千年后的今天，科学终于证明任何物质中的原子结构，确属负阴抱阳（原子核内“抱”有正电荷——阳电，核外绕有“负”电荷——阴电）。太极为事物之本体，好比每个人都有着不同的宿命；阴阳为事物的变化，好比人命运的穷通。太极负阴而抱阳，阳中有阴，阴中有阳。阴阳交互推进引动不过是一气的博弈变化，阴与阳无法单独存在或截然分开，正所谓孤阴不生，独阳不长就是这个道理。譬如：男人属阳，女人属阴，有男人就必会有女人相对应，男人体虽属阳，然其内却含有轻微女性荷尔蒙（阳中有阴且阳盛阴衰），女人体虽属阴，然其内却含有轻微男性荷尔蒙（阴中有阳且阴盛阳衰），因此才造成再刚强的男人也有懦弱或流泪的时候，再温柔的女人也有刚强或激愤的时候。所以凡存在于宇宙中的万事万物也拥有这种阴阳相互对立又相互依存的本质。事物的阴阳永远有互相依存、交替推移发展的，绝对无法孤阴孤阳单独存在，不过有时会互有消长盛衰的情形（如白天为阳盛阴衰，夜晚为阴盛阳弱）。

要学好中医，最基本的条件是要从阴阳来认识“人”。人体的生命活动过程中，尤其是以脏腑的功能活动中，确实有着与天地自然阴阳变化相似的道理。每个人由于出生之时，所获得的天地自然阴阳五行之气，就储存于人体脏腑中，只是每个人出生的时间与空间不同，脏腑功能盛衰状况不同而已。正因为人体存在着自然给予的脏腑功能旺衰状况的不同，所以就自然而然地形成了人体体质的自然阴阳属性的不同，也就是说，人体体质原本就存在着自然的阴阳属性，人出生时的一刹那间，就是人体体质形成的过程，而这个过程则是由天地自然阴阳五行之气的信息储存于人体五脏六腑中的多少决定的，所以说人，其实就是大自然变化的产物。这也足以说明为什么周易只需报出人的生辰八字就可以大致判断一个人的命理，当然判断一个人的体质及脏腑功能的盛衰也是轻而易举的事。

阴阳理论贯穿于医学理论体系的各个方面，我们可以用它来说明人体的组织结构，生理功能、人体的病理变化，用于疾病的诊断、治疗以及药理理论等等，阴阳学是传统医学基础理论的主要组成部分。

首先我们用其可以说明人体的组织结构《黄帝内经·素问·宝命全形论》说："人身有形，不离阴阳"。《黄帝内经·素问·金匮真言论》说："夫言人之阴阳，则外为阳，内为阴。言人身之阴阳，则背为阳，腹为阴。言人身之脏腑中阴阳，则脏者为阴，腑者为阳。肝、心、脾、肾皆为阴，胆、胃、大肠、小肠、膀胱、三焦、六腑皆为阳。……故背为阳，阳中之阳，心也。背为阳，阳中之阴，肺也；腹为阴，阴中之阴，肾也；腹为阴，阴中之阳，肝也；腹为阴，阴中之至阴，脾也"就人体而言，身体的上部为阳，下部为阴，体表为阳，体内属阴。每一脏腑组织而言又有阴阳两个方面，如心有心阴心阳，肾有肾阴肾阳等等，以此类推，只要是人体相对而又相互联系的两个方面，都可以用阴阳来概括。

就人体而言，夜晚体内新陈代谢降低，也因为休息充足而积累了热能让白天的活动获得了充足的能量。到了中午阳气开始衰败，人体也会逐渐感觉有些累。这不就是人体一气的阴阳转换和消长的过程吗？所以，阴阳消长中"度"是非常重要的关键。阴阳在一定限度内的变化，体现了事物之间协调和平衡的关系。"平衡"在自然界表现为气候正常，在人体表现为健康有序。当阴阳消长超越正常的限度，就会导致气候的异常变化，出现酷暑严寒。人体阴阳失调，就会造成疾病丛生。

就中医理论而言，阴阳就是一个动态的平衡，当阳消阴则长，阴消则阳长，阴阳增长消退不断地循环变化，但始终会维持平衡，这是无法改变的规律。就像很多人为什么求不得的原因。有所求，不就走到事物的另一个极端吗？不就更远了么？往往事物的发展就是这样，有生就有灭；有好就有坏；有福就有祸；因果循环无端周而复始的发展和变化着。一个事物发展到鼎盛时期，同时也预示着消亡的时期即将来临。就像"冬至"是一年中黑夜最长的日子，阴盛之极即转换为白昼就愈来愈长，而黑夜也越来越短，此时天气不会变冷而是转为温暖。

"物生谓之化，物极谓之变"如果阴阳消长是量变过程，那么阴阳转化就是质变过程。"物生谓之化"反映的是阴阳消长，即是量变。"物极谓之变"反映的是阴阳转化，即是质变。如昼夜的变化过程中，从上午到下午，是阴阳消长的量变过程。当太阳下山的一瞬间，在此条件的作用下，白天变为黑夜，这即是阴阳转化的质变过程。又如疾病的发生发展变化过程中，寒证热证之间的相互转化，必然有一个阴阳消长的量变过程，往往我们看不见这种量与质的变化，忽视了阴阳消长的变化，从而促使阴阳转化的质变过程。调整阴阳，以平为期，使之处于动态平衡状态中是防治疾病的重要原则。

“天地一太极，万物一太极”，这个说法可以作为中医的第一个原理。中医学首先要立足于一元论，阴阳平衡其实所强调的就是世界万事万物的统一性。如果阴阳五行没有一气论的概念，阴阳五行就是无本之木。“治病必求于本”，“本”通常理解为阴阳，但究其根源，这个“本”应该指的是阴阳的统一，也就是一，也就是太极。学习阴阳理论的目的就是把握事物的完整协调统一。

古人云：“一阴一阳之谓道，偏阴偏阳之谓疾。”人体产生疾病的总原因是阴阳失调，治疗的总原则是调和阴阳，以平为期。调整阴阳平衡的关键就是调和一气的升降出入，使之统一协调的完成人体内部的生长化收藏这个有序的圆运动。如何调整并改变呢？从“术”上解说为调中气，首先是通过调中气的升降开合使体内一气运行，气机调和以后，生长收藏都能够正常进行。

●五行

阴阳学说必兼五行，五行学说必合阴阳。五行学说也是我国古代人民创造的一种哲学思想。它以日常生活的五种物质：金、木、水、火、土元素，作为构成宇宙万物及各种自然现象变化的基础。这五类物质各有不同属性，如木有生长发育之性；火有炎热、向上之性；土有和平、存实之性；金有肃杀、收敛之性；水有寒凉、滋润之性。五行说把自然界一切事物的性质分别纳入这五大类的范畴。

五行是中医五脏六腑疾病发生发展变化规律和治疗疾病采取补泻生克制约的大法，精通五行可以预知各种疾病的发生发展的规律和病情变化转归的情况，同时也可现出某一脏有病可以转移和直伐另一脏或另一腑，可事先进行预防和先治，防治疾病的恶化和传经传腑，对于促进疾病的早愈恢复健康是有利的和起到决定性作用的，为医之道必须精通天地阴阳洛书河图及无极太极之玄理，然后精通五行生克制化及事物发展的进退之道，明白五行化五气五气化五方，五方化方味，五味化五脏，五脏化五气，五气化五时，五时化五声，五声化五季，五季化五性，五性化五伦，五伦化五窍，五窍化五液，五液化五恶，五恶化五志，五志化五动，五动化五表，五表化五虫，五行变化无穷。

例于天之五方，东西南北中又化五星，五星有晨星荧惑星，岁星、太白星、镇星。五行之气又化生五性，例如：水性为阴其性善走于下，而火性为阳善走于上，木性刚直反对曲弯其性善伸，金性偏寒偏锐善革结物有割伐之性，土性厚朴生育万物，草禾苗树善生于土，其性常燥，其性各不相同，善得其一。

●五行当中，谁为主导？

大自然有木、火、土、金、水五行，在人体内有肝、心、脾、肺、肾五脏，五脏又配胆、小肠、胃、大肠、膀胱五腑，五脏还配筋、脉、肉、皮毛、骨五体。人和自然是统一的，是协调的，人体的各个器官也是统一的，协调的。所以，五行学说，不仅把人和自然联系了起来，也把脏腑、形体、官壳、情感联系了起来。人体的各系统气的运动特征，也和五行相顺应。五行之气就是升、降、开、合、调，五种形式的变化，木是气之升，金是气之降，水是气之合，火是气之开，土是气之调，调就是使之均匀、条畅，所以在五行中，土为主导。

古人认为五行之中土能生万物，能化万物，能养万物，是人安身立命之本。因此，“土”的地位在五行观念形成以后一直高于其他四行而占据主导位置。战国时期的著作《管子·四时》说：“中央曰土，土德实辅四时入出……春嬴育，夏养长，秋聚收，冬闭藏。”认为四时生化之气生、长、收、藏皆为“土”助益的结果。到西汉时期，董仲舒的《春秋繁露·五行对》则明言：“土者火之子也，五行莫贵于土。土之于四时，无所命者，不与火分功名。木名春，火名夏，金名秋，水名冬。忠臣之义，孝子之行，取之土。土者五行最贵者也，其义不可以加矣”。土，地的别名。“土”不仅能生、能养、能化万物，而且“土”之品行宽缓、温和，从字面来看，“二”象大地，在大地中有“丨”象有生命从地而出的状态；它对应的季节为长夏，万物由此开始逐渐成就；在方位上处于内，是通达之象。五常代表信，信又称为皇奇正气，代表人德行厚薄，有信才能立人，也能容人、成人达己。

综上所述，“人与天地相参也。阴阳肇基，爰有祖气，祖气者，人之太极也。”“祖气之内，含抱阴阳，阴阳之间，是谓中气。中者，土也，土分戊己，中气左旋，则为己土，中气右转，则为戊土。戊土为胃，已土为脾。”脏气的升降功能都取决于中气，因此，脾胃在五行当中占主导地位，同时脾胃也是在调理脏腑功能的一个重要的手段。中医认为脾居中央能灌通其他四脏，为气血生化之源，脏腑经络之根，是人体赖以生存的仓廪，故称“脾为后天之本”。人身就是一气的变化，人体气机的流转就是五脏之气的升降开和调，五行之中土为主导。

●五行与脏腑功能的关系

中医所要揭示的生命过程是怎样的呢？就是一气的变化，是生长收藏，从形式上来看是圆，藏了之后又要生，其实五行就是为了揭示这个圆，而五藏就是这样一个过程的一种展现、一种具形，就是说五藏的形态不过是相应的生命过程的一种气和而聚的形。身体的所有的活动，所有的生命过程，都有生长收藏这样的过程。

在人体而言，人体以脏腑为中心，人体各个组成部分和结构上是不可分割，功能上相互为用，病理上相互影响的一个整体，也是最为精密、复杂而有序的一个整体，人体的所有生理活动都要依赖脏腑，各种病理变化也与脏腑密切相关。脏腑藏象是中医学特有的关于人体生理病理的系统理论，也是中医学理论体系的核心部分。

脏腑与自然环境具有统一性，如自然界的五时、五方、五气、五化等与人体五大功能系统密切联系构成了人体内外环境相应的统一体；也包括五脏之气的虚实强弱与四时气候、白大黑夜的变化都有着内在的关联和统一。

五行	木	火	土	金	水
方位	东	南	中	西	北
天干	甲乙	丙丁	戊己	庚辛	壬癸
地支	寅卯	巳午	辰戌　丑未	申酉	子亥
四季	春	夏	长夏	秋	冬
五形	矩形	尖形	方形	圆形	波形
五色	青	赤	黄	白	黑
五味	酸	苦	甘	辛	咸
五志	怒	喜	思	忧	恐
五智	仁	礼	信	义	智
五脏	肝	心	脾	肺	肾
五腑	胆	小肠	胃	大肠	膀胱
五官	目	舌	唇	鼻	耳
五体	筋	脉	肉	皮毛	骨
五魄	魂	神	意	魄	精
五气	风	暑	湿	燥	寒
五化	生	长	化	收	藏
五温	温	热	自然	凉	寒
六神	青龙	朱雀	勾陈　腾蛇	白虎	玄武

五行与五脏的生理功能及其相互关系。

木性喜条达有生发的特性，肝属木，故肝喜条达恶抑郁，有疏泄功能。

火性温热，其性炎上，心属火，故心阳具有温煦的功能。

土性敦厚，可化生万物，脾属土，故脾具有运化水谷，产生精微，供养全身的功能。

金性清肃、收敛，肺属金，故肺有肃降的功能。

水性润下，有寒润，下行，闭藏的特性，肾属水，故肾有主闭藏，主水的功能。

五脏之间的滋生关系

木生火——肝藏血的功能正常有助于心主血脉功能正常发挥。

火生土——心主血脉的功能正常，血能营脾，脾才能发挥运化、生血、统血的功能。

土生金——脾能化生气血，转输精微以充肺，促进肺主气的功能，使之宣肃功能正常。

金生水——肺气肃降，有助于肾藏精、纳气、主水的功能。

水生木——肾精可化肝血，以助肝功能的正常发挥。

五脏之间的制约关系

水克火——众胜寡，火遇水便熄灭了；肾水上济，可防止心火过亢。

火克金——精胜坚，烈火能熔金；心火之阳热可防止肺气清肃太过。

金克木——刚胜柔，金可砍木；肺气清肃可防止肝阳上亢。

木克土——专胜散，木能破土；肝气条达，可疏泄脾气防其壅滞。

土克水——实胜虚，土能防水；脾土的运化，能防止肾水的泛滥。

相克关系的传变

相乘——木旺乘土：胸胁苦满、脘腹胀痛、泛酸、泄泻。

　　　　土虚木乘：头晕乏力、纳呆嗳气、胸胁胀满、腹痛泄泻。

相侮——木火刑金：急躁易怒、面红目赤、咳逆上气、咯血。

　　　　土虚水侮：脾土不能制肾水，出现全身水肿。

五行对疾病的预测

病在肝，起于春，愈于夏，甚于秋，秋不死，持于冬。

病在心，起于夏，愈于长夏，甚于冬，冬不死，持于春。

病在脾，起于长夏，愈于秋，甚于春，春不死，持于夏。

病在肺，起于秋，愈于冬，甚于夏，夏不死，持于长夏。

病在肾，起于冬，愈于春，甚于长夏，长夏不死，持于秋。

比方说。心：五行属火，心脏病的人，夏天属火，调理不当，就会犯心脏病；冬天五行属水，水克火，也就是说火最怕水，心脏病的人冬天是最难过的，病情可能会加重或恶化，严重的可能会过不了冬，这样就能解释心脏病冬季突发较多之谜了。到了夏季，木生火，病情又会缓和。长夏属土，土能克水，水被土制服了，即将熄灭的心火就可以重现生机了，是治疗心脏病的最佳时机！所以防心病要注意夏季保养，治心病最佳季节是长夏，心病最怕过冬，要特别小心！

肝病最容易在春季发生。因为肝属木，跟春季相合，风也属木，春季不慎着风，容易引起肝虚，也就是容易犯肝病。到了夏季，属火的心气日渐强盛，火克金，正好克制肺，让肝有喘息的机会，夏季是治肝病治愈的最佳季节。如果错过夏季，到了秋季，秋季属金，与之相合的肺又开始嚣张，金克木，对肝的克制变本加厉，肝病就会加重或恶化，严重的，甚至病死。如果小心保养，平稳熬过秋季，等到冬季，冬季属水，水能生木，病情又会趋于缓和。所以防肝病在于春，治肝病要抓夏，秋天要格外小心保养。

其他的根据五行相生相克的原理，可以类推了。

五行用于疾病的诊断

五脏通过五行与五色、五音、五味构成了特定的联系。通过观察色音味的变化来了解内在脏腑的病变，同时也可用于推断病情。内脏疾病及其相互关系的异常变化，可从面部色泽的变化表现出来。可据主色与客色的五行关系，来推测病之顺逆。

五行用于疾病的调理

脏腑机能调整按摩法以阴阳五行为指导，并以调脾胃为主导，无须复杂的辨证，只需掌握脏腑阴阳虚实，运用专业手法调理脏腑既可起到牵一发动全身的奇效，可有效控制疾病的传变。

五行指导了五志平衡疗法

情志属于五脏，五脏有生克关系，情志也有生克关系，我们通过每个人的五行性可以准确地判断出每个人的性格特征及特点，优点与缺点，包括身体哪几个脏腑会出现病症，会得哪方面的疾病，甚至可以判断一个人一生的命运走向……

以上我们已经把五行与我们脏腑的关系及五行对中医指导我们情志调理方法和治疗方方面面的都做了简单的讲解，阴阳五行是脏腑机能调整按摩法的理论根基，也是指导我们灵活运用的关键所在。

第二节　三才合一

从道家始祖老子所著的《道德经》以及中国古典医著《黄帝内经》中可以得知：中国传统哲学十分强调自然界是一个有着紧密联系的整体，提出“法于阴阳，和于术数”等思想。认为万事万物不是孤立存在的，它们之间都是相互影响，互相作用，互相联系，相互依存的。

中医学不仅认为人体本身是一个有机整体，而且认为人与自然、社会也是一个统一体。阐述了人与自然、人与社会、精神与形体以及形体内部的整体性联系，认为人体自身的结构与机能的统一、“形与神俱”以及人与自然、社会环境相适应是其健康的保证，而人与自然、社会环境协调和平衡一旦被打破，也标志着疾病的发生。因此，中医学在讨论生命、健康、疾病等重大医学问题时，不仅着眼于人体自身，而且重视自然环境和社会环境对人体的各种影响。所以提出了养生最高境界“静而与阴同德，动而与阳同波”的“天人合一”境界。要求学习中医要“上知天文，下知地理，中知人事”，既要顺应自然法则，因时因地制宜，又要注意调整人因社会因素导致的精神情志和生理功能的不平衡，提高人与自然和社会的适应能力。

脏腑机能调整按摩法在中国哲学体系的影响下，提出人身“三和”，脏腑力求“平”，调脏腑以一贯的观点，确立了天地人三才合一的养生体系。“中”与“和”，都是脏腑机能调整按摩法的思想准则。“中”是指恰如其分，切中其理；“和”是指阴阳协同，和调制化，也表示和谐、融洽、均衡统一的一种状态。《易传》提出“中行无咎”，儒家倡导中庸之道，在本质上是一致的，都是强调要使事物达致美好和谐，必须时时处处恪守中道。如果阴阳双方能够维持平衡和谐，则事物可以长久。人体生命活动也是如此，阴阳平衡就是健康长寿之本。

“天地合气，命之曰人”，人与自然是不可分割的一个整体，我们遵守着同一自然规律。正所谓天地大宇宙，人生小宇宙。人生活在天地之间，时空之内，人就会受到周围环境影响（自然环境和社会环境）。因此“人应与天地相参，与日月相应”，这是诸多医家提出的养生境界。儒家提出的“人和”是讲——人与人之间的和谐；道家的“天和”是指——人与自然的和谐；《易经》提出“太和”观念，认为“保合太和，乃贞利”，这就是说只有保持圆满和谐，万物才能顺利发展，蒸蒸日上。脏腑机能调整按摩法提出的“和”的观点包括三个方面：

首先对外是人与自然的和谐统一。

其次对内是人体五脏六腑的和谐，及无形的内心世界与有形的血肉之躯的和谐。

再者是中医治未病预防的思想，行之有效的脏腑机能调整，及人们起居饮食的养生意识达成统一。

●关于数字“三”

老子曰“道生一，一生二，二生三，三生万物”“三”是阳数，是天之阳数，是有一定的定数的。中国人对三或三的倍数非常偏爱，古今皆然。如“天地人三才”“天有日月星三宝；地有水火风三宝；人有精气神三宝”；“三阴、三阳、三花聚顶、三界五行”等等。六十四卦中的“六”（阴爻）“九”（阳爻）都是三的倍数；又如《西游记》里的孙悟空和二郎神都有七十二变，唐僧西天取经注定要经历八十一难；人们说“三生有幸”，三生说的是前生、今生和来生，三生有幸即说几辈子的幸运事。中医基础理论也是从象、数、术这几个方面的阐述和延伸。所以关于数字：一、二、三、四、五、六、七、八、九都有着不同的代表和寓意。中医的趣味也是从这，逐一向人们展示中医文化的博大精深。

人是天地人三才之一，天，是积气而成；地，是积形而成；人，是积气以形成。人秉承了天地之气，具有五行之性受六气影响，所以外三和是指人与自然和；人与社会和；人与人和。人积阳气生神，积阴气生形，又是天地造化，是天地之灵，人是身、心、灵的统一体，所以内三合是指形身、心与灵性“和合为一”。让我们效法自然，知止自足，不以财物累心，不为声色乱志，以一守之自然身心泰然。

天得一则清，地得一则宁，人得一则圣。无论佛家提出“明心见性，万法归一”；道家提出“修心练性，抱元守一”；儒家提出“存心养性，执中贯一”，都是要我们“执一统众、守中致和”。

●人身外三和

人与天地和，天有六气，地有五行。六气为：风寒暑湿燥火分别对应人体六经，人体六经的循行是阴阳二气的交合与天气相应人体自身产生的运行轨道。地有五行是：木、火、土、金、水，分别对应五脏：肝心脾肺肾，地之五行就体现在万物生长消亡的次序之中，春生、夏长、秋收、冬藏；寒暑往来。不仅六气的变化对人体生理活动有影响，同时四季气候变化，一日之内的昼夜晨昏变化，都也影响者人体，而人体也都要随天地日月星辰、四时五行六气相适应。《黄帝内经·素问·生气通天论》说："故阳气者，一日而主外，平旦人气生，日中而阳气隆，日西而阳气已虚，气门乃闭。"这种人体阳气白天趋于体表，夜间潜于内里的运动趋向，反映了人体随昼夜阴阳二气的盛衰变化而出现的适应性调节。人要是懂得了天地之间的规律和法则，去顺应自然的规律，必然受益于己。《黄帝内经》曰："法于阴阳，合于数术"，我们如若饮食有节、起居有常，不忘劳作，惜福保节，知足常乐，恪守其道，自然能得到天地的恩赐，健康长寿。

人间自有道，先有天地然后才有万物，有万物然后才有男女，有男女然后才有夫妇，有夫妇然后才有父子，有父子然后才有君臣，有君臣然后才有上下，有上下然后才有礼仪。所以古有君臣、父子、夫妇、兄弟、朋友之分称为"五伦"。孟子提倡：父子之间有骨肉之亲，君臣之间有礼义之道，夫妻之间挚爱而又内外有别，老少之间有尊卑之序，朋友之间有诚信之德，这是处理人与人之间关系的道理和行为准则。如果人世间乱了纲纪人道，不讲道也不讲德，人没有了常道和常理，自然水深火热，上热下寒、中焦必乱、身体阴阳之气也会逆乱。人不单是一个个体，而且是社会中的一员，具备社会属性。人体的生命活动，不仅受到自然环境变化的影响，而且受到社会环境变化的制约。政治、经济、文化、宗教、法律、婚姻、人际关系等社会因素，必然影响着人体的各种生理、心理活动和病理变化，而人能在认识世界和改造世界的交流中，维持着生命活动的稳定、有序、平衡、协调，这才能体现出人与社会环境的统一性。

●人身内三和

中医讲人身三宝其实就是性、心、身，也是人身三部（上、中、下）；性是属水，水就是人的精，象征智慧；心属火，火是人的神，象征人的灵；身属土，土是人的气，掌管着人的生长发育。所以性、心、身就是精、气、神。三宝归一有其中的奥妙，精气神有三窍，古人说宜封藏不宣泄。这三窍就是耳目口三宝！耳为精窍，目为神窍，口为气窍。如果耳朵被声音所迷，精就从耳窍耗散不能固守了，眼睛被色相所感，神就会散失不能凝聚了，说话太多气就会流散不聚，又怎能三宝归一呢？所谓精从下流失，气从上消散，水火背离了，自然不能相济，这都是我们心念使然。精气神收聚在体内，不仅是藏得概念，还需我们能守于内。想要不随外物而移，不被欲望而乱，关键是心足、意宁，自然不被心累神耗。养生为什么没有叫"养身"？这就是古人的智慧，生命的意义在于有神形兼备。

天地中的哲理和自然法则具有永恒性、有序性、连续性。做人应该从天地之理中汲取理性，做事应该从天地之理中汲取智慧。同时自然法则也是人必须遵守的法则。生与死、治与乱，截然相反的两种结果就在于对自然法则的“从”“逆”分别上，从之则生，逆之则死。我们必须要信守阴阳之道。天地有序，天地之气起于东而终于北，起于春而终于冬，终点之处即是新的起点之处——循环往复，如环无端。春夏秋冬是时间坐标。东西南北上下是空间坐标。人居于天地之间，所以天气、地气与人气息息相通。人是时间中的人，所以人与四时六气相关，不顺天行，人就有四时六气之病；人是空间中的人，所以人体结构和疾病与地的空间有关，如不守地道，就会有五脏六腑之病。所谓“天上三尺神明伸手可握，地下大道寸步便得”。脏腑机能调整养生的要领在于知“道”，具体细节在于知“术”。我们首先从整体去把握事物的共性和规律，以“执一统众，守中致和”的核心思想来指导和理解中医，再从中医临床实践中逐一论证，中医就会由繁到简，由远及近的让我们轻松掌握其中要领并享受中医带给我们的乐趣。

第三节　中气是根本

中国祖先遗留下来的丰富多彩的传统文化，儒释道它们有着一个共同的支点，这个支点即所谓殊途同归，百虑一致之处，都直指“中和”二字。它代表着中华民族的智慧，也影响着中医学的理论体系。

●中医要旨：中和

古人云：“喜怒哀乐之未发谓之中，中也者，言寂然不动者也，故曰天下之大本。发而皆中节谓之和，和也者，言感而遂通者也，故曰天下之达道”这与儒家提出的“中也者，天下之本也；和也者，天下之达道也。致中和，天地位焉，万物育焉。”不谋而合。老子在《道德经》曰：“万物负阴而抱阳，冲气以为和”，“冲气”即是“中气”之意。文子在《文子·上德》中进一步发挥为“万物负阴而抱阳，冲气以为和，和居中央。是以木实于心，草实于荚，卵胎生于中央。”认为所有的事物立于“中”才是立于本，包括人体五行也是以中土为主导。“故以中制外，百事不废，中能得之则外能牧之。中之得也，五脏宁，思虑平，筋骨劲强，耳目聪明。”佛教中讲“中观”“中道”也是突出一个中字。佛法不着“空”“有”两边，这也谓之中道。古人把“中”看作是天下之大本，也是人的根本。

“中而不偏”的“中”，是中庸、中道、中和、中正之意，与儒家“致中人和则天地位、万物育、百姓安、国家宁、天下平”的思想一脉相承，这是儒家中和哲学大纲，也是中华传统文化的精髓。

“中而不偏”的“偏”是指失衡，偏颇。中医认为，凡是失去平衡的都谓之病，病源于失衡，而病是不同程度的偏颇、失衡的体现，比如酸和碱，人体的内环境不是弱酸性就是弱碱性，这是人体自身中和酸碱的能力，但一旦破坏了这种平衡，而成为过酸或过碱的体质，就会导致疾病的发生或为疾病埋下隐患。“中”就是调整失衡的方法。

“物无善恶、过则为灾”，只有“中”是最适合的，“中”是目的。比如，汽车只有走中道才会不出事故；酸会烧手、碱也会烧手，只有中和了才不烧手。人为什么会有病？其实万病同源，都在一个“偏”字上，“凡事都有一个相对的平衡点”，冷热不调、阴阳不调、酸碱不和、上下不均、男女不匀等，都会造成身体出现“偏”的症状。“偏”人就会生病。寒者热之，热者寒之，结就要散，逸就要劳，劳就要逸，致中和。以平为期，以和为重，这就是它的一种最高境界一只有“中”，人才是健康的。

中医之名，最早见于《汉书·艺文志》方技略上，公元32～92年，作者班固字梦坚，东汉著名史学家。他在方技略中曰：有病不治常得中医，本意是用中来医病，换言之即是用调和阴阳来治疗疾病的医生，即是中医。例：水火既济卦象曰利贞，刚柔正而位当也。初吉，柔得中也，便于六二象曰，七日得，以中道也。解说七日得者，以有中道之正也，雷水解象曰，解利西南，往得众也，其来复去乃得中也，有攸往则吉，往有功也。火地晋六二象曰受兹介福，以中正也，在易的象解中，得其中和中正和于中，中吉。都是讲明了事勿偏、不过、不急、不燥，自然，顺时机、顺事节、通顺时理、中道而行，即是得中之意。整个易的卦起始和终了，都贯穿一条，万物一理得中者胜。万物失中则败，人体阴阳失中则病。中者气之祖万物得冲气而能生，君王得其中而天下治，人民得其中则乐业安居，疾病得其中则不治自愈，阴阳气在天得其中则而行。海水得中则无浪。中者土也，能生万物而可灭万物。故万物土中生。医道培中而正气自倍，疾病即愈。月在中气则旺，不中则损，月过十五光明少。人过中年多半辈。孔子曰中庸，即是得中之意，所以说清三心、缺六尘不如守中。

“中”字详解其义，我们用四个方面来理解。一是从事物的规律上理解，“中”即为“正”即是正道，是我们为人的中正必行之路。二是从事物的变化上理解，“中”即为“度”要我们处事能知止知足，不要超过限度。三是从空间上讲，“中”即为“虚”要我们精神和思想虚、空、静，因为虚中含有生机。四、从时间上讲“中”即为“机”切入时机合理的变通，以善为念，把握并能安排事物及命运的发展方向。老子透彻了宇宙自然和社会人事之间的道理，才将“中和”二字贯穿在《道德经》中，教给世人学会以“中”字作为人处事的纲要。用“和”字来调万事玄机。

我们来看“中”字，“〇”中有“丨”，浑然一气，彻上灌下，就好比无极变太极中的“一动生阴阳”。整体从象形来看它就是一个小太极，一气分阴阳，阴阳律动平衡无不彰显了中医阴阳平衡之道；从字义来分析“中”代表中间、中和，有上有下、有左有右，于是就有相对平衡，当然也就有了过犹不及；“中”以子午卯酉为经纬，只有“中和”才能平衡左肝木、右肺金、上心火、下肾水，正好与河图洛书相符，这都说明“中和”足以诠释中医。“中和”二字道明了中医的要领和精髓。

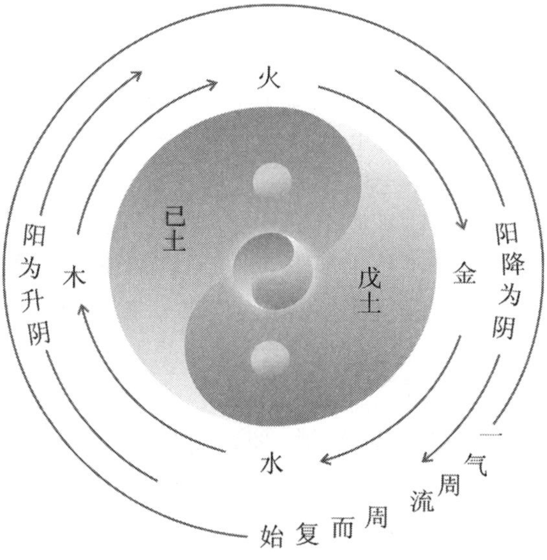

脏腑机能调整调节的就是人体“中气”，脾胃之气

《史记》中有一个田忌赛马的故事，故事是这样讲的，齐国使者到大梁来，孙膑以刑徒的身份秘密拜见，劝说齐国使者。齐国使者觉得此人是个奇人，就偷偷地用车把他载回齐国。齐国将军田忌非常赏识他，并且待如上宾。田忌经常与齐国众公子赛马，设重金赌注。孙膑发现他们的马脚力都差不多，马可分为上、中、下三等。于是孙膑对田忌说：“您只管下大赌注，我能让您取胜。”田忌相信并答应了他，与齐王和诸公子用千金来赌注。比赛即将开始，孙膑说：“现在用您的下等马对付他们的上等马，拿您的上等马对付他们的中等马，拿您的中等马对付他们的下等马。”已经比了三场比赛，田忌一场败而两场胜，最终赢得齐王的千金赌注。于是田忌把孙膑推荐给齐威王。齐威王向他请教兵法后，就请他当作军师。同样三匹马，排列顺序的不同，其导致的结果也大相径庭。所以阴阳相互转化的“恒变之术”还是维持阴阳平衡状态中的“中庸之道”。

综上所述，古人天人“中和”的哲学思想已经给出人们调养心身的最佳答案。我们通过脏腑机能调整按摩法调节人体为什么能达到保健、养生和治病的效果？解读中医，大道至简，人身水火一团气，中气是人体的枢轴，对外，与自然界的统一与和谐；对内，一气斡旋的中气调节平衡脏腑之气；讲到这我们自会领悟脏腑机能调整按摩法调的就是“中气”。中者为土，脾胃属土，位居五行中央，互为表里，也是人身气机升降金与木的枢轴，也是济水与火的机要。

土分戊土、己土。脾为己土，属足太阴，是生血之本，其性喜燥而恶湿；胃为戊土，属足阳明，是化气之源，其性喜润而恶燥；脾主升清阳，胃主降浊阴。脾升，则肝肾随之上升，因而肾水、肝木不郁；胃降，则心肺随之下降，所以心火、肺金不会停滞；火降就能温肾水，则下温；水升以济心火，则上清；上清下温，脏腑则上下平衡。脾为湿土所以其性湿；胃从燥金化气，所以其性燥。脏腑平衡燥湿不偏，中气就健旺。胃气顺降则善纳，脾气升，运则善磨，饮食水谷精华便能化生气血，滋养五脏而灌注四肢，精盈神旺、身体健强、百病不生。但脾湿，中气就不运化，升降逆乱，清阳下陷，浊阴上逆，人之衰老病死，都由此生。

执中方可为医，这也是学习脏腑机能调整按摩法要领和核心。同样也是学习中医的指南针。

●中也者，天下之大本也

中医是中国传统文化的一部分，是一门哲学，是以道为根演化出的医术。祖国医学的基础理论基本源于道家和《周易》。它们的共同点都是研究阴阳之道。“易具医之理，医得易为用”“不知易不足以言太医”这些脍炙人口的格言说明了易医相通的道理。它们都是中医学的源头。《黄帝内经》就是从中吸取很多的精华，中医理论基础根于阴阳之道。首先讲究的是道，然后由道论医理，由道论医术。如阴阳五行学说、气化学说、经络学说、藏象学说、五运六气和子午流注学说等都深受道教、易经等哲学体系的影响。可以这么说了解易经和道教就是打开中医学奥秘大门的一把金钥匙。

我们来看《易经》的“周”字体现的是首尾相接的圆圈，其实六十四卦就说明了这一点，从最简单的阴阳开始，经过不同的组合和变换，最后到既济和未济两卦完成。这正是说明一个过程的结束正是另一个过程的开始，这个圆圈就是“周”，即周而复始的意思。“易”强调的就是“一切皆变”的阴阳关系。从中我们可以了解到所有事物都有阴阳而生，所有事物的发展也是有规律的周而复返、循环往复、流动不止的变化着。我们仰天伏地看看天地运行不是圆运动吗？天地日月斗转星移、昼夜、四季交替哪个不是？人体也不过是一气运动的变化，三阴三阳与六气相和同样也是圆运动；五脏与五行相生相克不也是圆运动吗？

宇宙万物是个整体，是一气所化，就是一气周旋，周而复始地不断运动和变化着。天地之气就是元气，分开来，天是阳气，地是阴气；再分开来是春、夏、秋、冬四时之气，“春气生而百物皆出，夏气养而百物皆长，秋气杀而百物皆死，冬气收而百物皆藏”，即春“生”、夏“长”、秋“收”、冬“藏”；排列起来是木、火、土、金、水五行之气。五气顺布，一年四时交替。

五行，就是阴阳二气；阴阳，就是太极；太极的原本就是无极。所以宇宙万物都不过是一气化生。一本散万殊，万物都是从无到有，万物生生不息，变化无穷。

人与自然界是一个整体。位于天地之中的人秉承了天地之气。因为人是积气而成形，所以气聚者形存，气散则人亡。人体也是一气周流，周而复始做着圆形运动，也在不断地变化着。人体气机也分阴阳，清则浮升，浊则沉降，升为阳，降为阴，清气与浊气之间就是中气，所以中气就是人体调节阴阳升降的枢纽。中气左旋清气升在一半时，为木，木性是生发的，所以木气为温；上升而成火，火性是上炎的，所以火气为热；中气右旋浊气降降至一半时，为金，金性收敛，所以金气为凉；浊气完全下降后，为水，水性蛰藏，所以水气为寒；水火金木就是四象，它们就是阴阳的升降变化，阴阳就是中气的沉与浮。人体的气机就是升降沉浮的变化，就是人体不断气化的过程。在正常生命条件下，为保持其动态的平衡，互为前提，互相转化，这个过程就是人体的新陈代谢。气是无形的，我们看不见也摸不着，但我们离不开气，气是人的根本。就像鱼儿在水中，并没有感觉水的存在，但鱼儿离开水，就没有生命。

生命运动的基本规律是什么？升降开合调、生长壮老已。是什么掌管这人体生命的根本呢？是气！气又分阴阳。在人体而言，先天之气：肾中的精气，为阳，是我们生命的动力；后天之气：为水谷之气，为阴，通过后天吸收转化人体精、气、神来维持生命活动；可以说阴阳掌管着人的生死夭寿。每个人好比一罐液化气，有的先天是满罐，有的则是半罐，每个人父母给的先天都是有定数的，这决定着每个人的生命禀赋的质量和寿命的长短。当然一个人的寿夭还与后天的调摄和天时地利也是密切相关的。

先天我们是没法补的，就像父母的祖业，我们只能是节俭开支，减少吃老本的概率，尽量通过劳动和智慧去创造、生存及发展，这样方可长久。人体也是一个道理，养生应以不伤为根本。我们只有通过后天的调摄，一是节能减排，就是说节制房事不要过度消耗肾精，二是调摄后天脏腑精气不受伤耗，强壮后天之本，充盈气血，保持脏腑精气不衰，以后天滋养先天才是可行的方法。

可以这样说，想了解中医，从传统文化任何一点深入进去都能把握，并不是只有一种途径，深入到最后达到的终点是一致的，这个终点是通天下一气尔，万事万物不过这一气之变化，对我们学习中医的人而言，不管疾病的表现是多么的复杂多样，它仍然是一气的变化，一气的变化是无穷的，人的病也是没有定数的，但是其中的规律是可以把握的，学习中医就是要学习这些规律，运用这些规律去解决我们面临的问题，中医的这些规律前人已经给出来了，直接去学这些规律，不能理解和掌握的原因是还没有悟道，悟道的过程即是修心的过程，也是参天仰地的过程。

中医是中华传统文化重要的组成部分。中华传统文化的核心价值观就是一个“和”字，万事“致中和”就是最好。中医的“中”字指的是中庸之道，是医的根，“医”是手段，没有“中”，医就没有了根，《中庸》说：“中也者，天地之大本也……”到了中和状态，一个平的状态，天地就各归其位，万物就茁壮成长。中医把人的身体看作一个世界，阴阳两气顺经络在体内运行，如果阴阳处于升降平衡的状态，人体就健康；反之就呈现病状。

天人合一，天地人，三界。人禀天地之气，外和天之阴阳六气；内平脏腑五行之气以及五行心、性理。大到宇宙无极，小到人、事、物，无一不守其“中”……

中医讲阴阳，讲左为升、右为降，中土脾胃为枢纽，左病右治，上病下治的意思就是说左边“升”路上出现问题，可以通过调节右边“降”路，来恢复“升”的能力；反之右边“降”路上出现问题，可以通过调节左边“升”路，来恢复“降”的能力，但是不管怎么调，都要着眼于“中”土脾胃，所以体内阴阳升降平衡，脾胃斡旋中焦，身体就处于最佳状态，称之为好身体；一个“好”字，就体现出中医的平衡观点，古代，

五行整个圆运动图

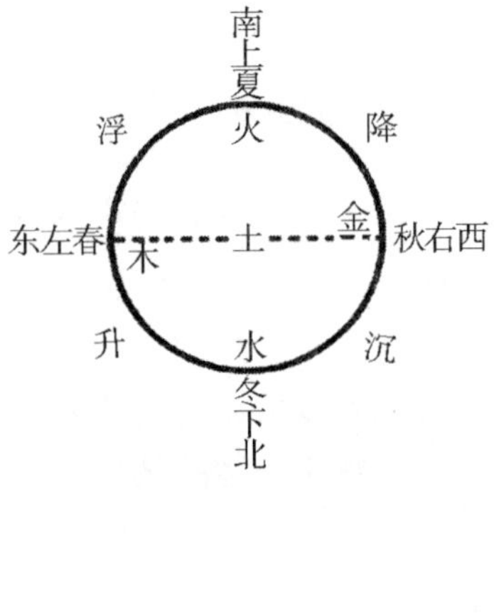

“子”代表男子，古人认为，一子一女、一升一降就为好。老百姓在评价一个好人的时候，常说这个人很“仁义”，“仁义”二字中“仁”代表东方、主升，“义”代表西方、主降，升降平衡就是一个好人，但“仁和义”的前提是建立在一个“信”字上面，“信”字代表中央脾土，无“信”，“仁义”就体现不出来。

综上所述，古人的天人“中和”的哲学思想已经给出人们调养心身的最佳答案。我们通过脏腑机能调整按摩法调节人体为什么能达到保健、养生和治病的效果？解读中医，大道至简，人身水火一团气，中气是人体的枢轴，对外，与自然界的统一与和谐；对内，一气斡旋的中气调节平衡脏腑之气；讲到这我们自会领悟脏腑机能调整按摩法调的就是“中气”。中者为土，脾胃属土，位居五行中央，互为表里，也是人身气机升降金与木的枢轴，也是济水与火的机要。

中医上讲的土，分为戊土、己土。脾为己土，属足太阴，是生血之本，其性喜燥而恶湿；胃为戊土，属足阳明，是化气之源，其性喜润而恶燥；脾主升清阳，胃主降浊阴。脾升，则肝肾随之上升，因而肾水、肝木不郁；胃降，则心肺随之下降，所以心火、肺金不会停滞；火降就能温肾水，则下温；水升以济心火，则上清；上清下温，脏腑则上下平衡。脾为湿土所以其性湿；胃从燥金化气，所以其性燥。脏腑平衡燥湿不偏，中气就健旺。胃气顺降则善纳，脾气升、运则善磨，饮食水谷精华便能化生气血，滋养五脏而灌注四肢、精盈神旺、身体健强、百病不生。但脾湿，中气就不运化，升降逆乱，清阳下陷，浊阴上逆，人之衰老病死，都由此生。

天地中的哲理和自然法则具有永恒性、有序性、连续性。做人应该从天地之理中汲取理性，做事应该从天地之理中汲取智慧。同时自然法则也是人必须遵守的法则。生与死、治与乱，截然相反的两种结果就在于对自然法则的“从”“逆”分别上，从之则生，逆之则死。我们必须要信守阴阳之道。天地有序，天地之气起于东而终于北，起于春而终于冬，终点之处即是新的起点之处——循环往复，如环无端。春夏秋冬是时间坐标。东西南北上下是空间坐标。人居于天地之间，所以天气、地气与人气息息相通。人是时间中的人，所以人与四时六气相关，不顺天行，人就有四时六气之病；人是空间中的人，所以人体结构和疾病与地的空间有关，如不守地道，就会有五脏六腑之病。所谓“天上三尺神明伸手可握，地下大道寸步便得”脏腑机能调整养生的要领在于知“道”，具体细节在于知“术”。我们首先从整体去把握事物的共性和规律，以“执一统众，守中致和”的核心思想来指导和理解中医，再从中医临床实践中逐一论证，中医就会由繁到简，由远及近的让我们轻松掌握其中要领并享受中医带给我们的乐趣。

●有胃气则生　无胃气则死

便翻《黄帝内经》，大半都在说明以胃气为本的道理，这是临床治疗的一大原则。我们知道，任何科学都有基础理论，作为指导它的根据，中医学也不例外。中医学的基础理论是阴阳学说，故《黄帝内经》有："阴阳者，有天地之道也，万物之纲纪，变化之父母，生杀之本始，神明之府也，治病必求与本。"明确地指出阴阳就是中医学的理论基础。考阴阳学出自《易经》，《易经》主要内容是讲天地间一切事物无时无刻地在变化，无一可停止，它最早是以阴爻（－－）、阳爻（—），作为符号，以代表阴阳，作为说理工具，如太极生两仪，两仪生四象，四象生八卦。就是以阴阳两仪，以图像演化出八卦，表面看起来好像很玄秘，说穿了就是说明一切事物变化的规律。就其实质而言，就是说，天地间一切事物，都是从无到有、从简单到复杂、从少到多的规律，几千年来，都承认是真理，是极科学的。中医一开始即就以阴阳学说作为理论基础，也以阴阳作为说理工具，因为人至初生到老死，亦无不在变化之中，也同天地间事物一样变化，易言变化，医亦言变化，理无二致，故有医易同源，天人一理之说。现在世界上旧医学差不多都被淘汰了，唯有中医学还能存在并发展，就是因为具有真理所在，驳不倒。我国著名的科学家钱学森曾说过，中医的理论，如能完全得到清楚的解释，世界上的医学，也将引起改变。因为中医许多理论，都是它独具特色的，如脾胃命名为中土，土指脾（脾胃是和合称的）居于中，上下左右为四旁，分属金、木、水、火，即指肺、肝、肾、心四脏，这实际是出于河图、洛书，两图均以五数为中心。《易·系辞》说："天一，地二，天三，地四，天五，地六，天七，地八，天九，地十。"为五行生成数之胎源。一、二、三、四、五为生数，六、七、八、九、十为成数，《尚书·洪范》提出："天一生水，地二生火，天三生木，地四生金，天五生土，此其生数。地六成水，天七成火，地八成木，天九成金，地十成土，故谓之成数也。"五行生成数，象征着自然界万物的发生与终止，这些生成数，引用在医学里是代表说明人体脏腑生理特征之意，在河图里金木水火，都用成数，唯土只用生数，且为生数之巨着，土须常以生者，即土只用生数。至于土居中央，灌溉四旁，土为万物之母等说法，都是蕴藏着生数之意。生数即活力，土必须动，才有动力，不能停止，故不用成数，成数则有终止之意，把土摆在重要地位，所以说"有胃气则生，无胃气则死"。中医里处处强调脾胃的重要性，是有道理的。人自呱呱坠地，就靠饮食为生，如果脾胃无动力，不能受纳消化吸收，人即不能生存，任何四脏都需要营养，脾胃如不能输送营养物质给四脏，四脏就不能活动。从整个人体来说，都要依靠元气以资生存，元气来源于脾胃，所以有“胃为五脏六腑之海，五脏六腑皆禀气于胃”“脾胃为元气生化之源，后天之本”之说，脾胃无生气，元气即绝了，人即不能生存。

第四节　脏腑功能论述

人体的机能活力，由五脏六腑正常的生理功能维持着。脏与腑相比较而言，五脏属里，主藏精气而不泻，为阴。六腑属表，主传化物而不藏，为阳。若从五脏能升发清阳之气，六腑能降泄浊阴之气的功能来看，又可以把升清者称为阳，降浊者称为阴。五脏之中，各有阴阳所属。具体到每一脏腑，也有阴阳之分，正所谓“阴阳之中复有阴阳。”其中把肺比作天，主阳主气，居于上焦。把肾作为地，主阴主水，居于下焦。脾胃互为表里居于中焦，是气机升降的枢纽，脾主阴，它的职责是把精微之气运送到肺，胃主阳，功能是接纳、输送饮食。心为“君主之官”，如同太阳一样居于上焦，为神之居所，血之主，脉之宗，以心气下行为顺。肝主风、主木，居于上焦，性喜疏泄，升发化阴；胆附着于肝之上，为少阳之府，性顺下行而温煦肾水。三焦为“决渎之官，水道出焉，”为元气之别使，起始于命门，生之于胃，统之于肺，升由命门而至肺，降自肺而归命门，这就是气化的场所，气机升降出入的通道。

脏腑病症都源于气机升降失常，疾病的发生，无论外感，还是内伤，都是邪气损伤正气，出现脏腑失调、气血不和、气机逆乱、阴阳失衡等种种症状，但其根本病机还是不离阴阳升降，即清阳之气不升或升发太过，浊阴之气失降或降下过度。阴阳容易分辨，但阴中之阳，阳中之阴难以辨别。上、下、开、合容易感知，阴中之阳升，阳中之阴降却难以识别。阴升阳降，是指真阴真阳，“真阳非壮火食气之阳，真阴非坚凝寒结之浊阴。”只有识别脏腑真阴真阳升降之机，才能明了疾病的来源和消除的方法。升降不离上下，上下不离开合，开合不离阴阳，阴阳不离内外，名称虽然不一样，但总归一气。如：呕吐、呃逆、不寐、痰饮、吐血、咳喘、噎膈、反胃、胁胀（痛）、眩晕、头痛等病症，反应各不相同，或寒或热，或实或虚，各有原因。病症不同，得病的原因也不一样，但皆为气机逆乱所致，升多而降少。呕吐、呃逆、噎膈、反胃，都是胃气上逆所致。

一、五脏

中医学把人体内在的重要脏器分为脏和腑两大类，有关脏腑的理论称为“藏象”学说。藏，通“脏”，指藏于内的内脏；象，是征象或形象。这是说，内脏虽存于体内，但其生理、病理方面的变化，都有征象表现在外。所以中医学的脏腑学说，是通过观察人体外部征象来研究内脏活动规律及其相互关系的学说。

脏和腑是根据内脏器官的功能不同而加以区分的。脏，包括心、肝、脾、肺、肾五个器官（五脏），主要指胸腹腔中内部组织充实的一些器官，它们的共同功能是贮藏精气。精气是指能充养脏腑、维持生命活动不可缺少的营养物质。

（一）心

心位于胸中，膈膜之上，有心包裹护于外。心为神之居、血之主、脉之宗，在五行属火，配合其他所有脏腑功能活动，起着主宰生命的作用。故说：“心者，君主之官。”

心的基本生理功能包括主血脉和主神志两个方面。其在志为喜，在液为汗，在体合脉，其华在面，在窍为舌。心的经脉与小肠相连，互为表里关系。

心外面有一层包膜，称心包络，简称心包，为心脏的外围组织。其经络与手少阳三焦经相连而成为表里关系。在生理功能方面，心包能通行气血，保护心脏免受伤害。因能代心行令，故又称为“心主”。

由于心包裹护心脏，为心之屏障，所以中医学认为邪气伤心时，必首先伤害心包。故温病学中，将外感温热病中因热邪引起的神志昏迷、谵语等神志症状称为“热入心包”“痰蒙心窍”。这些症状实际上是心脏的疾病。因此，一般认为心包不是一个独立的器官，它是附属于心脏的。

●心的生理特性

心的生理特性，可以概括为以下两个方面：

心为阳脏，而主阳气：心居上焦，属阳脏而主阳气。《血证论》说：“心为火脏，烛照万物。”即指心的阳气相当旺盛，既能温煦人体，又能推动血液运行，营养全身，维持生命，凡脾胃之腐熟运化，肾阳之温煦蒸腾，以及全身水液代谢等，均依赖于心阳的温化作用。故古人把心脏比喻为天体的太阳。

心与夏气相互通应：人与自然界是一个紧密联系着的统一整体，五脏分别与自然界的四时阴阳相通应。心与夏气相互通应，是与心为阳脏而主阳气的特性相一致的。心的阳气在夏季最为旺盛，反应最强。如果心脏有病，适逢夏季自然界阳热之气滋助，则能病情缓解，特别是心阳虚衰患者，在夏季自觉症状多有减轻。

●心的主要生理功能

主血脉。心主血脉包括主血和主脉两个方面：全身的血，都在脉中运行，依赖于心脏的推动作用而输送到全身。脉，即血脉，是气血流行的通道，又称为“血之府”。心脏是血液循环的动力器官，它推动血液在脉管内按一定方向流动，从而运行周身，维持各脏腑组织器官的止常生理活动。中医学把心脏的正常搏动、推动血液循环的这一动力和物质，称之为心气。另外，心与血脉相连，心脏所主之血，称之为心血，心血除参与血液循环、营养各脏腑组织器官之外，又为神志活动提供物质能量，同时贯注到心脏本身的脉管，维持心脏的功能活动。因此，心气旺盛、心血充盈、脉道通利，心主血脉的功能才能正常，血液才能在脉管内正常运行。若心的气血不足，推动血液循环的力量减弱，则产生种种病变。例如，心血瘀阻、血脉阻滞，则出现心悸、胸闷，甚至心前区剧烈疼痛等心功能失调的症状。

主神志。心主神志，即心主神明，或称心藏神。神有广义和狭义之分。广义的神是指人体生命活动的外在表现，是对生命活动的高度概括，如整个人体的形象以及面色、眼神、言语、反应等，无不包含在神的范围。而心主神志之神，是指狭义之神，包括人的精神、意识、思维活动等。现代医学认为，人的精神、意识、思维活动属于大脑的生理功能，是大脑对外界客观事物的反映。但是，中医学从整体观念出发，认为人体的精神、意识、思维活动是各脏腑生理活动的反映，因此把神分为五个方面，分别与五脏相应。故《黄帝内经·素问》说：“心藏神、肺藏魄、肝藏魂、脾藏意、肾藏志。”人体的精神、意识、思维活动，虽然与五脏都有关系，但主要还是归属于心的生理功能。心是藏神之所，是神志活动的发源地。

“心主神志”与“心主血脉”的生理功能也有密切的联系。这是因为，血液是神志活动的物质基础。所以，心的气血充盛，心神得养，神志活动才能正常，则精神振奋，神志清晰，思考敏捷，反应迅速，能与外界环境协调统一。若心有病变，主神志的功能失常，即可出现精神、意识、思维活动的异常。例如，心的气血不足，则必然影响到心神，表现为失眠、多梦、健忘、神志不宁；如血中有热，扰动心神，则表现为烦躁、谵语，甚至昏迷，不省人事；若痰火扰动心神，神志昏乱，则表现为狂躁不安、哭笑无常、打人毁物、登高而歌、弃衣而走。以上这些论述，都表明心有病变，则会出现神志活动的异常表现。

●心的附属功能

在志为喜。藏象学说认为，人对外界信息引起情志变化，是由五脏的生理功能所化生，故把喜、怒、思、忧、恐称作五志，分属于五脏。心在志为喜，是指心的生理功能和精神情志与“喜”有关。喜，一般说来，是对外界信息的反应，是属于良性的刺激，有益于心主血脉等生理功能。但是，喜乐过度，则又可使心神受伤。从心主神志的生理功能状况来分析，又有太过与不及的变化，一般说来，心主神志的功能过亢，则使人嬉笑不止；心主神志的功能不及，则使人易悲。但由于心为神明之主，不仅喜能伤心，而且五志过极，均能损伤心神。

在液为汗。由于汗为津液所化生，血与津液又同出一源，因此有“汗血同源”之说。而血又为心所主，故有“汗为心之液”之称。汗出太多则心慌的现象，也表明了这一点。

在体合脉，其华在面。脉是指血脉。心合脉，即是指全身的血脉都属于心。心气的强弱，心血的盛衰，可从脉象反映出来。心合脉，成了切脉的理论根据之一。中医学认为，内在脏腑的精气盛衰、功能强弱，可以显露在体表组织器官上，称为荣华外露。五脏各有其华。心其华在面，是说心的生理功能是否正常以及气血的盛衰，可以显露于面部色泽的变化上。人的面部血脉丰富、皮肤薄嫩，又易于观察，所以望面色常作为推论心脏气血盛衰的指标。若心的气血旺盛，则面色红润有光泽。若心脏发生病变，气血受损，则常在面部有所表现。例如，心的气血不足，可见面色㿠白、晦滞；心血瘀阻，则面部青紫；如血分有热，则面色红赤；心血暴脱，则面色苍白或枯槁无华。

在窍为舌。“窍”原意为孔洞，即孔窍。在中医学理论中，用来说明脏腑与体表官窍之间的内在联系，亦属于中医学整体观念的一部分。窍主要指头面部五个器官，即鼻、目、口、舌、耳，包括七个孔窍。习惯上称为五官七窍。另外，前阴和后阴亦称为窍，故又有九窍的说法。五脏六腑居于体内，官窍居于头面、体表，但脏腑与官窍之间存在着密切联系。这种联系不仅表现在生理方面，而且在病理方面，也相互影响。

心开窍于舌，是指舌为心之外候，又称舌为心之苗。舌主司味觉、表达语言。心的功能正常，则舌质柔软、语言清晰、味觉灵敏。若心有病变，可以从舌上反映出来。故临床上常通过观察舌的形态、色泽的变化，来推论心的病理变化。例如，心血不足，则舌质淡白；心火上炎，则舌尖红赤，甚至舌质糜烂生疮；心血瘀阻，则舌质紫暗或有瘀斑；热入心包或痰迷心窍，则可见舌强语謇。

（二）脾

脾位于中焦，在膈之下，脾主运化水谷精微，为人身气血生化之源，故被称为“仓廪之官”“后天之本”。

脾气主升，具有运化水谷、水湿之功，并能统摄血液，是消化系统的主要脏腑之一。其在志为思，在液为涎，在体合肌肉、主四肢，在窍为口，其华在唇。其经脉与胃相连，形成表里关系。

●脾的生理特性

脾的生理特性可以归纳为以下三个方面：

喜燥而恶湿。脾之所以喜燥恶湿，是与其主运化水湿的生理功能有密切关系。脾胃在五行中属土，但按阴阳来分类，脾为阴土，胃为阳土。脾的阳气易衰，阴气易盛，脾又主运化水液，然湿邪侵犯人体，最易伤害脾阳。脾阳虚衰，不仅可引起湿浊内困，还易引起外湿侵袭。故《临证指南医案》说：“湿喜归脾者，与其同气相感故也。”脾喜燥恶湿的理论，具有临床指导意义，即在治疗脾虚湿滞的病证时，宜用燥湿化湿之品。

脾为气机升降之枢纽。脾位于人体中焦，心肺居其上，肝肾居其下。所以人体气机升降运动，皆以脾为其枢纽。心肾相交，水火既济，心阳下降，肾阴升腾，也以脾为升降之枢。五脏之精，悉运于脾，脾旺才能清气上升布散。肝气升于左，肺气降于右；肺气通调水道，肾之气化蒸腾，无不以脾为枢纽。故脾胃互相配合，升降协调，则使气血水津布散通利，气机升降得宜，生发之机旺盛。若脾虚气弱，枢机不利，则种种病变莫不由之而生。对此种病变，总以调整脾胃，转动枢机为要。

脾与长夏相应。春夏属阳，秋冬属阴，而长夏季节居于夏秋之交，为阴之始。长夏季节，湿气当令，而脾为至阴之脏，故脾气旺于长夏，脾病则在长夏季节可以好转，但长夏湿气过盛，又容易损伤脾脏。

●脾的主要生理功能

主运化

“运”，有运输、布散之意，例如体内各种精微物质的运输布散等；

“化”，有变化、消化、化生之意，主要指饮食的消化和水谷精微的吸收等。脾主运化就是将水谷消化成为精微物质并将其运输、布散到全身。这些功能需胃和小肠等的配合，但主要以脾为主。脾的运化功能可分为运化水谷和运化水湿两个方面。

运化水谷，水谷泛指各种饮食物。运化水谷，即是指对饮食物进行消化和吸收。中医学认为人体的消化功能与脾、胃、小肠等脏腑都有关系。例如饮食物入胃，经过脾胃的腐熟加工，然后进入小肠，清浊分离，各走其道，再由脾输送至全身，供应各脏腑器官的营养。但中医学以五脏为中心，无论是从生理角度，还是从病理角度来说，脾是消化系统的主要脏器，人体的消化功能主要归属于脾。脾运化水谷精微，维持着五脏、六腑、四肢百骸和皮毛筋骨等脏腑组织器官生理功能。

运化水湿，水湿即人体内的水液。运化水湿，是指脾对水液的吸收、转输布散和排泄的作用。说明脾在调节水液代谢、维持水液代谢平衡方面，发挥着重要作用。脾的运化水湿功能，可以概括为两个方面，一是摄入到体内的水液，需经过脾的运化转输，气化成为津液，并输布于肺，通过心肺而布达周身脏腑器官，发挥其濡养、滋润作用。二是将全身各组织器官利用后多余的水液，及时地输送到相应的器官（如肺、肾、膀胱、皮毛等），变成汗和尿液被排出体外。因此，在水液代谢的全部过程中，脾都发挥着重要的枢纽作用，促进着水液的环流和排泄。

运化功能，主要依靠脾气的作用，若脾气健运，则饮食水谷的消化、吸收，精微物质的运输布散等功能才能旺盛，水液输布、排泄才能正常，体内的水液才能保持着相对的平衡状态。反之，若脾失健运，不但会出现腹胀，便溏，倦怠等消化失常症状，而且还会引起水液代谢失常，进而产生多种水湿停滞的病变，如浮肿、痰饮、泄泻等症。

人出生以后，饮食水谷是机体所需营养的主要来源，也是化生气血的主要物质基础，是生命的根本。而饮食物的消化、水谷精微的吸收、布散，主要靠脾的运化功能才能完成。所以有脾为“后天之本”“气血生化之源”的见解。

由于脾为后天之本，故在防病和养生方面，也有十分重要的意义。金元时代著名医家李东垣，是“补土派”的代表人物，在其《脾胃论》中指出：“内伤脾胃，百病由生。”因而在日常生活中，不仅要注意饮食营养，而且更要注意保护脾胃。在临床治疗用药时亦应兼顾脾胃。

脾气主升

所谓“升”，即上升之意。脾气主升，即脾气的功能特点以向上升腾为主，它包括两个方面的内容：

其一是脾主升清。所谓“清”，是指水谷精微营养物质，而“升清”即指精微物质的上升布散。经过脾、胃和小肠等消化后生成的精微物质是在脾的升清作用下，上输于肺，并通过心肺，分布到周身各处。因此，脾的升清功能正常，则各脏腑组织器官得到足够的物质营养，功能活动才能强健。若脾的升清作用失职，则会出现头晕、目眩等症状。若清阳不升，清浊不分，混合下注，可发为遗精、带下、腹胀、腹泻。若久泄不愈，又常伴有身倦无力、气短、懒言等症状。

人体的脏腑，在体内都有固定的位置，如胃位于脘部，肾位于两侧腰部，子宫位于下腹部等。中医学认为，脏腑之所以能固定于一定的部位，全赖脾气主升的生理作用。这是因为，支持和固定这些内脏的肌肉、韧带、筋膜，也要依靠脾运化生成的水谷精微的充养，才能强健有力。若脾气不升，反而下陷，则可出现胃、肾、子宫等内脏的位置下移或脱肛等。其病变基础是韧带、肌肉松弛，失去对内脏的牵引作用。实验证明，内脏下垂与脾虚的程度成正比。

主统血：统，是统摄、控制的意思。脾主统血是指脾能统摄、控制血液，使之正常地在脉内循行而不逸出脉外。脾统血的机理，实际上是脾气对血液的固摄作用。因为脾为气血生化之源，脾气旺盛，就能保证体内气血充足，气能摄血，这样，生成之血就能在脉管内运行，不致逸出脉外。若脾气虚弱，统血功能失职，血液运行将失其常规而逸出脉外，以致出血，如便血、尿血、皮下出血等。中医学习惯上将这种因脾虚而引起的出血病证称为“脾不统血”。这种出血的特点是：出血时间较长，血的颜色浅淡，出血多在身体下部等。对此，临床常采用补脾益气、引血归经的方法治疗。

●脾的附属功能

在志为思：思，即思考、思虑，是人体精神意识思维活动的一种状态。正常的思考问题，对机体的生理活动并无不良影响，但思虑过度，所思不遂则伤脾。《黄帝内经·素问》说：“思则气结。”脾气结滞，则见不思饮食，脘腹胀闷，影响运化升清和化生气血的功能，而导致头目眩晕、烦闷、健忘、手足无力等。

在液为涎：涎为口津，唾液中较清稀的称作涎，它具有保护口腔黏膜，润泽口腔的作用，在进食时分泌较多，有助于食品的吞咽和消化。在正常情况下，涎液上行于口，但不溢于口外。若脾胃不和，则往往导致涎液分泌急剧增加，而发生口涎自出等现象，故说脾在液为涎。

在体合肌肉、主四肢：《黄帝内经·素问》说："脾主身之肌肉。"脾主肌肉是指脾能维持肌肉的正常功能。而脾之所以能维持肌肉的正常功能，是和脾主运化的功能分不开的。脾主运化水谷精微和津液，以化生气血，并将其输送布散到全身各处之肌肉中去，以供应肌肉的营养，保持肌肉活动的充足能量，使肌肉发达丰满，壮实有力。若脾的运化功能失职，肌肉失去滋养，则肌肉逐渐消瘦，甚则痿软松弛。临床上，对某些慢性病，特别是消化系统慢性病变，使身体逐渐消瘦者，大多根据"脾主肌肉"这一理论，从健脾益气入手治疗，往往能改善身体虚弱状态，取得满意效果。

四肢，相对躯干而言，是人体之末，故称为"四末"。四肢也需要脾气输送水谷精微，以维持其正常生理活动。当然，四肢活动和肌肉的强弱也有密切的关系。所以，脾气健运，营养物质充足，则四肢肌肉丰满，活动轻劲而有力。若脾虚，运化功能失职，四肢肌肉失养，则肌肉痿软，四肢无力，甚则产生痿证。

在窍为口，其华在唇：脾开窍于口，是指人的饮食、口味等与脾的生理功能有关。若脾气健运，则食欲旺盛、口味正常。反之，若脾有病变，则容易出现食欲的改变和口味的异常，如食欲不振、口淡乏味等。若湿困脾气，则可出现口甜、口黏的感觉。脾主肌肉，又为气血化生之源，口唇亦由肌肉所组成。因此，口唇的色泽不但是全身气血盛衰的反映，又与脾运化功能是否正常有密切的关系。脾失健运，气血旺盛，则口唇红润，有光泽。若脾虚不运，气血不足，则唇淡白不泽，或者萎黄。

（三）肺

肺居胸中，肺脏如悬磬，在诸脏腑中，肺的解剖位置最高，故称"华盖"，华盖原指古代帝王所乘车子的伞形遮蔽物，在此引申为肺的位置最高，居于诸脏腑之首。其腧穴在脊之第三椎，其募穴在胸旁中府，属手太阴经，是经常多气少血。五脏均赖肺系吸入清气才能进行活动，其代谢所剩浊气又赖肺系排出体外，故有，"天气通于肺"之说。肺藏魄，魄为阴神，肺为金，魄下行，属欲念。魄的强大会直接对肾有好处，金克木，魄的强大对魂有制约的作用。肺系有主气、主表、治节诸脏、发音等功能。

肺叶娇嫩，不耐寒热。易被邪侵，故又称"娇脏"，肺在五行属金，专司呼吸，主宣发肃降，通调水道，朝百脉，主治节，协助心君调节气血运行，故称"相傅之官"。

其附属功能为：在志为忧（悲），在液为涕，在体合皮，其华在毛，在窍为鼻。肺的经脉与大肠相连，互为表里关系。

●肺的生理特性

肺的生理特性，可以归纳为以下三个方面：

肺为华盖，与外界直接相通。就脏腑而言，肺属五脏之一，属里。但肺与其他四脏不同，它不但居于胸腔内，处于五脏之高位，被称为华盖，而且还通过喉和鼻与外界直接相通。因此，肺的生理功能，往往直接受到外界环境变化的影响。自然界之风、寒、燥、热等邪气，尤其是温热邪气，多直接从口鼻而入，影响到肺，出现肺卫失宣，肺窍不利等病变。

肺为娇脏，不耐寒热。肺之所以娇嫩，一方面是由于肺为清虚之体，开窍于鼻，外合皮毛，外界邪气常直接伤及于肺，使之功能失常。另一方面，肺为五脏之华盖，凡其他脏腑有病变，其气多上熏于肺，导致肺病出现，产生咳喘等症状。故《黄帝内经·素问·咳论》说："五脏六腑皆能令人咳，非独肺也。"肺虽在五行属金，反不如肝木刚强，寒邪能伤肺之阳气，热邪能伤肺之阴液，因而产生多种肺的病变。

肺与秋气相互通应。根据"天人相应"理论，肺气旺于秋，肺病在秋季，得到自然界之气的滋助，可以好转，病人感到舒适。当然，秋季气候过于燥烈，又容易损伤肺，耗伤肺之阴津，产生干咳少痰，皮肤干燥，鼻咽干燥等病证。

●肺的生理功能

1. 主气，司呼吸。主，即主持、管理之意。肺主气，即指全身的气均由肺来主持和管理。肺主气包括主呼吸之气与主一身之气两个方面。

肺主气，与呼吸功能有关，即肺主呼吸之气。呼吸功能是人体重要的生理功能之一。人体一生中，都在不断地进行着新陈代谢，在物质代谢过程中，一方面要消耗大量的清气，同时又不断地产生大量的浊气，清气需不断地进入体内，浊气需不断地排出体外，都要依靠肺的生理功能。肺既是主司呼吸运动的器官，又是气体交换的场所。通过肺的呼吸功能，从自然界吸入清气，又把体内的浊气排出体外，从而保证了新陈代谢的顺利进行。

肺主气司呼吸功能正常，除了肺本身的生理功能正常外，还与气道的通畅与否有关。所谓"气道"，是指气体进出体内外的通道。包括气管、支气管、咽喉等。气道通畅，也是维持呼吸正常的重要条件。

肺主一身之气，是指肺有主持、调节全身各脏腑经络之气的作用。肺主一身之气这一功能主要体现在气的生成，特别是宗气的生成方面。宗气是由脾胃化生的水谷精气与肺从自然界吸入的清气相结合，积于胸中而成。因此，肺的呼吸功能正常与否，直接影响到宗气的生成。而宗气通过心脉布散到全身也要靠肺气的协助。所以肺通过宗气的生成与布散，起到主持一身之气的作用。其次，肺主一身之气还体现在对全身的气机具有调节作用。实际上，肺的一呼一吸运动，就是全身之气的升降出入运动。

肺主气的功能正常，气道通畅，呼吸就会正常自如。若肺有了病变，不但影响到呼吸运动，而且也会影响到一身之气的生理功能。例如，肺气不足，则呼吸微弱，气短不能接续，语音低微。若肺气壅塞，则呼吸急促、胸闷、咳嗽、喘息。此外，如果影响到宗气的生成和布散，失去对其他脏腑器官的调节作用，则会出现全身性的气虚表现，如疲倦、乏力、气短、自汗等。若肺一旦丧失呼吸功能，则清气不能吸入，浊气不能排出，宗气不能生成，人的生命也随之告终。

2. 主宣发与肃降

所谓“宣发”，即宣布、发散之意。肺主宣发，即肺脏具有向上、向外升宣布散的生理功能。这种功能主要体现在以下三个方面：其一是通过肺的气化，使体内浊气不断排出体外。其二是使气血、津液输布至全身，以发挥滋养濡润所有脏腑器官的作用；其三，宣发卫气，调节腠理之开合，通过汗孔将代谢后的津液化为汗液排出体外。若肺失宣散，即可出现咳嗽、吐痰、喘促胸闷、呼吸困难以及鼻塞、喷嚏和无汗等症状。

所谓“肃降”，即清肃下降之意，清肃又包含有肃清的意思，即肃清、排出肺内毒邪与异物的作用。肺为娇脏，属清虚之器官，异物不容，毫毛必咳，肺内不能容有任何水湿痰浊和异物停留。由此可见，肺的清肃功能，乃是机体自卫功能的表现。而下降是指肺气向下通降的生理作用。

肺主肃降作用主要体现于三个方面：一是吸入自然界清气；二是把肺吸入的自然界清气和脾转输来的水谷精微下行布散；三是肃清肺和呼吸道内的异物，以保持呼吸道的洁净。若肺的肃降功能失职，则可出现呼吸短促或表浅、胸闷、咳喘、咯血等病理现象。

肺气的宣发和肃降功能是肺的生理功能相辅相成的两个方面。在生理情况下，两者相互依存、相互配合、相互制约，使呼吸保持平稳状态。在病理情况下，它们经常相互影响，没有正常的宣发，就没有正常的肃降；没有正常的肃降，也就不可能有正常的宣发。如果二者失调，出现“肺气失宣”“肺失肃降”等病变，则见胸闷、咳嗽、喘息等症状。

3. 通调水道

人体的水液代谢在生理活动中具有十分重要的作用，它主要包括水分的摄入、在体内的转输利用和代谢后水液的排泄等几个环节，是在多个脏腑参与下共同完成的，肺是其中之一。肺调节水液代谢的作用称为“通调水道”，主要体现在下述两个方面：

肺主宣发，调节汗液的排泄。排泄汗液，是人体水液代谢的一部分。有人估计，每天每人通过汗液排出400毫升左右的水分。肺主宣发，将水谷精微和津液宣散于周身，特别是使布散到体表的津液，通过汗孔，以汗的方式排泄于体外。在生理情况下，肺的宣发功能正常，则汗的排泄适度，起到调节水液代谢的作用。在病理情况下，肺的宣发功能失常，就会引起水肿、小便不利等病变。

肺气肃降，使水道维持通畅。“水道”，即指体内水液运行、排泄的道路。水道的通行畅达，流通无阻，是维持水液代谢平衡的重要条件。因此，有“肺主行水”“肺为水之上源”的说法。如果肺病，通调水道功能减退，就可发生水液停聚而生痰、成饮，甚则水泛为肿。对此，临床上多采用宣降肺气，疏通水道以利水的方法治疗。只有维持肺脏自身功能的正常，才能使机体免受外邪侵袭，并将脾胃消化吸收后的水谷精微通过宣发肃降功能而输布周身，濡养机体，无用的水液排出体外。所以说肺主一身之气，气化则湿亦化。

4. 肺朝百脉、主治节

中医里最基本的观念，就是整体观念、天人合一，人要与自然的变化相同步。天地变化最明显的单位是年，组成年的单位中有个最基本的单位就是气，在气这个层次上，人体靠肺来与天地自然保持一致。天地有四季，人有四个大关节，天地有二十四个节气，人有二十四个小关节、二十四根肋骨，关节与节气相关，与天气变化有关，关节可以说是人体对天气变化的一个感应器。而这个感应器的敏感程度是由肺来掌管的，肺能敏锐地感知节气的变化，并根据变化调节自身的生理功能，使人体能适应各种气候环境。天人相应，实际上在很大程度上就落实在这个肺主气，肺主治节上面。“肺主一身之气”，肺气通畅，不仅使经脉运行滑利（肺朝百脉），而且有助于脾胃的升降。“脏腑机能调整”按摩法施术的原则是“节节放通”，就是为了与肺主气，肺主治节的这个功能相应。

在古代，全身之脉称为百脉，肺朝百脉，即全身血液都朝会于肺。肺朝百脉的生理意义在于：全身血液通过肺脉流注于肺，通过肺的呼吸功能，进行气体交换，然后再输布全身。肺主一身之气，调节全身之气机，而血液的正常运行，亦赖于肺的敷布和调节，故有“血非气不运”之说。

《黄帝内经·素问》说：“肺者，相傅之官，治节出焉。”这是将肺比喻为辅助一国之君主的宰相，协助心君，调节全身。肺的治节作用，概括起来，主要体现于四个方面：一是肺主呼吸；二是肺有节律地呼吸运动，协调全身气机升降运动，使脏腑功能活动有节；三是辅佐心脏，推动和调节血液的运行；四是通过肺的宣发与肃降，治理和调节津液的输布、运行与排泄。因此，肺的治节功能，实际上是代表着肺的主要生理功能。若肺主治节的功能失常，则既可影响到宗气的生成与布散，又因肺气虚衰，影响到血液的正常运行；既可影响到津液的调节与排泄，又可影响到气机的升降运动。

●肺的附属功能

1. 在志为忧（悲）

以五志分属五脏来说，肺之志为忧（悲）。忧愁和悲伤，均属非良性刺激的情绪反映，它对于人体的主要影响，是使气不断地消耗。由于肺主气，所以悲忧易于伤肺。反之，在肺气虚时，机体对外来非良性刺激的耐受性就下降，而易于产生悲忧的情绪变化。

2. 在液为涕

涕是由鼻黏膜分泌的黏液，并有润泽鼻窍的功能。鼻为肺窍，正常情况下，鼻涕润泽鼻窍而不外流。若肺寒，则鼻流清涕；肺热，则涕黄浊；肺燥，则鼻干。

3. 在体合皮，其华在毛

所谓“合”，即配合之意。皮毛，包括皮肤、汗腺、毫毛等组织，为一身之表，是抵御外邪侵袭的屏障。肺与皮毛的相合关系主要体现在下述两个方面：一是肺主气属卫，具有宣发卫气，输津于皮毛等生理功能，从而滋润、温养皮毛；二是皮毛与肺配合，协调肺的呼吸作用。皮毛汗孔的开合，具有宣散肺气和调节呼吸的作用，《黄帝内经》称汗孔为“气门”，即气体出入之门。

因为肺与皮毛在生理方面具有相互配合的密切关系，所以在病理方面，也常相互影响。例如，外界邪气伤人，常先从皮毛而入，首先影响到肺的生理功能，出现恶寒、发热、鼻塞、咳嗽等症状；若肺气虚弱，宣发功能失职，卫气、精津布散障碍，则肌肤苍白、憔悴，皮毛枯槁；或卫气机能虚弱，则自汗出，易于感受外邪；若肺气闭塞，毛窍闭敛，则可出现无汗而喘等症状。

4. 在窍为鼻

鼻是肺之门户，为气体出入之通道，其生理功能包括通气和嗅觉，而鼻的功能主要依赖肺气的作用。肺气调和，则鼻窍通畅，呼吸通利，嗅觉灵敏。正因为鼻为肺窍，肺与鼻有密切联系，所以若肺或者鼻发生病变时，常相互影响。例如邪气犯肺，肺气失宣，则鼻的功能失常，可见鼻塞，流涕，不闻香臭，或鼻衄等。另外，外邪伤人，多从口鼻而入，可直接影响到肺，特别是温热邪气，多首先侵犯肺脏，从而出现发热，口渴，咳嗽，痰黄，鼻翼翕动等症状，而鼻的症状亦多从治肺入手。

（四）肾

肾位于腰部，在脊柱两旁，左右各一，故《黄帝内经·素问》说："腰者，肾之府。"由于肾藏先天之精，为脏腑阴阳之本，生命之源，故称肾为"先天之本"。《黄帝内经》上讲"治病必求于本"。本，就是根、源，人先天之本在肾，后天之本在脾。人在母体内还没有形成之前，先结胞胎，内有两肾和脐带，肾属水，水生木，肝脏形成；木生火，形成心脏；火生土，于是生成脾；土生金，肺也形成了，五脏生成以后，六腑、四肢、百骸随之而成。人以肾先形成，所以说先天之本在肾。肾主封藏，精之处。肾所藏的精就是指肾阳、肾阴，它是生命的原物质，是生命孕育、生长的最初始物质，是一切生命活动的源泉所在。俗话说："人活一口气"，指的就是肾中的阳气。肾阴与肾阳在体内互相制约，互相依存，维持相对的动态平衡，保持相对平衡这一状态，又叫作"肾气"。它是人体生长、发育、强壮、衰老的关键。肾藏精包括两个方面：一是藏先天之精，它是构成生命的基本物质，与人的生长、发育、生殖和衰老有关；一是藏后天之精，即水谷之精，它是饮食物的精华部分，是维持人体生命活动的基本物质。先天之精要发挥它的生命力，必须有后天之精的供养；后天之精所以能够化生，又必须依赖先天之精的资助。二者不是孤立分开而是互相滋生，互相联系的。精的产生、贮藏和转输，皆由肾所主宰。因此，临床常见的遗精、阳痿、精少不育等症，都与肾脏有关。

肾的主要生理功能是藏精，主生长发育和生殖；主水液、肾主纳气。其与其他组织器官的关系是：肾主骨、生髓、通于脑，齿为骨之余。其华在发，开窍于耳及二阴，在志为恐，在液为唾。肾与膀胱通过经脉的相互络属，构成表里关系。

●肾的生理特性

肾的生理特性，主要有两个方面：

肾性潜藏，为固摄之本。在五脏之中，肾的位置最下，而在生理功能方面主藏蓄阴精，又主命火。肾精宜藏，最忌耗泄损伤，命火宜潜于水中，不宜升腾。所以，在古代，以潜藏蛰伏之意比喻肾的生理特性。正是由于肾的封藏固摄作用，使体内精微物质得以保留，元阴元阳得以闭藏，人的生命力才能旺盛，身体才能健康。若肾有病变，使肾的封藏、固摄机能失职，就会引起阴精过度耗损妄泄病症，表现为遗精、带下、滑胎、尿浊、尿甜等。

肾与冬气相通应。在五脏之中，肾属阴中之阴，而冬季阴气最盛，故肾与冬气相通应。表现在病理方面，肾的病变，在自然界之气的滋助下，在冬季易于好转，病人的自我感觉亦较为舒服些。当然冬季气候变化过于剧烈，对肾也容易产生损害作用。

●肾的主要生理功能

肾藏精，主人体的生长发育与生殖。精是人体内最宝贵的物质之一。在中医学理论中，精的运用甚为广泛，归纳起来，其含义主要包括两个方面：一是指精是构成人体的基本物质。也就是说，人体的各脏腑组织器官，均是由精这种物质构成，先有了精，在此基础上才有了胚胎的发育，生命的产生。故《黄帝内经·灵枢》说："人始生，先成精。"二是指精为人体生长、发育及各种生命活动的物质基础。即是说，人出生后，由幼年、青年到壮年、老年，都不断地消耗精微物质，"精"即是对这些精微物质、营养成分的概括。

藏精，是肾的主要生理功能，即是说肾对于精气具有闭藏作用。肾所藏的精，包括"先天之精"和"后天之精"两部分。所谓"先天之精"，即禀受于父母的生殖之精，它是构成胚胎发育的原始物质，具有生殖、繁衍后代的基本功能，并决定着每个人的体质、生理、发育，在一定程度上还决定着寿命。在出生离开母体后，这精就藏于肾，成为肾精的一部分，它是代代相传、繁殖、生育的物质基础。所谓"后天之精"，即指脏腑之精，是饮食水谷所化生的各种精微物质。因为这精来源于出生后，依赖于脾胃所化生，故称之为"后天之精"，它是维持人体生命活动的营养物质，主要分布到五脏六腑、皮毛筋骨，以发挥其滋养濡润作用。其通过代谢平衡后所剩余的部分，则输注到肾脏，成为肾精的一部分。

后天之精的化生，依赖于先天之精的资助，先天之精亦依赖于后天之精的补充，才不致耗尽。先天之精与后天之精是相互依存、相互补充、相互促进的，二者相辅相成，从而保证了肾精的充盛。先天之精与后天之精的来源虽然有异，但均藏于肾，二者是不能截然分开的。所以肾精的盛衰，除了和先天条件有关外，还和后天营养是否充盛有密切关系。

肾藏精的生理功能十分重要，是生养身体的根本。而肾所藏之精属于物质，这种物质又可转化为功能，即肾精能化气，肾精所化之气，称为肾气。

肾气保证了人体的健康功能。肾中精气的盛衰，决定着人体的生长、发育过程和生殖机能的旺盛与衰减。

肾主生殖，人体的生殖机能包括两个方面，即性功能和生殖能力，它是繁衍后代、代代相传的根本保证。中医学认为，人体的生殖机能，主要和肾有关。一方面，肾藏精，肾精是人体胚胎发育的基本物质，是生命起源的物质基础。另一方面，肾精又能促进生殖器官发育，使生殖机能成熟并维持生殖机能旺盛不衰。

人在出生以后，由于先天之精不断得到后天之精的滋养，肾的精气逐渐充盛，发育到青春期，体内就产生了一种促进生殖机能成熟的物质，中医学称之为“天癸”。所谓天癸，乃是一种促进性腺发育成熟的物质。它来源于男女之肾精，主要由先天之精所化，又不断得到后天之精的滋养和充盈。天癸能促进人体的生长发育与生殖。当天癸发展到一定水平时，则男子出现排精现象，女子按时排泄月经，男女性机能开始成熟，并已具备生殖能力。此后，随着年龄的变化，肾精由充盛而逐渐衰减，天癸也逐渐减少，生殖能力逐渐减弱，直至丧失。由此可见，天癸的盛衰主要依赖于肾中精气的盛衰，而人体的生殖机能，主要通过天癸而发挥作用。既然肾中精气的盛衰，直接影响到人体的生殖机能，所以当肾中精气衰减时，就会导致性机能和生殖机能的异常。而对于性机能和生殖机能的病变，也往往采用填补肾精的方法治疗。

肾主生长发育人体的整个生长、发育过程，均和肾中精气的盛衰存在着极其密切的内在联系。人从幼年开始，肾中精气开始充盛，人体生长、发育迅速，生机活泼，在七、八岁时，由于肾中精气的逐渐充盛，出现了齿更发长的生理变化。到了青壮年，肾中精气更加充盛，不仅具备了生殖能力，而且身体强壮，筋骨坚强，精神饱满，牙齿坚固，头发黑亮，处于人生中身体最强壮的时期。进入老年，由于肾中精气开始衰减，人的形体逐渐衰老，不仅生殖机能丧失，而且头发斑白，牙齿动摇，弯腰驼背，步履不稳，耳聋失聪，面憔无华。

既然肾中精气的盛衰，决定着人体的生长、发育，那么在肾中精气不足时，往往出现生长发育方面的异常。如在幼年时期，肾中精气不足，则可致生长、发育迟缓，智力低下，或“五迟”（立迟、行迟、齿迟、语迟、发迟）“五软”（手足软、头软、颈软、肌肉软、口软）；在成年时期，如肾中精气亏损过度，则可未老先衰，表现为发脱齿摇，头晕耳鸣，记忆力减退，性功能衰弱。因此，临床上常采用补肾精的方法治疗，能获得一定疗效。另外，在肾主生长发育这一理论的指导下，对于抗衰老的预防，历代医家都极为重视调补肾脏，目前研制的抗衰老药物，尤以补肾者为多。

肾藏精，肾精化生肾气，肾精充足，则肾气旺盛；肾精亏损，则肾气衰弱。肾精与肾气互为体用，故有时将二者合称为精气。肾中精气是机体生命活动的根本，对机体各种生理活动均起着极为重要的作用，故肾被看作“先天之本”，从阴阳属性来分，精属有形，为阴；气属无形，为阳。所以亦称肾精为肾阴，称肾气为肾阳，又称“元阴”和“元阳”，肾阴是一身阴液的本源，对机体各脏腑组织器官起着滋润、濡养作用。肾阳是一身阳气的根本，它对机体各脏腑组织器官起着温煦和推动作用。肾之阴阳是人体各脏腑阴阳的根本。由于阴阳同居肾中，故肾又被称为“水火之宅”。

●主水液

肾主水液，主要是指肾脏具有主持和调节人体水液代谢的生理机能。人体水液代谢的调节，虽然与肺、脾、肝、肾等多个脏腑有关，但起主导作用的是肾，肾对水液代谢的调节作用，贯穿在水液代谢过程的始终。

肾主水液功能主要是通过肾的气化作用来实现的。所谓“气化”，是指肾中阳气的蒸化作用。肾阳蒸化水液，使水能气化，又能使气聚而为水，以利于水液在体内的升降出入、布散排泄，从而使水液代谢维持正常。具体来说，肾主水液的作用主要表现在以下三个方面：

首先是升清降浊。在水液代谢过程中，水液有清浊之分，所谓“清者”，即指含有营养成分的部分水液；所谓“浊者”，即指含有各种代谢废物的水液。清者上升，浊者下降，是水液在体内气化的基本规律。水液代谢，首先是通过脾胃的受纳、消化和运化，其精微部分转输于肺，通过宣发肃降，使清者上升，浊者下降归于肾。归于肾的水液虽名为浊，但其中仍含有清的部分，故在肾阳蒸化作用下，浊中之清可进一步蒸腾气化，复上升于肺，再次布散周身，这种生理过程，称为“肾的升清功能”，而其中的浊中之浊，则注入膀胱为尿，这个生理过程称为“肾的降浊功能”。因此，在肾的气化作用下，清升浊降，促进着体液的代谢，维持着人体水液代谢的平衡。

其次是司膀胱开合。膀胱的主要功能是贮尿、排尿，与肾的气化作用密切相关。贮尿要依靠肾气的固摄能力，排尿也要依靠其控制能力，故称此作用为肾司膀胱开合。开，则使尿液顺利排出体外；合，则使水津保留于体内，维持体内水液量的相对恒定。

另外是对肺、脾、肝、三焦等脏腑的功能活动有促进作用。肾阳为一身阳气的根本，是各脏腑功能活动的强大动力，只有在肾中阳气的温煦和蒸化作用下，脾运化水湿，肺通调水道，肝疏泄水液，三焦司水道之决渎，以及上述膀胱适度开合等，方能并行不悖，各守其职，协调一致，维持水液代谢的平衡。若肾有病变，失去主水之功能，往往会影响水液代谢，使之发生紊乱，出现尿少，水肿等病理表现。若肾阳不足，失去温化蒸腾作用，则表现为小便清长或尿量明显增多等症。

●主纳气

肾主纳气，是指肾具有摄纳肺所吸入之清气而调节呼吸的功能，防止呼吸表浅，保证体内外气体的正常交换。人体的呼吸虽然由肺来主司，还必须有肾的参与才能维持正常。具体来说，由肺吸入之清气必须下达于肾，由肾来摄纳，方能保持呼吸运动的深沉和平稳，从而保证体内外气体得以正常交换。只有肺肾协调一致，呼吸功能才会正常。实际上肾主纳气是肾的封藏作用在呼吸运动中的具体体现。因此，肾的纳气功能正常，则呼吸均匀和调。如果肾的纳气功能减退，摄纳无权，则肺吸入之清气上逆而不能下行，即可出现呼吸表浅，动则气喘，呼多吸少，或呼吸困难等病症。从临床实际来看，往往在慢性气管炎、肺气肿、肺心病等疾患中，可见到“肾不纳气”的征象，治疗常用补肾纳气的方法，多可获得较好的效果。

●肾的附属功能

肾主骨、生髓、通于脑，齿为骨之余

肾主骨、生髓的生理功能，实际上是肾之精气具有促进机体生长发育功能的一个重要组成部分。中医学认为，肾藏精，精生髓，髓藏于骨腔之中，髓养骨，促其生长发育。因此，肾－精－髓－骨组成一个系统，有其内在联系。肾精充足，髓化生有源，骨质得养，则发育旺盛，骨质致密，坚固有力。反之，如肾精亏虚，骨髓化生无源，骨骼失其滋养。在小儿，就会骨骼发育不良或生长迟缓，骨软无力，囟门迟闭等；在成人，则可见腰膝酸软，步履蹒跚，甚则脚痿不能行动；在老年，则骨质脆弱，易于骨折等。

髓，有骨髓、脊髓、脑髓之分。藏于骨腔内之髓，称为骨髓。位于脊椎管内之髓，称为脊髓。位于颅腔中的髓，称为脑髓。这三种髓，均由肾精所化生。因此，肾中精气的盛衰，不仅影响到骨的生长与发育，而且也影响到髓的充盈和发育。中医学认为“脑为髓之海”，因为脊髓上通于脑，聚而为脑髓。肾精充沛，髓海满盈，脑得其养，则精力充沛，思维敏捷，耳目聪明，记忆力强。反之，若肾精不足，髓海失充，在小儿，则表现为大脑发育不全，智力低下，或形成傻呆病；在成年人，多表现为记忆力减退，精神委顿，思维缓慢，头晕，眼花，耳鸣，失眠；严重者，则可发展成为健忘症。

牙齿属骨的一部分，故称“齿为骨之余”，既然牙齿与骨同出一源，所以牙齿也依赖于肾中精气所充养。肾精充足，则牙齿坚固、齐全。若精髓不足，则牙齿松动，甚或脱落。对于牙齿松动等病证，临床上亦常采用补肾的方法治疗，多能获效。

肾主骨这一理论，近年来通过实验研究，也进一步得到充分的证实。例如研究发现，某些补肾药物，能增加骨的坚韧度，对于某些骨折的病人，采用补肾的方药治疗，多能加速骨质愈合。近年来，根据肾主骨的理论，从治肾入手，治疗多种骨的病变，都取得满意疗效。

●其华在发

“发”指头发。肾其华在发，是指肾的精气充盛，可以显露在头发上，即发为肾之外候。故《黄帝内经·素问》说：“肾之合骨也，其荣发也。”发的生长与脱落，荣润与枯槁，不仅和肾中精气的充盛程度有关，而且还和血液的濡养有关。所以，又有“发为血之余”的说法。但头发的生长，根本在于肾，这是因为肾藏精，精能化血而充养头发的缘故。因此，头发的荣枯、黑白等变化常随着肾中精气盛衰的变化而变化。从幼年时期开始，肾的精气开始充盛，头发开始生长；青壮年时期，肾的精气旺盛，因而头发乌黑发亮，到了老年，肾中精气渐衰，故头发变白，枯槁少华，容易断落。这些都属于正常的生理变化。在临床所见，凡未老先衰，头发枯萎，或早脱早白者，多与肾中精气亏损有关。

●开窍于耳及二阴

肾窍和其余四脏之窍不同，它有上窍和下窍之分，在上开窍于耳，在下开窍于二阴。

耳是听觉器官。听觉灵敏与否，与肾中精气的盛衰有密切关系。只有肾精充足，才能使听觉灵敏。故《黄帝内经·灵枢》说：“肾气通于耳，肾和则耳能闻五音矣。”若肾精不足，则可引起耳的听力减退，甚或耳聋。至于老年人的耳聋失聪等，则是由肾中精气生理性衰减所致。

二阴，包括前阴和后阴。前阴，指外生殖器，有排尿和生殖功能。尿液的排泄虽由膀胱所主，但仍靠肾的气化功能才能维持正常。因此，排尿异常的病症，如小便清长，尿频，遗尿，尿失禁，少尿，尿闭，尿余沥等，常责之于肾气虚。生殖系统功能也受到肾功能影响，如肾虚则会出现阳痿，遗精，早泄等症。后阴，即肛门，主要排泄大便。粪便的排泄，虽然主要和大肠、脾等有关，但也与肾的气化、温煦、封藏功能有关。因此，肾病时，常影响到粪便的排泄。例如，肾阴虚，可见大便秘结；肾阳虚则大便溏泻；肾气不固，则久泄滑脱。

（五）肝

肝的位置居于肺下，其腧穴在脊柱的第九椎，募穴在乳下期门穴，属足厥阴经，是经常多血少气，肝脏虽然居位于人体的右边，但气化实行于左，人禀受天地的灵气而生，人身为一小天地，想要知道人身的气化，可先观天地的气化，肝脏具有生发之气，在天地应于春季，在日应于木日，气化运行的路线，就像春天从东边而来，日出从东边升起，天地从左边而升，就像人体的左边。《黄帝内经》中讲，圣人面南而立，左为升，右为降。

肝位于腹腔，膈膜之下，右胁之内。肝为魂之处，血之藏，筋之宗，在五行属木，主动主升，被称为“将军之官”。

肝的生理功能为主疏泄，又主藏血，与人的情志活动有关，并促进人体的消化和气、血、水的正常运行。故其生理特性可概括为：肝为刚脏，体阴而用阳；肝喜条达而恶抑郁。

肝在志为怒，在液为泪。主筋，其华在爪，开窍于目。其经脉络于胆，与胆相表里。

●肝的生理特性

肝的生理特性概括起来，主要有以下几个方面：

肝为刚脏，体阴而用阳。所谓“刚”，有刚强躁急之意。古人把肝比喻为“将军”，用将军的刚强躁急、好动不静的性格来形容肝的生理特性。正由于肝为刚脏，所以肝有病变时，则其气易动易亢。因此，又有肝“体阴而用阳”之说。所谓“体阴”，一是指肝为藏血之脏，血属阴；二是说肝属脏，位居于下，故属阴。肝的生理功能，依赖于肝的阴血滋养才能正常。肝为刚脏，非柔润不能正常。所谓“用阳”，一是说在生理上，肝内寄相火，为风木之脏，其气主升主动，动者为阳；二是说在病理上，肝阴、肝血易虚，肝阳易亢。当肝有病时，常可见到阳气亢逆及动风之象，如眩晕，筋膜拘挛，甚则抽搐等。另外，肝失疏泄，又可引起气滞血瘀。肝气郁久化火，耗伤肝阴、肝血，肝之阴血虚损又可引起肝阳上亢。一般而言，在病理过程中，诸脏之阳气皆易偏于虚，唯有肝之阳气易亢。而肝阴和肝血又常偏虚。所以又有“肝气、肝阳常有余，肝阴、肝血常不足”的说法。

肝喜条达而恶抑郁。肝属木，应自然界春生之气，宜保持柔和、舒畅、升发、条达，既不抑郁也不亢奋的充和之象，才能维持正常的疏泄功能。而暴怒，或抑郁的精神状态，低沉的情绪，最易影响肝的疏泄功能。暴怒可致肝阳亢逆，出现面红目赤，头胀头痛；情绪低沉，则肝气郁结，气郁日久，又可化火生热，导致肝火、肝风等病变。

肝与春气相应。人与天地相参，则肝应春气。春季万物复苏，欣欣向荣，有利于肝气升发、调畅。肝的病变，在春季，得自然界少阳之气滋助，可逐渐好转。但如果自然界春季风气太盛，则可对肝产生不利的影响。

●肝的主要生理功能

主疏泄。所谓“疏泄”，即指疏通、畅达、宣散、流通、排泄等综合生理功能。古代医家以自然界树木之生发特性来类比肝的疏泄作用。自然界的树木，春天开始萌发，得春风暖和之气的资助，则无拘无束地生长，舒畅条达。肝就像春天的树木，条达舒畅，充满生机。其舒展之性，使人保持生机活泼。

肝藏魂，“随神往来谓之魂”，魂乃神之变，是神派生的，魂和神一样，都是以血为主要物质的。心由于主血，故藏神，肝藏血，故藏魂。肝的藏血功能正常，则魂有所藏，若肝血不足，心血亏损，则魂不守舍，惊骇多梦、卧寐不安、梦游、梦呓以及出现幻觉等证。肝藏魂，魂为阳气，运行不休，魂上行，肝为木，魂的强大将有利于心神的生发（木生火），理性与智慧就会昌明。中医称肝为“将军之官，谋虑出焉”，肝对全身各脏器之间起着疏导、协调的作用。中医学将肝的这个特性称为“肝主疏泄”。肝主疏泄作用不但表现在对脏腑的疏导和调节上，更表现在使情绪舒畅、畅快上。肝是靠什么来完成“疏泄”呢？这就要归肝所藏的物质——血。有了“血”，肝就具有了疏导脏腑、舒畅情绪的资本和能力。血为什么有这么大的作用？血是人体一切脏腑组织进行生理活动的物质基础，同样也是人类精神意识活动的能量提供者，所以血对人体脏腑组织和精神活动的重要性就不言而喻了。

肝主疏泄这一生理功能，涉及范围很广，一方面代表着肝本身的柔和舒展的生理状态，另一方面主要关系着人体气机的调畅。人体各种复杂的物质代谢，均在气机的运动“升降出入”过程中完成。肝的疏泄功能正常，则气机调畅，气血调和，经脉通利，所有脏腑器官的活动正常协调，各种富有营养的物质不断化生，水液和糟粕排出通畅。若肝失疏泄，气机不畅，不但会引起情志、消化、气血水液运行等多方面异常表现，还会出现肝郁、肝火、肝风等多种肝的病理变化。

现将肝主疏泄在人体生理活动中的主要作用分述如下：

调节情志活动。人的情志变化，是大脑对外界刺激的反应。在中医理论中，人的情志活动，除了为心所主宰外，还与肝的疏泄功能有密切的关系。肝的疏泄功能正常，气机调畅，方能保持精神乐观，心情舒畅，气血和平，五脏协调。反之，若肝主疏泄功能障碍，气机失调，就会导致精神情志活动的异常，表现为如下两方面：一是肝的疏泄功能减退，导致人体气机阻滞不畅，不但出现胸胁、两乳的胀闷疼痛，同时还可出现郁郁寡欢，闷闷不乐，情绪低沉，多疑善虑等病理现象，中医称之为“肝郁”，或“肝气郁结”。二是肝的疏泄功能太过，情志亢奋，出现头胀头痛，面红目赤，急躁易怒，甚则不能卧寐等症状，中医称之为“肝火亢盛”，此外，肝调畅情志与肝藏血密切相关。“肝藏血”，“血舍魂”，肝血充足，肝体得到肝血的滋养，则疏泄功能正常，方能很好地调节情志活动。若肝血亏损，疏泄无权，则出现种种情志活动异常的病症，如惊骇多梦，卧寐不安，梦游等。肝疏泄失职，可引起情志的异常。反之，也可因外界七情的刺激，特别是郁怒，或在长久反复的不良刺激下，引起肝的疏泄功能失常，产生肝气郁结或气滞血瘀的病理变化。因此，中医学又有“肝喜条达而恶抑郁”“暴怒则伤肝”的说法。

助消化吸收。人体的消化功能，包括对饮食物的受纳和腐熟、水谷精微的输布和吸收等生理、生化过程。这些生理活动，虽然主要由脾胃主管，但也需要得到肝主疏泄的促进作用，方能维持消化的过程顺利进行。归纳起来，肝助消化的作用，主要体现在下述两个方面：一是肝能促进胆汁的生成和排泄；二是维持脾胃气机的正常升降。

胆附于右肝叶之后，胆内储藏胆汁，具有较强的消化饮食物的作用。胆汁的生成、排泄都依靠肝之余气，通过疏泄作用，溢入于胆，聚合而成。肝疏泄正常，气机调畅，胆道畅通，胆汁方能顺利排入消化道，以起到帮助消化的作用。若疏泄失职，胆汁分泌和排泄异常，常出现黄疸，口苦，呕吐黄水，胁肋胀痛，食欲减退等症。这说明胆汁的分泌和排泄代表了肝疏泄功能的一个重要方面。

另外，肝助消化作用还表现在协调脾胃的正常升降方面。脾与胃同居中焦，脾主升，胃主降，只有脾升胃降协调，饮食物的消化过程才能正常。而脾胃的正常升降不仅与脾胃本身的生理活动有关，而且还和肝主疏泄的功能活动有密切联系。所以肝的疏泄功能正常，是脾胃正常升降，维持消化机能旺盛的一个重要条件。若肝的疏泄功能异常，则不但影响胆汁的生成和排泄，而且还会导致脾胃的升降机能紊乱。如脾不升清，在上发为眩晕，在下发为飧泄；如胃不降浊，在上则发为呕逆嗳气，在中则为脘腹胀满疼痛，在下则为便秘。前者称为“肝脾不和”，后者称为“肝气犯胃”，二者可统称为“木旺乘土”。对此，临床常采用疏肝理气、调和脾胃的方法予以治疗。

●促进气、血、水的正常运行

气、血、水等物质在体内处于不停的流行状态。气、血、水流行通利状态，除了和心、肺、脾、肾等脏腑的生理活动有关外，还和肝的生理功能有密切的关系。例如，气的正常运行，要依靠肝的疏泄功能，因为疏泄功能直接影响气机的调畅。肝主疏泄，气的运行通利，气的升降出入才能正常。若肝的疏泄功能失职，气机不畅，气的运行则发生障碍，可出现气滞不行的病理变化，出现胸、胁、乳房胀痛等症状，对此，多采用疏肝、理气的方法调理，常能获得满意的效果。

气是血的运行动力，气行则血行，气滞则血瘀。这里所说的气，除了与心气的推动、肺气助心行血、脾主统摄血行等作用有关外，还与肝主疏泄的功能有关。若疏泄正常，血液循环则保持通利状态。若疏泄失职，通利作用失常，则出现血瘀等种种病症，如胸胁刺痛，并积肿块，月经不调等。

肝的疏泄通利作用在促进水液代谢、保持水液代谢平衡方面，也发挥着重要作用。肝调节水液代谢，主要体现在调畅三焦气机，维持三焦水道通畅，使水液易于流行等方面。如肝的疏泄失职，气机失调，不但影响到三焦水道的通利，使水液的输布排泄障碍，而且气滞则血瘀，瘀血阻滞脉道，进一步阻遏气机，而致水湿停留于人体某些部位，留而为饮，凝而为痰，痰气互结，又可形成痰核、瘰疬。如水湿停留于胸腹腔，则形成胸水和腹水症。

肝主疏泄的这三个方面，是相互之间密切联系的。例如，情志障碍可影响胆汁的分泌和排泄，同样又可影响脾胃的消化功能。胆汁的分泌排泄功能障碍也可影响消化功能。情志不调，又可影响气血、水液的运行，反之，气血运行不利，也可影响情志活动。所以，这三个方面是不能孤立地看待的，只有互相结合全面去看，才能在临床实践中正确理解肝的疏泄功能。

●主藏血

肝藏血是指肝脏具有储藏血液和调节血量的功能。人体的血液由脾胃消化吸收来的水谷精微所化生。血液生成后，一部分运行于全身，被各脏腑组织器官所利用，另一部分则流入到肝脏而储藏之，以备应急的情况下使用。

在一般情况下，人体各脏腑组织器官的血流量是相对恒定的，但又必须随人体的机能状态及气候变化的影响，而发生适应性调节。例如，人体在睡眠、休息等安静状态下，机体各部位对血液的需求量就减少，则一部分血液回归于肝而藏之。当在劳动、学习等活动量增加的情况下，人体对血液的需求量就相对增加，肝脏就把其储藏的血液排出，从而增加其有效血循环量，以适应机体对血液的需要。

正因为肝有储藏血液和调节血量的生理功能，故又有“肝为血海”的说法。所以人体各部位的生理活动，皆与肝有密切关系。如果肝脏有病，藏血功能失常，不仅会出现血液方面的改变，还会影响到机体其他脏腑组织器官的生理功能。藏血功能失常，主要有两种病理变化：一是藏血不足，血液虚少，则分布到全身其他部位的血液减少，不能满足身体的生理需要，因而产生肢体麻木，月经量少，甚至闭经等；二是肝不藏血，则可导致各种出血，如吐血、咳血、衄血、崩漏等。

另外，藏象学说中还有“肝藏魂”之说。魂乃神之变，是神所派生的，它们都以血为其主要物质基础。心主血脉而藏神，肝藏血，血舍魂。肝藏血的功能正常，则魂有所舍。若肝血不足，心血亏损，则魂不守舍，可见惊骇多梦，夜寐不安，梦游，梦呓以及出现幻觉等症。

综上所述，肝能藏血，又主疏泄，而这两种功能之间，又存在着相互依存、相互制约的密切关系。表现在生理方面，则肝主疏泄，调畅气机，气行血行，血方能归藏。肝血充足，肝之阴血又能制约肝之阳气，使其不至于疏泄太过。表现在病理方面，藏血与疏泄的病变常相互影响。如肝失所藏，血虚阴不足，血不养肝，则肝的疏泄功能失常，可表现为情绪易于激动，烦躁不宁或性情抑郁沉闷，睡眠多梦，同时又可见到胸胁隐痛，月经不调等症。

●肝的附属功能

主筋，其华在爪。

筋，即筋膜，包括肌腱、韧带等组织结构。筋膜附于骨而聚于关节，是联结关节、肌肉，专司运动的组织。肝主筋，是说全身筋膜的弛张收缩活动与肝有关。中医学认为，人体筋膜的营养来源于肝脏。如《黄帝内经·素问》说：“食气入胃，散精于肝，淫气于筋。”因此，肝的血液充盈，筋膜得养，功能才能正常，从而使筋力强健，运动有力，关节活动灵活自如。故又说：“足受血而能步，掌受血而能握，指受血而能摄。”若肝有病变，肝血不足，筋膜失养，可引起肢体麻木，运动不利，关节活动不灵或肢体屈伸不利，筋脉拘急，手足震颤等症。在热性病中，若邪热劫伤阴津、血液，筋膜失其滋养，则可引起四肢抽搐，角弓反张，颈项强直等，中医学称为“肝风内动”。故《黄帝内经·素问》说：“诸风掉眩，皆属于肝”“诸病强直，皆属于风”，正因为风证与肝的关系最为密切，故又有“肝为风木之脏”的说法。

肝在中医上另一个很重要的作用——罢极之本。罢极，就是一个状态发展到极点之后向另一个状态发展。人体阳气随着四季更替会出现生发、旺盛、收敛、潜藏的过程，其中由旺盛到收敛，从潜藏转向生发，这是人体阳气变化的两个“极”，这个“极”的变化，由肝来掌控，所以中医说肝为“罢极之本”。

爪，包括指甲和趾甲。中医学认为，爪甲是筋延续到体外的部分，故又称“爪为筋之余”，肝血的盛衰，常反映于爪甲。肝的阴血充足，筋膜得养，则爪甲坚韧，光泽红润，富有华色。若肝血不足，爪甲失其滋养，则爪甲苍白，软薄，或枯而色夭，容易变形，脆裂。故《黄帝内经·素问》说：“肝之合筋也，其华在爪。”在临床上即可根据爪甲色泽的荣枯等变化，来推论肝的气血盛衰。而爪甲的病变，也多从肝脏辨证论治。

开窍于目

肝的经脉上联于目系，目的视力主要依赖于肝血的滋养。故《黄帝内经·素问》指出：“肝受血而能视。”由于肝与目有极为密切的关系，所以肝的生理功能和病理变化常常可以从眼目中反映出来。在临床实践中，很多目疾常从肝治疗。肝血不足则视物昏花，或夜盲；肝阴亏耗，则双目干涩，视力减退；肝火上炎，可见目赤肿痛；肝阳上亢，可见目眩；肝风内动，可见目睛斜视和目睛上吊；肝胆湿热，可出现巩膜黄染等。

目虽为肝之窍，但其他脏腑之精气盛衰亦可从目上反映出来。故《黄帝内经·灵枢》说：“五脏六腑之精气，皆上注于目而为之精。”所以，从某种程度上说，目与五脏六腑皆有关系。双目明亮有光，则反映脏腑精气充盛。在脏腑之中，除了肝与目有密切关系外，心和肾与目关系也很密切。例如，心火上炎可引起眼睛肿痛，肾阴虚亏可引起视力减退。

二、六腑

腑，包括胆、胃、大肠、小肠、膀胱、三焦六个器官（六腑），大多是指胸腹腔内一些中空有腔的器官，它们具有消化食物，吸收营养、排泄糟粕的功能。除此之外，还有“奇恒之腑”，指的是在五脏六腑之外，生理功能方面不同于一般腑的一类器官，包括脑、髓、骨、脉、女子胞等。应当指出的是，中医学里的脏腑，除了指解剖的实质脏器官，更重要的是对人体生理功能和病理变化的概括。因此虽然与现代医学里的脏器名称大多相同，但其概念、功能却不完全一致，所以不能把两者等同起来。

（一）三焦

中医认为：三焦司掌后天元气之源，肾是先天之气的发源地，而三焦乃是人出生后，将经由食物而获得的后天之气吸收体内，并让其循环内脏的机能。三焦是由上焦、中焦、下焦组成的。上焦由脖子根部开始直通心窝处，包含主要的呼吸系统和循环系统。中焦由心窝开始至肚脐为止，包含消化系统。下焦由肚脐至耻骨终止，包含泌尿排泄系统。保持胸部及腹部的机能运转正常是三焦经的主要任务。

●三焦主气化

《难经》："气者，人之根本也，根绝则茎叶枯焉。"三焦是作用于"气"的物质运动的一个器官，所以《难经》有"三焦主持气"，"三焦为水谷之道路，气之所以终始也"的记载。三焦主持诸气，故"主气所生病"。三焦是人体运输精华物质和水液的通道，根据它在胸、腹腔中的部位分为上中下三焦。"三焦"中的"焦"是温热的意思，温热的来源决定于火的燃烧，巢元方说"谓此三气，焦干水谷，分别清浊，故名三焦。"所以提到三焦的基本功能就离不开"气化"。上焦的职责是"温煦"，《黄帝内经·素问·调经论》："阳受气于上焦，以温皮肤分肉之间。"后天水谷之气与吸入的天气来自脾和肺，《黄帝内经·素问·六节藏象论》："肺者，气之本。"《黄帝内经·素问·五脏生成》："诸气者，皆属于肺"。中焦的职责是"腐熟"。《黄帝内经·灵枢·营卫生会》："此所受气者，泌糟粕，蒸津液，化其精微，上注于肺脉，乃化而为血。"少阳相火充沛，中焦的脾胃得了温养，水谷才会腐熟，赵献可说："饮食入胃，犹水谷之在釜中，非火不熟，脾能化食，全赖少阳相火之无形者，在下焦蒸腐，始能运化也。"脾胃持续着蒸腐运化，不断从水谷中摄取以补充"气"的消耗，并促进了营、卫、血、精、津液等养料的制造，供给机体利用，体现了"中焦如沤"。气担负着固密、温煦、捍卫和敷布水精的任务，体现了"上焦如雾"。气生成于中焦，而实出于下焦。水化则为气，气化仍能为水，气的弥散过程，也是水精敷布的过程。下焦的职责是"决渎"，《黄帝内经·灵枢·营卫生会》："故水谷者，常并居于胃中，成糟粕，而俱下于大肠而成下焦，渗而俱下，济泌别汁，循下焦而渗膀胱焉。"王海藏说："上焦如雾，雾不散则为喘满，此出而不纳也；中焦如沤，沤不利则为留饮，留饮不散，久为中满此上不能纳，下不能出也；下焦如渎，渎不利则为肿满，此上纳而下不出也。"

●三焦主调通水道

三焦在人体中非实质性的脏器，而是一个通道。中医称三焦是"有名而无形"。三焦是什么呢，《黄帝内经》中并没有明确的命名，因为这些干巴的东西，带着些血色，不就像烧焦的东西吗，就统称为“焦”了。而从现代解剖学命名法来判断，这些东西是淋巴结、胸腺和扁桃体、甲状腺、血管、气管、食管、油膜、胰腺、输尿管、甚至皮肉等等。三焦与其他脏腑有什么联系呢?《黄帝内经·素问·五藏别论》“夫胃、大肠、小肠、三焦、膀胱，此五者天气之所生也，其气象天，故泻而不藏。此受五脏浊气，名曰传化之府，此不能久留，输泻者也。”。这句话是讲，三焦乃六腑之一，作用其他五腑相近。“六腑者，传化物而不藏，故实而不能满也。所以然者，水谷入口则胃实而肠虚，食下则肠实而胃虚。”这是讲胃肠的关系，我们可以推断出三焦与膀胱的关系，那就是水在三焦则三焦实而膀胱虚，水入膀胱则膀胱实而三焦虚。《黄帝内经·灵枢·本藏》“肾应骨，密理厚皮者，三焦膀胱厚；粗理薄皮者，三焦膀胱薄。疏腠理者，三焦膀胱缓；皮急而无毫毛者，三焦膀胱急。毫毛美而粗者，三焦膀胱直，稀毫毛者，三焦膀胱结也。”这话是讲，三焦和膀胱与肾互为表里，就像心与小肠，脾与胃等，互为表里一样。从这些话，我们不难看出，三焦实际上是污水处理和排放系统。而这个系统，五脏六腑都要，包括三焦本身，也要处理和排放水。三焦所运输的精华物质是五脏精气得到补充和滋养的主要来源和体内水液循环正常进行的保证，所以称三焦为“决渎之官，水道出焉。”三焦在广义上不单单是通道，而是涵括了所有的脏腑组织。

（二）胆

胆藏于肝叶之中，腧穴在脊柱的第十椎旁，募穴在乳下旁日月穴，属足少阳经，是经多气少血。胆汁虽然生于肝，但储藏与排泄必须依靠胆自身的功能，来完成接受肝所生的胆汁和及时排泄胆汁，进入小肠，促进食物消化。“肝胆相照”是一句非常有名的成语，比喻真心诚意，以真心相见，这也从侧面透露出肝、胆如同一体的密切关系，而胆其实更居于辅助肝机能的重要地位。胆经发生异常时，会对肝经有不良的影响，故身体出现不适的症状时，要及时注意胆经，以便谋求症状的改善。

胆位于腹腔上部，附于五脏的肝上，胆内藏胆汁。中医上把胆称为中正之官，决断出焉。又曰：胆是六腑之一，也是六腑中一个非常奇特的腑。六腑中的胃、大肠、小肠、三焦、膀胱都只限于一个“六腑”的性用，而只有这个胆，它还兼有奇恒之腑的性用。五脏主精而不泄，六腑主传化物而不藏。一个藏而不泻，一个泻而不藏。胆却是一腑兼两性，不偏不倚居乎中正，这是五脏六腑中独一无二的。胃、大肠、小肠、三焦和膀胱五个脏器都是饮食进入体内后，在体内传导、转化、排泄所经历过的脏器，而胆和饮食并不直接接触，也无传导饮食的作用，只是起到帮助食物消化的作用，好比是一所清净的房子，没有人来人往的嘈杂，所以胆在中医上被称为“清净之府”。它的主要作用是储藏和排泄胆汁，胆汁输入肠中，而胆汁有助于饮食的消化和吸收。胆汁是人体消化食物所用的精微物质，这样，胆就类似于储藏精气的五脏，五脏和人的喜、怒、忧、思、恐有着密切的关系，胆和人的决断能力也有密切的关系，称胆为“中正之官，决断出焉。”胆病多见于胆汁上逆、口苦、面部和眼目发黄，如黄疸型肝炎等。为此，胆病可以影响肝，肝病可以影响胆。

（三）胃

胃，位于腹腔上部，上接食道，下至小肠。是人体受纳、腐熟水谷的重要器官，具有六腑传化物而不藏的共同特点，以通为用，以降为顺。胃体中空宽大，能伸能缩，两头狭小有贲、幽二门，能闭能开。如果情志抑郁或饮食停滞或外邪内陷，中焦气滞不畅，失于疏通，胃体伸缩异常，贲幽二门开合失司，则胃病就形成了。胃之上口名曰贲门，饮食的精微之气从此处上输于脾肺，宣播于诸脉。胃的下口即为小肠的上口，名幽门。胃俞在脊柱的第十二椎旁，募穴在太仓，属足阳明经，位居中土，是经多气多血，乃人身升降枢纽，名仓廪之官，主纳食消谷。盖胃禀冲和之气，稍有偏胜，每易成疾。

胃主受纳和腐熟水谷，饮食入胃以后，经胃的腐熟消磨，传于小肠，其水谷精微经脾（实际是小肠）消化吸收以后，输布于全身。故胃主受纳和传导，脾主消化和吸收，共同完成纳运水谷的功能活动。脾胃纳运的水谷精微，是化生气血津精的基本原料，是营养供给的唯一来源，是五脏功能的基本动力，所以脏腑形骸都唯此是赖。胃喜润恶燥，胃疾往往是胃火过旺而伤津所致。

人体后天的营养充足与否，则主要取决于脾、胃的共同作用。俗语说：“脾胃之疾”。就明确地说明了它们的共同作用。传统中医称脾胃为后天之本，营卫气血生化之源，如五行之土能长养万物，无非反复强调它在五脏中的重要作用。脾胃这一功能与生俱来又与生俱终，必须小心保护，才能保持健运而百岁不衰。

胃病的发生，与人体的整体状况有密切的关系。一般胃病初起，先有胃的气化失调，然后产生运化无力，升降失司；随之胃的功能受损，气血阻滞；再进一步可发生器质性病变，使人体气血阴阳受到损害，如果器质病变损伤胃络，就会发生消化道出血；如果器质病变阻塞胃肠道，就会发生反胃呕吐或食物阻隔不下。将脾胃的生理特点归结起来，不外升清降浊两个方面。

胃肠的虚实更替，表现出泻而不藏，动而不静，降而不升，实而不能满，以通降为顺的生理特点。脾主运化，水谷精微通过脾的运化和传输作用，上输到心肺等脏，生化为气、血、津、液。脾的运化作用，又表现出藏而不泻，喜通恶滞，喜升恶陷，以健运升散为顺的生理特点。胃纳脾运，胃降脾升，纳运相得，升降相因，成为一体。脾胃纳运功能所反映的升降两种基本运动形式，也就是成为脾胃的生理特征。由于脾胃的主要功能是纳运水谷，升清降浊是纳运功能的具体体现，所以脾胃发生病理改变的主要反映是纳运升降异常。

（四）小肠

小肠上连于胃，下接大肠。小肠与胃的连接处称为幽门，与大肠的连接处称为阑门，阑是隔的意思，阑约水谷，从其泌别。小肠的腧穴在脊柱的第十八椎，募穴在关元，脐上一寸为水分穴，在小肠下口，是阑门穴，泌别清浊，水液渗入膀胱，滓秽传入大肠，小肠属手太阳经，是经常多血少气。小肠消化食物的功能与脾、胃、肝、胆有着密切的关系。食物经胃受纳腐熟后，在胃气下降的作用下进入小肠，在肝胆疏泄的作用下，胆汁进入小肠，在脾运化功能的作用下，食物在小肠内进行吸收和消化。糟粕自小肠下口泌别，水入膀胱上口。滓秽传入大肠上口，从大肠至魄门而出。所以中医称小肠为受盛之官，化物出焉。若小肠有病，除影响消化吸收外，还可产生小便的异常反映，如小便赤、涩、痛等症状。

（五）大肠

大肠腧穴在脊柱的第十六椎，募穴在脐旁天枢，属手阳明经，是经常多气多血。大肠上口在阑门处与小肠相连接，下口紧接肛门，大肠的上中部绕行腹部之左右，先升后降。下部管腔扩大，沿脊的下部下行至肛门。水谷自小肠至阑门后以分别。津液渗入膀胱成为溺，滓秽则传入大肠。大肠接受小肠下注的食物残渣，在吸收其多余的水分后，形成有形的粪便，经直肠经肛门排出体外，所以中医称大肠为传导之官，变化出焉。大肠传导变化除自身的功能外还受脾、胃、小肠等脏腑功能的影响。大肠的传导是胃、小肠下降运动的连续，是在胃气主通降的主导下进行的运动。肺与大肠相表里，大肠的传导还需要肺气的宣发、肃降来调节。肺气肃降促进大肠传导，肺气散布津液，滋润大肠，糟粕得以排除。

（六）膀胱

膀胱位于小腹中，是人体主导水液新陈代谢的主要器官之一。膀为横之意，胱为广之意，膀胱横广而短，属足太阳经，是经常多血少气。膀胱的腧穴在脊柱的第十九椎下，募穴在脐下中极。膀胱是一个囊状的器官，上面的管道直接通到肾脏，下面有尿道开窍于尿孔。膀胱的主要功能有蒸化水津，贮尿排尿的作用。水液经过肺、肾、三焦、大肠、小肠诸脏腑的作用，通过代谢后，津液必须经过膀胱的气化作用生成尿液，排出体外。所以称膀胱为州都之官，为津液所藏，气化则能出。膀胱不利为癃，不约为遗溺。尿液的排泄虽在膀胱，但须依赖肾的气化才能完成，现代医学中，膀胱具有积存肾脏制造出来的尿液的功能，当膀胱充满尿液时，即经由尿道排出体外。而中医医学却认为，膀胱是当小肠把无用的固态物和水分开后，水分流入的主要器官。

第五节　内难纲要

夫自古通天者，生之本，本于阴阳。

自古以来，人体之气就是与自然界息息相通的，所以生命的本源，本于天地阴阳的变化。

阴者藏精而起亟也，阳者卫外而为固也。

人身阴阳互为功用，阳无阴则亡，阴无阳则脱。阴主藏精于内，而阴气常起以应乎外，阳者阴之卫也，有阳卫于外而后阴阳始能固守于中。

言人之阴阳，则外为阳，内为阴，言人身之阴阳，则背为阳，腹为阴，言人身之脏腑中阴阳，则脏者为阴，腑者为阳。人身阴阳有表里之分，若细分之，则每一脏腑各有一阴阳。

阴阳互根也，阳在外，阴主内。

阴平阳秘，精神乃治；阴阳离绝，精神乃绝。

只有阴气平和，阳气固密不外泄，阴阳在相互制约与消长中，（阴阳取得了动态平衡），相互协调，人体才会处于健康状态，否则阴阳离绝，精气乃绝而生命终结。

世界是阴阳二气相互作用的结果，阴阳二气的矛盾运动，形成了宇宙间万事万物的运动变化，人体的生命活动亦如此。人体的疾病状态就是人体阴阳关系的失衡状态，疾病的危重阶段也就是阴阳关系即将破裂的阶段。

女子——二七而天癸至，任脉通，太冲脉盛，月事以时下。

女子七岁的时候，肾气开始旺盛，更换乳牙，头发抽长，二七指的是14岁（女子用七，男子用八）天癸是月经，指的是来天癸具有生殖能力。任脉通，人有任督二脉，任脉指的是从承浆穴到下体的会阴穴，就来天癸了，天癸与生殖机能密切相关，它源于肾，在本质和功能上又有独立性。肾主生殖的功能是通过天癸来体现的。

丈夫——二八肾气盛，天癸至，精气溢泻，阴阳和，故能育子。

肾为先天之根、生育之源，男子16岁（二八），肾气已盛，阳精充盈，就有了生育的能力。

中焦受气取汁，变化而赤，是谓血。

脾胃为中焦，受五谷之气，取五味之汁，上输于心，变化而赤，是为血液。

食气入胃，浊气归心，淫精于脉，脉气流经，经气归于肺，肺朝百脉，输精于皮毛。

饮食经胃的蠕动，腐熟成食糜，水液与食物相互掺合在一起，食糜排入小肠，经过小肠的分清别浊，将清的部分，营养物质上输给脾，脾胃是升降气机的枢纽，脾胃之清阳，上济心肺，心肺通过吐故纳新，肺主肃降，肺为华盖，其位居高，治节由之，故受百脉之朝会，百脉的精气流入大的经脉后会聚于肺，再输布于皮毛。

饮入于胃，游溢精气，上输于脾，脾气散精，上归于肺，通调水道，下输膀胱。水精四布，五经并存。

水饮入胃经脾运化后，将精气上归于肺，在肺的肃降和通调水道作用下，津液下输入膀胱，根据四时寒暑变化和五脏的阴阳变化规律，有目的地将水液和精气四布，外而皮毛，内而脏腑经脉，周身内外无所不到。五脏皆得精之灌润，五脏之经脉，自然畅行无阻。

人受气于谷，谷入于胃，以传与肺，五脏六腑，皆以受气，其清者为营，浊者为卫，营在脉中，卫在脉外，营周不休，五十而复大会，阴阳相贯，如环无端。

营为血，卫为气，谷之清汁为营血，谷之浊气为卫气，人身的营卫之气是由水谷产生的，水谷进入胃中，化生为水谷精气，水谷精气传至肺，再借肺气的输布功能传送周身，从而五脏六腑皆可接受水谷精气。其水谷精气中清轻而富于营养作用者为营气，其中重浊而剽悍者为卫气，营气循行在经脉之中，卫气行于经脉之外，营卫二气没有休止地循行运转，一昼夜运行人体五十周次，然后会合一次。由此，沿着阴经阳经交替循环运转，没有终止。

《经》又云：经脉前后上下左右，周身十六丈二尺为一度。人一呼，脉行三寸，一吸脉行三寸，呼吸定息脉行六寸，昼夜一万三千五百息，脉行五十度。人身足三阴经脉，由足走腹，手三阴经脉，则腹走手，手三阳经脉，由手走头，足三阳经脉，由头走足，互相连贯，为一大循环。足三阳同手三阴，有似大动脉，由干走枝；足三阴同手三阳，有似回血管，由枝返干，与现代血液循环之理相合，而《黄帝内经》则有阴阳手足之分，度数之计，益精微矣。

卫气行于阴二十五度，行于阳二十五度，分为昼夜，故气至阳而起，至阴而止。故曰日中而阳陇，为重阳，夜半而阴陇为重阴，故太阴主内，太阳主外，各行二十五度分为昼夜。夜半为阴陇，夜半后而为阳衰，平且阴尽而阳受气矣。日中而阳陇，日西而阳衰，日入阳尽而阴受气矣。夜半而大会，万民皆卧，命曰合阴，平旦阴尽而阳受气，如是无已，与天地同纪。

卫气运行于阴分二十五周次，运行于阳分二十五周次，这是以白天和黑夜来划分的，所以气行到阳分为起始，行到阴分为终止。因此，当中午阳气隆盛时叫作“重阳”，到半夜阴气隆盛时叫作“重阴”。太阴主管人体内部，太阳主管人体外表，营卫在其中各运行二十五周次，都以昼夜来划分。半夜是阴分之气最隆盛的时候，自半夜以后，行于阴分之气就逐渐衰减，到早晨时，则行于阴分之气已尽，而阳分开始受气。中午是阳分之气最隆盛的时候，从日西斜，行于阳分之气就逐渐衰减，到日落时，则行于阳分之气已尽，而阴分开始受气。并且在半夜的时候，阴阳之气相会合，此时人们均已入睡，称为“合阴”。到早晨则行于阴分之气已尽，而阳分开始受气。如此循环不息，和自然界昼夜阴阳的变化规律相一致。卫气，行于阳则寤，行于阴则寐。《难经》言卫气行五十度，复会于手太阴，而人之卧起，皆卫气出入之验也。

营出中焦，卫气出于下焦。

营气源于中焦化生的水谷精微。卫出下焦肾，为肾中元阳所化，靠中焦水谷精微的滋养才能不断发挥生理效应。

上段文字指出，卫气乃水谷精微中“浊者”所化。黄帝曰：“愿闻营卫之所行，皆何道从来?”岐伯答曰：“营出于中焦，卫出于下焦。”既然水谷精微乃中焦所化，为什么同一篇文章又有“卫出于下焦”的认识呢？清朝·张志聪认为“卫出于下焦”按，应为“卫出上焦”之误。明代·马莳在《黄帝内经·灵枢·营卫生会》中也这样注释：“卫气者，阳气也。始时阳气甚微，而至此则阳气甚盛，故曰阳受气于上焦，然此卫气者，乃下焦之浊气升而生之，故曰浊者为卫。”这两种说法，似乎都与“卫气出于下焦”

不符，其实不然，营卫之气生成于中焦，却来源于下焦，功用于上焦。和人体三焦紧密相连。卫阳与肾阳相通，营卫虽生化于中焦，仅属阳气的卫气却出于下焦，《黄帝内经·灵枢·营卫生会》记载："营卫者，精气也，血者，神气也，故血之与气，异名而同类焉。故夺血者无汗，夺汗者无血。"说明营卫之精气与血可相互转化。

营气与卫气运行通畅，则阴阳贯通。卫气由中焦水谷精微所化，其标在肺，其本在肾，只有通过肺之宣发布散，才能布达周身，发挥卫外之功。而肾气为诸阳之源，卫气只有得其资助，方能源源不竭，肺在上焦，居高，肾在下焦，位低。肺布散趋于下，也达于表；肾温煦于上，也达于表。经脉与脏腑紧密联系，卫气与营气循行于它们之间，一在脉外，一在脉中。总言之，卫气由中焦水谷精微所化，认为"卫出于上焦"有其合理一面，认为"卫气出于下焦"也不无道理。二者看似有别，盖因强调的重点不同罢了。

五脏者，所以藏精神血气魂魄者也。六腑者，所以化水谷而行津液者也。

五脏之功用，是储藏人身的精神气血魂魄，故曰脏者藏也。五脏"藏而不泻""满而不实"，是强调五脏以藏精气为主，精气宜保持充满而不直接排泄体外，但五脏精气必须流通布散全身而不应呆滞壅阻，即五脏气机必须通畅。若五脏精气不能充盈，则形成虚证，故有"脏病多虚"之说。六腑"泻而不藏""实而不满"，是强调六腑以传化物为主，饮食必须不断地在六腑中传导变化，虚实更替，而不久藏精气。正如唐·王冰注解《素问·五脏别论》时所说："精气为满，水谷为实。（五脏）但藏精气，故满而不能实；（六腑）以不藏精气，但受水谷故也。"若六腑传导失常，则水谷糟粕停滞其内而形成实证，故有"腑病多实"之说。

脑、髓、骨、脉、胆、女子胞，此六者，地气之所生也，皆藏于阴而象于地，故藏而不泻，名曰奇恒之府。

奇腑，奇恒之府的简称，包括脑、髓、骨、脉、胆、女子胞等器官。恒腑指五脏（合心包为六脏）六腑。关于奇腑，《黄帝内经素问·五脏别论》："脑、髓、骨、脉、胆、女子胞，此六者地气之所生也。皆藏于阴而象于地，故藏而不泻，名曰奇恒之府。"大意是说，脑、髓、骨、脉、胆、女子胞（子宫），它们的形态似腑，多为中空的管腔或囊性器官，而功能似脏，主藏精气而不泻。所以称为奇恒之腑。

1. 脑：《黄帝内经·灵枢·海论篇》："脑为髓之海。"

2. 髓：《黄帝内经·素问·解精微论》："髓者，骨之充也。"同时，髓与脑的关系密切。《黄帝内经·素问·五脏生成》："诸髓者，皆属于脑。"

《黄帝内经·素问·奇病论》："髓者，以脑为主。"

3. 骨：骨为人体之干，《黄帝内经·灵枢·经脉》："骨为干。"《黄帝内经·素问·脉要精微论》："骨者髓之府。"骨髓与肾脏的关系密切。《黄帝内经·素问·五运行大论》："肾生骨髓。"《黄帝内经·素问·痿论》："肾主身之骨髓。"《黄帝内经·灵枢·五邪》："邪在肾，则病骨痛。"《黄帝内经·素问·逆调论》："肾者水也，而生于骨，肾不生则髓不能满，故寒甚至骨也。"肾气虚弱是发生骨痹（风湿性关节炎一类的疾病）的内在原因。肾是脑、髓、骨健康的基础。《黄帝内经·素问·六节藏象论》："肾者，主蛰，封藏之本，精之处也；其华在发，其充在骨。"是说，肾脏是主封藏功能的脏，是"精之处也"。《黄帝内经·灵枢·经脉》："精成而脑髓生。"所以只有节精保肾，才能保证脑、髓、骨的健康。

4. 脉：《黄帝内经·素问·脉要精微论》："夫脉者，血之府也。"《黄帝内经·素问·痿论》："心主身之血脉。"所以，"脉"的功能正常有赖于心脏的健康。

5. 胆：胆，既属于六腑，又属于奇恒之腑。从生理功能而言，六腑传导、消化水谷，胆贮藏、排泄胆汁，有协助消化的作用，故胆归属于六腑；但胆又不像胃、肠等腑那样能直接传导水谷，功能不同于五脏，而是藏"精汁"，这又类似于五脏的"藏而不泻"，所以胆又被归属于奇恒之腑。《黄帝内经·灵枢·本输》："胆者，中精之腑。"六腑除胆以外，都是贮藏或转输浊物，只有胆是贮藏精汁，所以称之为"中精之腑"。

6. 女子胞（子宫）：张介宾《类经·藏象类》："女子之胞，子宫是也，亦以出纳精气而成胎孕也，为奇（即奇恒之府）。"子宫有产生月经和孕育胎儿的功能。肾脏精气是维持这些功能的基本条件。另外还需要冲任二脉的正常健康。《妇人良方》："冲为血海，任主胞胎。"奇者无配偶也，恒者永久如是也。女子有胞宫，男子则为精室也。

人有髓海，有血海，有气海，有水谷之海，凡此四者，以应四海也。

髓海位于头部，气海位于胸部，水谷之海位于上腹部，血海位于下腹部，各部之间相互联系。四海主持全身的气血、津液，其中脑部髓海为元神之府，是神气的本源，脏腑经络活动的主宰；胸部为气海，宗气所聚之处，贯心脉而行呼吸；胃为水谷之海，是营气、卫气的化源之地，即气血化生之处，冲脉为十二经之海，起于胞宫，伴足少阴经上行，为十二经之根本，三焦元气之所出，乃人体生命活动的原动力，又称血海。

阴胜则阳病，阳胜则阴病，阳胜则热，阴胜则寒。

人体阴阳和平，则无病。阴或阳低于正常水平的失衡，如果阴阳一方低于正常水平，而另一方保持正常水平，或双方都不同程度地低于正常水平，身体就会表现出虚症。阴不足则会阴虚生内热；阳不足则会阳虚生外寒；阴阳双方都不同程度的不足，则虚寒、虚热并见或出现阴阳两虚。阳胜，指阳邪致病，导致机体机能亢奋，体内阳气绝对亢盛的病理变化。阳主动，主升而为热，所以阳偏胜时，多见机体的机能活动亢奋、代谢亢进，机体反应性增强，热量过剩的病理状态。阳胜表现为阳证，也就是阳多阴少，一般表现的症状是：口渴、发热、脉搏跳动快等，这类症状，又称为热证。阴胜，是指阴邪致病，导致机体机能障碍，体内阴气绝对亢盛的病理变化。阴胜，多由感受寒湿阴邪，或过食生冷，寒湿中阻，阳不制阴而致阴寒内盛。阴胜表现为阴证，也就是阴多阳少，一般表现的症状是：口不渴、不发热，手足冷、脉搏跳动慢等，这类症状又称为寒证。

忧愁思虑则伤心。

“心”为“五脏六腑之大主”，明·张介宾在《类经》中指出：“心为脏腑之主，而总统魂魄，并该意志，故扰动于心则肺应，思动于心则脾应，怒动于心则肝应，恐动于心则肾应，此所以五志惟心所使也”。思虑在脑，而动机在心，过用则心伤，而成心脏病，如失眠、怔忡、心烦、头晕等症。形寒饮冷则伤肺。肺脏本寒，凡外受风寒，外饮冷水，则肺受伤，而发生喘咳等症。

大怒，气上而不下，则伤肝。

怒则肝气上逆，肝阳上亢或肝火上炎，耗伤肝的阴血。《素问·本病论》说：“人或恚怒，气逆上而不下，即伤肝也。”《医医偶录》说：“怒气泄，则肝血必大伤；怒气郁，则肝血又暗损。怒者血之贼也。”

饮食劳倦则伤脾。

脾为仓廪之官，主纳饮食，四肢皆属于脾，劳倦皆由四肢，故过用，则脾受伤也，饮食不节，脾亦受伤。

久坐湿地，强力入水，则伤肾。

湿伤于下，故湿先归肾。又肾为作强之官，水又肾之类，故强力入水则肾受伤。

五味所入：酸入肝，辛入肺，苦入心，咸入肾，甘入脾，是谓五入。

胃为五脏六腑之海，水谷皆入于胃，五脏六腑皆禀气于胃，五味各走其所喜。酸生肝，故酸味先走肝。辛生肺，故辛味走于肺。苦生心，故苦味先走心。咸生肾，故咸味先走肾。甘生脾，故甘味先走脾。同时还指明了人体有些疾病对于五味各有不同的禁忌：辛味能入肺、入气而损耗气，所以气虚的患者不可以多吃辛味；苦味入血（心）能损耗血，所以血虚的患者不能多吃苦味；咸味入肾，所以肾病和骨病的人不能多吃咸味；甜味入脾，脾和肌肉有某些特殊的内在联系，所以脾和肌肉有病的人不可以多吃甜味；酸味入肝，肝和筋有某些特殊的内在联系，所以肝病和筋病的人不能多吃酸味。这就是所说的五禁。所以，有相应问题的人应该注意这个禁忌。

五气所病：心为噫，肺为咳，肝为语，脾为吞，肾为欠为嚏，胃为气逆、为哕、为恐，大肠小肠为泄，下焦溢为水，膀胱不利为癃，不约为遗溺，胆为怒，是谓五病。

五脏之气失调后所发生的病变：心气失调则嗳气；肺气失调则咳嗽；肝气失调则多言；脾气失调则吞酸；肾气失调则为呵欠、喷嚏；胃气失调则为气逆为哕，或有恐惧感；大肠、小肠病则不能泌别清浊，传送糟粕，而为泄泻；下焦不能通调水道，则水液泛溢予皮肤而为水肿；膀胱之气化不利，则为癃闭，不能约制，则为遗尿；胆气失调则易发怒。这是五脏之气失调而发生的病变。

五脏所恶：心恶热，肺恶寒，肝恶风，脾恶湿，肾恶燥，是谓五恶。

心为火脏，故恶热。肺属清金，故恶寒。肝主风木，故恶风。脾为湿土，故恶湿。肾为水脏，故恶燥。盖五脏各有胜气，过胜反伤也。

形不足者温之以气，精不足者补之以味。

“形”指形体，即形体之气；“精”指阴精。“气”与“味”则分别指药食之气味，即如《素问·阴阳应象大论》所说“阳为气，阴为味。”因此“形不足者，温之以气；精不足者，补之以味”是指形体虚弱者，症见乏力、自汗、畏寒等，应用益气的方法予以温补；阴精不足的病证，当用味厚的方法进行滋补。正如张介宾所注：“此正言彰之之法，而在于药食之气味也。以形精言，则形为阳，精为阴。以气味言，则气为阳，味为阴。阳者卫外而为固也，阴者藏精而起亟也。故形不足者，阳之衰也，非气不足以达表而温之。精不足者，阴之衰也，非味不足以实中而补之。阳性暖，故曰温。阴性静，故曰补。”

诸风掉眩，皆属于肝。

所谓的“掉眩”，就是指眩晕病，病因为“风”，肝属木，五气属风。风气盛，风性动摇无定，而引起头目眩晕的，是由于风木旺盛，金衰不能制木，而木又生火的缘故。风、火属阳，经常相互转化。阳主动，风、火相搏就形成旋转，火属阳，火焰得风自然旋转。如春分至小满为二之气分，风、火相搏就常引起飘风，俗称旋风。所以中医上把一些动摇无定的病，都称为风病。

肝病可以生风，发生以动为特征的证候。风有虚实之分：虚则肝阴亏虚，头目失养而致头晕目眩，肝血不足，血虚生风而致手足颤动；实则肝郁化火，神魂失藏而致头痛目赤，热极生风，筋脉失养而致手足抽搐。本条所论属于内伤，所指乃肝病生风引发的掉眩症状，属于内风范畴，《黄帝内经》说：曲直动摇，是风的作用；而眩晕呕吐的人，则是因为风热过盛。如：肝热生风，肝阳化风，郁怒生风等等。从病机上来说，主要是肝失所养，以至于肝中相火上冲为病，比如现在一些高血压病人。乙癸同源，乙指木，是肝；癸指水，是肾。肾者水脏，主水藏精，真阴所寄，阴即水也，木赖水涵，精化为血，血能养肝，若肾阴内虚，水不涵木则木燥而生风，精虚血少，血不养肝则血虚而生风，此乃病在肾而证在肝，乙癸同源，肾病及肝。肝病如此，他脏之病亦如此，推此及彼，举一反三，细细推敲，必有所获。掉眩也有病不在肝者，《黄帝内经》就有“有上气不足，头为之苦晕，目为之眩”，这眩晕病的病因就是在于中气不足了。脾胃为气机升降的枢纽，脾虚则中气不能上升，清阳不升，头不能得养，所以眩晕。所以对于这种中气不足的眩晕病治疗，就不能以清肝潜阳来治了，得用相反的方向的治疗，可用补中益气汤来治。临床上还有一种眩晕病的病机是因为湿，在《金匮要略》有利湿治晕的记载。所以说，对于上述眩晕病的病机上来说，不仅仅是肝的问题。治疗时辨别出那种病机至关重要。肝阳化风、肝风内动等肝脏所引起的眩晕病，临床上必还存在有心烦易怒等症状；而对于中气不足所至的眩晕，病人同时还会有气短、神疲无力、眩晕的感觉；而对于因痰湿所至的，这种眩晕，头必重，是头上重重的晕。

诸寒收引，皆属于肾。

意指一般的阴寒内盛，出现筋脉挛急，关节屈伸不利（兼见面色皖白，形寒肢冷，小便清等），多属肾的病变。寒是因，“收引”是果，这句话的意思是指人的筋脉关节活动不灵活的感觉。冬天寒冷了，很多人都觉得关节不灵活，这都是因为寒的原因。

本条指出病位在五脏之“肾”，肾主北，在天为寒，在地为水，肾为一身阴阳之根本，肾阳又是一身阳气的根本，肾阳足则一身阳气有所持，才能有力推动血的畅行，局部经脉就会缺少气血的正常涵养。这种情况下，寒邪就会乘隙袭而入，痹阻经脉，从而引起经脉挛急，关节拘挛难以屈伸。肾主水，有的病人长期的肾阳虚，会导致水湿不化，寒湿内阻又会进一步的影响气血的通畅；脾主运化，脾得不到肾阳的温煦，则无力运化水湿，而生痰。比如水肿病、尿不通畅的肾功能不全等疾病大多是肾阳不足为根本病机。内阳不足，再加上外来之寒邪，以至于寒湿痹阻经脉关节，成为痹症。从痹症上来说，既有阳虚之内寒，又有外寒之袭入，正虚邪客，内外合邪，虚实夹杂。如若病程长久，还有气血的损耗之虚症存在，一面是身体虚，一面是寒、痰、瘀三邪互结而成痼疾，治疗上陈寒不除，痰瘀难消；但只温阳又难以消痰瘀。所以在治疗上不能单纯应用温肾祛寒，还应化痰祛瘀通络一起综合治疗。

《黄帝内经》“血气者，喜温而恶寒，寒则泣而不流，温则消而去之。”《灵枢·本脏篇》曰：“经脉者，所以行气血而营阴阳，濡筋骨而利关节”。《灵枢·调经论》云：“血气者，喜温而恶寒，寒则泣而不流，温则消而去之”。血遇热则行，遇寒则凝。经脉喜温而恶寒，血气在经脉中，寒者泣涩，温者通利。若肾中元阳不足，内生阴寒，不能正常地温煦经脉，则经脉不利，气血行泣而失其畅行。同时“正气存内，邪不可干”，阳气既虚，血行不畅，局部经脉缺少气血的正常涵养，则寒邪乘隙袭入，寒主收引，寒邪痹阻经脉，初则关节疼痛，活动不利，久而出现经脉挛急，关节拘挛难以屈伸。

诸气膹郁，皆属于肺。

一般因上焦气机不利而出现呼吸迫促，胸膈痞满的症状，多属肺的病变。肺主气，凡气之喘急上逆，谓之膹，气之否塞不通，谓之郁，皆当治肺。唯须辨别寒热虚实而治之。

膹，是胸闷气喘的意思；郁，是郁阻不通的意思。意思是出现胸闷气喘等病主要的病位在于肺。张景岳解释：“月贲，喘急也。郁，痞闷也。”

肺主气，司呼吸，主肃降，主一身之气，主治节。肺对气的治节功能，在于肺的宣发和肃降来完成的。肺的宣发和肃降是一对矛盾体，要有正常的宣发，才能有正常的肃降。宣发指的是气机向外，而肃降指的是气机向下。因多种不同的原因造成肃降无权，肺气上逆，气结胸中，则出现胸部塞闷、呼吸急促的病症，故曰其病在肺。

肺的宣肃不力，对气机和水液的调节功能就下降，还会引起水肿病，比如水肿病中的“风水”治疗上必须进行对肺的宣肃功能调节，要不风水很难治好。就算不是风水病，其他的水肿病，只要见肺气不利的病机出来，也必要进行对肺的宣肃功能调理。临床所见如肺气大虚，气无所主，或如痰浊壅肺，气降受阻，均可出现呼吸失常，胸闷喘息的临床症状，皆属病在于肺之例。又肾为气之根，肾主纳气，大凡肾气大虚者肺气亦虚，下则摄纳无权，气不归根，上则肺气耗散，主气无力，以致气浮于上，胸闷喘息，肢冷汗泄，其病在肾，由肾及肺，此为虚喘之重者。尚有病起大怒，怒者气上，肝气迫肺而致胸闷喘息者，其病在肝，由肝及肺，这是实喘之一。

肺的宣肃功能，得有足够的肺气为基础才能完成。如果说脾胃虚弱的病人，则肺气必不足，临床上常见一些咳嗽胸闷日久的病人，症见四肢困乏无力、气短神疲等，这种咳嗽只一味地去止咳是治不好的，必要进行健脾补气，脾气足，肺气才能足，这样肺的宣肃功能才能正常。肺为气之主，肾为气之根，肾主纳气，肾气虚的病人大多肺气也虚，因为肾的摄纳无权，气不归根，以致气浮于上，胸闷喘息。很多哮喘病人，常见夜尿频、怕冷、自汗，运动则喘等，这种情况就是肾不纳气的原因，治疗必要固肾为本，要不哮喘不治。

诸湿肿满，皆属于脾。

“湿肿满”，可以理解为湿、肿、满三种病，也可以理解为因湿所至的肿、满病，“肿”在全身皮肤，“满”为腹内胀满，肿者现于外而医者可见，满者病于内唯有患者自知。引发的病因为“湿”，病在的脏腑是“脾”。

脾之性喜温燥而恶寒湿，主运化（运化水谷和水湿），居人体之中，通过和胃的通降以转运气机上下，所以说脾胃是气机的枢纽。但是脾的运化功能，有赖阳气之温煦。如气阳两虚，脾的运化功能就会下降，水谷不运则食物的消化吸收功能下降，人的生命机能就下降，所以李东垣治病以脾胃立论，这是很有理的。

脾的运化水湿功能下降，过多的水湿会阻在体内，从而阻滞了气血的畅行，而生他病。比如脾的气阳两虚，运化失职，水谷精气不能依赖脾气散精于肺，肺虚则无力行其通调水道（中医上称为“治节”），脾又主肌肉，于是水湿阻于肌肉，人就胖了。这就是现在肥胖症的主要病机之一。

肺主皮毛，肺虚而皮毛会失去固密，人体无力抗风寒，所以人就会常常感冒，现在很多小孩子在幼儿园上学，三天两头感冒的，久治不好，主要的原因就是在于脾虚。也有脾虚土不生金，肺虚卫失固密，外邪乘隙袭入，邪郁肌肤腠理，肺失宣达，三焦失利，水道不通，以致水湿泛滥，发为浮肿，湿乘于脾，而致胀满，肾为水脏而内寄元阳，元阳即真阳，亦称少火，少火生气，脾土有赖肾阳之温煦，肾阳不足，脾阳亦虚，旋转运化随之失职，脾不制水，肾虽主水，气不化水，水湿停滞，溢于外则浮肿，郁于内则中满，水湿内停而生肿满，虽首责脾土，实非局限在脾。

一般水湿潴留而出现浮肿胀满的症状，多属脾的病变。脾司湿化，又主肌肉，内受湿淫，肌体肿满，皆属脾病。若为湿邪所伤，其病骤至，法当分疏。若脾土虚弱，木乘水侮，其病渐成，法当培补。

诸热瞀瘛，皆属于火。

一般热病出现神志昏迷、抽搐症状，多属火证。昏闷曰瞀，抽掣曰瘛。邪热伤神则瞀，火能令人昏也。亢阳伤血则瘛，皆属于火为之病。但有虚火、实火之分，实宜泻，虚宜补。

瞀，是神志昏的意思；瘛，指的是肌肉跳动之意；躁与狂都是表示人的精神错乱的一种临床表现；

瞀瘛症状多见于外感热病的极期。一般来说，温病初期，叶氏曰：“温邪上受，首先犯肺。”邪在上焦肺卫，不至于出现发热与瞀瘛并见的危重症状。亦有例外者，如高年营阴久虚，婴幼稚阴未充，或因所感邪热特甚，以致发病未几，随即内传，陷入心包，热扰心神，风因热起，此为逆传心包之证，属于热病之反常传变，证见高热、神昏，幼儿与年老体弱者也可出现四肢抽搐。

诸痛痒疮，皆属于心。

一般皮肤疮疡，出现干热、疼痛瘙痒的症状，多属心火炽盛，血分有热所致。心主火，凡诸疮痛痒，皆属于心。但火甚则疮痛，火虚则疮痒，一实一虚，不可紊也。

著有《医宗必读》《内经知要》的清代名医李中梓云：“热轻则痒，热重则痛”疮疡初起热轻，病轻则热轻，热轻则痒，延久病重，病重则热炽，热炽则痛，进而热极化火，血受火灼，腐而成脓，此类病证属于阳毒热证，阴疽不在其例。

诸痿喘呕，皆属于上。

“上”，指的是上焦，《黄帝内经》中说到痿、喘、呕三病主要病位在于上焦。上焦，即胸中，内藏心肺二脏。其中的心与痿、吐二症无直接的关联，唯有肺与痿、喘、呕三症的关系密切，如《黄帝内经·素问·痿论》曰：“五藏因肺热叶焦，发为痿躄。”又痰壅于肺则喘、饮邪迫肺亦喘、肺气大虚亦能喘。再则肺主气之降，肝气主气之升，一升一降，合为和平，若其人肺虚，金不平木，以致肺降不及而肝升太过，肝逆犯胃，胃气上逆而病呕吐与喘息，此类证候，治不在胃而在乎肺，或肺胃同治，痿、喘、呕三证发生皆系乎肺，故曰“皆属于肺”。

心主血脉，肺主气。一主血，一是主气，肺和心的关系，实际就是气和血的运行关节。从生理上来说，肺主治节。这治节，主要的就是指肺对人一身水液代谢的调节作用。肺受病则肺的宣肃功能失司，则肺的治节功能就下降。痰上阻于肺，水气凌心，喘则发作（这种情况哮喘所导致的心功能不全，和心功能不全所导致的心肺病都很常见。但这种情况真正的病机在于肾阳亏虚，治疗的核心在于脾肾，但不论怎样说病位还在上焦）。《黄帝内经·素问》太阴阳明论“四肢皆禀气于胃，而不得至经，必因于脾乃得禀也。今脾病不能为胃行其津液，四肢不得禀水谷气，气日以衰，脉道不利，筋骨肌肉皆无气以生，故不用焉。”与《黄帝内经·素问·生气通天论》中“因于湿，首如裹，湿热不攘，大筋软短，小筋弛长，软短为拘，弛长为痿”的理论。

这两句中得出痿症的治疗，不仅仅在肺，更多是在中焦。但肺热也是一个生要的原因。一般的痿症、气喘、呕吐等症侯，多属上部肺胃的病变。痿有肺痿、足痿二症，皆由肺热叶焦所致，气急曰喘，症在肺也。呕属胃中之饮食气逆，肺胃皆属上焦，上焦属阳，多病火逆，宜清之也。

诸厥固泄，皆属于下。

一般的厥逆、便秘、泄泻等症侯，多属下焦的病。厥谓四肢逆冷，固谓腹中瘕积，如寒疝之类，泻谓下利不止，皆属于下焦肾经也。诸症皆有寒热之分，当详辨之。阴衰于下为热厥，肾司二便属下。

“厥”“固”“泄”三种病的病变部位在于下焦，病因在也于下焦。五脏中位于下焦的有肝、肾二脏。厥，轻者四肢厥冷，重者人事不省，《黄帝内经·素问·厥论》分厥证为寒厥与热厥，曰：“阳气衰于下则为寒厥，阴气衰于下则为热厥。”《黄帝内经》还有“肾气虚则厥”之说，都属于因虚至厥。阳气指元阳，阴气指元阴，肾气即元气，肾阴即元阴，皆藏于肾，为生命之根，由此可见厥证与肾密切相关，故曰“皆属于下”，“下”即“肾”也。再如血气奔逆之大厥，大怒血菀于上之薄厥，烦劳阳气内张之煎厥，以上三种厥证，大怒与烦劳皆属诱因，血气奔逆乃引发厥证的病机，肾阴不足乃本证的主要病因。良以肾阴大虚，水不制火，肝阳暴涨，风火相煽，以致血气奔逆，升而不降，而成厥证，其病在肝，亦在乎肾，乙癸同源，肝肾同处下焦，亦符合“皆属于下”。固，是前后大小便不通；泄，为二阴不固，小便多或者失禁，大便溏泄。

肾主前后阴，司二便。前后二阴之不约（泄）或不利（固），都与肾的关系密切。老年体弱的小便不利、肾功能不全的小便不利、手术后或者产后妇女的二便不利等等疾病，都和肾气虚有关，这得从肾论治了。

另外还有妇科的一些病，比如月经和白带病。也是从下焦论治“肾主生殖”，对于月经不调，白带过多过少的病情，也是下焦之病，从肾论治，才能治本。

诸禁鼓栗，如丧神守，皆属于火。

一般热病出现口噤、寒战、鼓栗、神志失常等，多属火证。禁，谓口噤咬牙也，如痉病口噤之类。鼓栗，谓鼓战，如疟疾，手足摇战之类。如丧神守、谓谗语、百合病、恍惚不安之类，盖热极反寒之象，皆实也，宜泻其火，若阳虚阴盛，气不卫外，而寒战者，此火虚也，宜补其火。

禁与噤通，指的是发不出声；鼓，战齿，牙齿不自主的快速咬动；栗为身体抖动；如丧神守，即神不守舍，轻度的精神失常。

诸痉项强，皆属于湿。

一般身体强直或颈项强硬，转动障碍，多属湿证（湿浊伤于筋脉肌膜），诸痉项强，指项背强直、角弓反张，皆肝风内动引起。似风之一字，可以包得诸痉。湿性柔不能致强。盖痉有二：急惊与慢惊也。急惊一感即痉。慢惊病久而后痉者，一为伤脾阳，肝木来乘，为虚寒证；一为伤胃汁肝阴，肝风弛张，为虚热证，如夏月小儿暑湿暴注，下多亡阴，及霍乱致痉之类，皆俗称慢惊也。此即因湿而致痉者，急惊则断无因湿而成者，此“湿”字恐是“风”字之讹，其此论颇是。

“痉”“项强”，病因为“湿”。痉为肢体强直，项强是颈项强直不能转侧，二者性质相同，唯有程度上的区别，以上症状由湿邪所引发。《黄帝内经》“湿热不攘，大筋软短，小筋弛长，软短为拘”，拘，指的就是筋脉挛急的痉病，湿为阴邪，性滞着，留于筋肉之间，阻碍局部的气血运行，故表现为局限性的肌肉强直、疼痛、屈伸不利等症。徐忠可在《金匮要略论注》中解释“而痉之湿，乃即汗之余气，搏寒为病也。”指出汗之余气即为湿，搏寒则为痉。人体大量运动后，出汗很多，有时衣服也湿了，一时没有换下来。运动一停下来，冷风一吹，导致了人的肌肉僵硬，关节不利，这也是常有的事，所以徐氏所论，是从临床实际出发，有道理。

诸逆冲上，皆属于火。

一般气逆上冲，如连声响亮的呃逆、喷射状呕吐，多属火证。喘咳呕吐，凡是冲脉气逆，头目、咽喉、胸中热气上冲，均系心肝之火挟冲脉上行也，宜抑之。

逆为上逆，应降而反升，冲上即逆上，冲上表示是突然而较剧的逆上，比如喝酒过多的呕吐症，上冲得很急。

诸胀腹大，皆属于热。

一般腹部坚硬胀满（兼见便秘、尿涩、烦热、口苦等），多属热证。诸胀，谓腹内胀满；腹大，谓单腹胀。此症是肝不疏泄，脾不运化。肝不疏泄，则小便不利，水停为胀；脾不运化，则单腹胀，皆属于热者，属于肝木乘脾之虚热也，乃阳虚之症，非实热也。《黄帝内经》曰：藏寒生满病；胃中寒则胀满；寒水太过，腹大胫肿，岁火不及，胁满腹大。寒胀多，热胀少，治疗单腹胀，重用温法才能愈。

诸躁狂越，诸病胕肿，疼酸惊骇皆属于火。

一般出现烦躁发狂，举动失常的症状，多属火证。躁，谓烦躁；狂，为癫狂；越；谓升高逾垣。凡此，皆三焦与胃火太甚，而血气勃发也。

热为发热；瞀，河间谓昏也，如酒醉而心火热甚，神浊昧而瞀昏；发热昏昧与抽搐症状同时存在，属于火邪所致。热者火之渐，火者热之极，热之与火，质本一体，程度不同而已。

刘元素深究《黄帝内经》，提出了五郁化火的理论来，人的情绪过激，也一样会化火的。大怒之人，有时会失去理智，人的行为言语不受大脑的控制。这也是火的表现。大量的喝白酒，内热积太过，也会化火，所以过喝白酒之人，所表现出来的也是急速呕吐、神志不清等火热为患的特点，这时让病人多吃梨子等水果，主要也是去火。

说到“惊骇”一症，小儿常见。小儿五脏全而未充，胆气不壮，常常会见到一些小儿夜啼等病。这主要的原因是心火太旺，治疗在于清心火。比如弄点白茅根来吃吃，小儿的夜啼就会好。白茅根利尿清心，心火去则神安。

诸暴强直，皆属于风。

一般突然出现筋脉强直拘挛的症状，多属风证。强直、僵仆倒地暴者，猝然发作，风性迅速，故能暴发。凡风皆属于肝，肝属筋脉，风中筋脉，不能引动，则强直矣。但风有外风、内风之分。外风必有表证可凭；内风则由血燥生风。二者治别天渊，各有其法。

暴，形容发病之突然与病势之危重；强直，即颈项强直，四肢僵硬，角弓反张。对于四肢强直，角弓反张症状，在《金匮要略》称为痉证，分刚痉与柔痉，刚痉由外风所致，柔痉系内风引发，刚痉属外感，柔痉为内伤，外感之痉，起病急骤，内伤之痉，发展稍缓，但证情同样严重，而且具备风的特征。“风性动”“风者善行而速变”，正由于本证发病骤急、病情进展迅速、症状变化多端，具有动的特征，所以对于高热病人的治疗，也得急，要在最短的时间把病情控制。说到风字，中医上讲的有内风证，比如“肝阳化风”等，主要指的是身体虚极所至的一些具有风之性的疾病，比如中风病，也是起病急，变化快，也得一样在最短时间把病情控制。湿，也常常和风结合在一起。风和湿合在一起为患的，中医上称为风湿。比如一些风湿性关节病人，也会见关节强直的症状。治疗得治湿还得治风。虽说有合邪，但是病的实质是不同的。湿为阴邪，湿性黏滞，所以湿之为病，起病要慢，风之为病，起病要急。但风和湿合邪，风之急性会被湿之黏滞之性所制约，所以风湿为病起病也会慢得多。

对于肢体强直的症状，上面讲的有湿、风。要怎样去区别是因风因湿为患，就得从其他很多症状上来辨别了。湿为阴邪，性重着，所以因湿所至的强直，还有身体固重无力、舌苔白厚腻等相互鉴别诊断。风为百病之长，善行数变，所以因风至痉的病人，还可以见到发病的多变，症状很杂，比如中风实证的疾病，有痰瘀闭阻、身体强直、并且这种强直一般在发病时还会动摇不定的风之动性以辨别。本条中所说因热至强直的病，有“水液浑浊”的现象。如果对单一的从“水液浑浊”来说，有寒也有热。比如很多慢性肾炎的病人，常年的尿液浑浊，这种情况则多为肾阳虚不固摄所至的精微物质下泄。

诸病有声，鼓之如鼓，皆属于热。

一般出现腹胀肠鸣、叩之有鼓音，多属于热。此与肠鸣不同，此有声，乃在人皮里膜内，按之有声，扣之如鼓，砰砰作响，是三焦之火也，盖三焦为行气之府，气多则能鼓吹其膜中之管，使之有声也。如搦橡皮玩具，搦之则出声是也。

诸病胕肿，疼酸惊骇，皆属于火。

一般出现下肢足背浮肿面有酸疼的感觉，又见心神不安，惊骇的症状，多属于火。胕，足背也。凡是肿皆发于厥阴、阳明两经。阳明之脉行足背，厥阴之脉起足大指丛毛，行内踝。肝木生热，壅遏胃经之湿，则循经下注，而发足肿酸痛也。凡湿与热合，则变酸味，夏日羹汤过夜则酸，湿遇热也。冬日则否，有湿无热也。又凡乍惊乍骇，皆是肝经木郁火发，魂不宁之故，是以皆属于火。

胕者足胕，即足背，临床中出现足背浮肿，同时有酸痛感觉，以及人的脾气不太好（惊骇）的现象。心藏神，主神明，中医把属于意识、思维、记忆等部分大脑活动功能归属于心，当热病（不论伤寒、温病）极期，发热不退，营阴内耗，正虚邪陷，热入营血，邪犯厥少，除高热不退，口干舌焦，尿少色赤以外，热伤心神，神无所主，神志昏瞀，热盛生风，风淫四末，四肢抽搐，甚者肢体僵直，角弓反张，归入痉厥范畴。

诸转反戾，水液浑浊，皆属于热。

意指一般的抽筋、角弓反张，肢体强直而小便混浊的，多居热证，筋转挛踡，燥热所致；小便浑浊，清化不及，故皆属于热。盖转筋属火，抽筋属寒。火挟风而性转动，寒主收引，故挛急，水液浑浊亦有心肾不足者。

诸病水液，澄澈清冷，皆属于寒。

体内排出的水液，如果是淡薄透明而又寒冷的，多属寒证。下而小便，上而涎唾。凡澄澈清冷者，皆阳虚阴胜之象，故皆属寒。盖天热则水浑，天寒则水清也。

“诸病”泛指所有的病。水液是指人体所有的排泄物。比如：风寒咳嗽的痰是稀白的；风寒感冒的鼻涕清稀量多；经血色淡而稀多虚寒；拉肚子大便清稀多水无臭味（严重的吃进去什么，拉出来也是什么，中医上称为完谷不化）为虚寒；小便量多清澈为寒；妇女带下清稀如水为虚寒等等，反正只要是清稀的，临床诊断上都是虚寒症。寒为阴邪，易伤阳气，当疾病病机为寒邪所致时，人体的分泌物就会清澈而冷，故凡人体所出的水液，若“澄彻澈冷”，则相应疾病的病机就属于寒。

诸呕吐酸，暴注下迫，皆属于热。

一般呕吐物有酸臭腐味，或较急的喷射状腹泻而有里急后重感觉的多属热证。呕，谓干呕，是火逆也；吐酸，乃肝木之实；暴注下迫者，火性疾速，里急后重，逼塞不得畅，俗名痢疾，多属于热也。内格呕逆食不得入，是有火也。病呕而吐，食入反出，是无火也。是呕逆当分阴阳。暴速注下，食不及化，是无水也。溏泄而久，止发无恒，是无火也。是注下当分阴阳。无论何症，有正面必有反面；有阳证必有阴证，外虽同而内不同，临床自当细辨。以上病机十九条，只言其常耳。知其常，通其变，乃为良工。

春善病鼽衄，夏善病胸胁，长夏善病洞泄寒中，中秋善病风疟，冬善病痹厥。

四季气候对人体在发病方面的影响，主要表现为“风胜则动，热胜则肿，燥胜则干，寒胜则浮，湿胜则濡泻。”人体随四时季节的变化，也会发生一些常见病。春善病鼽衄，鼽，是鼻塞流涕；衄，是流鼻血。春为风令，伤风则鼻塞流涕；春阳上升，木火冲动，肺受其炎，故发衄。善病者，谓此种病多也。夏善病胸胁，心属火，仲夏乃火令，同气相应，每多胸胁逆满之症。长夏善病洞泄寒中，长夏为六月，湿土主气，脾恶湿，湿甚则发为洞泄。长夏阳气尽发于外，里气虚寒，故发寒中之病。冬令井水温，夏令井水冷。人身阴阳亦然。故夏月反多寒之病，不可以暑热而畏用热药也。善病风疟是指阳气内收，阴气外出，内伏暑邪，不得久留。欲出而不能，邪正相争，则发为疟。善病痹厥指肢为诸阳之本，冬时阳气下藏，经气外虚，风寒易侵入于经络，则手足痹厥。以上所论，为四时新感之病。

春伤于风，邪气流连，乃为洞泄。

春伤于风，伏而不发，则肝木侮土，故为洞泄。春伤于风，夏生飧泄，其理同。

夏伤于暑，秋为痎疟。

夏伤于暑，当时未发，伏于三焦，秋气收束，暑邪欲出，寒热交争，故为疟。

秋伤于湿，上逆而咳，发为痿厥。

秋末可伤湿，因土旺于四季之末。秋气通于肺，湿郁成热，上乘肺金，气逆而咳。地之湿气，感则害人皮肉、筋骨。故湿气上蒸，则为咳逆；湿气侵于下，则为痿厥。

冬伤于寒，春必温病。

冬伤于寒，寒毒藏于阴分，至春郁而化热，随春时阳气外出，发为温病。以上所论，乃四时伏邪为病。

因于寒，欲如运枢，起居如惊，神气乃浮。

阳气不固，四时之邪乃能干之。《黄帝内经》曰：冬三月，此谓闭藏。水冰地坼，无扰乎阳。又曰：冬日在骨，蛰虫周密，君子居室。皆言冬令宜闭藏也。因者，病因也。因寒而动者，内而欲心妄动，如运枢之不停，外而起居不节。如惊气之震动，则与天令相违，神气不能内敛，皆浮越于外矣。

因于暑、汗，烦则喘喝，静则多言。

此言动而得之，为中热之候也。炎蒸劳役。病属于阳，故多汗而烦，气高喘喝。即感之轻而静者，亦精神内乱，言语无伦也。

体若燔炭，汗出而散。

此言静而得之。为中暑之候也。纳凉饮冷，病属于阴，热气抑遏，体如燔炭，必得发汗，而阴郁之气始散也。香薷一味为夏月发汗之要药，其性温热，止宜于中暑之人。若中热者误服之，反成大害，世所未知。

因于湿，首如裹，湿热不攘，大筋緛短，小筋弛长，緛短为拘，弛长为痿。

土旺四季之末，发无常期。首如裹者。湿伤则头面緾重也。湿久成热，须药以攘夺之，苟为不夺，则热伤阴血，筋无以荣，大筋拘而不伸，小筋弛而无力矣。

因于气，为肿，四维相代，阳气乃竭。

肺金主气，病因于气者，秋令之邪也。肿者，气化失宜，乃为肿胀也。四维者，四肢也。相代者，言足肿不能行，手代之以扶倚也，气不能治，终归于竭矣。

阳气者，烦劳则张，精绝，辟积于夏，使人煎厥。

阳春主生发之气，此言春令之邪也。气方生而烦劳太过，则气张于外，精绝于内。春令邪辟之气，积久不散，至夏未痊，则火旺而真阴如煎，火炎而虚气逆上，故曰煎厥。按《脉解篇》曰：肝气失治，善怒者名曰煎厥。则此节指春令无疑。旧疏从未及之，岂非千虑一得。

大怒则形气绝，而血菀于上，使人薄厥。有伤于筋，纵，其若不容。

怒气伤肝，肝为血海，怒则气上，气逆则绝，所以血菀上焦，相迫曰薄，气逆曰厥，气血俱乱，故为薄厥。盖积于上者，势必厥而吐也。薄厥者，气血之多而盛者也。怒伤而至于血厥，则筋无以荣，缓纵不收，若不能容矣！

上气不足，脑为之不满，耳为之苦鸣，头为之苦倾，目为之眩；中气不足，溲便为之变，肠为之苦鸣；下气不足，则乃不痿厥心悗。

人身全体，唯赖阳气充实，然后器官灵活，诸脏皆安。倘上焦之气虚，则脑中之津血亦为之不满，而常有头倾目眩，耳鸣诸苦。若中焦之气不足，则肠胃之运行亦失其常，小便或有遗溺或癃闭之变，大便或有秘结或溏泄之变，肠中常苦鸣响。若下焦之气不足，则肾气虚，而发为足痿。肾气不交于心，则心常惊恐，此皆阳气之弱也。

清气在下，则生飧泄；浊气在上，则生䐜胀。

清阳至升，阳陷于下，而不能升，故不飧泄，完谷不化也。浊阴主降，阴逆于上，而不能降，故为䐜胀，胸膈胀满也。

壮火之气衰，少火之气壮；壮火食气，气食少火；壮火散气，少火生气。

张景岳《类经》注："火，天地之阳气也。天非此火，不能生物；人非此火，不能有生。故万物之生，皆由阳气。但阳和之火则生物，亢烈之火反害物，故火太过气反衰，火和平则气乃壮。"火者，阳气也，身中温暖之气也。此气绝，则身冷而毙矣。天非此火不能发育万物，人非此火不能生养命根。是以物生必本于阳，但阳和之火则生物，亢烈之火则害物。故火不过则气反衰，火和平则乃壮。壮火散气，故曰食气；少火生气，故曰食火。

壮火：以西医的字汇来说，就是某个地方在"发炎"，只要你某个脏腑里面一直在上火，它就会一直消耗其中的种种质素，然后那个脏腑就会怎么样？会烧成阴虚。一个脏腑长期微微发炎的话，那个脏腑的生命力一定最先耗尽。不是说阳气越旺越好，就你旺到在发炎的话，它会把你的气消耗掉。太热了，所以气都散掉、被消耗掉了。壮火食气的意思是，上火，你说那个人的精神会很旺吗？不会的，口干舌燥牙龈肿嘴巴破，人会觉得很没有精神。因为光是这样上火，就会把你的元气耗掉了。

少火：一年四季都能够手脚温暖，最好你五脏六腑都能正常地运作，不要一点动力都没有，这样子维持它好好运作的动力，就称之为少火。"气食少火"的意思是说：你内脏正常运动的那个动力，其实就是你的气的来源。所以，你要把你的内脏保养到都运作得很好、很调和，这样才会有"气"，元气才会出来，调和的内脏是气的肥料。

阴胜则阳病，阳胜则阴病；阳胜则热，阴胜则寒。

阴阳二气需要相对平衡，一有偏胜，则生病矣。故曰：阴平阳秘，精神乃治；阴阳离决，精神乃绝。

阳络伤则血外溢，血外溢则衄血；阴络伤则血内溢，血内溢则后血。肠胃之络伤，则血溢于肠外，肠外有寒，汁沫与血相搏，则并合凝聚不得散，而积成矣。

六阳经之脉络皆聚于头，阳络受伤，血溢于外，则由口鼻而出，为吐血衄血；六阴经之脉络皆聚于腹，若阴络受伤，则溢于内，而生二便失血之病。如肠胃之络伤血溢于肠外，与寒汁沫相凝结，则成为癥瘕之患。

伤寒有五：有中风，有伤寒，有湿温，有热病，有温病，其所苦各不同。

《伤寒杂病论》云：中而即病者，名曰伤寒，不即病者，寒毒藏于肌肤，至春变为温病，至夏变为暑病，暑病者，热极重于温也。湿温即四季之湿病也。

阳维为病苦寒热，阴维为病苦心痛。

阳维即肤表之神经，统一身之表；阴维即内脏之神经，统一身之里。阴阳二维，包裹全身，阳主外，阳气不和故生寒热；阴主内，心为少阴，阴气不和故心通。

阴跷为病，阳缓而阴急；阳跷为病，阴缓而阳急。

阴跷受病，阳脉弛缓，而阴脉结急。阳跷受病，则阴脉弛缓，而阳脉结急。

冲之为病，气逆而里急；督之为病，脊强而厥。

冲脉从气冲至胸中，故其为病，气上逆而里急也。督脉为病，脊强反折。督脉行于背，故脊强厥逆。

任之为病，其内苦结，男子为七疝，女子为瘕聚。

任脉起胞内行腹，故为内结。七疝：寒、水、筋、血、气、狐、颓、瘕，假物成形，即气包，时有时无；聚，凝聚不散，即血症。

带之为病，腹满，腰溶溶若坐水中。

带脉主腰腹之病，溶溶如坐水中，宽慢不收而畏寒。

第三章　经络穴位

第一节　经络的起源、作用和应用

人体内像一座宝藏一样，隐藏着许多令人惊奇的神奇宝贝，我们对人体生命深层的了解，实际上比对月球表面的了解还要少；迄今为止，仍不知生命还有多少秘密等待着我们探索呢！经络为了解人体生命的深层开启了一扇大门，困扰传统中医数千年的谜团就隐藏在这里，经络是了解活体生命实质的唯一通路或捷径，也是人们一直企图驾驭生老病死的核心所在，正是它，打破了现代医学思维独行天下的格局，将中医真传引向了无比寻常的结果，经络所载的秘密就像一部天书，现代之人从未能阅读和理解过，这些内容具有破解人类疾病的重要价值，并打开了研究人体生命深层次奥秘的大门，生命的秘密就隐藏在里面，人们应该费力去挖掘、研究经络，因为这是开启和通向生命科学宝藏的唯一钥匙与通道，它的至关重要是毋庸置疑的。

长期以来，人们都在研究经络是怎么被发现的？怎样在人体中找到它的存在？但至今仍然是个谜。传说在远古时代，人们得了某些疾病以后，自己去按摩，结果发现有些疾病很快就康复了，人们就把这些部位记录下来，经过慢慢地积累，整理出了穴位和经络。也有人提出来，穴位和经络是古代练气功的人经过长期的修炼，反观内视发现的。古代名医李时珍在《奇经八脉考》的序言中讲："'内景隧道，唯返观者能照察之'，此言必不谬也"。明代杨继洲在《针灸大成》中，也讲了任督两脉的锻炼，想必也是有感而发。明代李梃曾说，医者不明经络，犹人夜行无烛。

经络是人体运行气血、联络脏腑、沟通内外、贯串上下的径路。经络包括经脉和络脉。"经"有路径的含义，是经络系统的主干。"络"有网络的含义，是经络系统细小的分支。两者在体内的循行方向和分布深浅各不相同。从经络循行的走向来看，经脉是直行的干线，络脉是横行的分支。从经络分布的深浅来看，经分布在较深部，络分布在较浅部。经络内属于脏腑，外络于肢节，沟通于脏腑与体表之间，把人体的五脏六腑、四肢百骸、五官九窍、皮肉筋脉等组织器官联结成一个有机的整体，使人体各部的功能活动保持相对的协调和平衡。

经络学说是中医基础理论的重要组成部分，中医认为人体所有一切，不论内脏、五官、皮肤、骨骼、甚至毛发，都有互相关联并有所属的关系。中医的经络学说，就是对人身一切组织，发生直接间接的密切关系的反映，也就是说，内脏与机体百骸之所以能够息息相通者，主要是在于经络为之沟通，和补给营养，周转循环的关系。所以《黄帝内经·灵枢·经脉》曰："经脉者，所以决生死处百病调虚实，不可不通。"这段话的意思就是说，生命之是否存在，决定于经络；疾病之所以发生，是由于经络活动出了问题；疾病之所以能得到治疗，也是由于经络的作用。可以说，一切疾病产生的根本原因就是经络的失控，所以一切疾病都可以通过激发经络的潜能，使其恢复调控和修复人体的治疗的作用。

人生下来就形成一个小磁场，通过五脏六腑的运化来维持生命。五脏六腑各有各的行经线，形成十二经络，分布于全身各有各的功能，消化五谷杂粮成为人体所需之气，及肾间动气而运作。如果气不调顺，就会产生阴阳不协调，造成经络阻塞，"痛则不通，通则不痛"，肌体就会出现疼痛，在经络阻塞的情况较轻时，也会有热、痒、麻、酸、胀等感觉，这时就形成了实、虚各证，百病由此而生。

经络不但为营卫气血的循行道路，并且对所管辖之领域内所有组织脏腑器官的新陈代谢，都有调整平衡，补给缺损的作用。由于有这样一个主要作用，所以能够处理百病，而决定预后的生死。主持这个作用的，是经络之气（亦可单称为经气），"气"就是它的作用。气弱，或是亢进，或是受外邪的刺激，皆要影响到经络的平衡，便会发生异动或变动；有了变异，就发生了病候。是动病，气也。邪在气，气为是动，主煦之。气在外，气留而不行者，为气先病也。所生病，血也。邪在血，为所生病，血在内，主濡之，血壅而不濡者，为血后病也。是动病、所生病，乃是经络气血循环变动的病状，并不是各经病症的全部。

经络虽为补给营养的道路，但是也可作为修补缺损的道路。所以对它的作用，所有的生活现象，亦因部位领域的不同而各异。主要原因是由于它所根属脏腑的关系而有异同。譬如说它根属于肺，就接受肺的机变。根属于肝，就接受肝的机变。在发现肺的病候，或肝的病候时，即可于其或相关经络上予以调整或修补。十二经络，各有其不同的性质。也就是因其所根属脏腑不同的性质，而表现出各个经络性质的特点。

经络是运行全身的气血，联络脏腑枝节并且沟通了上下内外，调节人体内部各部分的通路，通过经络遍布全身四肢百骸五官九窍，皮内筋脉组织器官通过经脉的功能使人体内部的阳气及营卫之气得到了运行，使人体五脏六腑得到了元气的运行和温煦及滋养。经脉的位置是处在筋腱上，脉管就敷在筋上，所有的筋均接动脉，所有的络均接在静脉上。人的气力自筋而来，也可以说是从气血中而来，脉管越粗，压在筋上，产生的力气就越大。

从以上论述可以看出，经络的实质是生命原物质相互作用下体内某物质的运动路径。就以点穴治疗来讲吧，点穴按摩治疗是由皮肤与肌肉的刺激，而产生疗效作用的。外在的物理刺激，虽然并未直接施行于脏或腑的器质上，而内脏的病态却往往因刺激皮肤肌肉竟获治愈。以神经学说来解释，固然有些地方可以说明其疗效作用问题，但是仍然还有些含糊的，和不能圆满理解的地方，以致不能完全以神经作用来彻底理解其作用问题。古人虽然没有了解到有神经，只谈到经络和血管，但是以经络学说来解答这个疗效作用问题，无论在理论方面，实际传导情况和疗效情况方面，都是能自圆其说。几千年来的经验证明，如果说经络是凭空想象的东西，则就要被历史淘汰，而不能被保存到现在了。

经络的本态意义，或许就是中医所讲的“气”的意义。内脏和各个组织的本身自有气来运动着。而内脏与内脏之间，内脏与全身百骸之间的活力联系，就必须通过经气的推动来互相扶助与约制，互相调整其盈亏损益而保持着平衡。总之，经络虽然在解剖学上没有很好的证实它，但在点穴按摩治疗时，已经发现了它的真实迹象了。

一、经络的起源

目前占统治地位的学术观点认为：经络学起源于劳动人民经验的逐步积累，今天发现一条，明天又发现一条……从低级到高级，从简单到复杂，永远是这个世界不变的规律，但未必是经络、中医学发展的规则。

1973 年 12 月，在湖南长沙东郊马王堆出土了三号汉墓，墓主可能是西汉初期长沙国丞相的儿子。此人的身份倒无所谓，但是此人的陪葬器却极为丰富，其中发现了两部有关经络的医书，《足臂十一脉灸经》《阴阳十一脉灸经》。所有研究经络的人，都惊喜若狂，他们认为终于找到了经络起源的答案。

《足臂十一脉灸经》《阴阳十一脉灸经》都只有十一条经络，而比它稍晚一些的《黄帝内经·灵枢》中却有了十二条经络，多出了一条手厥阴心包经。学者们由此可以得出一个确定的结论：经络是劳动人民在经验积累的基础上发明的。不信请看证据：短短一、二百年的时间，我们的祖先就从十一条经络发展成了十二条。由此可证，以前的经络也是这样发现的。

我们不否认经络的发明有上述的可能，但如果仔细研究过经络学的整体及中医的基本理论框架，其实这种起源的可能性并不大。

第一、长沙马王堆的医书里，虽然有经络的记载，但是没有穴位的记载，写到治疗时，常这样说“诸病此物者，皆灸臂泰阴脉”，没有具体穴位的名称。到《黄帝内经·灵枢》时才突然有了穴位的名称，并准确记载了365个穴位。

我们不敢这样想象：西汉初期尚无穴位之说，到了《黄帝内经》成书时，穴位突然出现。同样的道理，我们也不认为在一百多年里人们可以发现一条经络。因为存在一个反证据：为什么在《黄帝内经》成书以后2000多年里，我们再也没有重大理论突破？再也没有发现一条经络？

第二、大家现在基本认定，《黄帝内经》成书时间，绝非中医理论的发现时间。也就是说，在《黄帝内经》成书以前，整套中医理论就存在，它散失在各种著作里，《黄帝内经》只是将零散的内容汇集起来而已，本身并没有什么创建。例如，《黄帝内经》中汇集了老子的著作，也汇集了战国时名医扁鹊的著作等。因此可以肯定，经络学在《黄帝内经》书成以前就存在，但原始版本中人体究竟有几条经络，我们至今不知道（很可能要比后来理解的要多，例如马王堆医书中在记载经络时，有“齿脉”“耳脉”“肩脉”之说，与后来的经络命名并不相同）。

所以我们认为，马王堆医书与今本《黄帝内经》存在共同的祖本，只是在抄录的时候有所不同，可能《黄帝内经》正确些，也可能马王堆医书正确些，或许它们都不是最原始的内容。但绝不能说从马王堆过了一百年经络学向前发展了。

除了以上这条资料以外，经络起源几乎再没有任何资料，许多研究者只好用各种假说来弥补资料的不足。但这些假说绝大多数似是而非。

二、经络的作用

经络是藏象系统不可分割的部分，它包括经络与穴位，没有了经络，藏象也就不存在了。那么经络在藏象系统中有什么作用呢？

●通道作用

在《黄帝内经》中，经络最明显的作用是通道，它是人体气血运行的通道，就如同城市中的输水管道一般，将气血输布到全身。《黄帝内经·灵枢·本脏》说：“经脉者，所以行气血而营阴阳。”经络运行的气分为阴阳，阴者乃源化水谷，阳者乃发于经络。

经络除了作为气血运行的通道，它还是传递信息的通道。在解剖生理系统中，信息的传导都通过神经，它分为两个方式。一种方式是下传，大脑将发布的信息通过神经向全身传导。一种是上传，神经系统将搜集到的信息向大脑传导。

经络的功能与神经有共同之处，它也是信息传导的通道，不同的是，神经是解剖系统信息传导的通道，而经络则是藏象系统信息传导的通道。一方面，五藏神经将发布的信息通过经络传导于全身，调控着整个藏象系统的运行。另一方面，经络又将本系统和解剖生理系统的状况信息传回五藏，为五藏的调控提供依据。

穴位是经络上的信息端口，《黄帝内经》说“所言节者，神气之所游行出入也”，“神气”就是经络中运行经气的总称，它包括气、赤精、神。经气通过穴位到达身体各部位及表面，十二正经的经气通过穴位注于络脉。根据中医的整体理论我们认为，穴位是经络（第二生理系统）的门户，是经气进出的端口。穴位有四大功能：

一、穴位是经络之间经气转注的出入口。人体除了十二经、奇经八脉外，每一条经都有许多络脉，经气必须通过穴位流通到络脉中，它也是络脉回流经气的进入口，完成全身经气的周流不息。

二、穴位是经络的对外接收器。经络气门随太阳的运行节律而开闭，说明经络穴位有调节第二生理系统与宇宙自然的功能，经络通过穴位，直接接收来自宇宙的精气。但不受欢迎的宇宙精气（邪气）也通过穴位进入经络，导致疾病的发生，“客者邪气也……邪循正气之所出入也”，即邪气通过穴位进出经络。

三、穴位是沟通第二生理系统与肉体解剖系统的端口。经气对肉体的荣养功能就是通过穴位来实现的，穴位就像是个喷泉，将对肉体解剖系统有用的物质喷射到五脏、六腑及全身。同时，穴位也通过回收经气感知来自肉体解剖系统的疾病信息。

四、穴位是第二生理系统的对外感知器，它感知外来的信息。就如同两个人有信息交流一样，两个独立的第二系统之间，也有相互沟通的需求，即两个藏象精神主体之间也会发生沟通。沟通的双方以气的方式进行交流，而交流的门户就是穴位。事实证明，孪生同胞之间、母子之间、父子之间等有一种超乎人们想象的感知力，就是由于他们有更加相近的信息沟通渠道，即使远在万里之外，也能相互感受对方。

我们应该明白一个事实，当中医面对病人的时候，表面上是两个人之间的对话，而实际上却是两个藏象系统的对话。所以，如果将针灸、按摩治疗比喻成一场两个主体的对话，可能更接近中医的原理。

从《黄帝内经》的记载看，针灸、按摩的最终作用对象不是穴位，而是通行于穴位中的经气，故《黄帝内经》说“凡刺之道，气调而止”“刺之要，气至而有效”。脏腑机能调整按摩法十分讲究“气通”，可以理解为手法的作用与经气建立了某种联系。

●通天作用

在整部《黄帝内经》中，我们可以明确看到一种获得精（宇宙生命素）的渠道，那就是通过脾藏从胃中饮食里提取这些宇宙生命素，《黄帝内经》中对此有大量论述。除了这个渠道以外，虽然《黄帝内经》没有说，实际上还存在第二条重要渠道，那就是经络系统的采集功能。这大约是人体精气的重要来源之一，为此中医专门有一套理论与之相配合，那就是五运六气理论。

第一个证据就是辟谷食气的养生方法。

古人在长期的养生过程中，发明了一套辟谷食气的方法，就是通过气功的练习，运行经络的周天，然后就可以做到几日不食，或者更长时间的不食。关于辟谷的报道历史上就不绝于耳，不但中国有，外国也有，印度的瑜伽气功者埋在土里，数天不饮不食，还被拍成了电影，身体一样健康。我们承认，在这些报道里面有夸大的成分，但这并不能否定辟谷食气存在的可能。佛陀时代的苦行僧们，还有中国深山里的老道们，他们的饮食标准远远低于正常人的数量，但他们依然健康，有的人还很长寿。

如果人体的精气只有一个来源，即来自于脾脏从胃中饮食所提取，那就没有办法解释辟谷食气这个现实。所以这也可证明，精气不仅仅源于水谷，很可能还有另外的途径。

第二个证据就是《黄帝内经》中“呼吸精气”

《黄帝内经》讲圣人“呼吸精气”，让人误以为肺脏可以从空气中提取精气。其实我们认为，“呼吸精气”恰恰讲的是经络中气的运行，因为人一呼一吸之间，气在经络中运行六寸。所以“呼吸精气”并不能单一理解为从空气当中吸取精气，而也可以理解为经络在人的一呼一吸之间，从不断的周天运行而获得精气。

第三个证据是《黄帝内经》中“圣人传精神，服天气，而通神明”。

这里的“服天气”指的就是吃气、取气的意思，《黄帝内经》另外言“天食人以五气，地食人以五味”，正好与此相对。天之五气，就是金、木、水、火、土这五气。但《黄帝内经》记载中，我们不知道由谁来食用这五气和怎样“食”用。所以这里肯定缺少了一环节。

由藏象和经络组成的人体第二生理系统，它本身就有从宇宙中直接采集宇宙精气的功能，所以中医专门设立的一套理论——五运六气，来研究第二生理系统在什么时间、什么地点来采集宇宙生命素，而且还研究精气与宇宙星空之间的相互关系。

那么经络系统怎样采集宇宙精气呢？通过经络上的穴位。《生气通天论》曰："故阳气者，一日而主外，平旦人气生，日中而阳气隆，日西而阳气已虚，气门乃闭。"门就是门户，出入的端口，"气门"就是气进出的门户。这些门户随太阳的运行而开合，明显针对的是宇宙空间，气功讲的采外气，也是通过经络上的穴位进行的。

所以可以认为，经络上的穴位是经络系统的对外接收器，它直接采集宇宙中浮动的生命素——精气。由于这些精气来量、方向、构成不同，按照有利必有害的原则，第二生理系统也承受来自宇宙精气的伤害，所以《黄帝内经》明确说阳病得之外，"其生于阳者，得之风雨寒暑"。

经络的开阖问题，似乎可以进一步证明我们的假设。

《黄帝内经·素问·阴阳离合论》记载说："是故三阳之离合也，太阳为开，阳明为阖，少阳为枢……太阴为开，厥阴为阖，少阴为枢。"

《黄帝内经·灵枢·根结》也记载说"太阳为开，阳明为阖，少阳为枢""太阴为开，厥阴为阖，少阴为枢。"

但什么是经络的开阖？现代争议颇多。有两种意见：一种认为所谓的开阖是从经络的深浅而言，浅者为开，深者为阖；一种意见认为，所谓开阖没有特殊意思，它仅表示经络中阴或阳气的多少，多者为开，次者为阖，最少者为枢。但哪一种意见都没有说明开、阖、枢的生理意义。也有的人认为，所谓的经络开阖枢是古人主观臆断造出来的，其实没有对应的事实依据。

其实经络的开、阖、枢，讲的是经络穴位的三种功能：穴位有"开"功能，它对外开放，作为整个系统的对外接收器、感知器。穴位也有"阖"的功能，阖者关闭也，阖者对外关闭对内开放也。这就是李时诊所说的"内景隧道，唯返观者能照察之。"但也有一部分经络上的穴位并不具有"开阖"的功能，此为"枢"，即像门轴一样，常居此态。

三、经络学说的应用

经络是经脉和络脉十二经十五络奇经八脉的总称，经者路径也，直行为经旁行支行的为络。十二经走向和分部贯穿一身上下及五脏六腑的大经脉，它的走行有表里上下及脏腑的配合，而络脉为旁行的一些小的经脉，它上下分部没有规律，而奇经八脉有其经之应，它的分布不同于十二经，无表里关系及脏腑的配合关系，经脉总的讲是经络系统的纵行干线，而络有网络一身的意思，络脉是一些小脉，络脉是经脉的分支，它纵横交错网络全身上下，无处不到。经络是运行全身的气血联络脏腑枝节并且沟通了上下内外，调节人体内部各部分的通路，通过经络遍布全身四肢百骸五官九窍，皮内筋脉组织器官而通过经脉的功能使人体内部的运行阳气及营卫之气得到了运行，使人体五脏六腑得到了元气的运行和温煦及滋养，经脉都是人体内血液循环运行的管道，经络者是人体阳气即是先天元气运行的通路，他有其名而没有真正的实质，它是借人体神经肌腱肌膜肌肉和器官等组织的功能来运行传递元气。行于五脏六腑肌肉肌膜之间，没有完整的循环系统，他是靠人体阳气、经气腧穴和奇经八脉来运行传递，使五脏六腑得到元气的温煦。现代医学有的把经络系统错误地认为是全身的淋巴系统的功能和分布规律，实际上将人体的淋巴系统和神经系统都参与经络经气的运行经络不是一个独立的单纯的器官，经络内部的阳气运行是不能用肉眼看到的，它是一种能量是一种热量是一种无形的人体生命信息，像火一样一旦火烧着了，热量即可散发于空间，热量在空间虽然用肉眼看不见，但它的热量温热可通过空间传到我们的身体上，热量的传递并没有用什么具体的管道通过即可达到另外一个方向或者向四周十方放射热量，就此证明了经络本身确有传递元气的作用，而中医讲的元气即先天之气，用肉眼是看不见的。但是元气的强弱可以从人体的功能上看出来的，例如元气状盛的人身体健康精神饱满，工作有耐力，平时不得病，全身保持良好的健康状态。而元气不足的人，身体差精神不振工作没有耐力易疲劳易失眠记忆力下降，抗病力下降易患传染病，身体感觉无力平时易患病，全身免疫力下降。

在正常生理情况下，经络有运行气血，感应传导的作用，而在发生病变时，经络就成为传递病邪和反映病变的途径。《黄帝内经·素问·皮部论》说：“邪客于皮则腠理开，开则邪入客于络脉，络脉满则注于经脉，经脉满则入舍于腑脏也。”指出经络是外邪从皮毛腠理内传五脏六腑的传变途径。由于脏腑之间通过经脉沟通联系，所以经络还可成为脏腑之间病变相互影响的途径。如足厥阴肝经挟胃、注肺中，所以肝病可犯胃、犯肺；足少阴肾经入肺、络心，所以肾虚水泛可凌心、射肺。至于相为表里的两经，更因或络或属于相同的脏腑，因而使相为表里的脏和腑在病理上常相互影响，如心火可下移小肠；大肠实热，腑气不通，可使肺气不利而喘咳胸满等等。

经络不仅是外邪由表入里和脏腑之间病变相互影响的途径，而且也是脏腑与体表组织之间病变相互影响的途径。通过经络的传导，内脏的病变可以反映于外表，表现于某些特定的部位或与其相应的孔窍。如肝气郁结常见两胁、少腹胀痛，即是因为足厥阴肝经抵小腹、布胁肋；真心痛，不仅表现为心前区疼痛，且常放射至上肢内侧尺侧缘，即是因为手少阴心经行于上肢内侧后缘之故。其他如胃火见牙龈肿痛，肝火上炎见目赤等等，都是经络传导的反映。

指导疾病的诊断和治疗

（1）指导疾病的诊断　由于经络有一定的循行部位和络属脏腑，可以反映所属脏腑的病证，因而在临床上，就可根据疾病症状出现的部位，结合经络循行的部位及所联系的脏腑，作为疾病诊断的依据。例如：两胁疼痛，多为肝胆疾病；缺盆中痛，常是肺脏的病变。又如头痛一症，痛在前额者，多与阳明经有关；痛在两侧者，多与少阳经有关；痛在后头部及项部者，多与太阳经有关；痛在巅顶者，多与厥阴经有关。《伤寒论》的六经分证，即是在经络学说基础上发展起来的辨证体系。另外，在临床实践中，还发现在经络循行的部位，或在经气聚集的某些穴位处，可有明显的压痛或有结节状、条索状的反应物，或局部皮肤出现某些形态变化，也常有助于疾病的诊断。如肺脏有病时可在肺俞穴出现结节或中府穴有压痛；肠痈可在阑尾穴有压痛；长期消化不良的病人可在脾俞穴见到异常变化等等。正如《黄帝内经·灵枢·官能》所说："察其所痛，左右上下，知其寒温，何经所在。"就指出了经络对于临床诊断确有重要的指导作用。

（2）指导临床治疗　经络学说被广泛地用于临床各科的治疗，特别是对针灸、按摩和药物治疗，更具有较大的指导意义。

第二节　十二经脉

十二经脉又名十二正经，是经络系统的主体。其命名是根据其阴阳属性，所属脏腑、循行部位综合而定的。它们分别隶属于十二脏腑，各经用其所属脏腑的名称，结合循行于手足、内外、前中后的不同部位，并根据阴阳学说，给予不同的名称。十二经脉通过手足阴阳表里经的连接而逐经相传，构成了一个周而复始、如环无端的传注系统。气血通过经脉即可内至脏腑，外达肌表，营运全身。

其流注次序是：每天的寅时从胸部向下走去，循行肺经，直走到手的大拇指的"少商穴"；卯时又从手阳明大肠经的"商阳穴"向上走到头部；辰时再从头上向下走胃经，一直走到脚；之后，巳时从脚的脾经向上又走回到胸部，这样是一个小的循环。午时从胸部向下走去，循行心经，直走到手的"少府穴"；未时又从手太阳小肠经的"少冲穴"向上走到头部；申时从上

“睛明穴”经过头顶、头后，向下走膀胱经，一直走到脚；之后，酉时又从脚的肾经“涌泉穴”向上又走回到胸部，这是第二个小的循环。戌时又从胸部向下走去，循行心包经，直走到手的“中冲穴”；亥时又从手少阳三焦经的“关冲穴”向上走到头部；子时从头上经过侧头部，向下走胆经，一直走到脚；之后，丑时又从脚的肝经“太冲穴”向上又走回到胸部，这是第三个小的循环。

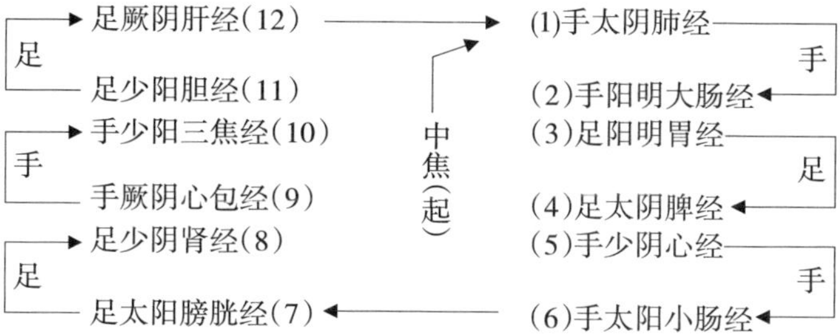

十二经脉流注示意图

一、手太阴肺经

肺经联系胃、肺、大肠等脏腑，经过气管、喉咙等器官，每侧有11个穴位，左右共22个。

循行：起始于中焦胃部，向下络于大肠，回过来沿着胃的上口，向上贯穿过膈肌，会属肺脏。从气管、喉咙部横出腋下（中府、云门），沿上臂内侧，走手少阴、手厥阴之前（天府、侠白），下向肘中（尺泽），沿前臂内侧桡骨边缘（孔最），入腕后桡动脉搏动处（经渠、太渊），由大鱼际的边缘（鱼际），到达大指的尖端（少商）。支脉：从腕后（列缺）走向食指内侧（桡侧），出其末端，接手阳明大肠经。与手阳明大肠经相接。

病理症候：肺外合皮毛，即肺的外延部分是皮毛，皮肤需要肺经精气充养，如肺经精气过盛，皮肤血液循环过强，出现皮肤发红、怕热、易过敏；肺经精气虚，则皮肤血液循环不足，出现黯黑，没有光泽。肺在情志主悲，当人哭得很伤心很厉害时会喘不过气，感觉气不够用，这就是悲伤过度、肺气受损的现象，沿肺经循行路线上的麻木、疼痛、发冷、酸胀等异常感觉，一般出现在锁骨上窝、上臂、前臂内侧上缘（大拇指方向）。本经精气异常，会出现胸闷、气喘、咳嗽、气短、心烦不安等症状，又因为肺与口鼻相通，所以也会出现鼻塞、感冒、流涕、伤风怕冷等症状。脏腑症有气郁气短、胸中满闷、咳吐浓痰、哮喘、上火、口干渴等症状出现，精神上常常为

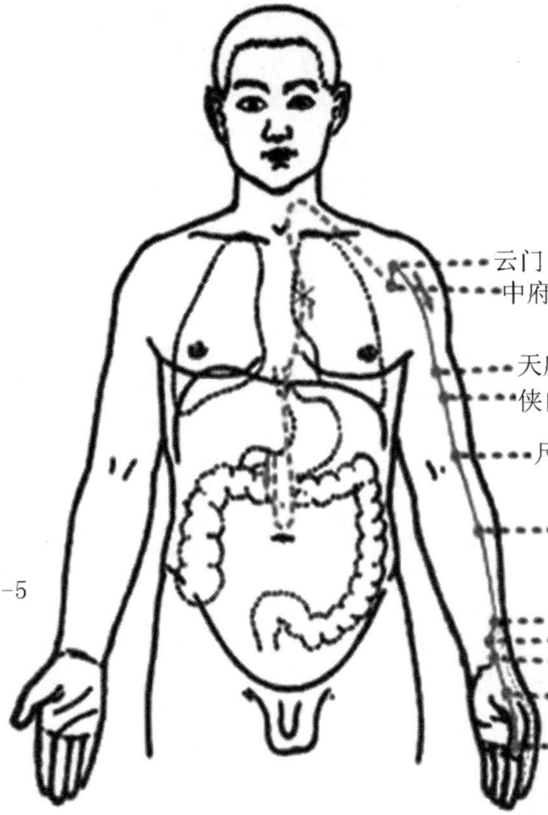

手太阴肺经

寅时3-5

一些小事，引起心情暗淡。饮食物偏向清淡的食物，不喜欢吃油腻。随着肺气的竭绝，津液不能四布和温养皮毛，导致皮肤、趾甲呈现干燥的现象，甚至毫发脱落，脸色苍白、声音微弱、耐性差。肺经的疾病，在秋冬之际会有恶化的倾向。

二、手阳明大肠经

大肠经联系大肠、肺等脏腑，经过口、下齿、鼻等器官。每侧有 20 个穴位，左右共 40 个。

循行：从食指末端（商阳），沿食指背侧桡侧缘（二间、三间），上出第一、第二掌骨之间（合谷），进入拇长伸肌腱和拇短伸肌腱的凹陷处（阳溪），沿下臂背侧桡侧缘（偏历、温溜、下廉、上廉、手三里），至肘外侧（曲池、肘髎），再经上臂外侧前缘（手五里、臂臑），上肩，出肩峰前缘（巨骨），向上出颈部脊椎骨的大椎穴，返向下入锁骨上窝缺盆，络于肺脏，横贯横膈，入属大肠。支脉：从锁骨上窝上行颈旁（天鼎、扶突），通过面

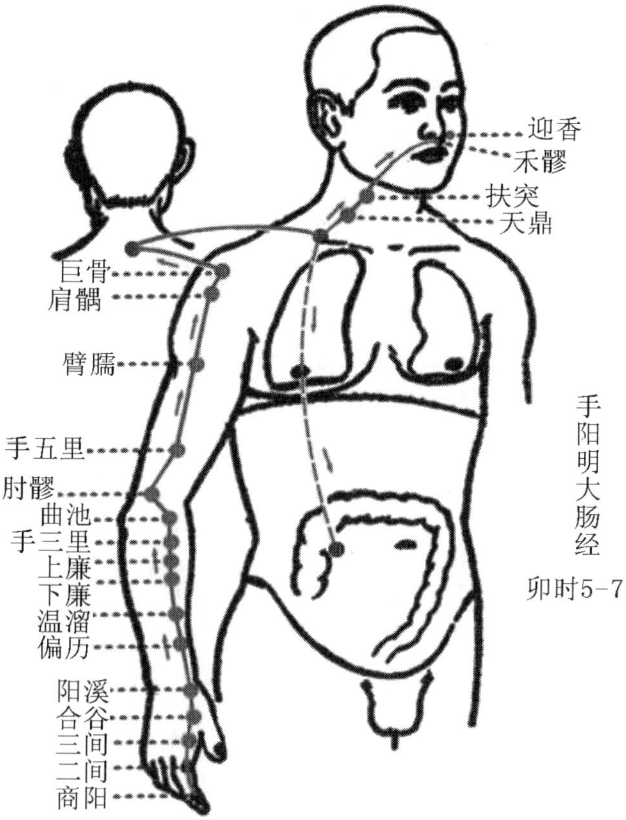

颊，进入下齿槽，出来挟口旁，交会人中（水沟），然后左边的脉向右，右边的脉向左，上夹鼻孔两侧（迎香），与足阳明胃经相接。

病理症候：脏腑点穴按摩的理论认为，大肠是指从肚脐上的阑门穴开始，经直肠直通肛门的整个系统。大肠经出现病变时，会有牙痛、颈部肿胀、鼻塞、流鼻涕等症状出现。目、面、肩臂上缘至食指大肠经循行的路线上出现肿痛、冰冷及麻痹的感觉。脏腑症有腹痛、肠鸣、便秘、泄泻、下血、脱肛等。精神有不安定、容易焦躁的倾向。压迫腹部的两侧及腰部时，会产生疼痛感。

三、足阳明胃经

足阳明胃经联系胃、脾、大肠、小肠等脏腑，经过鼻、眼、口、上齿、乳房等器官，每侧有 45 个穴位，左右共 90 个。

循行：从鼻翼两侧开始（迎香），上行交会于鼻根凹陷部，旁边交会足

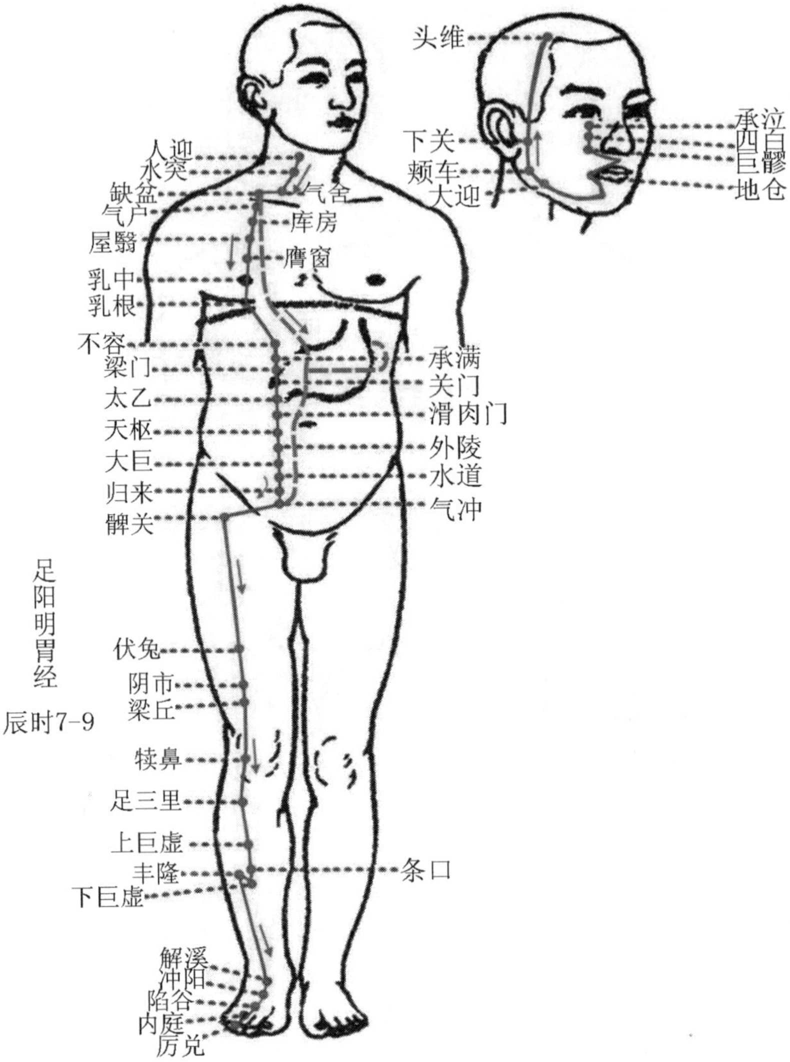

太阳经（会睛明），向下沿鼻外侧（承泣、四白），进入上齿槽（巨髎），回出来从口旁（地仓）环绕口唇（人中），向下交会于颌唇沟中点处（承浆）；再向后沿下颌后动脉部（大迎），再沿下颌角（颊车），上行耳前（下关），经颧弓上（上关、悬厘、颔厌），沿发际（头维），到额颅中部（神庭）。支脉：从大迎前向下走，经颈动脉部（人迎），沿喉咙（水突、气舍），进入锁骨上窝部（缺盆），通过膈肌，入属于胃腑（上脘、中脘），联络于脾脏。直行脉：从锁骨上窝（缺盆）下行，到乳中（气户、库房、屋翳、膺窗、乳中、乳根），向下夹脐两旁（不容、承满、梁门、关门、太乙、滑肉门、天枢、外陵、大巨、水道、归来)，进入腹股沟动脉部（气冲)。胃下口支脉：从胃的下口幽门部，经腹中下至腹股沟动脉部，与前者会合。再由此下行经髋关节前（髀关)，到股四头肌隆起处（伏兔、阴市、梁丘)，下行膝髌中（犊鼻)，沿胫骨外侧（足三里、上巨虚、条口、下巨虚)，从足背（解溪、冲阳)，进入足第2、3趾之间（陷谷、内庭)，出次趾末端（厉兑)。胫部支脉：从膝下三寸处（足三里）分出（丰隆)，向下进入第三趾外侧，出中趾末端。足跗部支脉：足背部（冲阳）分出，走入大趾末端，与足太阴脾经相连接。

病理症候：胃经是非常长的经脉，出现障碍时，会有身热阵寒、牙痛喉肿、口眼歪斜、鼻痛鼻塞流涕、胸腹、股、膝、至中趾等胃经循行线之肿痛麻痹等症状。脏腑症见胃脘胀痛、消谷善饥、呕吐吞酸、水肿、腹部鼓胀、皮肤没有光泽、口舌生疮、发声无力、模糊。外在表现精神不振，迟疑不决、无力、麻痹，还会出现前头部和眼睛的疼痛、鼻塞、喉咙痛、腹胀等症状。

四、足太阴脾经

足太阴脾经联系脾、心、胃等脏腑，经过舌、食管、咽等器官。每侧有大包、周荣、胸乡、天溪、食窦、腹衰、大横、腹结、府舍、冲门、箕门、血海、阴陵泉、地机、漏谷、三阴交、商丘、公孙、太白、大都、隐白等。21个穴位，左右共42个。

循行：起于足大趾的尖端（隐白)，沿足大趾胫侧赤白肉际（大都)，经第一跖骨小头后（太白、公孙)，上行足内踝前方（商丘)，再上小腿内侧，沿胫骨后（三阴交、漏谷)，交出足厥阴肝经之前（地机、阴陵泉)，经膝股内侧前缘（血海、箕门)，直抵腹内（冲门、府舍、腹结、大横、中极、关元)，入属脾脏，联络胃腑（腹哀、会下脘、日月、期门)，过膈肌，夹行咽喉食管部（食窦、天溪、胸乡、周荣；络大包；会中府)，连舌根，散布舌下。支脉：从胃腑别行，上过膈肌，流注心中，与手少阴心经相接。

病理症候：脾经潜伏的疾病，如果不通，身体的大脚趾内侧、脚外侧、小腿、膝盖或者大腿内侧、腹股沟等经络路线上会出现发冷、酸、麻、胀、痛等不适感。因为脾跟血液有关，所以脾虚引起的痛经经常有从小腹－腹股沟－大腿内侧的放射性痛或者凉。足太阴脾经和舌、咽部关系密切，舌根发强，吃饭后即吐，不自主地流口水这些病都是脾经出问题。脾经还可以治疗全身乏力、疼痛、胃痛、腹胀、大便稀、心胸烦闷、心窝下急痛。脏腑症会出现腹胀呕吐、消化不良、嗳气便溏、失眠、便秘、黄疸及肢体无力、沉重等。外在表现有心窝或胃附近会有重压感，出现疼痛、恶心、打嗝等现象。尿量少，有时甚至完全无法排尿。脚部容易冰冷、浮肿、身体有倦怠感。

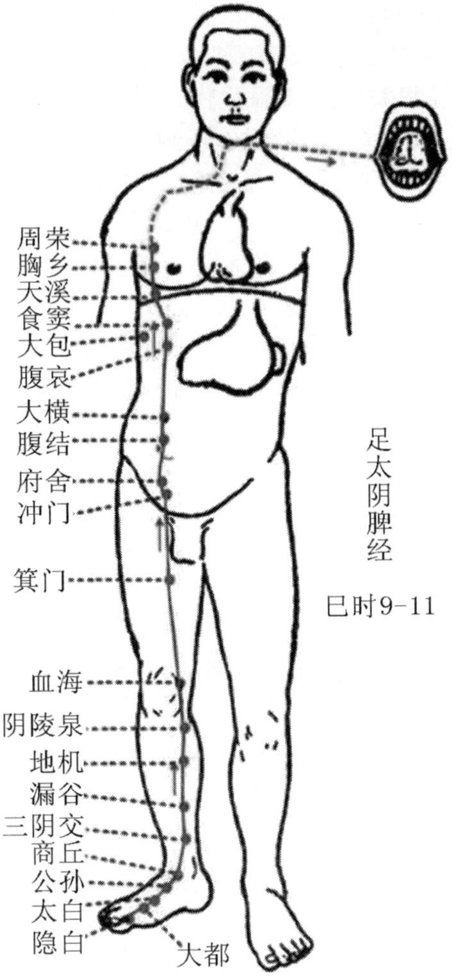

五、手少阴心经

手少阴心经联系心、肺、小肠等脏腑，经过心系、咽、目等器官，每侧有极泉、青灵、少海、灵道、通里、阴郄、神门、少府、少冲等 9 个穴位，左右共 18 个。

循行：从心中开始，出来属于心脏与它脏相连的系带，下过横膈，联络小肠。支脉从心系上夹咽喉，与眼球内连于脑的系带相联系。它的直行脉从心系上行至肺部，向下走腋窝（极泉），沿上臂内侧后缘，行于手太阴、手厥阴经的后方（青灵），下经肘内（少海），沿前臂内侧后缘（灵道、通里、阴郄、神门），直达尺骨茎突，进入掌内后边（少府），沿小指的桡侧出于

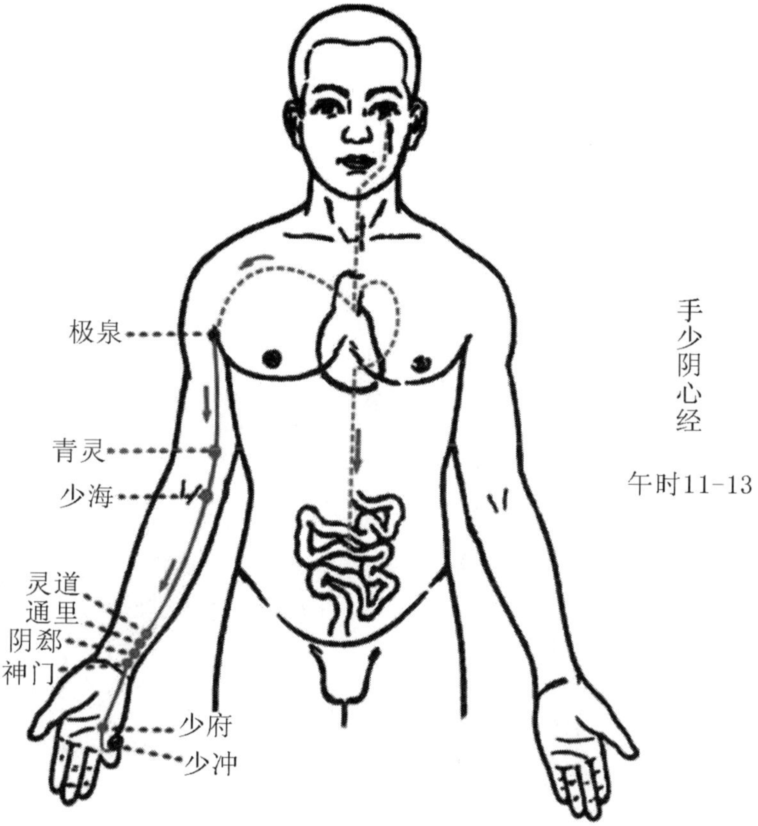

末端（少冲），与手太阳小肠经相接。

病理症候：心经出现损伤，心脏机能就会降低或亢进，出现种种症状，如手心热痛及上臂内侧后缘经肘部到手掌及小指，有肿痛、冰冷及麻痹的感觉。脏腑症状有：心窝疼痛、记忆力不好、失眠、眼睛带黄并有充血的迹象、喉咙痛、脸部发烧、口渴想喝水，饮食偏好辣味，心里时常觉得惊恐、烦躁，讲话的声音洪亮，喜欢说话、笑，脸上经常带有笑眯眯的表情，但严重时，就会哭笑无常。在第五胸椎附近的心俞穴位处，用手压会感觉到似乎有异物。

六、手太阳小肠经

手太阳小肠经联系心、胃、小肠等脏腑，经过眼、耳、鼻等器官。每侧有19个穴位，左右共38个。

循行：起于小指外侧末端（少泽），沿手掌外侧（前谷、后溪），上行腕部（腕骨、阳谷），出尺骨小头部（养老），直上沿小臂外侧（支正），

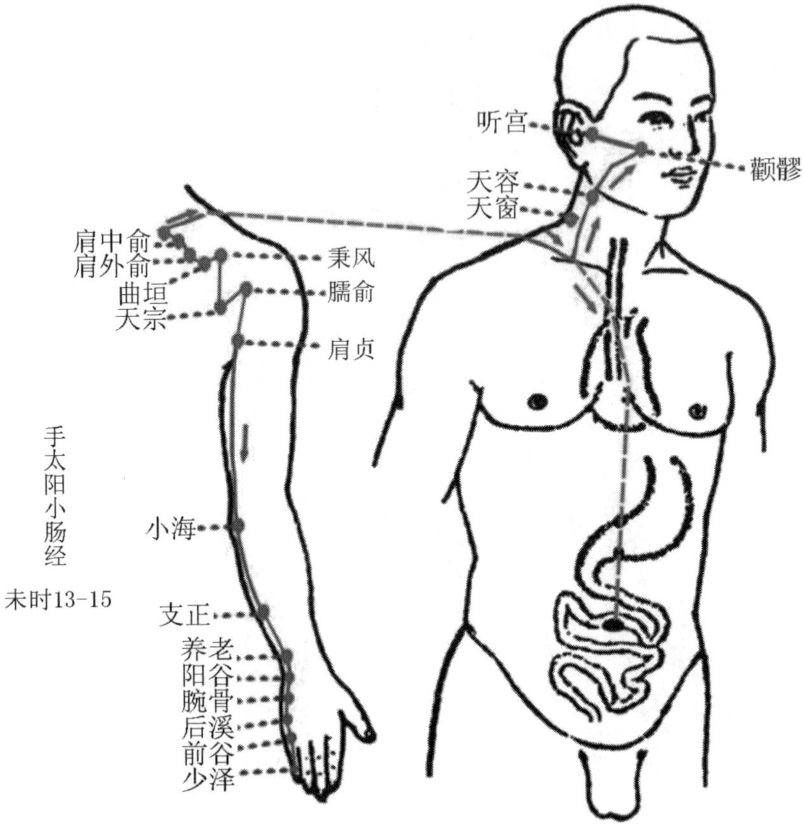

出于肘外侧当肱骨内上髁和尺骨鹰嘴之间（小海），再沿上臂尺侧缘，出肩后骨缝（肩贞、臑俞），绕行肩胛（天宗、秉风、曲垣），交会于肩，下行进入锁骨上窝，联络心脏，沿食管，过膈肌，到达胃部（会上脘、中脘），下行入小肠本腑。支脉：从锁骨上窝沿颈旁（天窗、天容），上经面颊（颧髎），到外眼角（会瞳子髎），弯向后，进入耳中（听宫）。颊部支脉：从颊部上行至颧骨，靠鼻旁到内眼角（会睛明），邪行而络于颧骨部，与足太阳膀胱经相连。

病理症候：脏腑点穴按摩法认为小肠连接胃，胃部的水分和固态物会进入小肠；小肠门于肚脐以上附近的一个小洞，水分会有此流入膀胱，固态渣滓则进入大肠，而必要养分由脾膜所吸收。小肠经在消化机能中占有相当重要的地位，小肠经的机能衰退，会使身体不调和，并出现颊肿、耳聋目黄及肩肘臂外侧缘小肠经循行线之肿痛、麻痹。脏腑症见小腹痛，腰脊痛及疝气，小便赤涩、尿闭、尿血。

七、足太阳膀胱经

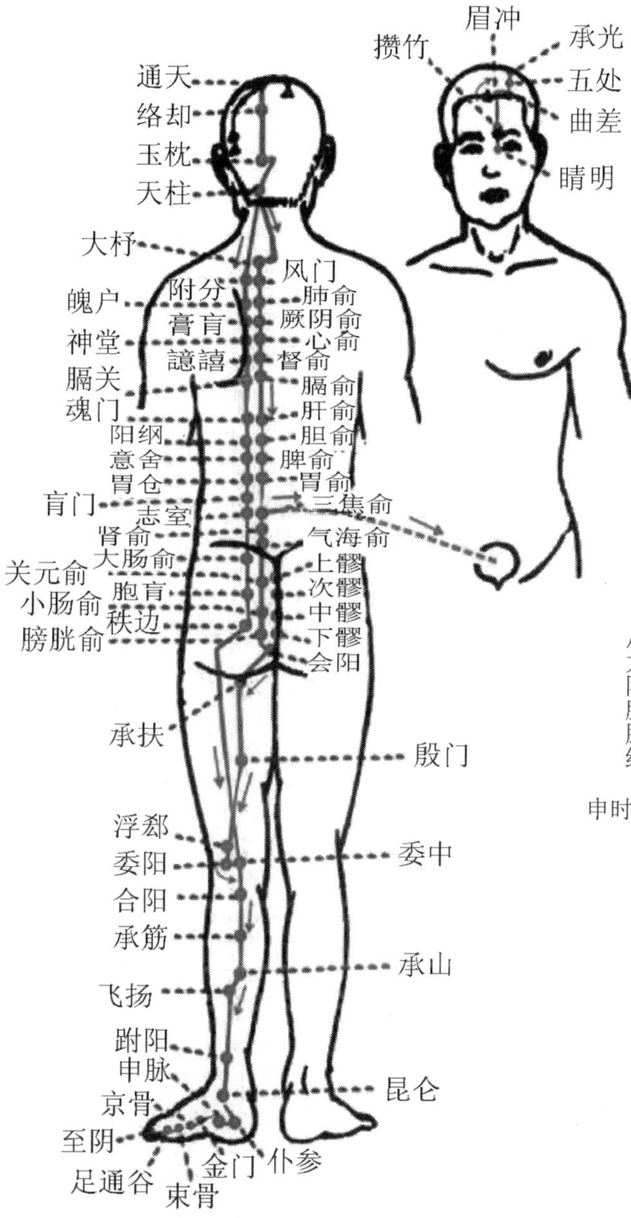

足太阳膀胱经

申时15-18

足太阳膀胱经联系脑及肾、膀胱等脏腑，经过眼、鼻等器官，每侧有67个穴位，左右共134个。

循行：起于内眼角（睛明），上行额部（攒竹、眉冲、曲差、会神庭、头临泣），交会于巅顶（五处、承光、通天、会于百会穴）。巅顶部支脉：从头顶分出到颞部（会曲鬓、率骨、浮白、头窍阴、完骨）。巅顶部直行脉：从头顶入络于脑（络却、玉枕；会脑户、风府）复出项部（天柱）分开下行。一支走肩胛内侧，夹脊旁（会大椎、陶道；经风门、肺俞、厥阴俞、心俞、督俞、膈俞），到达腰中（肝俞、胆俞、脾俞、胃俞、三焦俞、肾俞），进入脊旁筋肉，络于肾脏，入属膀胱本脏（气海俞、大肠俞、关元俞、小肠俞、膀胱俞、中膂俞、白环俞）。腰部支脉从腰中分出，夹脊柱，通过臀部（上髎、次髎、中髎、下髎、会阳、承扶），进入膝腘窝中（殷门、委中）。后项支脉：从肩胛内侧分别下行，通过肩胛（附分、魄户、膏肓、神堂、膈关、魂门、阳纲、意舍、胃仓、肓门、志室、胞肓、秩边），经过髋关节部（会环跳穴），沿股外侧后缘下行（浮郄、委阳），与沿腰部下行的支脉会合于膝腘窝中（委中），由此向下穿过腓肠肌（合阳、承筋、承山），出外踝后方（飞扬、跗阳、昆仑），沿第五跖骨粗隆（仆参、申脉、金门、京骨），到小趾的外侧端（束骨、足通谷、至阴），与足少阴肾经相连接。

病理症候：膀胱经有问题的人会发热，穿厚衣服也觉得冷，流鼻涕，头痛，项背僵硬疼痛；眼珠疼痛，颈项像要折断一样疼痛，膝弯部位不能弯曲，小腿肚疼痛，股关节屈曲不灵活；癫痫、狂症、痔疮都发作了而膀胱经所经过部位都会疼痛，足小趾不能随意运动。膀胱经是十四经络中最长的一条经脉。膀胱经的穴位都非常重要，中医学认为，膀胱是当小肠把无用的固态物和水分分开后，水分流入的主要器官。脏腑症见小便不利、遗尿、尿赤、尿浊、尿血、蓄血发狂。外在表现则见脸部皮肤带黑，失去光泽，声音微弱，不容易听到。容易疲劳，精神欠佳。食物方面偏爱咸食。

八、足少阴肾经

足少阴肾经联系肝、肺、心、肾、膀胱等脏腑及脊髓，经过喉舌等器官。每侧 27 个穴位，左右共 54 个穴位。

循行：起于脚小趾下边，斜走足心（涌泉），出于舟骨粗隆下（然谷、照海、水泉），沿内踝后（太溪），分支进入足跟（大钟）；上行小腿内侧（复溜、交信、会三阴交），出膝腘窝内侧（筑宾、阴谷），上行股内后缘，通过脊柱（会长强），入属肾脏，联络膀胱（肓俞、中注、四满、气穴、大赫、横骨、会关元、中极）。肾脏部直行脉：从肾向上（商曲、石关、阴都、通谷、幽门），通过肝、膈，进入肺中（步廊、神封、灵墟、神藏、彧

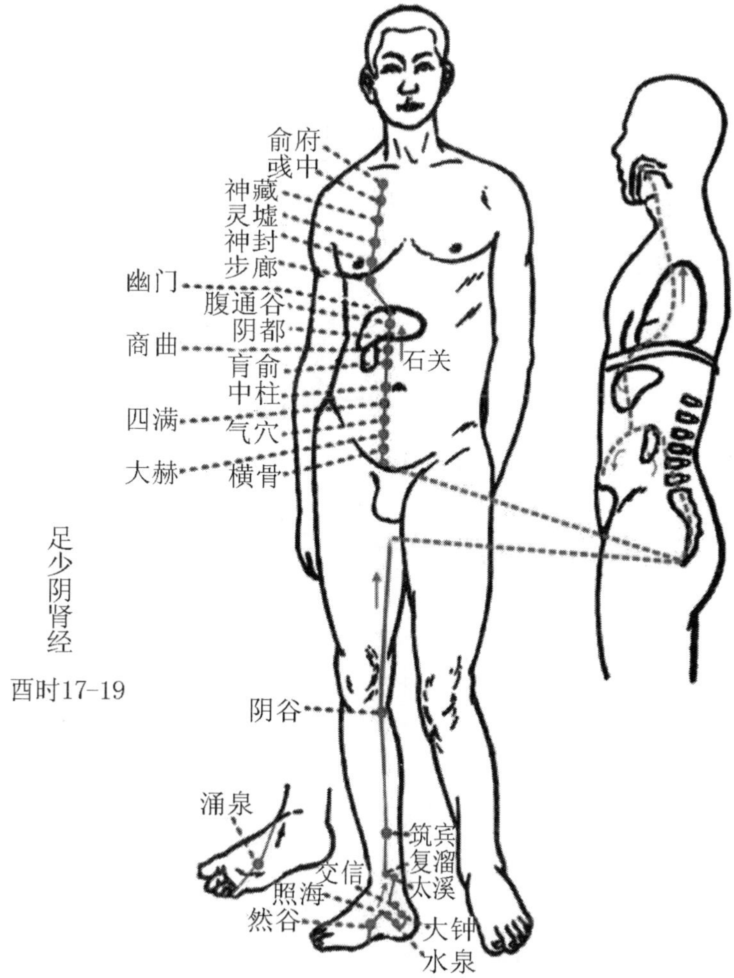

中、俞府），沿咽喉，夹舌根（通廉泉）。肺部支脉从肺出来，联络心脏，灌注胸中，与手厥阴心包经相接。

病理症候：中医医学中讲的肾，和现代医学中的副肾机能很相似。副肾是小型的内分泌器官，是控制人体内脏机能的重要组织。肾经发生异常，会出现咽喉肿痛及下肢内侧后缘肾经循行线的肿痛、麻痹厥冷、足心热痛。脏腑症见咳血、气喘、口干舌燥、食欲减退、水肿、便秘和泄泻、遗精、阳痿、心悸恐惧、精力衰退、精神衰弱、腰酸腿软、耳鸣、眼花等。外在表现有脸部皮肤带黑，失去光泽，容易疲劳，做任何事都提不起劲。

九、手厥阴心包经

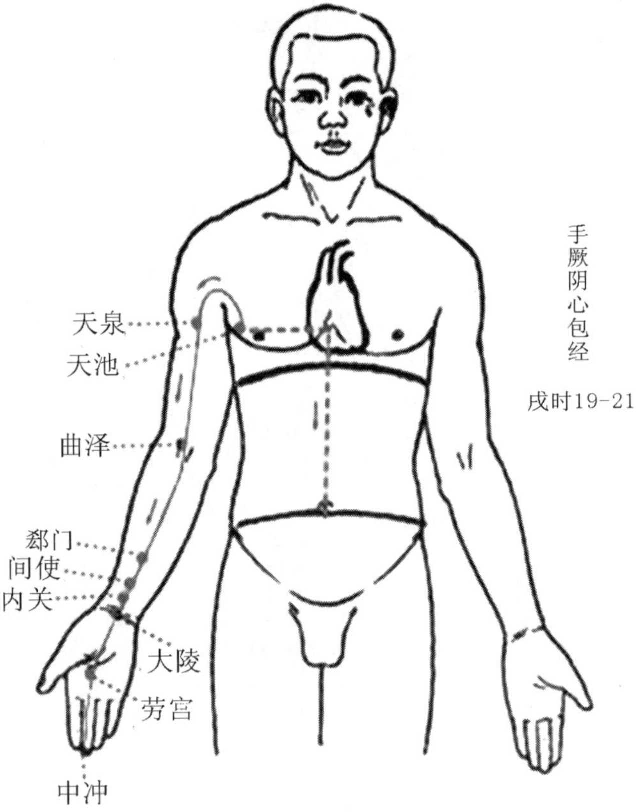

手厥阴心包经联系心包，络于三焦。每侧 9 个穴位，左右共 18 个穴位。

循行：起于胸中，出属心包络，下过膈肌，从胸至腹依次联络上、中、下三焦。支脉：沿胸内，出胁部，由腋下三寸处（天池）上达腋窝，沿上臂内侧（天泉），行于手太阳、手少阴之间，入肘中（曲泽），下行于下臂掌桡侧腕屈肌腱之间（郄门、间使、内关、大陵），入掌中（劳宫），沿中指桡侧达指端（中冲）。掌中分支从掌内沿无名指达指端，与手少阳三焦经相连接。

病理症候：现代人饮食不平衡，不顺应天时的生活习惯，使得血液中的胆固醇和脂肪异常增高，血中胆固醇量太多时，会逐渐黏在血管壁上，造成血管狭窄、弹性变差，当血液流动不顺时，更容易诱发心肌梗死及脑中风等严重并发症。胃气本来应该向下的，“脾主升清，胃主浊降。”但胃气不降反升，浊气上泛，就会产生恶心呕吐、呃逆等症状。中医认为心包是心脏外保护心包的一层膜，有保护心脏、使心脏机能正常运转的功能。心包经有保护心脏的作用，若经脉受到损伤，沿着心包经的经脉，由胸到侧腹，会产生疼痛、麻痹、胸胁胀满等感觉，并伴发抽筋、手掌发热等症状。脏腑症见心内烦忧、心痛等，外在表现为脸发红、目黄。压迫胸部的膻中穴位有痛感，背上第四椎旁的厥阴俞穴感觉有硬块。

十、手少阳三焦经

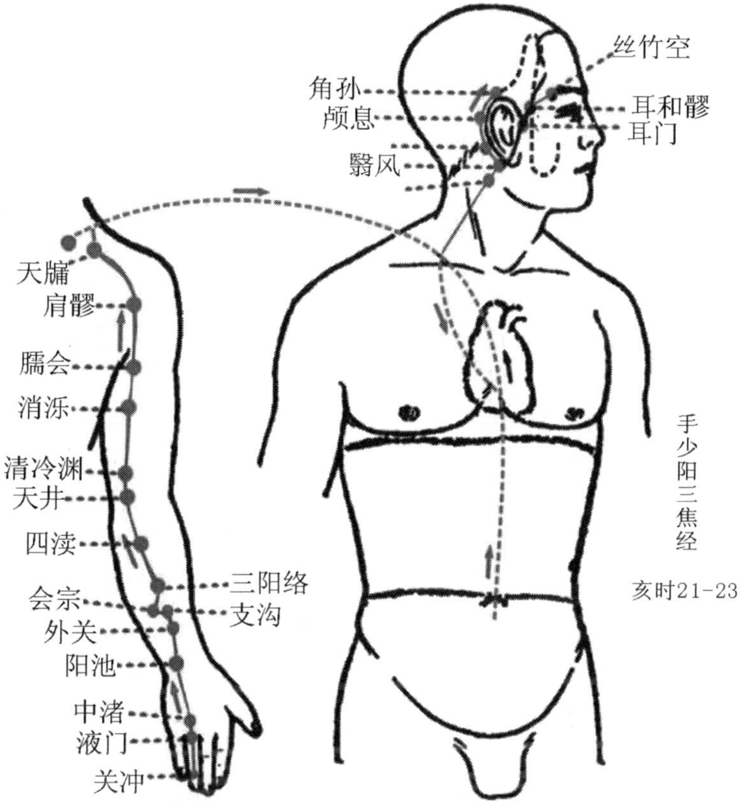

手少阳三焦经联系心包，统属三焦，经过耳、眼等器官。每侧23个穴位，左右共46个穴位。

循行：起于无名指末端（关冲），上行于第四、五掌骨之间（液门），沿着手背（中渚、阳池），出下臂外侧尺骨与桡骨之间（外关、支沟、会宗、三阳络、四渎），上过肘尖（天井）沿上臂外侧（清冷渊），通过肩部（臑会、肩髎），交出于足少阳经之后（天髎；会秉风、肩井、大椎），进入缺盆（锁骨上窝），分布胸中（纵膈中），联络于心包，通过膈肌，从胸至腹遍属上、中、下三焦。胸部支脉：从胸中出锁骨上窝，走颈项，沿耳后（天牖、翳风、颅息）直上，出于耳上方（角孙；会颔厌、悬厘、上关），再屈而下行，绕面颊至眼眶下（颧髎）。耳部支脉：从耳后进入耳中，再出走耳前（耳和髎、耳门；会听会），经过上关前，与颊前支脉相交，再至外眼角（丝竹空；会瞳子髎），与足少阳胆经相连接。另外三焦与足太阳膀胱经的委阳脉气相通。

病理症候：三焦经的经脉发生异常时，会出现耳聋耳鸣、外眼角痛、咽喉肿痛或脸颊痛，耳后及肩、肘外侧至无名指等三焦经循行线之肿痛、麻痹，中焦部分的心窝至肚脐的肌肉发硬，则是生殖器、泌尿器异常的征兆。三焦经所有的穴位中上焦的膻中、中焦的中脘、下焦的阴交都是调节机能的重要穴位。脏腑症见腹胀、水肿、遗尿、小便不利等。

十一、足少阳胆经

足少阳胆经联系肝、胆等脏腑，经过眼、耳等器官，每侧 44 个穴位，左右共 88 个穴位。

循行：起于外眼角（瞳子髎），上行到额角（颔厌、悬颅、悬厘、曲鬓；会头维、耳和髎、角孙），下耳后（率骨、天冲、浮白、头窍阴、完骨、本神、阳白、头临泣、目窗、正营、承灵、脑空、风池），沿颈行手少阳三焦经之前（经天容），至肩上，交于手少阳三焦经后（会大椎、经肩井，会秉风），向下入锁骨上窝（缺盆）。耳部支脉：从耳后入耳中（会翳风），出走耳前（听会、上关；会听宫、下关），至外眼角后方；外眼角支脉：从外眼角分出，下走大迎，和手少阳三焦经汇合于目眶下，下经颊车（下颌角），到颈部与锁骨上窝之脉相汇合，下走胸中，过膈肌，联络肝脏，入属胆腑，沿胁肋内，出少腹腹股沟动脉处，经外阴部毛际，横向进入髋关节部。锁骨上窝直行脉：从锁骨上窝，下向腋下（渊液、辄筋；会天池），沿胸侧过季胁（日月、京门；会章门），与入髋关节部的支脉汇合（带脉、五枢、维道、居髎、上髎、中髎、长强、环跳）。再由此向下，沿大腿外侧（风市、中渎），出膝外侧（膝阳关），下向腓骨头前（阳陵泉），直下到腓骨下段（阳交、外丘、光明、阳辅、悬钟），下出外踝之前（丘墟），沿足背进入第四趾外侧端（足临泣、地五会、侠溪、足窍阴）。足跗部支脉：从足背分出，进入大趾趾缝间，沿第一、二趾骨间，出大趾末端，回转来通过趾甲，至趾背的爪甲后丛毛处，与足厥阴肝经相连接。

病理症候：胆经出现问题，口苦、喜欢唉声叹气、心胁痛不能转身、脸像蒙了一层薄薄的灰尘、皮肤无光泽、脚面外侧发热、还会头痛、腮痛、脖子下锁骨窝中肿痛、腋窝肿、大脖子病、出汗打寒战，胸、胁、肋、大腿外

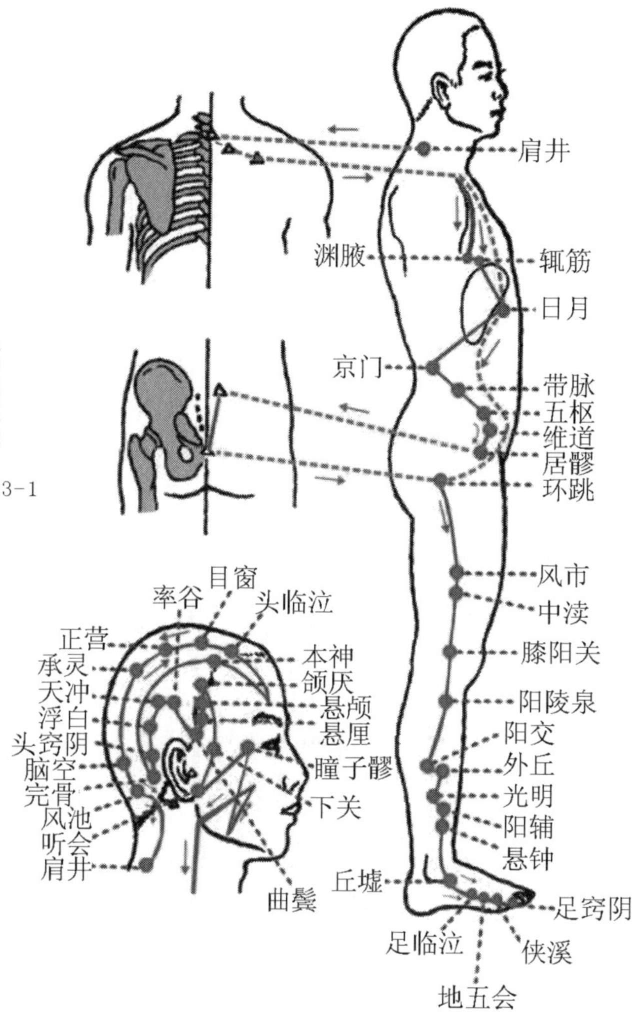

足少阳胆经

子时23-1

侧、膝和小腿外侧、外踝前及各关节都痛，足小趾、次趾不能活动。脏腑症见胸膈烦满、胁痛口苦、呕吐、胆怯易惊、善太息及皮肤不润。外在表现：眼睛带青、缺少活力、手腕、脚踝莫名的疼痛等症状。脸部皮肤没有光泽，缺乏元气。胆经有异常时，压迫胸部第九肋骨前端的日月穴或背部第十胸椎的胆俞穴，有僵硬疼痛的感觉。

十二、足厥阴肝经

足厥阴肝经联系肝、肺、胆等脏腑，经过生殖器、喉、鼻、目等器官。每侧 14 个穴位，左右共 28 个穴位。

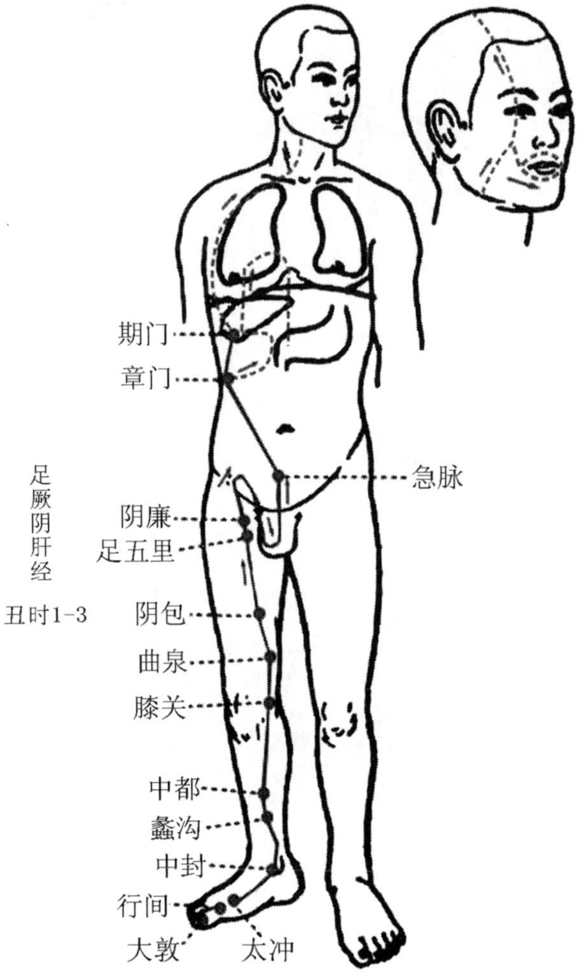

循行：起于足大趾丛毛的边缘（大敦），沿着足跗部内侧（行间、太冲），至内踝一寸处（中封），上行小腿内侧（会三阴交；经蠡沟、中都、膝关），在距内踝八寸处交于足太阴脾经的后方，上行膝腘内缘（曲泉），沿股内侧（阴包、足五里、阴廉），入阴毛中，环绕阴器，至小腹（急脉；会冲门、府舍、曲骨、中极、关元）与胃经并行，入属于肝，联络胆腑（章门、期门），上过膈肌，散布胁肋部，沿咽喉之后，过鼻咽部，连接目系（眼球后的脉络联系），上行出于额部，与督脉交会于头顶中央。目系支脉：从“目系”下行颊里，环绕口唇。肝部支脉：从肝分出，横过膈肌，向上流注于肺，与手太阴肺经相连接。

病理症候：肝经有病就会出现以下问题：腰痛的不能伸、面色晦暗、咽干、胸部感觉被东西堵住一样、腹泻、呕吐、遗尿或尿不出、疝气或腹部两侧疼痛，容易疲劳、没有食欲、想吐。很多女性的月经总是提前或经期延长，没有规律，月经的颜色深红，而且莫名的发热，经前几天特别的烦躁不安，想发脾气，肝主藏血，肝经有热导致。脏腑症见胸满胁痛、口苦呕吐、呃逆、头晕目眩等。外在表现：面色青，容易疲劳，烦躁易怒、喉干、缺乏决断力、恶心等。

第三节　奇经八脉

奇经八脉的内容，最早散见于《黄帝内经》。任、督、冲三脉见于《黄帝内经·素问·骨空论》；带脉见于《黄帝内经·素问·痿论》；冲脉又散见于《黄帝内经·素问·举痛论》《黄帝内经·灵枢·动输》《黄帝内经·灵枢·百病始生》《黄帝内经·灵枢·逆顺肥瘦》；冲、任二脉又见于《黄帝内经·灵枢·五音五味》；带脉又见于《黄帝内经·灵枢·经别》；阴跷脉见于《黄帝内经·灵枢·脉度》；阴、阳跷脉又见于《黄帝内经·灵枢·寒热病》；阴、阳维脉均见于《黄帝内经·素问·刺腰痛论》。后来《难经》对奇经八脉进行了整理、归纳和补充，并首次提出了奇经八脉这一统称。到《针灸甲乙经》时才将奇经八脉所辖腧穴载入，其中任督二脉有单独所辖腧穴，其余六脉则与十二经脉及任督二脉有交会腧穴。

奇经八脉是指十二经脉之外的八条经脉，包括任脉、督脉、冲脉、带脉、阴跷脉、阳跷脉、阴维脉、阳维脉。奇者，异也。因其异于十二正经，故称“奇经”。它们既不直属脏腑，又无表里配合。其生理功能，主要是对十二经脉的气血运行起着溢蓄、调节作用。

奇经八脉的生理特点有三：奇经八脉与脏腑无直接络属关系；奇经八脉之间无表里配合关系；奇经八脉的分布不像十二经脉分布遍及全身，人体的上肢无奇经八脉的分布。

其走向也与十二经脉不同，除带脉外，余者皆由下而上地循行。

奇经八脉的共同生理功能为：

进一步加强十二经脉之间的联系。如督脉能总督一身之阳经；任脉联系总任一身之阴经；带脉约束纵行诸脉。二跷脉主宰一身左右的阴阳；二维脉维络一身表里 的阴阳。即奇经八脉进一步加强了机体各部分的联系。

调节十二经脉的气血。十二经脉气有余时，则蓄藏于奇经八脉；十二经脉气血不足时，则由奇经“溢出”及时给予补充。

奇经八脉与肝、肾等脏及女子胞、脑、髓等奇恒之府有十分密切的关系，相互之间在生理、病理上均有一定的联系。

一、任脉

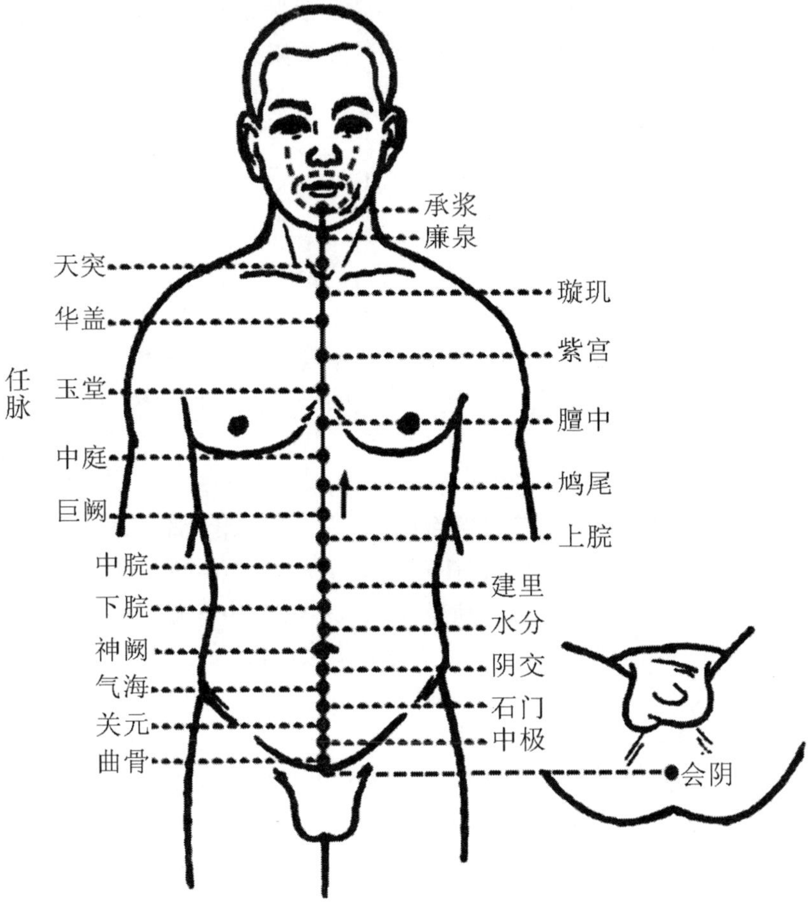

循行部位：任脉起于胞中，下出于会阴，经阴阜，沿腹部正中线上行，经咽喉部（天突穴），到达下唇内，左右分行，环绕口唇，交会于督脉之龈交穴，再分别通过鼻翼两旁，上至眼眶下（承泣穴），交于足阳明经。

分支：由胞中贯脊，向上循行于背部。

生理功能：

调节阴经气血，为“阴脉之海”：任脉循行于腹部正中，腹为阴，说明任脉对一身阴经脉气具有总揽、总任的作用。另外，足三阴经在小腹与任脉相交，手三阴经借足三阴经与任脉相通，因此任脉对阴经气血有调节作用，故有“总任诸阴”之说。

调节月经，妊养胎儿：任脉起于胞中，具有调节月经，促进女子生殖功能的作用，故有“任主胞胎”之说。

二、督脉

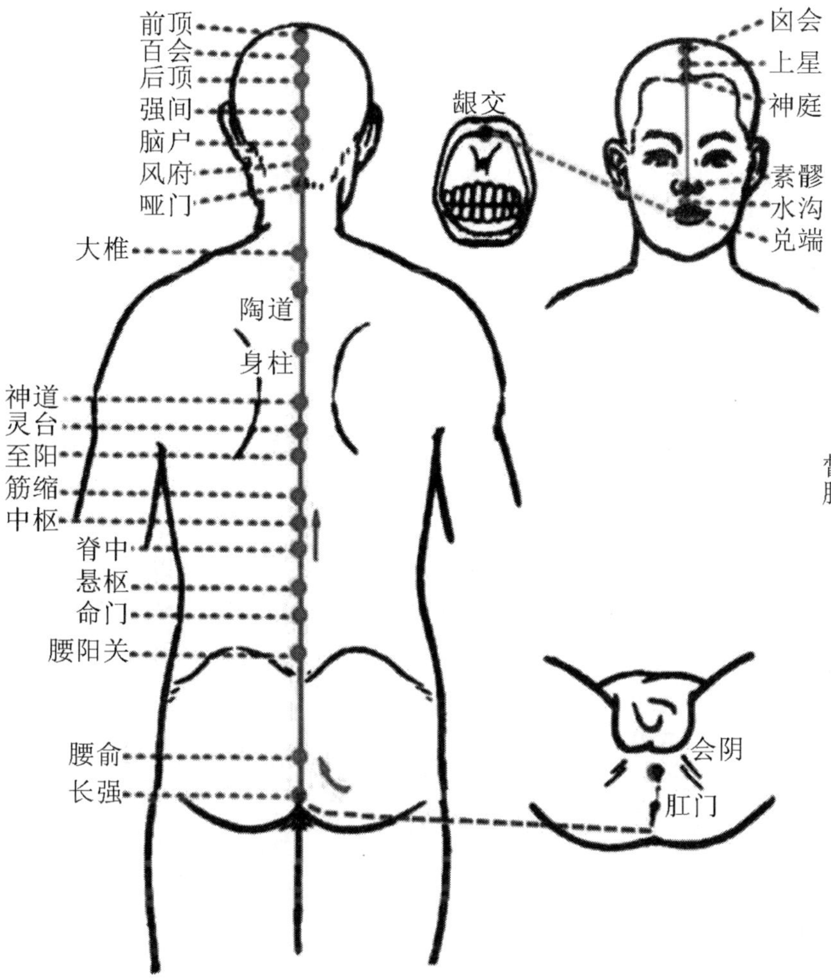

督脉

循行部位：督脉起于小腹内，下出会阴，向后至尾骶部的长强穴，沿脊柱上行，经项部至风府穴，进入脑内，属脑，沿头部正中线，上至巅顶的百会穴，经前额下行鼻柱至鼻尖的素髎穴，过人中，至上齿正中的龈交穴。

分支：第一支，与冲、任二脉同起于胞中，出于会阴部，在尾骨端与足少阴肾经、足太阳膀胱经的脉气会合，贯脊，属肾。第二支，从小腹直上贯脐，向上贯心，至咽喉与冲、任二脉相会合，到下颌部，环绕口唇，至两目下中央。第三支，与足太阳膀胱经同起于眼内角，上行至前额，于巅顶交会，入络于脑，再别出下项，沿肩胛骨内，脊柱两旁，到达腰中，进入脊柱两侧的肌肉，与肾脏相联络。

生理功能：调节阳经气血，为“阳脉之海”：督脉循身之背，背为阳，说明督脉对全身阳经脉气具有统率、督促的作用。另外，六条阳经都与督脉交会于大椎穴，督脉对阳经有调节作用，故有“总督一身阳经”之说。

反映脑、肾及脊髓的功能：督脉属脑，络肾。肾生髓，脑为髓海。督脉与脑、肾、脊髓的关系十分密切。

主生殖功能：督脉络肾，与肾气相通，肾主生殖，故督脉与生殖功能有关。

三、冲脉

循行部位：起于胞宫，下出于会阴，并在此分为二支。上行支：其前行者（冲脉循行的主干部分）沿腹前壁挟脐（脐旁五分）上行，与足少阴经相并，散布于胸中，再向上行，经咽喉，环绕口唇；其后行者沿腹腔后壁，上行于脊柱内。下行支：出会阴下行，沿股内侧下行到大趾间。

生理功能：调节十二经气血：冲脉上至于头，下至于足，贯串全身，为总领诸经气血的要冲。当经络脏腑气血有余时，冲脉能加以涵蓄和贮存；经络脏腑气血不足时，冲脉能给予灌注和补充，以维持人体各组织器官正常生理活动的需要。故有“十二经脉之海”“五脏六腑之海”和“血海”之称。

主生殖功能：冲脉起于胞宫，又称“血室”“血海”。冲脉有调节月经的作用。冲脉与生殖功能关系密切，女性“太冲脉盛，月事以时下，故有子。”“太冲脉衰少，天癸竭地道不通。”这里所说的“太冲脉”，即指冲脉而言。另外，男子或先天冲脉未充，或后天冲脉受伤，均可导致生殖功能衰退。

四、带脉

循行部位：起于季胁，斜向下行到带脉穴，绕身一周，如腰带，能约束纵行的诸脉，使诸经气血不得妄行。每侧 3 个穴位，左右共 6 个穴位。

生理功能：带脉如带束腰，约束阴阳诸经，主开合而统升降，与任、督、冲、胆、肾经脉关系至为密切。

病理症候：腹部胀痛、赤白带下、腰困酸痛、下肢痿软。

五、阴跷脉

跷，有轻健跷捷之意。有濡养眼目、司眼睑开合和下肢运动的功能。与诸阴经及诸阳经交叉交会，主一身肢体之运动和整体之平衡。

循行路线：此脉是足少阴经的别经支，起于照海，上走内踝，直上沿肾经进入阴部，又上行胸腔里侧至缺盆，达人迎之前，经咽喉与冲脉一起行于唇口，上行于鼻部，至目内眦睛明穴与足太阳膀胱经会合，每侧 3 个穴位，左右共 6 个穴位。

生理功能：主阴气，司下肢运动，调平气脉之阴阳。

病理症候：下肢阴经弛缓或阴经拘急的足内翻，阳气不足阴气偏盛的嗜睡之症，目张不闭可合而不睁等。

六、阳跷脉

循行路线：起于申脉，绕行仆参由外踝上行，经跗阳过髋部与足少阳胆经相会居髎穴，向躯干又与手少阳经会于肩髎穴，与手阳明经会于巨骨穴，由手太阳经臑俞穴和手足太阳经、阳维脉相会合，再向前上行，与手足阳明经交会口角，沿鼻两旁与手阳明经会于足阳明经的巨髎穴，直贯任脉相会足阳明承泣穴，行至三阳五会之睛明穴，入脑后发际止于风池穴。每侧 11 个穴位，左右共 22 个穴位。

生理功能：主阳气，司下肢运动，调平气脉之阴阳。

病理症候：下肢阳经弛缓或阳经拘急之足外翻，阴气不足阳气偏盛之失眠、腹背痛、痫、头疼目赤、身痹、眉棱骨痛等。

七、阴维脉

维，有维系之意。阴维脉调节六阴经经气于任脉，主维护一身之里，从而使身体内外相互协调，功能是“维络诸阴”；阳维脉调节六阳经经气于督脉，主维护一身之表，功能是“维络诸阳”。

循行路线：起于诸阴经交会处，沿内踝上行至小腿内侧足少阴肾经之筑宾穴，再沿胃经上行，过胸腹部，与足太阴脾经府舍穴会交（或曰三阴、阳明四经会交府舍），又与足厥阴肝经会于期门穴，贯膈上胸，交于任脉之廉泉穴。每侧 7 个穴位，左右共 14 个穴位。

生理功能：阴维有维系全身阴经的作用。

病理症候：主表属阴证见胸腹痛、胃心痛、精神不宁等。

八、阳维脉

循行路线：起于诸阳经交会处的金门穴，沿外踝经小腿腓侧足少阳胆经阳交穴，继沿胆经上行，与手足太阳经、阳跷脉会于肩后臑俞穴，再上行肩部和手足少阳经交天髎穴与肩井穴，至前额部与足少阳胆经会于阳白穴，走至本神、临泣穴处，再沿脑空穴下至风池穴，至项后会督脉哑门穴。每侧16个穴位，左右共32个穴位。

生理功能：阳维有维系全身阳经的作用。

病理症候：主表属阳证见恶寒发热、头目眩晕、腰痛、肢体乏力等。

奇经八脉各有独立的循行分布及病候。古人将气血比作水流，将十二经脉比作沟渠，而将奇经八脉比作湖泊。《难经》称："比于圣人图设沟渠，沟渠满溢，流于深湖，故圣人不能拘通也。而人脉隆盛，入于八脉，而不环周，故十二经亦不能拘之。"即沟渠江河之水满溢则蓄积于湖泊，沟渠江河之水不足则湖泊之水以补之，这就是十二经与奇经八脉的关系。奇经中的任脉循行于人体前正中线；督脉行于人体后正中线；冲脉行于腹部第一侧线及下肢内侧达足心，与足少阴经并行；带脉横于腰部环绕一周，交会于足少阳经；阴跷脉起于踝关节内侧，行于下肢内侧，到达头面内眼角；阳跷脉起于踝关节外侧，行于下肢外侧，到达头项；阴维脉行于下肢内侧，至腹部，达颈部；阳维脉行于下肢外侧，至肩背，达头项；阴跷、阴维交会于足少阴经；阳跷、阳维交会于足太阳经。

在中医临床实践中，各科的诊断和治疗都要运用奇经八脉的理论，尤其是针灸、推拿与气功都直接作用于奇经八脉。针灸，既可以在八脉上进行切诊，又是选取治疗穴位的方法，尤其任督二脉有所辖独立腧穴，各穴治疗范围皆不同，多为临床常用重点穴位；气功中经过艰苦的炼己筑基贯通"大小周天"皆以奇经八脉为核心；推拿按摩同样不离任督二脉及阴阳跷脉，所以在古代称为"按跷"。

经络学说是中医学术的精粹之一，是古代的中医经验结晶，也是祖国医学的支柱和核心，它是研究人体经络系统生理病理和临床疾病变化和预知的一门科学，同时经络系统与临床诊断学预防学和生命科学有重要的联系，也是临床针灸应用于临床治疗，经络取穴循经治疗的重要手段和依据，经络学与内脏相互联系不可分割。长期以来在医学实践中和临床诊断学预防医学中起着重大的作用。它对于指导临床诊断和对疾病的治疗均有重要的作用。同时对于推拿、针灸有着不可缺少的重大作用，研究经络学对于临床对于诊断学的发展和对于疾病的治疗都有不可缺少的重要作用。经络学是祖国医学科学宝库中的重要组成部分，是中医的珍宝。《黄帝内经》中经络学贯穿理论的始终。《黄帝内经·灵枢·经脉》篇中曰："经脉者所以决生死处百病调虚实，不可不通"的论述，我国后世医学著作中没有不谈经络的。

经络学说在中医学方面的重要性，不仅是针灸方面所不可缺少的，就是以药物治疗为主的医学大师张仲景也说："凡要和汤合药、针灸之法，宜应精思，必通十二经脉，知道三百六十孔穴，荣卫气血，知病所在，宜治之法，不可不通。"由此可见经络学说的真正价值了。特别是对于针灸方法，不循经络，不检穴位，一味地乱刺乱扎，便得不到良好的结果。我们现在读经络学说，并不是一味地要遵经复古，我们正因为它是中医的理论基础之一，它对人体的疾病所起的作用，对于诊疗上所存在的实际应用价值，都是不容忽视的。因而，我们绝不能因为它无解剖依据而抹杀了这些客观事实，便弃置不加研究。据我个人不成熟的看法，中医的经络，可能是人体内另一种感传机能系统，也可能是高级神经活动的一系列机能关系的规律，有待科学的证实。根据日本最近的研究，已初步证实十二经循行路径的确非无物虚构之事，只是它究竟是实质的存在？则尚待进一步研究了。总之，经络学说自有它的相当价值，是值得我们更进一步去研究的。

第四节　相关穴位

人体周身遍布穴位，似同天体星星一样，有序地排布在人体——小宇宙之中。人体中气血的运行，均通过这些小小的驿站来输送。穴位主宰着人的体质与健康，以及耳聪目明和才智，关系到一个人的终生命运……它是宇宙形体对应人体的缩影。穴位与天体有着密切的关系，天体的演变也直接影响到人的经络运行。因此，一年有 365 天，人有 365 穴；天有黑白之分，人有阴阳之别；天时分四季，人亦分前后左右；天有星体，人有穴位；天有各种气流回旋，人有气与血流循环；天有经纬相织，人有经络相连等等。总之，天体有质无形，人体有质有形。人把天体浓缩在周身，整个人的一切似同一个恒星，独具它特有的规律和轨迹。

由于穴位点比较灵敏，它对生理上的冷、麻、热、胀、痛反应尤为敏感。由此，人之表皮对外界的反应，则首先通过穴位点感应神经输送给人的大脑，使人觉察出种种不同的反应。因此，人们在治病疗疾中，常常采用点穴、推拿、按摩的形式与手法来刺激主导穴位的伸张，从而达到疏通经络，促进血液循环与畅通血脉气络，使气血交流顺畅。

穴位又称腧穴，是人体脏腑经络之气输注于体表的部位，是针灸治疗疾病的刺激点。腧与“输”通，有转输、输注的含义；“穴”即孔隙。所以，腧穴的本义即是指人体脏腑经络之气转输或输注于体表的分肉腠理和骨节交会的特定的孔隙。故《黄帝内经·灵枢·小针解》曰：“节之交，三百六十五会者，络脉之渗灌诸节者也。”

《黄帝内经·灵枢·九针十二原》对腧穴的论述也指出：“节之交，三百六十五会……所言节者，神气之所游行出入也。”因此，古代文献中对腧穴有“砭灸处”“节”“会”“骨孔”“气穴”“孔穴”等不同称谓，俗称“穴位”。“腧”，“月”字旁，月即肉，作为腧穴的专用字而取代“输”字。腧穴既是“神气之所游行出入”的门户，又通过经脉通道与脏腑之气相通。所以脏腑经络气血功能的病理变化常可在体表相应的腧穴引起各种反应；反之，在腧穴施行的针灸刺激，也可通过经络通道内达脏腑、直趋病所发挥其补泻或调整作用而产生治疗效果。因此，必须熟练掌握腧穴的定位、归经、主治等基本知识，才能在临床上正确运用针灸治疗疾病而收到较好的效果。

一、头颈部穴位

1. 百会：头为诸阳之会，所有的阳经都要汇聚到头上，而百会穴又是头部的核心，是百脉所会之处。百脉所会，意味着通过刺激这一点能牵动百脉，所以《针灸资生经》上说，百会穴“百病皆主”，意思就是什么病都能治。也可以说，此穴百病都会治，故称“百会”。

部位：在头顶正中与两耳尖连线的交点处。

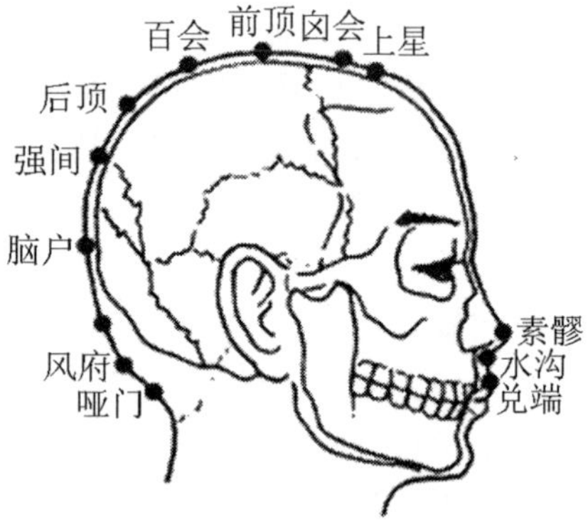

功效：开窍宁神，平肝息风，升阳固脱。百会穴是所有阳气的交会点，百病皆治，是升阳的第一大穴。

主治：头痛、眩晕、昏迷、脱肛、子宫脱垂、高血压等。

补充：(1) 百会治疗痔疮特效：用后面“头部操作手法”的“点按百会法”，每次治疗五到十分钟（注意：此穴不可重点，只能轻揉。以免伤人）。一位患者患痔疮多年，做过手术，病情得到有效的控制。一个月前，吃了一次火锅后，病情加重，每次排便时，都出血较多。患者取坐式，我为他点百会十分钟左右，第二天他反馈说，今天排便没有流血……

(2) 百会治疗胃下垂：道家称百会为“一身之宗，百神之会”。会是聚会，百是一百，意思就是很多条穴位聚集在这里面。它在人的头顶，高高在上，人体的手足三阳经和督脉以及肝经在这里会合，中医称百会是“三阳五会”。对各种内脏下垂的疾病效果很好，如胃下垂和子宫下垂等。尤其是胃下垂，判断胃下垂的方法很简单，肚脐眼，如果是圆圆的，说明没有问题；如果肚脐眼像嘴角一样耷拉着的话，很有可能存在着胃下垂的现象。这样的人往往很瘦，吃一点点东西就觉得肚子很胀，不能多吃。这就是因为中气下陷，升阳无力，气血不能托起胃，导致胃往下坠形成的。方法：每天用手指头在百会穴上旋转按摩 30 ~ 50 下，可以很好地帮助提升中气，固护阳气，将胃慢慢地托起来，在按摩的时候，可以试着闭上眼睛，慢慢感觉，随着按摩的时间加长，会感到头顶处微微发胀。待按摩结束之后，睁开眼睛，会感到眼睛都明亮了很多。这是因为肝开窍于目，按摩百会有助于帮助肝经的气血上行滋养眼睛。

（3）百会穴益寿延年：百会能治疗头痛、高血压、低血压、失眠、焦虑、心悸、健忘、癫狂、受风头重、心烦、中风、耳鸣、泄泻、便秘、脱肛、耳聋、鼻塞不闻香臭、头不可左右顾、热病汗出而善呕等症。每天早晚用拇指指腹按揉百会穴 30 次，就可以起到保健的作用。

（4）百会、涌泉、劳宫并称五心穴。百会为督脉之腧穴，位于巅顶中央，是人身最高的穴位，百会与手足少阳、足太阳、足厥阴和督脉五条经脉相交会，故称三阳五会。百会穴能针能灸，可补可泻，具有醒脑开窍，宁心安神之功效。脑为元神之府，是人体生命活动中枢，百会穴处于脑的中央，故为治疗神经衰弱、心悸健忘、失眠多梦的重要穴位。涌泉为足少阴肾经之起始穴，肾与心、肝两脏关系密切，心藏神、肝藏魂，肾主藏精，肝主藏血，精血同源，两者相互滋生。涌泉为足少阴之井穴，乃肾之根本，能滋养肾阴，温补肾阳，有开窍醒神，交济水火的功效。劳宫穴为手少阴心包经的荥穴，心为五脏六腑之大主，包络者，心之外围，能代心受邪，失眠之人必心烦心悸，六神欠安，劳宫穴为心包经之荥穴，五行属火，具有清心泄烦、安神定志、温补阳气、行气调血的功效，针之能治疗心烦、心悸、头晕失眠等症。百会为天上阳火，涌泉为地下阴水，劳宫为人中之火，此天地人三才之义也。又百会天宫之土（头八卦百会属土），涌泉地宫之木（阴井五行属木），劳宫中宫之土（手八卦属土），观全卦水火相济，天地相交，阴阳平衡，故对治疗失眠有较好的治疗效果。有一句口诀“四边有病中间平”，就是说，人体的大药存在于人体的“中间部位”。不过这个“中间”是相对的，我们就把它们统称为“中”字号大药吧。在“中部”周围的任何地方都可称为“四边”，所以，“中”字号大药也是为全身疗病养生服务的，适用症广泛，妙用无穷。

（5）梅尼埃病：先将百会穴处一厘米范围内头发剪掉，制作蚕豆大小的灸炷，顶端点燃放在百会穴上，烧至快尽时，再用一湿润纱布压熄，然后再灸一炷，反复操作，至患者觉灸处有热感，并有灼热感直透达脑内为止，灸多少炷，根据各人差异而定，一般数壮即可。曾治数例梅尼埃病患者，一般首次治毕即见效。

2. 上星：上星穴位于头部，当前发际正中直上 1 寸。如星之居上，既代表头部，也有上升的意思，星则是指精，也就是万事万物当中最优秀的那一个，正所谓“万物之精，上为列星”。这里也代表阳精聚集的地方。这个穴高居头部，光芒四射。所以，又被称为明堂(《太平圣惠方》)、神堂(《针灸聚英》)。《说文・土部》：“堂，殿也，从土。”段玉裁注：“堂之所以称殿者，正谓前有陛，四缘皆高起，沂鄂显然，故名之殿。许以殿释堂者，以今释古也，古曰堂，汉以后曰殿。”《释名・释宫室》：“堂谓堂堂，高显貌也。”这是堂的引申义。古有前堂后室之说，堂为正室。上星居头上属督脉，诸阳所聚，正正堂堂，高显貌也。

部位：头部正中线上，入发际一寸，在百会前四寸取之。

功效：散风热，通鼻窍。

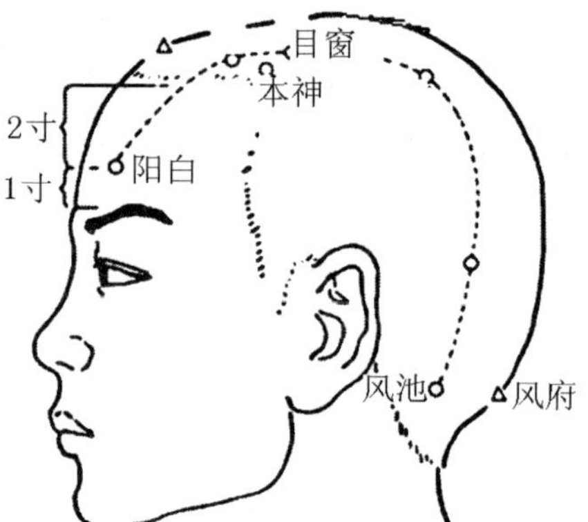

主治：头痛、眩晕、目赤肿痛、迎风流泪、面赤肿、鼻渊、鼻出血、鼻痔、鼻痈、癫狂、痫证、小儿惊风、疟疾、热病。

补充：上星穴是治疗鼻出血的经验效穴，有迅速止血之功效。若三至五分钟仍未能止血，可加上合谷或太冲穴。操作时，用一指腹尖端压住此穴，逐渐用力，旋转按压。

3. 目窗

部位：在前头部，直瞳子，入发际一寸五分处取穴。

功效：清头明目、补气壮阳。

主治：头痛、目眩、目赤肿痛、远视、近视、两目昏花、面浮肿、上齿龋肿、小儿惊痫、鼻塞等。

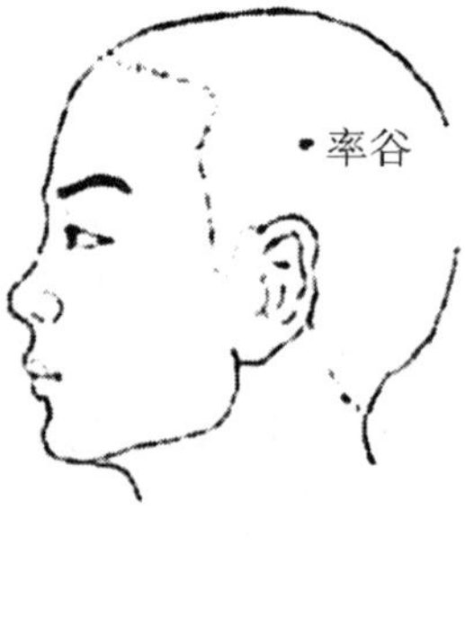

4. 率谷：出《针灸甲乙经》。《银海精微》作率骨。《外台秘要》作蟀谷。别名耳尖。属足少阳胆经。足太阳、少阳之会。

部位：在耳直上，入发际一寸五分。

功效：镇静止痛，清脑安神。

主治：头痛，眩晕，呕吐，小儿惊风。偏头痛，三叉神经痛，面神经麻痹，眩晕；顶骨部疼痛，胃炎，小儿高热惊厥。

5. 脑空：出《针灸甲乙经》。别名颞颥。属足少阳胆经。位于风池穴直上，与枕骨粗隆上缘相平处。主治感冒，头痛，眩晕，耳鸣，癫痫，精神病等。

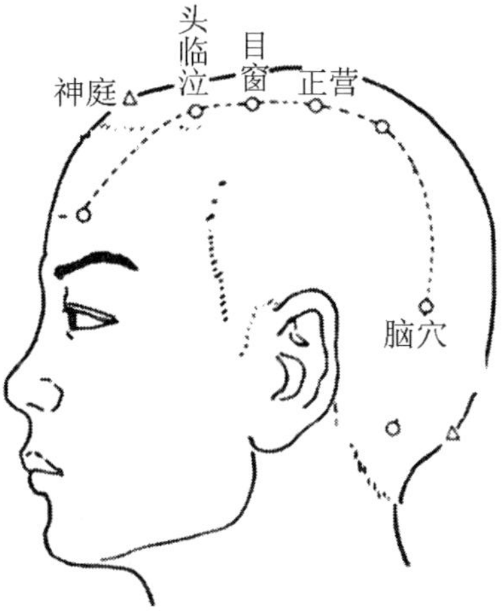

部位：在目窗后四寸，枕外隆凸的上缘外侧。

功效：解痉止痛，散风清热。

主治：头痛、颈项强痛、目眩、目赤肿痛、鼻痛、耳聋、癫痫、惊悸、热病、感冒、肩颈部疼痛、并有退烧作用。

6. 风池：又名：热府穴。为足少阳胆经经穴，为风邪流注之处，是搜风之要穴，故曰风池。风池最早见于《黄帝内经·灵枢·热病》篇，“风为阳邪，其性轻扬，头顶之上，唯风可到，风池穴在颞颥后发际陷者中，手少阳、阳维之会，主中风偏枯，少阳头痛，乃风邪蓄积之所，故名风池。”《针灸甲乙经》曰：“颈项不得顾……风池主之。”“目中病不能视，上星主之，先取譩譆，后取天牖，风池。”《资生经》有“风池等主目痛不能视”“风池治目眩苦头痛”“风池、五处，治目不明”“风池治目泪出、欠气多。”《针灸大成》云：“主洒淅寒热，伤寒温病汗不出，目眩苦，偏正头痛，痎疟，颈项如拔，痛不得回顾，目泪出，欠气多，鼻鼽衄，目内眦赤痛，气发耳塞。”风池是足少阳、阳维之会。风池穴足少阳阳维之会。

部位：位于项部，当枕骨之下，与风府穴相平，胸锁乳突肌与斜方肌上端附着部之间的凹陷中。

功效：既能平息上扰风阳，又能疏散外感之风邪，为治风之要穴。具有熄风潜阳、疏风解表、清脑安神、聪耳明目、舒筋通络之功效，为肝火上炎、肝风上扰、外感风邪所致的头、脑、眼、耳等疾病的常用穴，风池位于颈项部，还具有疏利颈部关节的作用。

主治：头重脚轻、眼睛疲劳、颈部酸痛、口眼歪斜、头痛、眩晕、颈项强痛、目赤痛、目泪出、鼻渊、鼻出血、耳聋、气闭、中风、疟疾、热病、感冒、瘿气、落枕、失眠、宿醉。等。

补充：(1) 点按风池穴可治疗感冒引起的头颈部僵硬。

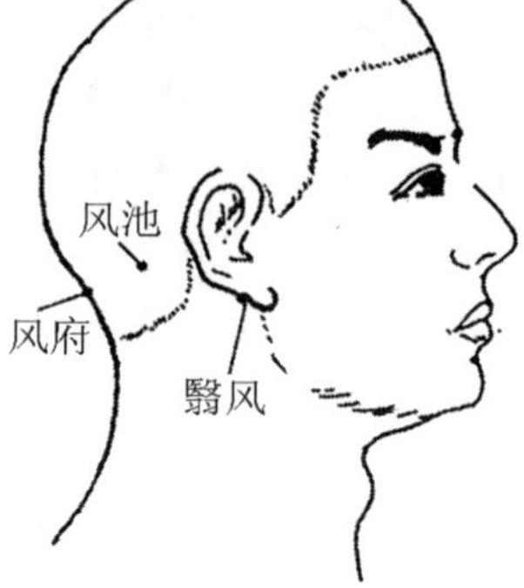

(2) 预防感冒：天气突变感觉不适的时候，用双手食指、中指、无名指分别按住风池，用力按压一百次左右，直到穴位有发热的感觉，每天重复几次。若已感风寒，再做此法后，会觉得头部很轻松，鼻塞也会减轻，因为风池有通窍的作用，如果按压出现皮下瘀血，是驱邪外出的表现。

(3) 落枕的特效穴：揉几分钟，落枕的疼痛即会减轻。如加上胆经脚踝部的悬钟穴效果就更加明显。

7. 风府：出《黄帝内经・素问・骨空论》，别名舌本、曹溪、鬼穴、鬼枕，属督脉。督脉、阳维之会。《说文・木部》："枕，卧所荐首者。"即睡卧时举荐于头之物谓枕。风府穴恰位于项部后发际直上一寸，即枕骨外隆突两斜方肌间凹陷处。《会员针灸学》："风府者，风邪所入之府，脑后之空窍也。"又云："有从风门而入者，一中即入脏，为阴中风，险恶已极；有从风市而入者，即阳中风，发半身不遂。心志语不乱，不伤内脏。"故对癫狂、中风舌强不语、颈项强急等，可清热散风豁痰开窍，是为要穴。

部位：在项上，入发际一寸，大筋内宛宛中。

功效：疏风清热。

主治：头痛，项强，目眩，鼻衄，咽喉肿痛，中风不语，以及癫痫，精神分裂症，神经性头痛，流行性感冒等。

8. 哑门：出自《黄帝内经・素问・气穴论》，属督脉，为督脉、阳维脉交会穴。原名瘖门，又名，舌厌穴、横舌穴、舌肿穴、舌根穴、舌横穴、厌舌穴。《会元针灸学》曰，"哑门者，为发音之门……故名哑门。"①哑门。哑，发不出声也，此指阳气在此开始衰败。门，出入的门户也。该穴名意指督阳气在此散热冷缩。本穴物质为大椎穴传来的阳热之气，至本穴后因其热散而收引，阳气的散热收引太过则使人不能发声，故名。(病音) 门名意与哑门同，(病音) 为失语之意。②舌厌。舌，至柔之物也，其所能柔软自如是因为阳气充盛使然也。厌，厌恶也。舌厌名意指督脉的阳气在此散热冷缩为舌所厌恶。本穴物质为大椎穴传来的阳气，至本穴后散热冷缩，人体的阳气不足则至柔之地的舌部阳气先衰，舌部阳气衰败则舌不能运动自如，故名舌厌。舌肿名意与舌厌近同，肿指阳气太过阴不足则舌为之肿。③横舌。横，横向也。舌，口中之舌也。横舌名意指穴内阳气充盛则舌能活动自如。

舌黄名意与横舌同，黄通横。哑门为督脉、系督脉与阳维脉之会穴，被击中后，冲击延髓中枢，失哑、头晕、倒地不省人事。

部位：位于项部，当后发际正中直上0.5寸，第1颈椎下，入后发际的凹陷中取之。

功效：通窍络，清神志。

主治：颈项强急、脊强反折、中风尸厥、舌强不语、头眩、头重，头痛、聋哑、癫狂、痫证、癔症、衄血、重舌、呕吐等。

补充：（1）点按哑门消除头痛、头晕。据说80%以上的慢性头痛是查找不出病因的，但是无论什么原因造成的头痛，通过对相应穴位的刺激促进血液循环，都会起到很好的缓解效果。头觉得昏昏沉沉的、头部剧烈疼痛的时候，请用双手的食指轻轻刺激哑门穴。这样可以改善头部的血液循环，缓解头痛的症状。

（2）点按哑门止呃逆。一患者，34岁，病程三年，无外伤，用让患者取坐式（卧式也可），立于患者左侧，以左手掌按于患者前额右手掌托扶颈后部，以右拇指腹点按哑门穴（第一、二颈椎棘突间）约三四分钟的时间，患者感觉胸口有一股气自胸前下降至腹部，打嗝停止，再点一分钟停止。

9. 攒竹：攒，聚集也；竹，山林之竹也。别名眉头、眉本、员在、始光、夜光、明光、光明、员柱。属足太阳膀胱经。

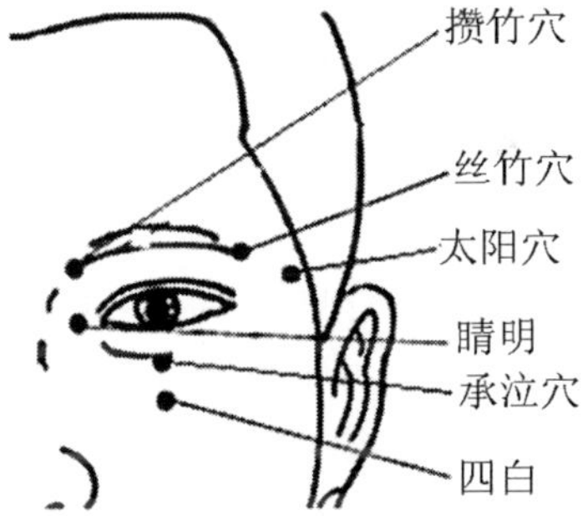

部位：在眉毛内侧端，即眶上切迹处。

功效：散风明目，清脑止痛。

主治：近视、目赤肿痛、流泪。

补充：（1）长期按摩这个穴位，可以有效地消除脸部的浮肿。

（2）治疗急性踝关节扭伤、腰扭伤、坐骨神经痛。攒竹穴属足太阳膀胱经，《黄帝内经·灵枢·经脉》：“膀胱足太阳之脉……是动则病……是为踝厥。是主筋所生病者……”所以，根据“经脉所过，主治所及”和《黄帝内经·灵枢·终始》：“病在上者，下取之。病在下者，高取之……”的治则，临证取攒竹治足太阳经循行经过之疾，必有效验也！

（3）呃逆：按压攒竹穴。攒竹穴在内眼角直上1寸，即睫眉尽头处，俗称鱼头。方法：面对病人用指对准穴位揉捻按压，余四指在太阳穴部位固定头部，一般按压30~60秒即可见效。双侧应同时按压。

10. 承泣：承，受也；泣，泪也、水液也。别名鼷穴、面髎、溪穴。属足阳明胃经。阳跷、任脉、足阳明之会。

部位：在目下七分，直目瞳子。

功效：祛风明目。

主治：主治目赤肿痛、迎风流泪、夜盲、色盲、近视、远视、口眼歪斜及急慢性结膜炎、白内障、青光眼、斜视、视神经萎缩等。

11. 四白

部位：眼平视，瞳孔直下一寸，正在眶下孔凹陷部。取穴时通常采用正坐或仰靠、仰卧姿势，四白穴位于面部，双眼平视时，瞳孔正中央下约二厘米处。

功效：祛风明目，疏肝利胆。

主治：目赤痛痒，头痛眩晕，口眼㖞斜。

补充：（1）点揉四白穴，可以预防黑眼圈；对治疗近视、老花眼有一定的疗效，同时还可以防止老花眼，对三叉神经痛有一定疗效。

（2）美白穴，每天坚持用手轻轻地揉三分钟左右，会使面部皮肤变得细腻，美白，这个穴也可用于治疗色斑。

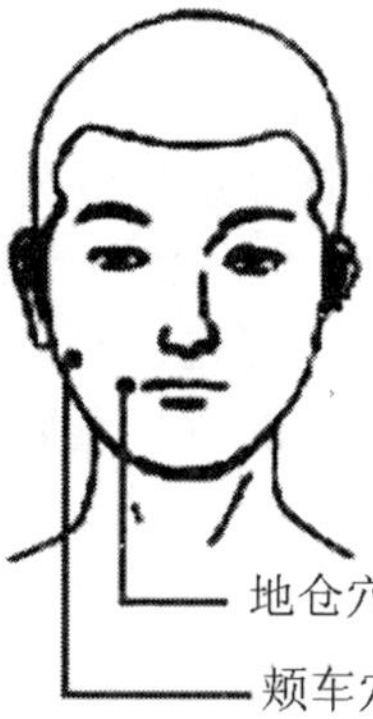

12. 颊车：颊，指穴所在的部位为面颊。车，运载工具也。颊车名意指本穴的功用是运送胃经的五谷精微气血循经上头。

部位：在耳下曲颊端陷者中，开口有孔。在下颌角的前上方一横指，用力咬牙时，肌肉隆起，压之有凹陷处取之。

功效：疏风通络，解痉止痛。

主治：牙痛、咬肌痉挛、面神经麻痹等。

13. 承浆：是任脉与足阳明胃经的交会穴。

部位：在颏唇沟正中凹陷处取之。

功效：通络定痛。

主治：口歪、唇紧、齿痛、流涎、口舌生疮、暴喑、面肿、癫痫、面瘫、癔症性失语，糖尿病。

补充：（1）解酒：点按承浆穴三至五分钟，对消除酒后不适，有一定效果。

（2）口腔溃疡：承浆穴刺血。

14. 人中：历代医家认为，人中是一个重要的急救穴位，手指掐或针刺该穴位是一种简单有效的急救方法。天、人、地，人在中，人中一名表示此穴对应于人而能交通天地阴阳也。具体地说，鼻吸入清气，呼出浊气以通天气，口摄入五谷水液，以通地气，本穴在口鼻之间，上天，下地，中人也，又位居身体正中线，故称人中。最能交通天地阴阳而使阴阳中断重新接合。

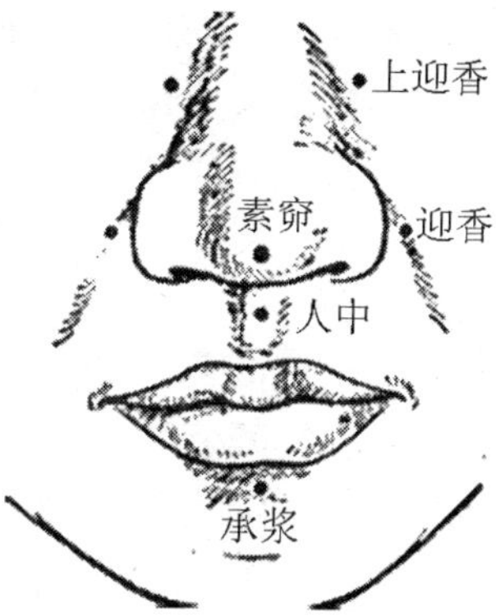

部位：在鼻唇沟的上 1/3 与中 1/3 连接点处取之。

功效：开窍清热，宁神志，利腰脊。

主治：昏迷、晕厥、暑病、癫狂、臆语、痫证、急慢惊风、鼻塞、鼻出血、风水面肿、牙痛、牙关紧闭、黄疸、消渴、遍身水肿、霍乱、瘟疫、脊膂强痛、挫闪腰疼。

补充：（1）急救、按揉人中有急救的作用，如中暑，晕过去了，用大拇指指甲盖边缘的部位，顶在人中穴处，用力地掐按即可苏醒。人之所以休克，就是因为天地之气不通，循环中断，这时候掐人中就是使二气相交。

（2）人中有调节呼吸的作用。

（3）刺激人中穴，对胃收缩频率和振幅都有明显的抑制作用，能够促进消化系统功能。

二、手臂部穴位

1. 少商

部位：大指桡侧距甲角约一分处。

功效：消热利咽，苏厥回逆。

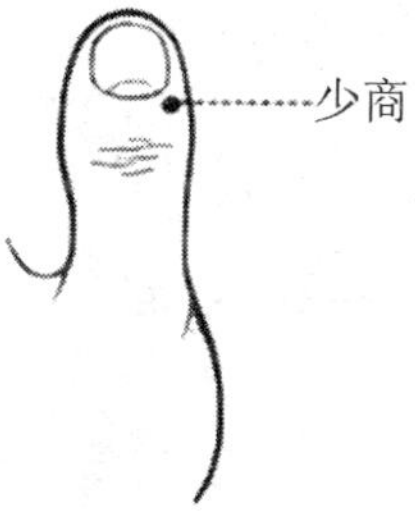

主治：咽喉肿痛、感冒发热、昏迷、腮腺炎、肺炎、小儿消化不良等。

补充：（1）咳嗽：少商穴最擅长治咳嗽，甚至咳出血，按摩或针刺此穴，都有很好的疗效。

（2）急性咽喉痛：少商穴刺血，因为肺怕热喜凉，刺血的时候，先用酒精将针和皮肤都消毒，然后捏起一点点少商和商阳处的皮肤，用针快速在皮肤上刺两下同时挤三到五滴血，然后迅速用棉棒轻轻按住，以便于止血。

（3）鼻衄出血：艾灸少商，一般灸同侧手的少商穴，双鼻孔出血灸双侧的少商穴。

2. 商阳：商，漏刻也，古之计时之器，此指本穴的微观形态如漏刻滴孔。阳，阳气也大肠经井穴。井，地之孔也。

部位：食指桡侧，距甲角约一分处。

功效：清热开窍，利咽消肿。

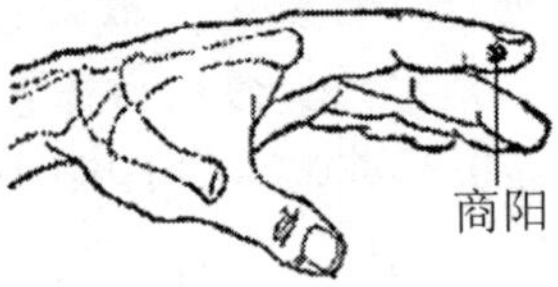

主治：感冒发热、咽喉肿痛、手指麻木、昏迷等。

补充：商阳穴位于大肠经脉上，经常掐一掐商阳穴，能旺盛大肠经的气血，调节消化道功能，加快人体新陈代谢，改善便秘。

3. 合谷：合谷。合，汇也，聚也。谷，两山之间的空隙也。

部位：大指、食指伸展时，当一、二掌骨之中点，稍偏食指。

功效：镇静止痛，通经活络，清热解表。

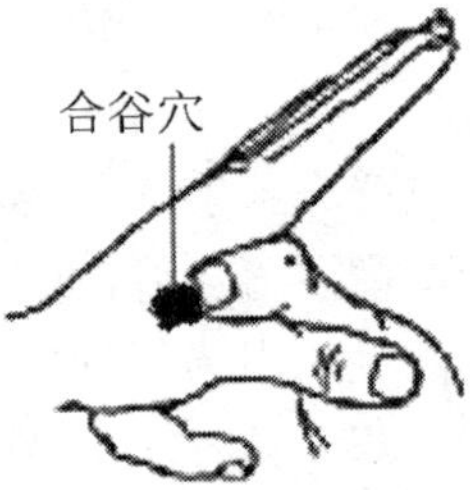

主治：牙疼痛、牙龈疼痛、青春痘、赘疣、三叉神经痛、眼睛疲劳、喉咙疼痛、耳鸣、面部神经麻痹、口眼歪斜、打嗝、头痛、目赤肿痛、鼻出血、牙关紧闭、耳聋、痄腮、咽喉肿痛、热病无汗、多汗、腹痛、便秘、经闭、滞产。

补充：（1）预防、缓解感冒：感冒乃百病之母，按压合谷穴最大的好处就是预防感冒。若轻微感冒时，可以按合谷穴，左右各个各按摩十分钟，按摩完后再喝一杯热开水，出出汗，感冒就可以缓解。

（2）牙痛：手阳明大肠经经过下牙龈，牙痛时按合谷 5 分钟疼痛会减轻。按压合谷穴时注意用对侧手的拇指和食指指腹，用力按压，直到产生酸胀感为宜。

（3）治疗黑眼圈：随时可按合谷穴，治疗黑眼圈有一定疗效。

（4）神经性头痛：按摩合谷穴治疗神经性头痛，合谷穴配内庭穴治疗神经性头痛。

（5）美容：由于合谷穴与整个头部组织有关，若经常按压可使颜面变得光滑、细嫩，并且有预防面皱的功效。而且合谷穴的摩擦对于治疗颜面麻痹、眼疾、鼻炎、扁桃腺炎和所有头部之疼痛将能发挥莫大的效果，只要一日做两三回，便能使一个人生气蓬勃。

注意：合谷跟另一个叫三阴交的穴道，在孕妇身上要小心，有可能导致流产。

4. 劳宫：劳，劳作也。宫，宫殿也。出《黄帝内经 · 灵枢 · 本输》。别名五里、掌中、鬼路。属手厥阴心包经。

部位：在掌中央动脉中。握拳时当中指与无名指尖之间的掌心中取穴。

功效：凋血润燥、安神和胃、通经祛湿、熄风凉血、清心泄热。

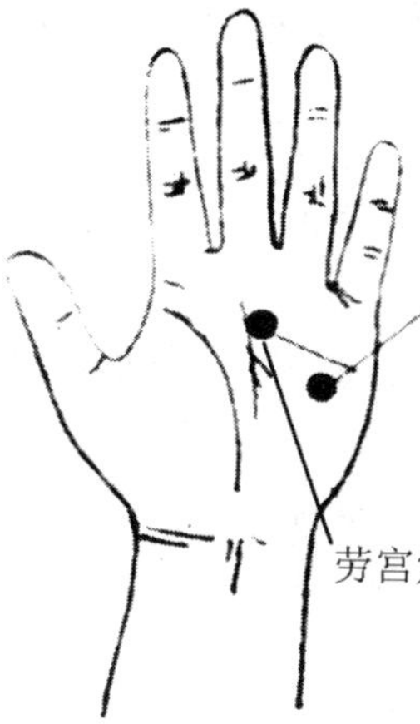

主治：心痛、心悸、癫狂、痫、口疮、口臭、中风、善怒、发热无汗、两便带血、胸胁支满、黄疸、中暑、心绞痛、手指麻木、小儿惊厥等。

补充：（1）指压劳宫，可以缓解精神压力。劳宫穴位于握拳时中指指尖所对应处，若坚持每日指压十分钟，便可以起到疏通气血，调节脏腑的作用，自然可降压和胃，除烦宁心，放松全身。

（2）点压劳宫穴治疗血压骤升症：高血压患者可因生气、暴怒或激动使血压急剧上升，此时，可按压劳宫穴，用大拇指从另一只手的劳宫穴开始按压，逐个按到每个指尖，左右手交替按压。按压时要保持心平气和、呼吸均匀。按压后突然升高的血压可得到缓解。

5. 大陵：大，与小相对，大也。陵，丘陵也、土堆也。大陵穴是手厥阴心包经的腧穴和原穴，属孙真人十三鬼穴之一，其治疗精神神志疾病的临床疗效早已被几千年来的中医实践所证明。

部位：在掌后两筋间陷中。腕横纹正中，当掌长肌腱与桡侧腕屈肌腱之间取之。

功效：清心宁神，和胃宽胸。

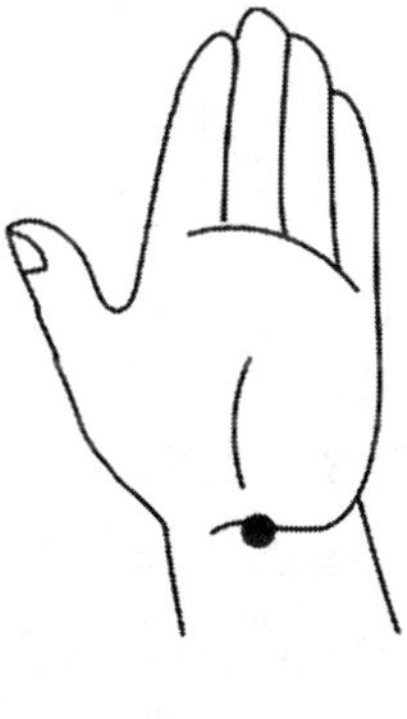

主治：心悸、失眠、胸胁痛、心痛、心悸、惊悸、癫狂、痫证、腕关节疼痛、喜笑悲恐、胃痛、呕吐、胸胁痛、腕关节及周围软组织疾患、手臂拘挛、疼痛等。

补充：治疗口臭。大陵，意为“大土山”，是说此穴生土最多。五行中的土指脾脏，按揉此穴，达到降胃火祛心火、改善脾胃功能的目的。此穴为心包经的俞土穴，心包属火，自然是“火生土”了。由此可见，大陵穴为健脾要穴。大陵穴善治口臭，口臭源于心包经积热日久，灼伤血络，或由脾虚湿浊上泛所致。大陵穴最能泻火祛湿。火生土则火自少，脾土多则湿自消。

6. 内关：将右手 3 个手指头并拢，无名指放在左手腕横纹上，右手食指和左手手腕交叉的中间点就是内关穴了。内关穴乃手厥阴心包经之络穴，又是八脉交会穴之一。心包经可以调节心脏的功能，堪称心脏的保护神。《黄帝内经》认为：“心为人身之君主，不得受邪，若外邪侵心，则心包当先受病。”因此，内关之阀门，于十二经脉系统之关联，调节脏腑平衡中起到通透的作用。内关穴为历代医家所倍加重视，有“万能穴”之称。《百症赋》上载，建里、内关，扫尽胸中之苦闷。《黄帝内经·灵枢·素问》载，心包经的走向，起于胸中，出属心包，下膈、历络、三焦，按“经脉所过，主治百病”的原则，可以看出心包经可以通治上中下三焦的病症，真是所谓的包治百病！

部位：在掌后去腕二寸，腕横纹正中直上二寸，两筋间。

功效：定惊止悸，涤痰开窍，宽胸理气，和胃降逆，养心安神，祛风除湿，通络止痛，宁心安神，理气镇痛。

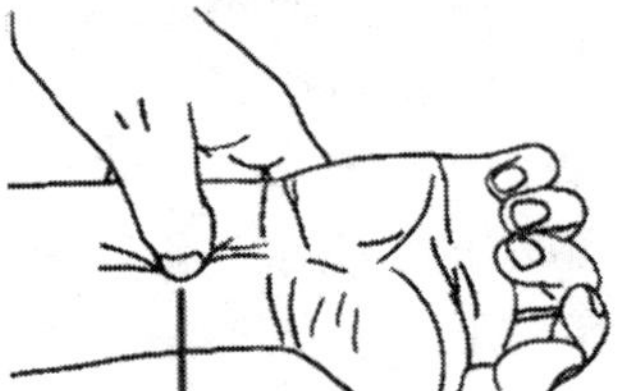

内关穴

主治：心悸、胸痛、胃痛、腹痛、心绞痛、膈肌痉挛、偏头痛等。

补充：（1）保健效果：内关穴对于预防与治疗胸痛、胁痛、胃痛、心绞痛、反胃、胸脘满闷、呃逆、腹泻、孕吐、晕车等具有一定保健功效。经常按压内关穴，有宁心安神、宽胸理气、缓急止痛、降逆止呕、调补阴阳气血、疏通经脉的功效。

（2）阵发性心动过速：心率突然增至每分钟 120 次以上，患者自觉心悸、眩晕、头昏眼花等。按揉内关穴可使心率迅速下降到正常范围。

（3）心动过缓：每分钟心率在 40～60 次以内，患者自觉头晕、胸闷、心悸、气短。按揉内关同样可使心率增加到正常范围，显示对心率有双向调节作用。

（4）心绞痛：当心绞痛发作时，若身边无药可同时用力按揉两侧内关穴，能使心绞痛很快缓解，达到力挽狂澜的目的。当然，在化险为夷之后，应该积极诊治原发病，以防再次发作甚至出现意外。

（5）胃痉挛：发作时胃痛剧烈，双侧同时强力按压或用硬物顶压内关穴，强刺激，具有明显的解痉止痛作用。可配合按摩足三里穴。

（6）呕吐、晕车：强力按压或用硬物顶压双侧内关穴，强刺激，并保持强度。以行气降逆止呕，温胃散寒。

（7）小儿呃逆：采用中医推拿手法中的揉法对患婴内关穴进行穴位按压，用大拇指放在穴位部位，呈螺旋形顺时针方向重复按摩，用力均匀。按摩次数和力度应根据呃逆轻重而定，轻者按摩婴儿单手内关穴 10～15 次即愈，未愈者换另一只手继续按摩10～15次即愈；轮换按摩双手不愈为重症，须加大力度按摩，让婴儿啼哭并哺乳少许。操作时注意避免损伤婴儿皮肤，必要时可用婴儿粉、润肤油等涂于按摩部位。

（8）美容养颜：按揉内关穴，坚持下去，自然会有皱纹明显减少，气色好。

（9）打嗝：点按内关穴，胃降逆宽胸理气。治打嗝速效。

内关穴最早见于《黄帝内经·灵枢·经脉篇》，它所属十四正经心包经，通于任脉，会于阴维，是八脉交会穴之一。内关穴的真正妙用，在于能打开人体内在机关，有补益气血、安神养颜之功。

7. 曲池：别名阳泽、鬼臣、鬼腿。属手阳明大肠经合（土）穴。

部位：屈肘时，当肘横纹外端凹陷处。在肘窝桡侧横纹头至肱骨外上髁之中点。

功效：祛风解表，调和营卫，清热利湿。

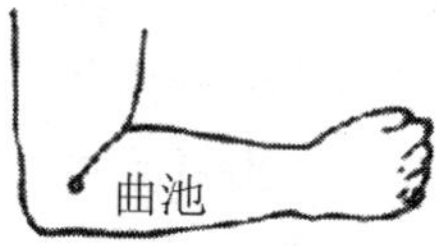

主治：发热、咽喉、肿痛目赤、齿痛、臂肘疼痛、上肢不遂、腹痛、吐泻、痢疾、瘰疬、丹毒、疮疡、湿疹、荨麻疹、中暑、高血压、神经衰弱、上肢关节痛、麻痹、偏瘫、月经不调、泄泻、痢疾等。

补充：曲池穴点刺放血治疗睑腺炎（麦粒肿）：让患者屈肘拱手位，行常规消毒后，医者右手持三棱针，左手固定病人的肢体，迅速点刺曲池穴约1～2mm深，然后用手轻轻捏挤，使之出血2～3滴，用消毒棉球擦去，反复挤二三次即可，每次刺1侧，先刺左侧，每日1次，4次为一疗程。

注意：曲池穴容易造成流产，孕妇禁用。

8. 阳谷

部位：在手腕尺侧，当尺骨茎突与三角骨之间的凹陷中。

功效：通经活络，清热镇痛。

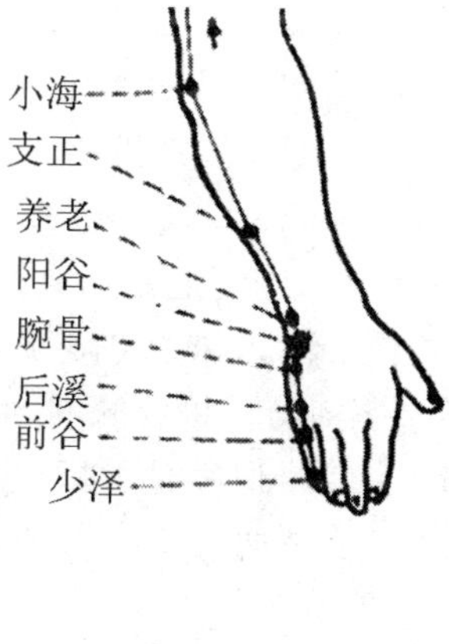

主治：头痛、牙痛、咽喉肿痛、目赤肿痛、手腕痛、腕关节及周围软组织疾病等。

补充：（1）治疗耳鸣、耳聋：中医认为，心主血脉，可濡养滋润耳窍，若心之气血不足，肾精亏损，则耳鸣。经常按揉阳谷穴，可达耳中，并联络心包，对治疗耳鸣、神经性耳聋有明显效果。

（2）心火上炎型口腔溃疡：用大拇指以适宜

力度轻轻拨动阳谷穴，每次3分钟，每天三四次，轻轻松松就可让口腔溃疡渐渐消失。

（3）老年人保健：经常按摩阳谷穴和养老穴，可以促进新陈代谢、协调脏腑功能、增强机体的抗病力。老年人常见的肩臂酸痛、视力减退、腰腿痛等，均可通过按摩这两穴治疗。

9. 少海：为手少阴心经合穴，在五行属水。少，幼小之意，为手少阴心经；海，海洋，表此为合穴。脉气至此犹如水流入海。

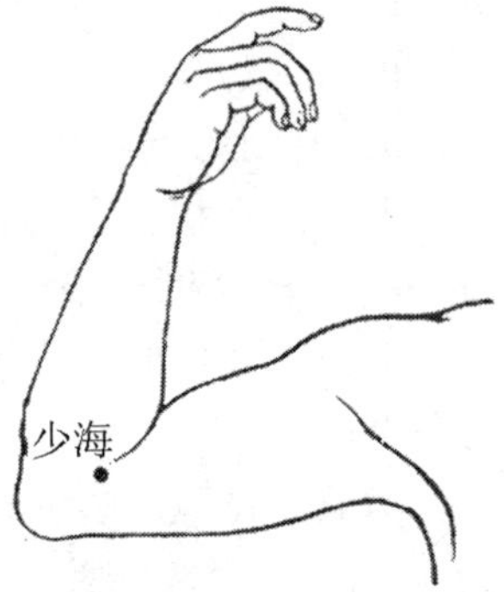

部位：屈肘，当肘横纹尺侧端与肱骨内上髁之间凹陷处。

功效：宁神通络，解挛止痛。

主治：手颤、颈痛、牙痛、神经衰弱、肘关节及周围软组织疾患等。一手大指压住曲池，中指和无名指压住少海部位，同时用中指弹拨少海部位，患者小指、无名指有电麻感。

补充：（1）顽固腰痛：敲打右少海穴。

（2）耳鸣：点按少海穴。

10. 极泉：中医认为，极，高、极致的意思；泉，心主血脉，如水流之，故名泉；“极泉”的意思就是指最高处的水源，也就是说这处穴位在心经的最高点上，所以名叫“极泉穴”。

部位：腋窝正中，当腋动脉内侧。

功效：清心安神，通络定痛。

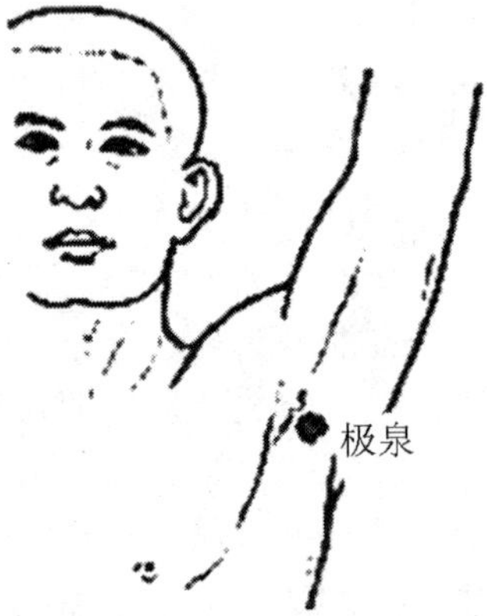

主治：胸闷、四肢不收、肩周炎、腋下瘰疬（颈淋巴结核）、腋臭、悲愁不乐、咽干、烦渴、干呕、目黄、臂肩不举、肘臂挛痛、冠心病、心绞痛、心包炎、脑血管病后遗症、肋间神经痛、癔症、乳汁分泌不足、心痛、瘰疬、肘臂冷痛。

补充：（1）心悸心慌：一手托起被治者左侧上肢，使其腋窝暴露，另一手食、中指并拢，伸入腋窝内，用力弹拨位于腋窝顶点的极泉穴，此处腋神经、腋动脉、腋静脉集合成束，弹拨时手指下会有条索感，注意弹拨时手指要用力向内勾按，弹拨的速度不要过急，被治者会有明显的酸麻感，并向肩部、上肢放散。

（2）胃胀：用大拇指指肚使劲按压左侧极泉穴，连续按 20 下，胃胀很快就会得到缓解。然后把捣碎的白参片贴在此穴上，再用医用纱布和医用胶布固定，贴 12 个小时，休息 12 个小时。

（3）昏厥：人因气急攻心产生昏厥时可以弹拨极泉穴。

三、胸部穴位

1. 天突：又名玉户穴、天瞿穴。天，头面天部也。突，强行冲撞也。天突穴名意指任脉气血在此吸热后突行上天。本穴物质为璇玑穴传来的弱小水气，至本穴后，因吸收体内外传之热而向上部的头面天部突行，故名天突穴。突，原指灶突，即烟囱。烟囱是炊烟出入的地方，气管呢，是呼吸之气出入之地。呼吸靠的是肺，肺在胸腔。天突穴就在胸腔最上面的喉头上，相当于肺与天气相通的通道，清气从这里进入肺，浊气又从这里呼出。

部位：在胸骨上窝正中，仰头取之。

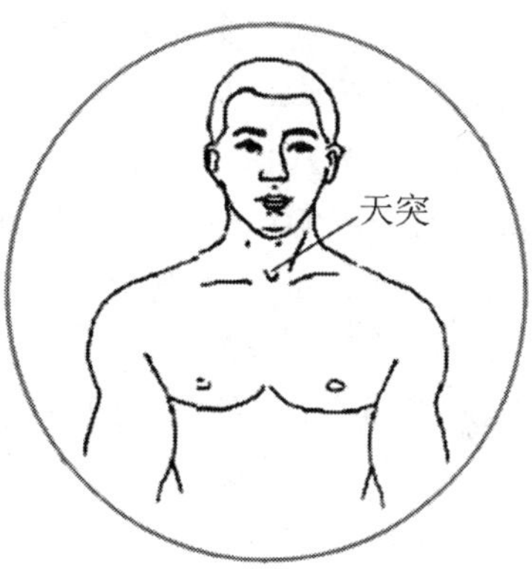

功效：理气化痰，清咽开音，宣通肺气，降逆止呕，止咳平喘，抑制痉挛性咳嗽。

主治：气闭痰厥、胸痛、哮喘、咳嗽、暴喑，咽喉肿痛，噎嗝，瘿气，梅核气，咳唾脓血，心与背相控而痛，痰多呼吸不畅，食物有毒或不洁导致呕吐恶心，肺炎，支气管哮喘，支气管炎，喉炎，扁桃体炎等。

补充：（1）预防感冒咳嗽：用拇指或食指的指腹，自行按揉此穴，每次 30 下，每天 3～4 次，力度为微微酸痛为宜。

（2）痰厥：屈手大指（指甲长须剪之）以指甲贴喉，指端着穴，直向下用力（勿斜向里），其气即通。指端，当一起一点，令痰活动，兼频频挠动其指端，令喉痒作嗽，其痰即出(《医学衷中参西录》)。

（3）梅核气：每日不定时用一手食指向胸骨上窝处（天突穴）反复按压，力量适中，每次按压 10 余下，以自觉局部有酸、胀、微痛感为度。一般患者按压半个月左右即可有明显的效果。

2. 璇玑：璇玑，魁星名，为北斗七星的北斗二。经穴名，出《针灸甲乙经》。《千金要方》作旋机，此指任脉的水湿在此吸热后仅有小部分循任脉蒸升，蒸升之气如天空星点般细密。

部位：在胸部，当前正中线上，胸骨上窝中央下 1 寸，天突与华盖之间。

功效：调气降逆，宽胸利肺，止咳平喘。

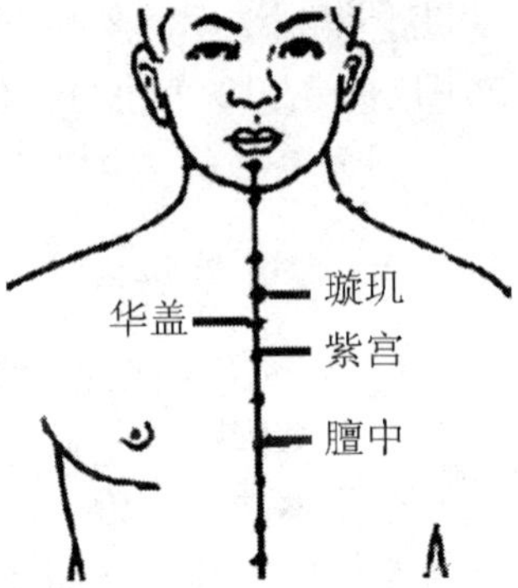

主治：喉痹咽肿、胃中有积、扁桃体炎、喉炎、气管炎、胸膜炎、胃痉挛、咳嗽、气喘、胸痛、胸闷胀满、为开胸利气之要穴。

补充：咽部不适，自觉咽喉部不舒服、有东西，但不能发现任何异物，没有器质性的病变，这多是由于机体内的气机不畅造成的。以中指指腹按揉璇玑穴二十分钟左右，在揉动的同时深呼吸3次。不拘时间和次数的限制，有很好的效果。

3. 华盖：星名，《宋史·天文志》："华盖七星，杠九星如盖，有柄下垂，以复大帝之座也。在紫微宫临勾陈之上。"穴位居紫宫穴上方。或释：华，华丽；盖，伞盖。华盖为帝王所用。肺居心（君）之上，为五脏之华盖。穴当前胸，与肺相关。该穴名意指任脉气血在此变为水湿浓度更大的水湿之气。本穴物质为紫宫穴传来的天部水气，至本穴后，此气进一步散热吸湿而变为水湿浓度更大的水湿之气，此气如同人体的卫外护盖一般，故名。

部位：当前正中线上，平第1肋间，璇玑穴下一寸，在胸骨正中线上，胸骨角处，属任脉。另说在璇玑穴下2寸(《十四经发挥》)；或1.6寸(《针灸大成》)部，当前正中线上，平第1肋间。

功效：宽胸解郁，降气利膈，利肺止咳。

主治：咳嗽、哮喘、胸胁胀满、气喘。

补充：配天突，有降气平喘作用，主治气喘，痰饮停胸，胸痛。

4. 紫宫穴：紫宫，经穴名。出《针灸甲乙经》。紫宫者，指心而言也，心应洛书九紫离卦，故名紫宫（唐宗海《医经精义》）。

部位：紫宫穴属任脉。在胸部，当前正中线上，平第二肋间。

功效：宽胸止咳，清肺利咽。

主治：咳嗽、气喘、胸胁支满、胸痛、喉痹、吐血、呕吐、呃逆、饮食不下、胸胁支满、胸膺疼痛、烦心咳嗽、吐血、呕吐痰涎、饮食不下、支气管炎、胸膜炎、肺结核。

补充：祛痰，痰积在胸部，胸部不畅，时有刺痛，咳嗽无力，甚至积痰作呕，可以点燃艾条于紫宫、华盖往返灸之，约十五分钟左右，立见奇效。

5. 膻中：膻中穴是心包经的募穴，募穴也就是脏腑之气汇聚的地方，所以膻中又被称为气会。膻中穴既属于任脉，又为八会穴之气会，又称

“上气海”。

部位：任脉胸部袒露的中间部位，古称膻中，穴当其处，故而得名。《难经·三十一难》：“在玉堂下一寸六分，直两乳间陷者是。”《黄帝内经·灵枢·海论》篇曰：“膻中者，为气之海”。《难经·四十五难》曰：“气会三焦外，一筋直两乳内也”。清·徐灵胎《难经经释》云：“三焦外，谓在焦膜之外；两乳内，谓两乳之中，任脉之所过，即膻中也”。膻中穴在胸前部，当前正中线上，平第四肋间，两乳头连线的中点。仰卧位取穴。女子可在第五胸肋关节之间，胸正中线上取穴。

功效：理气止痛，生津增液，调气降逆，宽胸利膈。

主治：气虚、气机淤滞、胸痛、胸膈满闷、产妇乳汁少、肺气咳嗽、上喘唾脓、不得下食、胸中如窒、疗膈气呕吐涎沫、妇人乳汁少(《铜人腧穴针灸图经》)、上气短气、咳逆、噎气、喉鸣喘嗽、心胸痛、风痛、肺痈、唾脓(《针灸聚英》)。膻中、天井主胸心痛，缺盆、膻中、巨阙主咳嗽，膻中、华盖主短气不得息、不能言(《千金》)。膻中、少泽、大陵治胸前两乳红肿痛(《大成》) 等。

补充：(1) 乳腺增生、乳腺炎、产后缺乳：中指端按揉膻中穴，每次约两分钟；或用双手拇指腹自膻中穴沿着前正中线从下向上推，缓慢而均匀，每次约两分钟。

(2) 痛经：仰卧，全身放松，医者两拇指自天突穴下推至膻中穴，再向两侧沿第四肋间隙到胸外侧，以上动作反复进行五十遍，然后拇指指腹揉点膻中穴五至八分钟，大鱼际上下擦膻中穴三至五遍，每擦热捂住透热一次为一遍。以此按摩两个疗程，从经前一周到经后一周。

(3) 抑郁症是现代中老年人常见的精神疾病，经常点揉膻中穴可以有效缓解这一病症。膻中穴位于人体两乳头连线中点。具体操作为：取仰卧位，身体放松，自然呼吸，以拇指或食指对膻中穴点揉，力度以出现酸痛感为最佳。每点揉一分钟，再用手指顺肋间隙由里向外梳理胸肋半分钟，交替进行，每次操作十五分钟，每天两至三次，但饱食时要慎用此法。

(4) 保健：膻中穴位有一个独特的位置，叫肺之间，胸之内，心之外，胃之上，是一个交通要道，人的气都汇聚到这个部位，堵塞了就会觉得不舒服。容易患鼻炎的人，或者患上鼻炎的人，一般是由于气虚引起，而气虚一般指肺气虚。两肺之间的气都会触到膻中穴，如果经常对这里进行刺激的话，就可以补益肺气，包括咽喉的问题，喘的问题，心脏的问题，譬如气短、胸闷、冠心病、心脏供血不足等，都可以通过经常性按揉这个穴位作为保健。

（5）呃逆：膻中穴具有调理人身气机之功能，可用于一切气机不畅之病变，诸如肺气不降之上逆、心之气血郁滞以及肝气郁结等症，常揉按膻中穴能消除呃逆。

（6）保健：膻中穴乃全身宗气之原始发地，宗可以理解为祖宗，也就是根的意思。它是太阳、少阳，太阴、少阴共八脉之会，膻中又是心包经的募穴，是心的外围，它誓死保卫君王又随时奉旨宣召、调配边陲将领，所以空拳拍打膻中就能同时激活二十条经脉的气机。

6. 鸠尾：又名，尾翳穴、神府穴、臆前穴。任脉热散的天部之气在此会合。本穴物质为任脉热散于天部的浮游之气，至本穴后为聚集之状，此气如同鸠鸟之余物一般，故名鸠尾。任脉络穴。有联络任脉各部气血的作用，故为任脉络穴，膏之原穴。

部位：位于上腹部，前正中线上，当胸剑结合部下 1 寸。取穴时，可采用正坐或仰卧的姿势，鸠尾穴位于人体的心窝正下方，最底下肋骨稍下处。

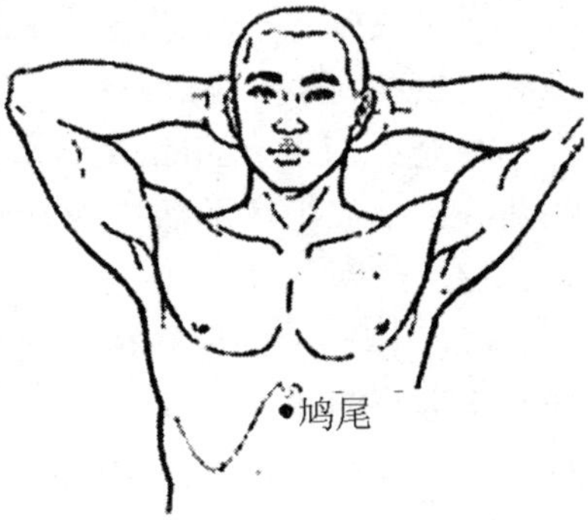

功效：安心宁神，宽胸定喘，消除疲劳，治疗晕车晕船。可以缓解焦躁性格等。

主治：心痛、心悸、失眠、心烦、癫痫、惊狂、胸中满痛、咳嗽气喘、呕吐、呃逆、反胃、胃痛。

补充：（1）呃逆，用拇指用力按压鸠尾穴，同时轻轻摇动手指，时间为每次三至六分钟，有酸、重的感觉，多数患者只需点压一次，呃逆立止。为巩固疗效，呃逆止后可持续按压一到两分钟，如呃逆不止，过五分钟可再施术一次，复发者亦可重复使用本法。若在呃逆之前的瞬间，快速用力点按此穴，随之持续按压，疗效更佳。

（2）消除疲劳，通宵不眠则情绪焦躁、全身倦息。可指压鸠尾穴，临时恢复体力，但维持时间较短。方法，指压位于心窝下的鸠尾穴，可先深吸一口气，用力压下，一口气将气吐出，如此重复二十次。每日两次。如此便能恢复短暂性体力消耗。

注：紫宫养护心脏，华盖调节肺脏，天突主管咽喉。以上这些穴位，平时用掌根多揉揉，揉这几个穴的时候，很容易打嗝，这就说明气经常堵在这里没出去。从天突开始揉，一直揉到鸠尾，就能起到一个开胸顺气的作用。能够开胸顺气了，心脏血液就能够供应上来。如果气堵着，心脏的血液老上

不来，就会引起头晕、脑部缺血。另外，颈椎的问题也跟心脏供血不足有关，血上不到颈椎这块，颈椎就容易老化，就容易形成瘀血，经常揉这块胸骨部位就可以缓解、治疗颈椎病。不论是哪节颈椎有问题，都可以在胸骨这块找到相应的痛点，把前面的痛点揉散了，后边颈椎痛就缓解了。

7. 彧中：彧，茂盛的样子。中，与外相对，指穴之内部。彧中名意指肾经的寒湿水气在此吸热后化为充盛的阳气。本穴物质为神藏穴上传的水气，至本穴后，水气吸热而化为充盛于穴内的阳气，肾经气血在此重又恢复其茂盛之状，故名彧中。彧中名意与或中同，或为彧之讹传。

部位：在第一、二肋间，华盖穴旁开二寸。取穴时，可采用正坐或仰卧的姿势，该穴位于人体胸部，在“俞府穴”正下方，下一肋间隙中。

功效：宣肺降逆。按点两彧中，可使胸部开爽，有调和胃肠气分的作用。一手直推腹部，以导浊气下降。一手拨阴陵泉，引导气分上下通畅。

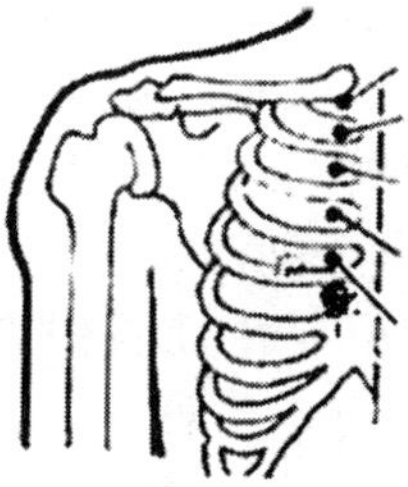

主治：咳嗽、哮喘、胸胁胀满、气喘、痰壅、不嗜食、不嗜食等。

补充：在气喘突然发作的时候，可以指压胸骨旁的“俞府”及“彧中”可达到效果，此穴道指压法治疗气喘发作。

8. 气户：气，指本穴调节的气血物质为天部之气。户，古指单扇门，引申为出入的通道。该穴名意指本穴为胃经气血与外界交换的门户。本穴物质为缺盆穴地部传来的经水，因本穴位置较胃经上部诸穴更近心室火炎之区，流至的地部经水会更多更快的气化并由胃经传至身体其余各部，是胃经与外界气血交换的门户，故名。

部位：锁骨中点下缘，璇玑穴旁开四寸。

功效：降气止咳，宽胸安神。

主治：咳嗽胸闷、呼吸困难、哮喘、心烦、呃逆、胸部疼痛等。

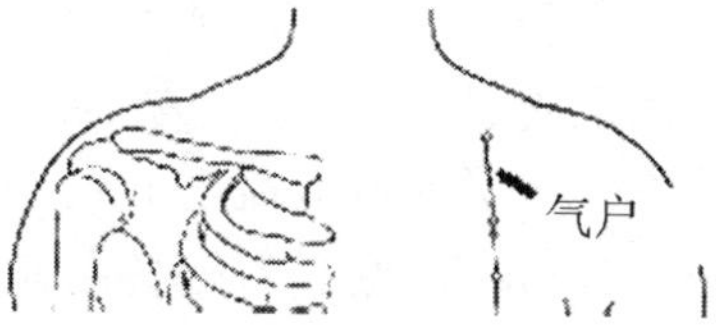

气户与幽门穴位并治，能降气利湿，化痰止咳，止痛散结。按点气户，压拨幽门。

9. 中府穴：脾肺之气汇聚之处。中指中焦，府是聚的意思。手太阴肺经之脉起于中焦，此穴为中气所聚，又为肺之募穴，藏气结聚之处。肺、脾、胃合气于此穴，所以名为中府。又因位于膺部，为气所过的俞穴，所以又称膺俞。《张氏医通·肩背痛》：“肩背痛，不可回顾，此手太阳气郁不行。”中府为肺之募穴，故治之。

部位：云门穴下一肋间，距任脉六寸。两手叉腰立正，锁骨外侧端下缘的三角窝中心是云门穴，由此窝正中垂直往下推一条肋骨（平第一肋间隙）处即是本穴；男性乳头外侧旁开两横指，往上直推三条肋骨处即是本穴（平第一肋间隙）。

功效：疏散清理浊气。

主治：咳嗽、肺胀满、胸痛、肩背痛、心绞痛、咳嗽、气喘、胸满痛、调补中气不足等。

补充：患肺病时中府穴出现压痛反应。肺结核、肺与支气管疾患，常可在此穴出现压痛，具有一定的诊断价值。

10. 云门：云指云雾，门指门户。此指人体气血，似天气云雾一样，能滋生万物；而其首出之处即称为云门（最终归于期门）。

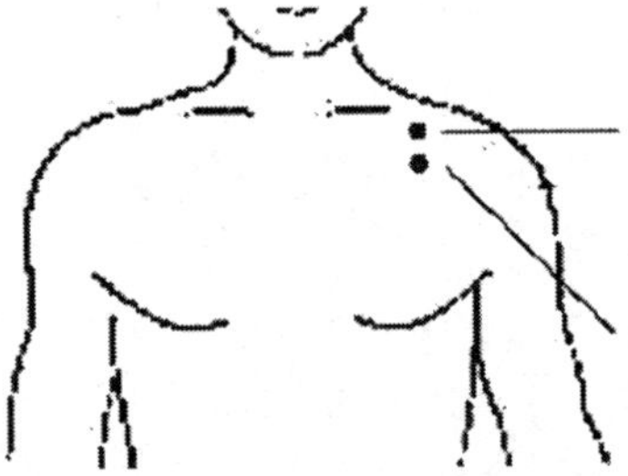

部位：在锁骨外端下方凹陷中，距任脉六寸。两手叉腰直立，胸廓上部锁骨外侧端下缘的三角形凹窝正中处即是本穴。

功效：宣降肺气，清肺除烦，止咳定喘，通利关节。

主治：咳嗽、气喘、胸痛、胸中热、胸中烦满、肩臂痛、上肢不举等。

11. 周荣穴：周荣。周，遍布、环绕之意。荣，草类开花或谷类结穗的茂盛状态。该穴名意指脾经的地部水湿大量蒸发化为天部之气。本穴虽属脾经穴位，但脾经气血因胸乡穴的流散而无物传至本穴。本穴物质的来源是本穴上部区域散流至此的地部水液，至本穴后，因受心室外传之热的作用，地部水湿大量气化上行天部，气化之气如遍地开花之状，脾土也还其原本的燥热之性，故名。周营、周管名意与周荣同，营为营寨，管为管辖区域，皆指穴内的气化之气遍及穴周的整个区域。别名：周营穴、周管穴。

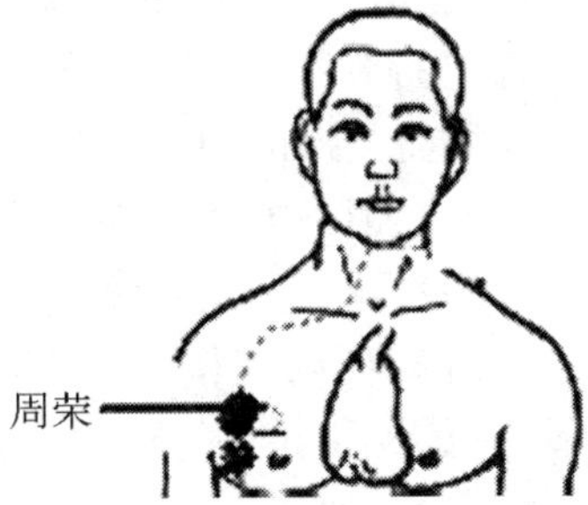

部位：仰卧位，中府穴下一肋，任脉旁开 6 寸，第二肋间隙处取穴。

功效：生发脾气。

主治：胸肺胀满，咳逆上气，不思饮食，唾多脓秽等。咳喘，支气管炎，肺炎，胸膜炎，肺脓疡，支气管扩张。食道狭窄，膈肌痉挛，肋间神经痛，胸胁胀满疼痛。

锁骨下、云门穴、中府穴、周荣穴这个区域，无论是点穴、刮痧还是拔罐，对增强呼吸深度，缓解胸部各种症状效果很好，能改善弯腰、弓肩、呼吸困难等症状。

四、腹部穴位

1. 上脘：《脉经》名上管。别名胃脘。属任脉。

部位：在脐上五寸，腹正中线上。

功效：健脾和胃，消食下气。

主治：胃痛、腹胀、嗳气、呃逆、呕吐、癔症、食欲不振等。

2. 中脘：胃之募穴，腑会于此。李东垣说："胃虚而致太阴无所禀者，于足阳明募穴中引导之。"故凡纳呆食少，食谷不香，饮食不化，面色萎黄，形体消瘦等脾胃虚亏之证，均可灸之。被称为"胃病第一要穴。"

部位：在脐上四寸，腹正中线上。

功效：健脾和胃，消食和中。

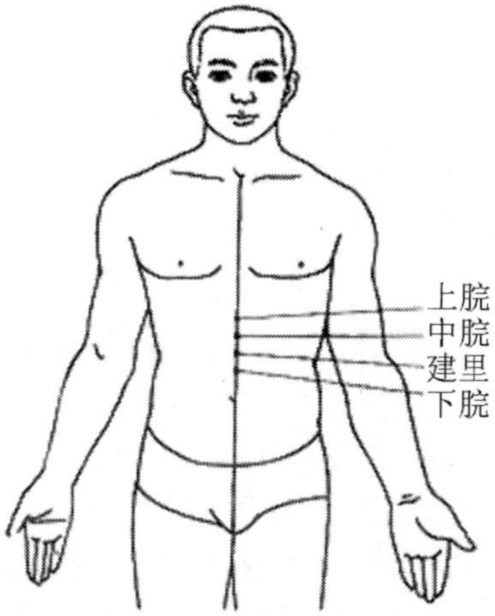

主治：胃脘痛、腹胀、呕吐、呃逆、翻胃、吞酸、纳呆、食不化、疳积、膨胀、黄疸、肠鸣、泄利、便秘、便血、胁下坚痛、虚劳吐血、哮喘、头痛、失眠、惊悸、怔忡、脏躁、癫狂、痫证、尸厥、惊风、产后血晕。

补充：保养胃部，双掌重叠或单掌按压在中脘穴上，顺时针或逆时针方向缓慢行圆周推动。按摩中脘穴时应注意手下与皮肤之间不要出现摩擦，即手掌始终紧贴着皮肤，带着皮下的脂肪、肌肉等组织做小范围的环旋运动，使腹腔内产生热感为佳。

3. 建里：建，建设也。里，与表相对，此指肚腹内部也。该穴名意指任脉的地部经水由此注入肚腹内部。本穴物质为中脘穴传来的地部经水，至本穴后，经水循本穴的地部孔隙注入体内，注入体内的经水有降低体内温压的作用，故名。脾胃为后天之本，婴儿切断脐带之后，营养的供给来源就靠脾胃，食物在这里被消化，形成精气进入肺里，再由肺进行分布，来滋养五脏六腑。古人云，“胃有五窍”，五窍都是胃气出入的地方，当人体出现呃逆等和胃相关的症状的时候，都可以刺激建里。先强壮根基，中和胃气，打通门户，凡治诸症都要先施治此穴。

部位：仰卧位，在上腹部脐上三寸，腹正中线上，在中脘下一寸。

功效：健脾理气，和胃宽中。

主治：胃脘疼痛、腹胀、呕吐、泄泻、痢疾、吞酸嘈杂、肠中切痛、水肿、食欲不振、腹胀、纳呆等。

4. 下脘：下脘。下，下部也。脘，空腔，空管也。

部位：在上腹部，前正中线上，当脐中上两寸。

功效：健脾和胃、降逆止呕。

主治：脘痛，腹胀，呕吐，呃逆，食谷不化，肠鸣，泄泻，痞块，虚肿。

5. 章门：章门穴是脾经的募穴，募就是募集，募捐的募，募就是聚集起来，所以脾经的功能的气血会聚集在这里，是人身体八大要穴之一。

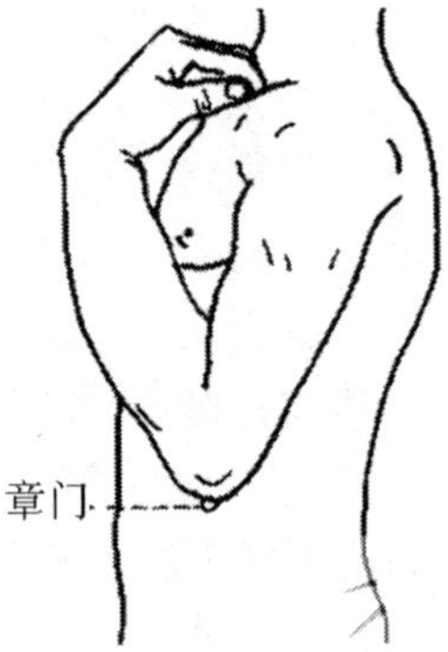

部位：在腋中线，第十一肋前端，屈肘合腋时，正当肘尖处。

功效：理气舒肝，和胃定痛，止咳定喘。

主治：腹痛、腹胀、肠鸣、泄泻、呕吐、神疲肢倦、胸胁痛、黄疸、痞块、小儿疳积、腰脊痛、失眠、吐血、消化不良、胸胁胀闷、疼痛、咳喘呕吐等。

补充：常点章门能舒肝健脾，增加胆汁分泌，胆汁分泌多了，人体消化能力就强了，就能把人体多余的脂肪消化掉，起到减肥的效果。

6. 梁门：属足阳明胃经。位于脐上 4 寸、旁开 2 寸处。《针灸甲乙经》：“横木为梁，又迎前山岭为山梁，均含有横直之意。”《难经》

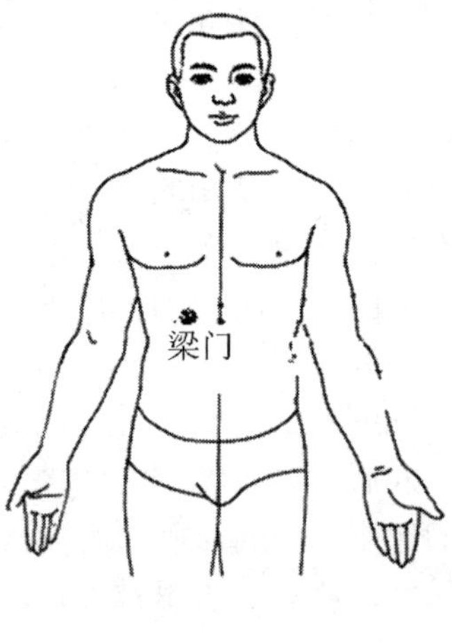

部位：在脐上四寸，旁开二寸取之。

功效：平肝理气，健脾和胃，宽中散结。

主治：胃痛、呕吐、纳呆、泄泻、便溏，及消化性溃疡病，急慢性胃炎，胃下垂腹中积气、胀痛、食欲不振、疝痛、脱肛等。

7. 巨阙：巨阙穴所在的胸骨，外形像一柄宝剑。巨阙穴就在骨头的顶端，胸骨剑突大凹陷的下面，里面是腹膜，上面是膈肌。

这里是胸腹交关的地方，胸腔是天，腹腔是地。巨阙所在之地是清气上升、浊气下降、天地之气交换的关隘。而且，食管和动静脉都在这里通行，是人体的君主——心的宫城。所以巨阙是心的外围。

部位：脐上六寸，腹正中线上。

功效：宽胸利膈，开窍醒胃，调气安神。

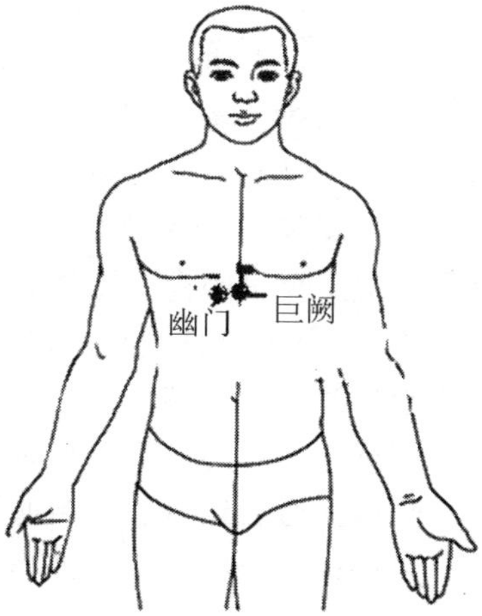

主治：心胸痛、心悸、胃痛、呕吐、吞酸、胸胁腹部胀满、食欲减退、两上肢麻、胀、痛等。

补充：巨阙穴治疗口腔溃疡，口腔溃疡很多都是由于心火旺盛造成的。中医说舌为心之苗，当心火旺盛时，当然会在口腔内和舌头上有所反应。每天在巨阙上按摩三至五分钟，坚持两三天就康复如初。

8. 幽门：幽，深长、隐秘或阴暗的通道。门，出入的门户。冲脉、足少阴之会。

部位：在脐上六寸巨阙两旁各五分处取之。

功效：化痰利水，解郁散结。

主治：胸胁背相引痛、恶心、呕吐、多唾、饮食不下、善哕、支满、少腹坚、心痛、逆气、烦心、胃痉挛、胃下垂、肋间神经痛。胸胁满闷、呕吐、吞酸、呃逆、梅核气、积聚痞满、胸痛、背痛等。

9. 天枢：别名长溪，大肠募、谷门。属足阳明胃经，大肠之募穴。恰为人身之中点，如天地交合之际，升降清浊之枢纽。人的气机上下沟通，升降沉浮，均归于天枢穴。

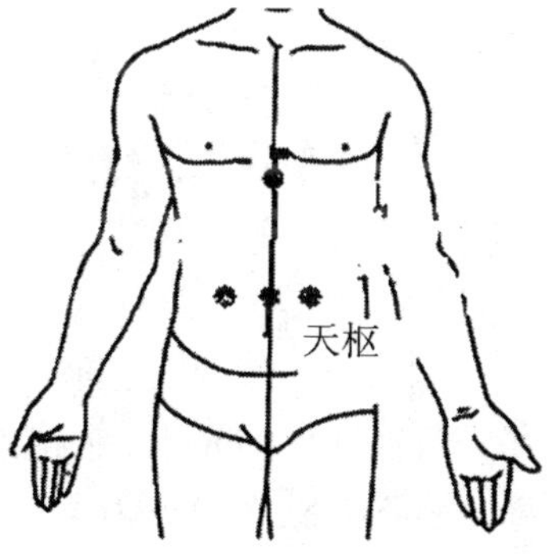

部位：肚脐两旁各二寸取之，或神阙穴旁开二寸取之。

功效：疏调肠胃、理气消滞。

主治：肠鸣、便秘、绕脐切痛、水肿、月经不调、痛经、带下，以及肠道蛔虫症、肠梗阻、阑尾炎、细菌性痢疾、小儿单纯性消化不良、腹胀痛、泄泻、痢疾、水肿、疝气、腰腿痛。

补充：（1）调理失眠，天枢穴是足阳明胃经上的一大要穴，是人体上的重要枢纽能使人体头部和足部之间的经络通达。同时按揉此穴就能促进肠道的良性蠕动，增强胃动力。许多长期失眠或入睡后易醒的人都患有慢性胃炎、胃溃疡、结肠炎等。因此，这些人的肠胃病治愈或缓解后，失眠症也会明显减轻，甚至消失。所以天枢穴调理“胃不和”引起的失眠。能达到标本兼治的效果。现代大量实验和临床验证，刺激天枢穴对于改善肠腑功能，消除或减轻肠道功能失常而导致的各种证候，具有显著的功效。

（2）天枢穴可以过滤血液，让新鲜的血液重新循环，把脏东西变成尿液排出。所以天枢穴有两个枢纽的功能：一是排泄大便，二是通利小便。

（3）减肥：天枢穴所主管的区域刚好是人体的皮下组织，点按此穴，就等于把胃经里的良土之气给输送皮下去，土的气息多了，水气就少了。

10. 带脉：人体奇经八脉之一。带脉能约束纵行之脉，足三阴、三阳以及阴阳二跻脉皆受带脉之约束，以加强经脉之间的联系。

部位：在章门穴直下与脐相平处。

功效：通表达里、开结通经、疏滞散瘀。

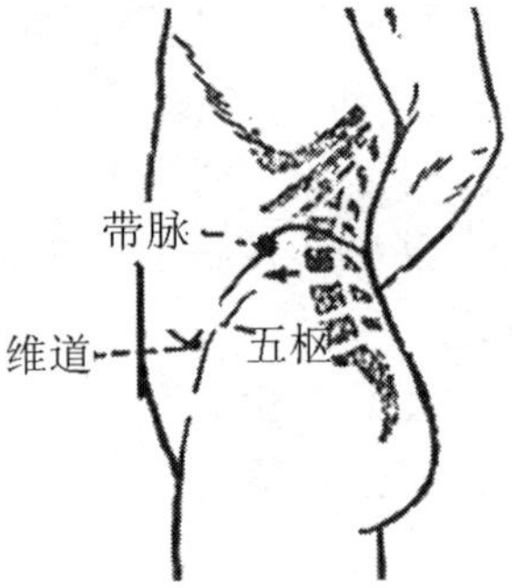

主治；月经不调、白带多、腰痛、经闭、疝气等。

补充：（1）带脉为开通周身气血的主穴，阑门、带脉、三阴交同时并用，有散瘀疏结之功，对于肠胃积滞、诸般结症、腹痛、胃痛、胆痛、偏头痛、三叉神经痛、后脑痛，为必须施治的重要穴位。《难经·二十八难》曰：“带脉者，起于季胁，回身一周，如束带然”，其功用则为“约束诸经”。

（2）带脉还有固护胎儿和主司妇女带下的作用。带脉循行起于季胁，斜向下行到带脉穴，绕身一周。并于带脉穴处再向前下方沿髋骨上缘斜行到少腹。带脉病候主要表现为“带脉不引”，即约束无力所致各种弛缓、痿废诸证。

11. 气海：生气之海，气血之会，呼吸之根，藏精之府。灸之能益脏真，回生气，固元阳，故能加强膀胱之气化，使膀胱之水化气上升布达周身，洒陈五脏六腑，为下焦之要穴。故民间有春夏灸气海之说。

部位：在脐下一寸五分，腹正中线上，当关元与神阙之间取之。

功效：通调任脉，温固下元，调气滞，补肾虚。

主治：绕脐腹痛、水肿鼓胀、脘腹胀满、水谷不化、大便不通、遗精、阳痿、疝气、月经不调、痛经、经闭、产后恶露不止、胞衣不下、脏气虚疲、形体羸瘦、腰痛、食欲不振、夜尿症、儿童发育不良等。

补充：（1）消除腹胀：气海穴是真气升降开合的枢纽，是储存真气的重要部位。因此，如果出现腹部胀满、消化不良、大便不通等症状时，可以通过按摩气海穴消除症状。

（2）强壮身体：对先天不足、后天失养体质虚弱的人来说，经常按摩气海穴就能起到良好的疗效。“气海一穴暖全身”，就是说气海具有温养、强壮全身的作用。如果加上艾灸或拔罐，效果会更明显。

12. 关元：是小肠之募穴，足三阴经与任脉之会穴，又为三焦之气所生之处，藏精之所，为培元固本，补气益精，回阳固脱之要穴，为先天之气海，是养生吐纳吸气凝神的地方，古人称为人身元阴元阳交关之处。

部位：在脐下三寸，于腹部正中线上取之。

功效：培肾固本，回阳救逆。

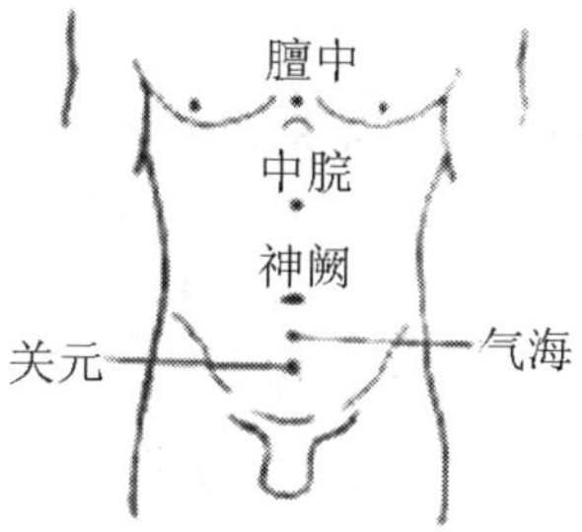

主治：腹痛、腹泻、痢疾、月经不调、赤白带下、遗精、阳痿、淋病，并对睾丸炎、功能性子宫出血、蛋白尿、子宫脱垂、自主神经功能紊乱等有治疗作用。

补充：（1）强壮穴：秋冬灸之可达到保健、强身、长寿的目的。

（2）诊生死：用指头按穴，如果指下感到无力空空，离手时，穴凹无弹力，胸下坚硬如石头，大限已到，活不久。

（3）助孕：子宫虚寒不孕者，要常灸此穴。

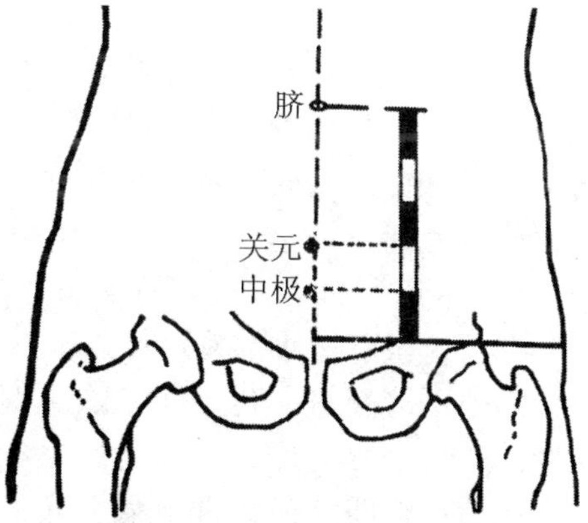

（4）补肾虚：脐下肾间之气藏于此穴。肾虚而腰酸或阳痿者，用灸法。

（5）治痛经：寒凉引发的痛经，热敷或灸此穴。

（6）治虚喘：喘哮发作面色苍白，用灸法，特效。

（7）治糖尿病：强肾可缓解糖尿病并发症，需配合足三里、三阴交穴。

（8）治各种血症：关元穴为血液循环的强壮刺激点，又为先天气海，元阴元阳在此交会，虚证用灸，平时多揉按拍可促进血液循环。

13. 中极：中，与外相对，指穴内；极，屋之顶部横梁也。系足三阴、任脉之会，膀胱之募穴。击中后，冲击腹壁动、静脉和神经震动乙结肠，伤气机。

部位：脐下四寸，于腹部正中线上取之。

功效：调冲任，清湿热，助气化，利膀胱。

主治：遗精、阳痿、早泄、尿频、水肿、月经不调、白带过多、痛经、坐骨神经痛等。

补充：中极穴的主治以下焦疾病为主，常用于治疗男、女泌尿生殖疾病。

14. 归来：归来穴是足阳明胃经下腹部的经穴。“归”,还也：“来”，返也。穴名有恢复和复原之意。《会元针灸学》说：“归者，轨道；来，去而复来，男子妇人胃气归原，谷化阴精，精化阳气，气和化质，质和精血，如归去而又复来，故名归来也。”有人认为“归来如当归，皆妇科之良方。”

部位：脐下四寸，中极旁开二寸。

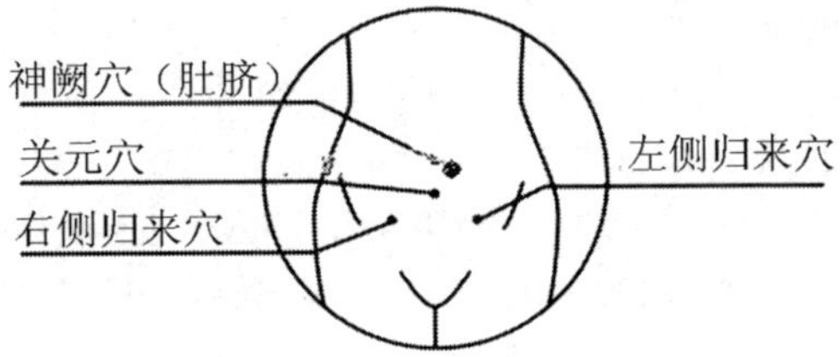

功效：清湿热，除风湿，利膀胱，强腰肾。

主治：腰腿疼痛，月经不调，赤白带下，疝气等。

补充：(1) 此穴可使气血旺盛，主男子卵缩，女子子宫脱出诸症，使病复原而愈，故以为名。

(2) 月经异常：双手中指分别按在两侧归来穴上，先顺时针方向按揉两分钟，再点按半分钟，以局部感到酸胀并向整个腹部放散为好。

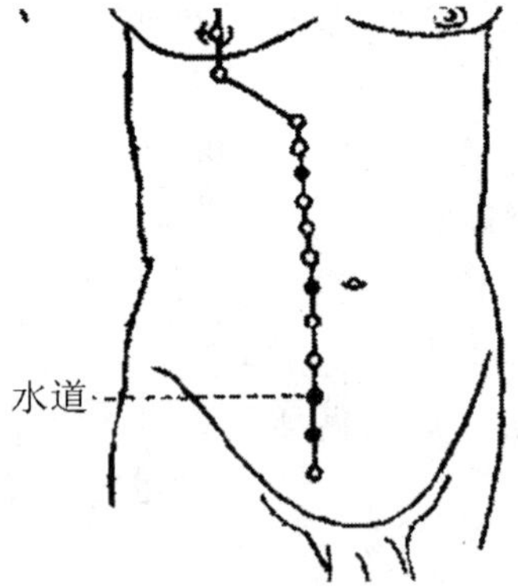

15. 水道

部位：脐下三寸，关元穴旁开二寸。

功效：清湿热，利小便，除风湿，壮腰肾。

主治：腰腿疼痛，带下病，痛经，小便不通，小腹胀满，膀胱炎，睾丸炎，慢性阑尾炎等。

16. 水分：水分穴归属任脉，位于正中线上，脐上一寸（一横指）。水，水谷；分，分割。此穴是水液入膀胱、渣滓入大肠之分别清浊之处。《千金要方》："腹胀满绕脐结痛，坚不能食，灸中守百壮，穴在脐上一寸，一名水分。"后《类经图翼》等书列作水分穴之别名。

部位：脐上一寸，于腹部正中线上取之。

功效：分离水谷，利水消肿。

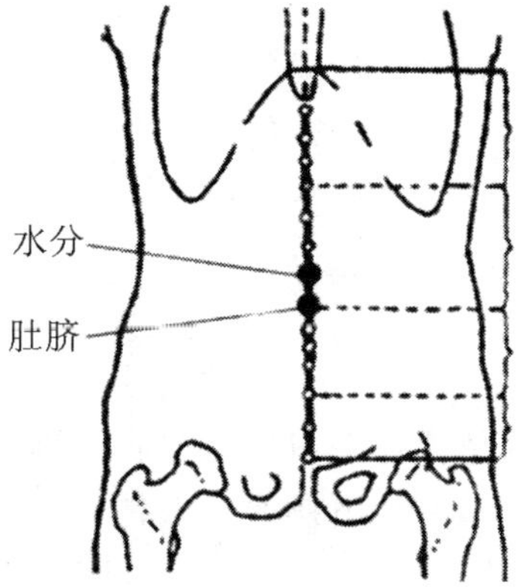

主治：腹胀、腹痛、肠鸣泄泻，并能治疗慢性肠炎、肠结核等。

补充：按摩水分穴有助于排除体内多余的水分，避免水肿，并且可以帮助肠胃蠕动、锻炼腹肌，避免小腹突出。

17. 阴交：别名少关、横户，属任脉。任脉、冲脉、足少阴之会。

部位：在腹正中线上，脐下一寸。

功效：调冲任、利膀胱、强腰肾。

主治：泄泻、阴痒、小便不利、奔豚、产后恶露不止、小儿陷囟、腹满、水肿、疝气、经闭、崩漏、带下、阴痒、脐周围痛等。

18. 神阙：脐乃"先天之结蒂，后天之气舍"，是"五脏六腑之本，元气归藏之根"。是人体生命最隐秘最关键的要害穴窍，是人体的长寿大穴。神阙为任脉上的阴穴，命门为督脉上的阳穴，二穴前后相连，阴阳和合，是人体生命能源的所在地，所以，古代修炼者把二穴称为水火之官。人体科学研究表明，神阙穴是先天真息的唯一潜藏部位，人们通过锻炼，可启动人体胎息。

部位：在肚脐窝正中。

功效：温补脾肾，回阳救逆；调理脾胃，理肠止泻；熄风开窍，宁心安神；交通心肾，制约膀胱；温经通络，祛风除湿；调和气血，调补冲任。

主治：上吐下泻，腹中虚冷、腹痛腹泻、肠鸣、小儿厌食、老人滑肠失禁、脱肛、水肿、臌胀、妇人宫寒不孕、中风、霍乱、角弓反张、不省人事等症。现代临床主要用于治疗关节炎、肩周炎、坐骨神经痛、前列腺肥大、荨麻疹、过敏性鼻炎、小儿厌食、周围性面神经麻痹、慢性溃疡性结肠炎、小儿遗尿、附件炎、子宫脱垂、不孕症以及美容和预防癌症。

补充：保健效果。神阙有任、带、冲三脉通过，联系五脏六腑，所以如果各部气血阴阳发生异常变化，可以借刺激神阙穴来调整全身，达到"阴平阳秘，精神乃治”的状态。于每晚睡前空腹，将双手搓热，双手左下右上叠放于肚脐，顺时针揉转（女子相反），每次360下。长久坚持可使人体真气充盈、精神饱满、体力充沛、腰肌强壮、面色红润、耳聪目明、轻身延年。并对腹痛肠鸣、水肿膨胀、泻痢脱肛、中风脱症等有独特的疗效。同时艾灸神阙，同样达到治病、健身、长寿的效果，早在明代《针灸聚英》就指出：“无病而先灸曰逆，逆，未至而迎也”，脐通百脉，调阴阳，补气血，温脾肾，行强壮，培补元气。故艾灸神阙穴可强身健体、防病延衰、抗氧化、增强机体免疫力。使机体阴阳平衡，气血调和，达到增强体质，预防疾病和延年益寿的目的。

五、腰背部穴位

1. 肩井：别名膊井、肩解，属足少阳胆经，手足少阳、阳维之会。把人体比作一口井，井底是脚底的涌泉穴，井口就是肩部的肩井穴。只有保持这口井上下畅通，人体内的气血才能畅通无阻。也就是说，涌泉穴生出的“生命之水”必须从人体的最底部传输到最顶部，如果肩上的肩井穴堵塞了，生命之水的作用就会大大减弱。所以，我们需要经常按揉一下肩井穴，让生命之水畅通无阻。

部位：在肩上陷者中。约当大椎与肩峰连线的中央取穴。

功效：宣降肺气，发汗解表。

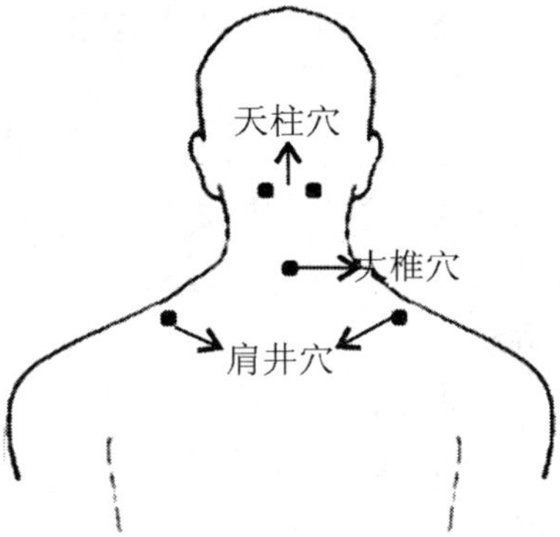

主治：项强、肩背痛、手臂不举、中风偏瘫、滞产、产后血晕、乳痈、瘰疬，及高血压、功能性子宫出血、头痛、感冒、呕吐、惊厥等。

补充：肩井与大椎穴并用，治虚损劳伤等症，并有升清降浊的作用，可使浊气下降。右手食指和中指按压右肩井，用左手掌按住大椎向下推送至尾闾部位三、五次为止，治虚损劳伤。“肩井穴是大关津，掐此开通血气行，各处推完将此掐，不愁气血不周身。”

（2）坐骨神经痛：压揉肩井穴，力量适中，以穴位局部出现酸胀感为宜。

2. 大椎：《肘后备急方》作大槌。《铜人腧穴针灸图经》作大顀。别名百劳、上杼，为三阳督脉之会。为发热、疟疾、脊背强急、项强、肺结核、支气管炎等之用。

部位：在第七颈椎与第一胸椎棘突间，俯伏取之，约与肩相平。

功效：解表通阳，清脑安神，涤痰降气。

主治：热病、感冒、咳嗽、气喘、肩背疼痛、疟疾、癔症、中暑、感冒、癫狂、癫痫、骨蒸潮热、盗汗、咳喘、项强，凡治疗腰背部和督脉各穴时，无论何证，必须首先施治此穴。

补充：（1）调理发烧、痤疮：大椎穴最显著的作用是泻热，发烧、内热引起的痤疮可以通过大椎穴来调理。对于成年人来说，采用大椎穴放血的方法，对于泻热的治疗效果很好，几乎可以立竿见影。方法是：用左手的食指与拇指将大椎穴的皮肤稍稍提起，然后用消好毒的三棱针（或者血糖针）在提起的皮肤（消毒）上迅速刺几针（一至两针即可），同时用手挤出两至四滴血即可。当然，对于孩子，建议用按摩的手法操作。

（2）消除背后怕冷：如果怕冷，尤其是后背经常感觉冷，那么可以采用艾灸的方法。大椎穴是阳气很足的穴位，所以按摩、艾灸等可以起到提高人体免疫力，改善肺功能的作用。

（3）急性乳腺炎：患者俯伏坐位，取大椎穴，皮肤消毒后，取三棱针在大椎穴点刺放血。出血量约 3 ~ 4 滴，如出血不畅，可用手挤压或拔火罐均可。一至两次即可乳房胀痛、硬结肿块消失，体温降至正常，乳汁排泄通畅。

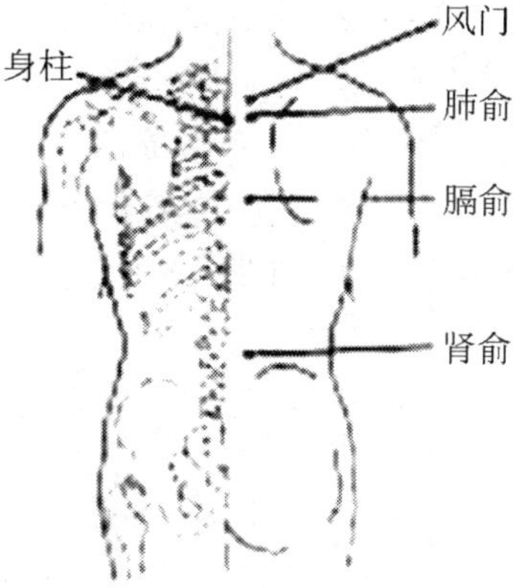

3. 风门：别名，热府；又有左为风门，右为热府之说。为督脉、足太阳经交会穴。出自《针灸甲乙经》：“风眩头痛，鼻不利，时嚏，清涕自出，风门主之。”“风门者，风所出入之门也(《会元针灸学》)。”穴在第二椎下两旁，为风邪出入之门户，主治风疾，故名风门。是临床祛风最常用的穴位之一。

部位：在第二胸椎棘突下，背正中线外侧一寸五分处取穴。

功效：宣肺解表，疏风调气。

主治：伤风咳嗽、哮喘、鼻塞、多涕、喷嚏、风眩头痛、身热、胸中热、胸背痛、痈疽发背、目眩、项强、中风、痹证、流行性感冒、支气管炎、肺炎、胸膜炎、百日咳、荨麻疹、破伤风、肩背软组织疾患、背部痈疽等。

补充：预防感冒：所谓风门，自然是指挡风的门户。常常灸这个穴，能加强风门穴的功能，如果刚有一点儿感冒，流清鼻涕了，这时候，每天灸一次，每次 5～10 分钟，连灸 10 天，感冒自然不敢靠近了。

4. 肺俞

部位：在第三胸椎棘突下，背正中线外侧一寸五分处取穴。

功效：调肺理气，散风退热。

主治：腰背疼痛、咳嗽、气喘、吐血、发热及肺结核等。

补充：儿童咳嗽："脾为生痰之源，肺为储痰之器"健脾是治疗咳嗽的根本，对体质偏寒经常咳嗽，反复咳嗽的孩子，用艾灸肺俞、脾俞、胃俞、肾俞，效果很明显。

5. 膏肓

部位：平第四胸椎棘突下，背正中线外侧旁开三寸处取穴。

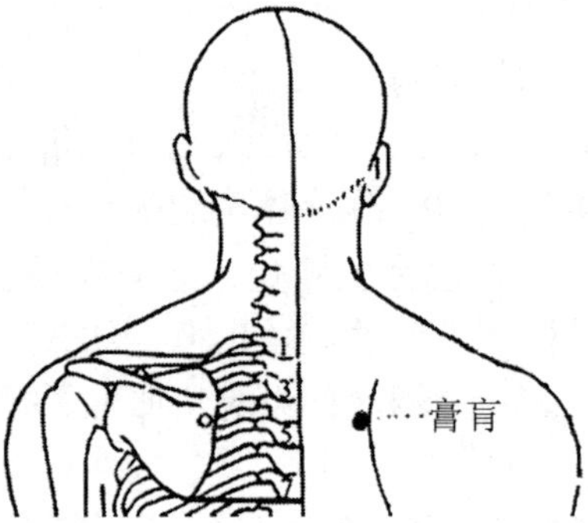

功效：久病体弱、各种慢性病的虚损不足，背脊疼痛、肺结核、神经衰弱等。

主治：虚损，并能开胸顺气。

补充：中医典籍中有"运动膏肓穴，去除一身之疾"的说法。当久病不愈，身体呈现羸弱消瘦状态时，最适宜取膏肓穴施灸，可以起到扶阳固卫、济阴安营、调和全身气血的作用，从而使身体恢复强壮。唐代药王孙思邈的《千金方》中说"膏肓能主治虚羸瘦损、五劳七伤及梦失精、上气咳逆、痰火发狂、健忘、胎前产后等，百病无所不疗"。由此可见，膏肓穴在虚劳证的治疗上，应用非常广泛。

6. 心俞

部位：在第五胸椎棘突下，背正中线外侧一寸五分处取穴。

功效：宁心安神，理血调气。

主治：惊悸、健忘、心烦以及神经衰弱、风湿性心脏病、心房纤颤等。

补充：（1）因感冒致呼吸不顺畅，如果发现心俞穴凸出者，按压会疼痛，点揉心俞即感呼吸通畅。

（2）失眠：心脾两虚型失眠表现为多梦易醒、心悸健忘、食少体倦。可揉心俞，以顺时针为主，反复三至五分钟后，再揉另一侧，力度要轻柔。

7. 膈俞：膈，心之下、脾之上也，膈膜也。俞，输也。属足太阳膀胱经，八会穴之血会。

部位：在第七胸椎棘突下，背正中线外侧一寸五分处取穴。

功效：活血化瘀，宽胸利膈，补益虚损。

主治：呕吐、呃逆、噎膈、胸满、胁痛、胃痛、癫狂、脊背痛、贫血、吐血、潮热、盗汗、荨麻疹等病。

补充：（1）术后膈肌痉挛，按摩配合隔姜灸膈俞穴对术后膈肌痉挛效果显著。

（2）呃逆：按揉膈俞穴配合隔姜灸对调理呃逆效果极为显著。

（3）胆囊炎疼痛：揉拨推拿膈俞穴对治疗胆囊炎疼痛效果明显。

（4）治肠胃疾病：按摩膈俞穴可调理肠胃不适。

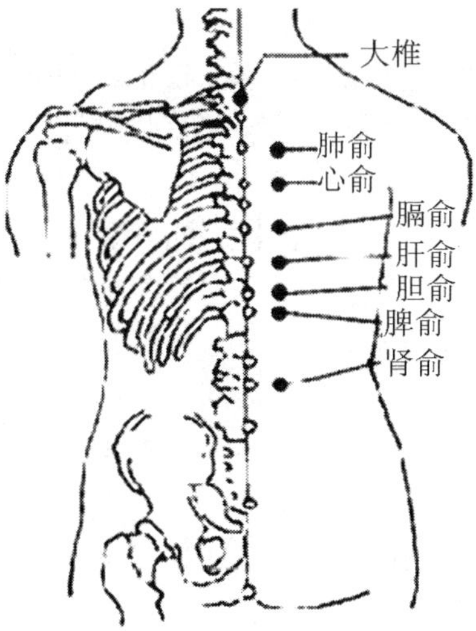

8. 肝俞：肝，肝脏，又木也，干也。俞，同腧、同输，又通枢。

部位：在第九胸椎棘突下，背正中线旁开一寸五分处取穴。

功效：利肝胆，清湿热，调气滞，明目。

主治：胃病、眼病、月经不调、脊背痛、癫狂、癔症、吐血、衄血、胸痛腹痛、肝病、老人斑、皮肤粗糙、失眠、肋间神经痛、神经衰弱、慢性肝炎等，为平肝气要穴。

补充：（1）刺络拔罐肝俞穴治疗睑腺炎（麦粒肿）：取双侧肝俞穴。患者俯卧位，穴位皮肤常规消毒。术者以左手拇、食、中指捏起被刺部位，右手持三棱针点刺肝俞穴，有血液流出时加拔玻璃火罐，使血液流入罐内，出血量控制在一至三毫升之内。起罐后用百分之二十的碘酊棉球按压在针孔上，胶布固定。每两日一次，治疗一至两次即可痊愈。

（2）肝的生理功能：主疏泄、藏血，在体为筋，其华在爪，开窍于目。因此，肝气郁积则肋部疼痛；血不养目则视力下降；藏血异常则吐血、月经不调；筋脉不通则腰背酸痛。按压肝俞穴，可疏肝理气、养血明目、潜阳熄风。

9. 胆俞

部位：第十胸椎棘突下，背正中线外侧一寸五分处取穴。

功效：清泄肝胆湿热，理气宽膈。

主治：口苦、干呕、头痛、黄疸、发热咽痛、胸腹胀满、胁痛、眩晕等。

10. 肾俞

部位：在第二腰椎棘突下，背正中线外侧旁开一寸五分处取穴。

功效：调肾气，强腰脊，利小便，聪耳明目。

主治：遗精、阳痿、遗尿、月经不调、腰腿疼、身不遂、下肢痿软无力、淋病、青盲、疝气及肾炎、肾盂肾炎、肝大、糖尿病等。

补充：强肾，双掌摩擦至热后，把掌心贴于肾俞穴，这样反复三至五分钟，或直接以手指按揉肾俞穴，至出现酸胀感，并且腰部微微发热。可以舒筋通络，增进腰部气血循环，消除腰肌疲劳，缓解腰肌痉挛和腰部疼痛，使腰部活动灵活、健壮有力。

11. 大肠俞

部位：在第四腰椎棘突下，背正中线外侧旁开一寸五分处取穴。约当与髂嵴高度相平。

功效：调肠胃，利腰膝，理气滞。

主治：腹痛、腹胀、腰痛、泄泻等。

补充：大肠俞此穴与小肠俞配合可以明显改善男子早泄的情形。

12. 脾俞

部位：在第十一胸椎棘突下，背正中线外侧旁开一寸五分处取穴。

功效：调脾气，助运化，除水湿，和营血。

主治：脘腹胀痛、胸胁支满、呕吐噎膈、泄泻、鼓胀、痢疾、便血、带下、胃炎、消化性溃疡、胃下垂、肝炎、糖尿病、贫血、水肿、疳疾、黄疸等。

13. 胃俞

部位：在第十二胸椎棘突下，背正中线外侧旁开一寸五分处取穴。

功效：化湿导滞，和胃止痛。

主治：胃痛、腹胀、腰背痛、失眠、消化不良及胃下垂、慢性肝炎等。

14. 小肠俞

部位：平第一骶后孔，背正中线外侧旁开约一寸五分处取穴。当髂后上棘内缘与骶骨间凹陷中。

功效：通调小肠，利湿清热。

主治：腰痛、疝气、白带、尿血及糖尿病、骶骨神经痛等。

15. 命门：命门。命，人之根本也，以便也。门，出入的门户也。

部位：在第二腰椎棘突下凹陷中。

功效：培气补肾，通利腰脊。

主治：虚损腰痛、脊强反折、遗尿、尿频、泄泻、遗精、白浊、阳痿、

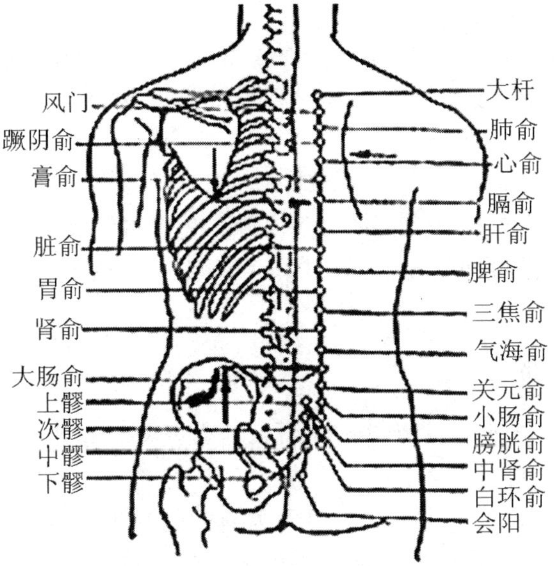

早泄、赤白带下、胎屡坠、五劳七伤、头晕、耳鸣、癫痫、惊恐、手足逆、脱肛、小儿癫痫等。

16. 长强：督脉、督脉之络穴，别走任脉。长：循环无端，长大，旺盛；强：健行不息，强壮，充实。

部位：在尾骨尖端与肛门之中点取之。

功效：通任督，调肠腑，强腰肾。

主治：便血、脱肛、泄泻、腰脊疼痛等。

补充：按摩长强可起到强身健体的效果。患者俯卧，双脚稍稍分开，用手指揉、按压此穴，每次揉四分钟，双手交替按摩。每日两次。

17. 腰阳关：别名脊阳关，背阳关。属督脉。腰阳关就相当于关元穴在背部的投影，腰是指位置在腰上。阳是指在督脉上，督脉为阳脉之海。腰阳关就是督脉上元阴元阳的相交点，是阳气通行的关隘。

部位：在第四腰椎棘突下凹陷中。

功效：强腰补肾，温阳散寒。

主治：遗精、阳痿、月经不调、带下、腰骶痛、下肢痿痹。

补充：指压此穴位对于治疗腰部怕冷症非常显效。

18. 天宗：天，穴内气血运行的部位为天部也。宗，祖庙，宗仰、朝见之意。

部位：在肩胛岗下窝的中央，约当岗下缘与肩胛下角间的上 1/3 与中 1/3 的交点上。

功效：散风清热，通络定痛。

主治：肩胛酸痛、肩周炎、肩背软组织损伤、肘臂外后侧痛、上肢不举、颈项颊颔肿痛、乳痈、乳腺炎、胸胁支满、咳嗽气喘、咳逆呛心、乳腺炎等。

补充：落枕：患者坐位，医者于其身后双手搭在患者两肩，拇指按压两侧天宗穴徐徐用力至患者感到酸胀痛麻时，让患者活动颈椎，感觉怎么痛就怎么活动，少时患者即觉轻松。注意：点穴不可骤然用力过大，以免出现晕穴。

六、腿部穴位

1. 涌泉：别名地冲、蹶心、地衢，顾名思义就是水如泉涌，肩井穴与涌泉穴形成一条直线，“井”“水”的上下呼应关系，从“井”上可俯视到“泉水”。有水则能生气，涌泉如山环水抱中的水抱之源，给人体形成一个强大的气场，维持着人体的生命活动。为足少阴肾经所出之“井穴”，足少阴肾经起于涌泉，终于俞府穴。

部位：涌泉穴位于足底，足掌的前三分之一处，在足心陷中，屈趾时的凹陷处便是。

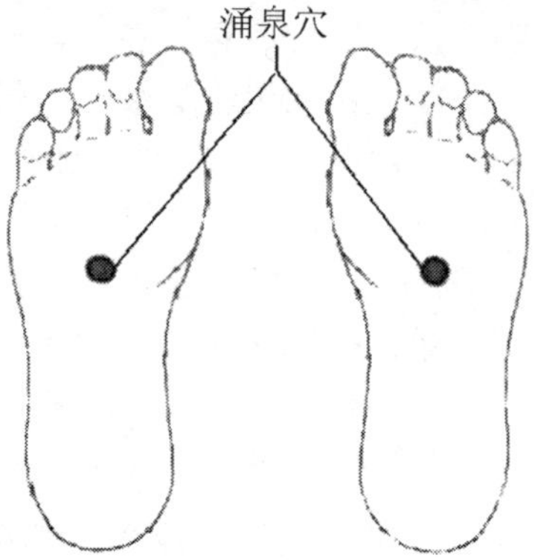

功效：开窍，安神。可使虚阳上越速降的首穴，可通全身上下各经络，使虚阳下降则阳气更顺利上达。

主治：休克、中暑、失眠、失音、眩晕、癔症、头顶痛、后头痛、下肢瘫痪等。

补充：（1）经常按摩涌泉穴，有增精益髓、补肾壮阳、强筋壮骨之功。清代第一部外治专著《急救广生集》说：“擦足，每晚上床时，用珠算握趾，一手擦足心，如多至千数，少至百数，觉足心热，将足趾微微转动，二足更番摩擦。盖涌泉穴在两足心内，摩热睡下，最能固精融血，康健延寿，益人之功甚多。”

（2）疟疾：《苏东坡文集》中就有这样的记载：闽广地区很多人染有瘴气（疟疾），有个武将却多年安然无恙，面色红润，腰腿轻快，后来人们发现，他每日五更起坐，两足相对，热摩涌泉穴无数次，以汗出为度。之后，很多人仿效此法，不仅很少得病，而且有多年痼疾的人也不治而愈。

（3）善于调理心血管系统和精神系统的疾病。心血管系统和精神系统的疾病大多是因为心火太旺引起的，如心痛、心烦等。水克火，经常按摩、艾灸涌泉穴，就好比灭火用的水龙头，正好把这过旺的心火浇灭。

（4）对腰以下疾病效果尤佳。肾主水，水液代谢不利，会导致水沉下焦，积成死水一潭。死水中是什么霉菌、恶虫都能长的，人体的死水中情形也是如此，所以人腰部及腰部以下的病，95%都与水液代谢不利有关，这就是上面所列的小腹急痛、泄而下重、足痉寒而逆、腰痛、阴痹、腹胀等。而涌泉穴喷涌出新鲜的甘泉，能疏导死水，恢复身体的活力。

（5）泌尿、生殖系统的疾病。涌泉穴是肾经井穴，所以，它能治与肾系统相关的众多疾病。而泌尿、生殖系统属于肾系统，涌泉穴能通治这两个系统的疾病。

（6）各种原因引起的呕吐：仰卧，双侧涌泉穴同时悬灸，每次持续一小时，每日一次，一般三至五天均能获效或痊愈。对一小儿患急性胃肠炎，引起的呕吐腹泻不止，轻度脱水，悬灸涌泉穴一个半小时，甚至一次即愈。

（7）艾灸涌泉穴可治疗失眠、神经衰弱。

2. 公孙：足太阴脾经的络穴，别走阳明。八脉交会穴之一，公孙穴通冲脉，督、任、冲三脉皆起于胞宫，其中，冲任二脉与女子月经、生育有着至关重要的联系，因冲脉具有含蓄十二经气血的作用。调理公孙穴，等于是对人身上十二经的气血进行一次全面疏导，具有行淤止痛之功。

部位：在足大趾本节后一寸。

功效：理脾胃，调冲脉。

主治：胃痛、泄泻、月经不调、足踝痛、呕吐及子宫内膜炎等。

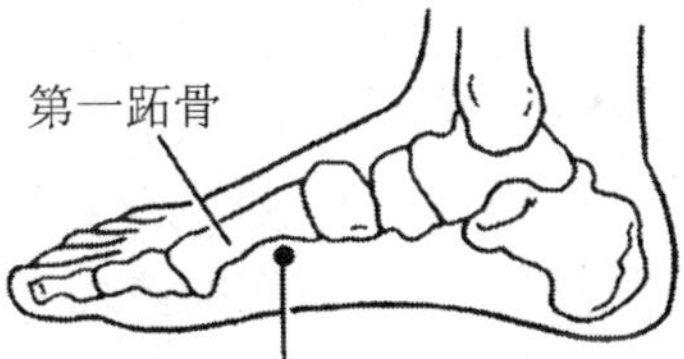

补充：（1）公孙穴位于足太阴脾经，同时又与冲脉相通。脾在人体居正中，主管运化水谷精微。也就是说，脾统领食物的消化、吸收和运输的功能。而冲脉是十二经脉和五脏六腑气血的要道，既可上贯于头部，又能下渗于四肢。公孙穴总督脾经和冲脉，有统领全身的功效。它最明显的功效就体现在胸腹部，所以与腹部有关的问题，如胃痛、胃胀、胃下垂、消化不良等病症，都可通过调理公孙穴来修复。

（2）防止孕吐：与公孙穴相通的冲脉正是妊娠呕吐的关键所在，所以调理公孙穴对防止孕吐，有一定的意义。

3. 太冲：太冲是肝经的原穴，“原”有发源、源头之意。太冲穴是肝经的一个总开关。

部位：在足大趾本节后二寸，或曰一寸五分陷者中。以手指沿拇趾、次趾夹缝向上移压，压至能感觉到动脉映手，即是此穴。取穴时，可采用正坐或仰卧的姿势。

功效：平肝、理气、活血、通经。

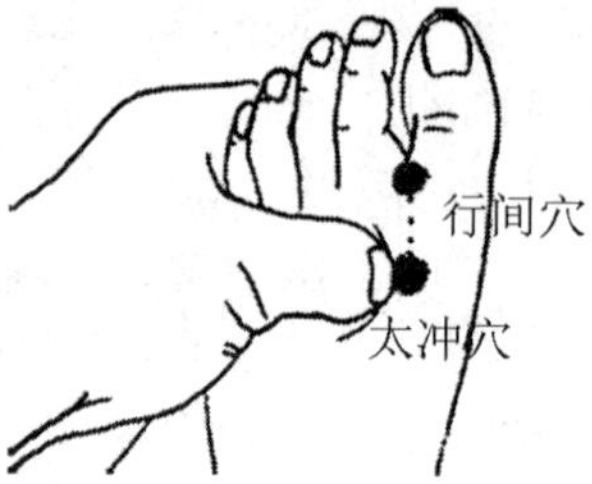

主治：肝脏病、牙痛、眼病、消化系统疾病、呼吸系统疾病、生殖系统，面瘫、头痛、头晕、疝气、肋间神经痛、腰骶神经根炎、下肢部疼痛、子宫出血、乳腺炎等。

补充：（1）消气：揉太冲穴可给心脏供血，对情绪压抑，生闷气后产生的反应有疏泄作用。所以在生气后按此穴，有消气作用。可缓解人因生气引起的一些疾病。配合太冲穴向行间穴方向推，起消除肝脏郁结的作用。

（2）对防治高血压、头痛头晕、失眠多梦都很有好处。国内有一名著名老中医就是经常按摩这个穴位来代替吃降压药的，这也叫上病下治。

（3）消除感冒症状：例如：感冒初起，有流涕、咽痛、周身不适等感觉时，先用温水浸泡双脚十至十五分钟，而后用大拇指由涌泉穴向脚后跟内踝下方推按，连续推按五分钟，然后，再用大拇指按摩太冲穴（大脚趾与二脚趾缝上一寸半分处）由下向上推按，双脚都按摩，每侧按摩五分钟。按摩后，即刻会感到咽痛减轻，其他症状也会随之减轻，甚至痊愈。

（4）消除眼睛干涩：“肝开窍于目”，眼睛的问题主要由肝来决定，肝血供应不足，眼睛就干涩，视物不清。肝太旺，眼睛就胀痛发红；

（5）延缓肌肉老化：肌肉老化不但会影响血液循环，而且也会影响体内各个器官。肌肉的老化表面上不太明显，但细看之下，能发现皮肤失去光泽，肌肉松弛，皱纹产生。按摩“太冲”，则可以有效防止肌肉老化。连续按摩太冲穴，左右重复多次。天天做，对延缓、防止肌肉老化具有良好的效果。

（6）预防脂肪肝：导致脂肪肝的原因是痰、瘀。若喝酒过多或吃太多的肥腻的肉食，脾胃消化不了，就会导致湿浊内生。湿浊之气在体内郁积过久，就会凝聚成痰。肝藏血，若肝失疏泄，气机不畅，瘀血内阻，痰瘀互结于内脏就会形成脂肪肝。所以，治疗脂肪肝应以疏肝理气、活血化瘀为主。而太冲穴为肝经的原穴。“原”含本原、真元之义。原穴即是脏腑元气经过和留止的腧穴，相当于元气的集聚地。刺激原穴便可激发元气，从而调动体内的正气以抵御病邪。每天抽出一段时间来按摩太冲穴，就可以调理肝的疏泄气机机能。肝的疏泄功能正常了，就可以将体内的痰瘀运出。且太冲穴具备补虚泻实的双重作用，除了活血化瘀之外，还可以激发肝经气血、清肝利胆、平肝潜阳，从而起到补肝的效果。肝经的元气足了，肝脏的功能自然也就可以得到正常的发挥了，脂肪肝自然也就与你绝缘了。

4. 行间

部位：在足第一、二趾缝间，趾蹼之后方取之。

功效：泄肝火，疏气滞。

主治：月经过多、闭经、痛经、白带、阴中痛、遗尿、淋疾、疝气、胸胁满痛、呃逆、咳嗽、泄泻、头痛、眩晕、目赤痛、青盲、中风、癫痫、瘛疭、失眠、口祸、膝肿、下肢内侧痛、足跗肿痛、头痛眩晕、盗汗、肋间神经痛、青光眼等。

补充：泻心火。行间穴是一个火穴，肝属木，木生火，如果有人肝火太旺，就泻其心火，这叫"实则泻其子"。行间穴是一个泻心火的穴位。如果经常两肋胀痛、嘴苦，那是肝火旺；而像牙痛、腮帮子肿、口腔溃疡、鼻出血，尤其是舌尖长泡，就是心火成盛，这时火已经不在肝上，多揉行间穴就可以消火。

5. 太溪：太溪是肾经的原穴，也就是说肾经的原气大会于此，是人体当中元气旺盛而又尊贵无比的地方，古代医家称其为"回阳九穴之一"。太溪穴是全身第一大补药，是足诊三脉"决生死，处百病"三大独特要穴之一。

部位：内踝尖与跟腱连线的中点。

功效：滋阴清热，益肾补虚。

主治：牙痛、腰痛、月经不调、失眠、足底痛等。

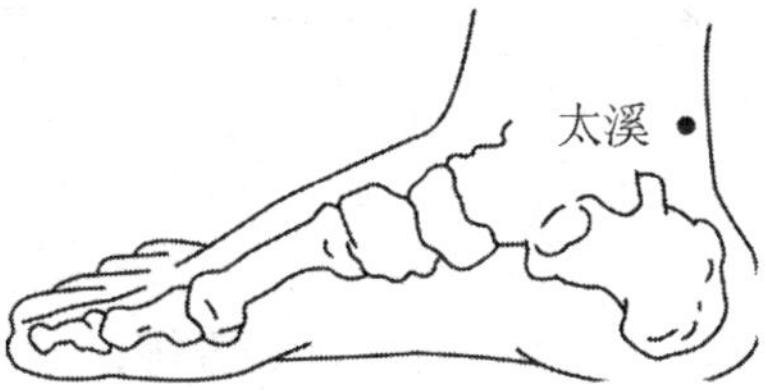

补充：（1）足跟痛：痛就是有瘀血，揉太溪穴，新鲜血液就会把瘀血冲散吸收，然后再循环带走。

（2）咽喉干：喝水也不管用，没有唾液，这是肾阴不足。如果一边按揉太溪穴一边做吞咽动作，就可以补充肾气，病情当时就会有所缓解。

（3）揉太溪穴可以消除月经腹痛。

（4）改善肾绞痛，尤其是体内有肾结石造成的肾绞痛。

（5）帮助解尿毒：得了肾炎，排不出尿来，痛风、尿酸过高，揉太溪穴能帮助解除尿毒。

（6）太溪穴还可以治先天性抽搐。脑髓是肾所主，与肾经有极大的关系。

（7）厌食症：这是肾虚造成的，因为肾经的循行路线是从喉咙直接通着肠胃，所以太溪穴还能治疗厌食症。

（8）女性手脚冰冷，每天晚上睡觉前刺激太溪穴，坚持一周时间，手脚就会变得暖暖的。

6. 解溪："溪"是溪流之意，人体的溪流就是血液。"解溪"就是把腿上的血解运到脚上去，打开一个通道。

部位：踝关节前横纹中央，两筋间。

功效：健脾化湿，清热安神，舒筋活络，清胃化痰，镇惊安神。

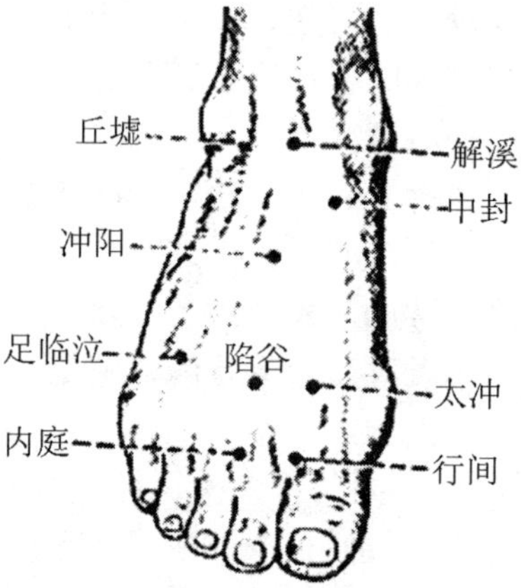

主治：头痛、眩晕、踝关节及周围软组织疾病，足下垂等。

补充：（1）按揉解溪穴，对消除上火引起的咽喉肿胀，扁桃体发炎，效果非常好。

（2）点揉解溪穴改善脑部供血不足，除胃热、消肿胀。

7. 悬钟：一名绝骨，属足少阳胆经，系足三阳之大络，又是八会穴中的髓会。悬，吊挂也，指空中。钟，古指编钟，为一种乐器，其声浑厚嘹亮。该穴名意指胆经上部经脉的下行经水在此飞落而下。

部位：外踝尖上三寸，当腓骨后缘与腓骨长短肌腱之间凹陷处取之。

功效：清泄胆火，强筋健骨。

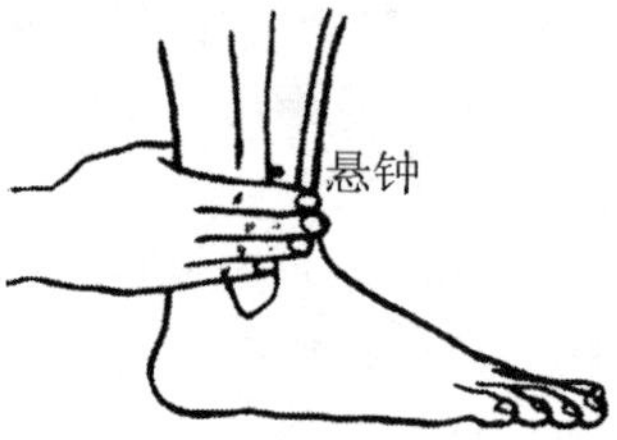

主治：偏头痛、偏瘫、颈淋巴结核、坐骨神经痛、膝踝关节及周围软组织疾病等。

补充：（1）脚踝扭伤：马上用拇指用力点揉悬钟穴。然后由上到下轻推、轻揉患处，用拇指从瘀血处由下而上地推挤，以起到消肿的作用，最后揉一揉踝关节并小幅度活动。

（2）提高睡眠质量，让胆脏得到最佳休息，还能起到燃烧脂肪起到瘦小腹作用。

（3）落枕：用力按摩悬钟穴即可见效。

（4）悬钟对高血压也有降血压作用，特别是Ⅲ期高血压，效果较好。

8. 阳陵泉：又名筋会、阳陵、阳之陵泉；是足少阳之脉所入为合的合土穴，为筋之会穴。胆属阳经，膝外侧属阳，腓骨小头部似陵，陵前下方凹陷处经气象流水入合深似泉，故名“阳陵泉”阳陵泉乃是胆经的合穴，什么叫作“合”呢？合者，北方冬也。阳气入脏故为合，谓其经脉自此而入脏与诸经相合也。也就是说，经脉走入合时其经气为最强的时机。

部位：在腓骨小头之前下方凹陷处取之。

功效：利肝胆，清湿热，强筋骨。

主治：偏头痛、偏瘫、下肢麻木、瘫痪、胸痛、胆囊炎、膝肿痛、胁肋痛、坐骨神经痛等。

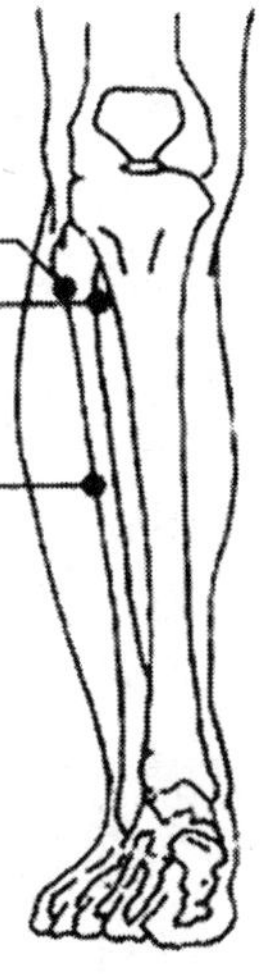

补充：（1）阳陵泉可治一切外伤的疾患，一切筋的毛病都可以找阳陵泉。

（2）治偏头痛颇为灵验：偏头痛最易发生的位置就是沿着胆经走的路线，阳陵泉为胆经合穴，经气最强，入藏最深，按摩阳陵泉，即可通上达下，而把偏头痛轻易地治好。

（3）落枕：落枕很容易发生在风池及斜方肌的肩井上，风池及肩井都属胆经的路线，落枕的病患以及双肩皆酸痛的患者，可在按摩阳陵泉后立即得到缓解甚至消除症状。

（4）坐骨神经痛。坐骨神经痛大抵都发生在环跳及秩边这两个地方，按摩阳陵泉可以使环跳穴处的坐骨神经痛得到立即的缓解。

（5）阳陵泉擅治阳面的侧腰痛。有许多人的腰痛常发生在侧腰部，离膀胱经甚远，当然此时点按委中穴效果不大，侧腰部的阳面是属足少阳胆经所过。因此点按胆经合穴阳陵泉是最好不过。

（6）消除腹胀：阳陵泉尚可促进胆汁的分泌，有些人一吃饱饭肚子就胀，这就是胆汁分泌不足的现象，按摩阳陵泉可使症状缓解。

（7）阳陵泉配太冲尚可治高脂血症。

（8）有人早上起来老嘴苦，或觉得心里不舒服、老想哭、老有委屈，都是胆经有浊气。这时，就可以拨动阳陵泉。用食指按住这个穴位，像拨动琴弦一样，此处有一根筋，反复拨动几次，就开始有麻的感觉了，一旦麻感到了脚面，这条胆经就通了，效果是最好的。

9. 足三里：乃足阳明胃经之合穴，土中之土，是一个强壮身心的大穴。胃为仓廪之官，水谷之海，主纳谷，足三里能升阳益胃，强壮脾肾，调和气血，益先后天之气。

部位：外膝眼下三寸，胫骨外侧约一横指处。

功效：理脾胃，调气血，利关节，补虚弱。

主治：急慢性胃肠炎、十二指肠溃疡、胃下垂、痢疾、阑尾炎、肠梗阻、肝炎、高血压、高脂血症、冠心病、心绞痛、风湿热、支气管炎、支气管哮喘、肾炎、肾绞痛、膀胱炎、阳痿、遗精、功能性子宫出血、盆腔炎、休克、失眠、肠鸣、泄泻、痢疾、中风瘫痪、坐骨神经痛等。

补充：（1）足三里是抗衰老的有效穴位经常按摩该穴对于抗衰老延年益寿大有裨益。三里是指理上、理中、理下。胃处在肚腹的上部胃胀，胃脘疼痛的时候就要理上，按足三里的时候要同时往上方使劲，腹部正中出现不适就需要理中，只用往内按就行了，小腹在肚腹的下部，小腹上的病痛，在按住足三里的同时往下方使劲这叫理下。

（2）保健：用足三里穴防病健身的方法简便易行。一是每天用大拇指或中指按压足三里穴一次，每次每穴按压五至十分钟，每分钟按压十五至二十次。注意每次按压要使足三里穴有针刺一样的酸胀、发热的感觉。二是可用艾条做艾灸，每周艾灸足三里穴一至两次，每次灸十五至二十分钟，艾灸时应让艾条的温度稍高一点，使局部皮肤发红，艾条缓慢沿足三里穴上下移动，以不烧伤局部皮肤为度。以上两法只要使用其一，坚持两三个月就会使胃肠功能得到改善，使人精神焕发精力充沛。

10. 阴陵泉：属足太阴脾经。合（水）穴。阴，水也。陵，土丘也。泉，水泉穴也。

部位：在胫骨内踝下缘，胫骨内侧之凹陷部取之。

功效：化湿滞，利下焦，降浊气，利胸膈。

主治：腹胀、水肿、小便不利、膝痛等。可与彧中并用。

补充：（1）按摩阴陵泉穴治“尿不净”慢性前列腺炎是中老年人常见病，常表现为小便不畅，即解小便时，需等待一会儿，才能慢慢解出。有时伴有尿不净，需再等一会儿，才能解净。按摩阴陵泉穴位可使患者解小便自如，而且对肛门松弛的治疗也有效，一般按摩两周见效。

（2）很多中老年人在每天下午，发现自己的小腿肿胀。这是小腿气血无法顺行而导致的肿胀。这时候只要每天按摩阴陵泉三至五分钟，坚持一段时间即可见效。

11. 三阴交：三阴交穴，十总穴之一。所谓“妇科三阴交”，顾名思义此穴对于妇症甚有疗效，举凡经期不顺，白带，月经过多，过少，经前综合征，更年期综合征等，皆可治疗；又因此穴为足太阴脾经、足少阴肾经、足厥阴肝经交会之处，因此应用广泛，除可健脾益血外，也可调肝补肾。亦有安神之效，可帮助睡眠。

部位：内踝上三寸，当胫骨后缘，与外踝上三寸悬钟穴相对。

功效：健脾化湿，疏肝补肾，清脑止痛。

主治：脾胃虚弱、肠鸣腹胀、月经不调、失眠等。

补充：（1）三阴交与带脉配用，治肠胃积滞及诸般结症，能使浊气下降。对剧烈腹痛、胃痛、胆痛、后脑痛、偏头痛等症，都必须施治此穴。

（2）肾绞痛发作时，反复按摩三阴交穴三至五分钟，可缓解症状。经常按揉、艾灸三阴交，对女性养生保健有积极作用。肾绞痛为泌尿科常见急症。

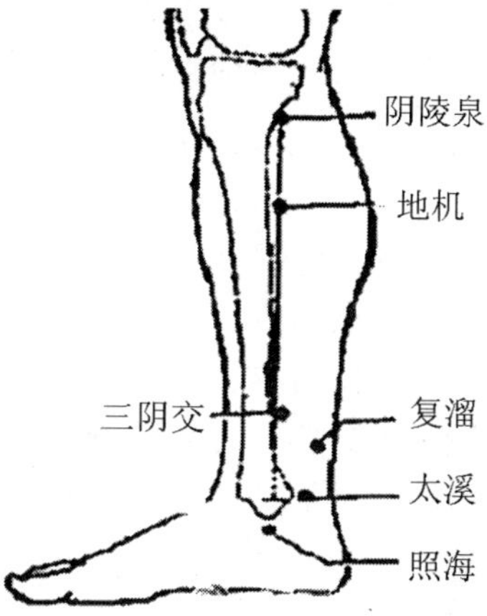

12. 承山

部位：在小腿后面正中，腓肠下分肉间陷者中。俯卧或站立，用力伸直足尖使足跟上提，当委中穴与足跟之中点，出现“人”字沟处取穴。

功效：舒筋络，调府气，疗痔疾。

主治：腰腿痛、转筋、痔疾、下肢瘫痪及坐骨神经痛等。

补充：（1）祛除湿气。承山在足太阳膀胱经上，膀胱经主人体一身之阳气。承山穴一方面是全身承受压力最多筋、骨、肉的集结之处，另一方面又是人体阳气最盛的经脉的枢纽，所以，它能通过振奋太阳膀胱经的阳气，排出人体湿气。按揉承山一段时间后，会感觉身上微微发热，这就是膀胱经上的阳气在起作用了，身上的湿邪，正随着微微升高的体温向外散溢。

（2）落枕、急性腰扭伤：用拇指尖用力按压承山穴，并嘱患者同时活动颈部。

13. 委中：别名：腘中，郄中，血郄。委中为足膀胱经穴，膀胱从头走足行身后，故委中穴可治疗腰膝腿之病症；委中又为膀胱合穴，“合主逆气而泻”，故用之可治肠炎；委中别名血郄，善清热毒，故可治鼻衄、疖肿、湿疹、乳痈等证。

部位：腘窝横纹之中央。

功效：泄暑热，利腰膝。

主治：中暑、腰背痛、下肢瘫痪、急性胃肠炎、坐骨神经痛、腓肠肌痉挛等。

补充：（1）急性腰扭伤：患者取俯卧位，暴露下肢，令腘部皮肤绷紧。在腘横纹上委中穴及两侧寻找怒张的表浅静脉，用消毒三棱针点刺放血。出血不畅时可同时从大腿上部向腘部，从腓肠肌向上推挤令出血，使出血达

1 ~3 毫升或更多。接着迅速在点刺部位拔罐，留罐 10 分钟。起罐后擦净血液，用消毒棉球压迫针眼以防感染。临床实践证明，委中穴刺血拔罐对急性腰痛疗效满意，尤以急性腰扭伤效果最佳，对急性腰肌劳损等急性腰、骶疼痛均有很好的止痛作用。委中刺血纯属泻法，临床应用治分虚实寒热，实热证宜取。虚寒证当忌。操作必须熟练轻巧恰到好处。体位多取俯卧位，对于急性腰扭伤或下肢疔毒瘀血疼痛较剧者，或采用站立位。委中刺血法放血量应视病情而定，一般约 1 ~5 毫升，色浓紫者以转红为度。若出血太多或本为血虚之体，可导致气随血脱。另外，误伤腘动脉或腘静脉引起血肿，易致感染，实为针家之戒，临床上不可贸然，对于体质素虚、精血不足、病久体衰、孕妇、贫血、一切虚脱之症和习惯性流产、失血、易于出血的病人禁用。

（2）鼻衄：三棱针点刺委中穴出血。

（3）急性胃肠炎：因饮食不洁而致腹痛及吐泻，三棱针点刺委中穴出血。

（4）乳痈：三棱针点刺委中穴出血。

14. 环跳

部位：在髀枢中，侧卧，伸下足、屈上足取之。另一取法，在股骨大转子最高点。与骶管裂孔的连线上中 1/3 与外 1/3 连接点，侧卧屈股取之。

功效：通经络，利腰腿。

主治：腰腿疼、下肢痿痹、半身不遂及髋关节及周围软组织疾病等。

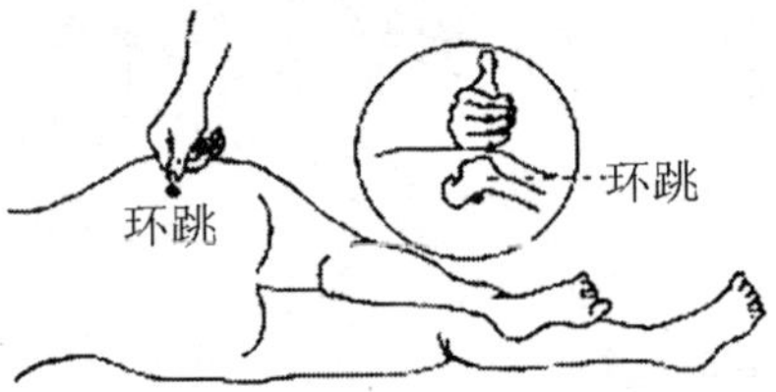

15. 承扶

部位：臀下横纹正中，俯卧取之。

功效：通经络，利腰膝。

主治：腰、骶、臀、股部疼痛、下肢瘫痪、痔疾、大便难等。

补充：美体塑形。此穴具有通便消痔、舒筋活络的作用。多用于治疗腰骶臀股部疼痛、坐骨神经痛、臀部下垂、臀肌不发达、下肢瘫痪等。用食、中、无名三指按于承扶穴，由内向外弹拨 2 分钟左右，以局部有酸胀感为度。在承扶穴的刺激下，肌肉会变得紧张起来，让松弛的肌肉恢复弹性和活力。按压方法：全身放松，平稳呼吸，用拇指以外的四根指头按压承扶穴。每天早晚各做 10 次。

16. 隐白

部位：足拇趾内侧，趾甲角后一分许。

功效：健脾、固经、止血。

主治：崩漏、便血、尿血、癫狂、腹胀、多梦、惊风。

补充：艾灸隐白穴治月经过多。把艾条的一头点燃后，悬于一侧隐白穴上方 1.5 厘米处，每次悬空灸 15 ~20 分钟，以隐白穴周围皮色转红有热感为止。先灸一侧，然后灸另一侧。每日可灸三四次，待血崩停止后可再继续灸一两天，使疗效更为巩固。中医认为，月经过多的主要原因是冲任两脉不固，脏腑失调。因此在治疗上应着重补肝健脾益肾，调养冲任，其中又以健脾最为重要。隐白穴是足太阴脾经上的一个重要穴位，按照经络学说的原理，刺激隐白穴有健脾统血，补中益气的功效。艾灸隐白穴时，患者常常会感到小腹部原有的绷紧拘急感或空虚感消失，心情也随之开朗，经量往往于灸后不久即明显减少。

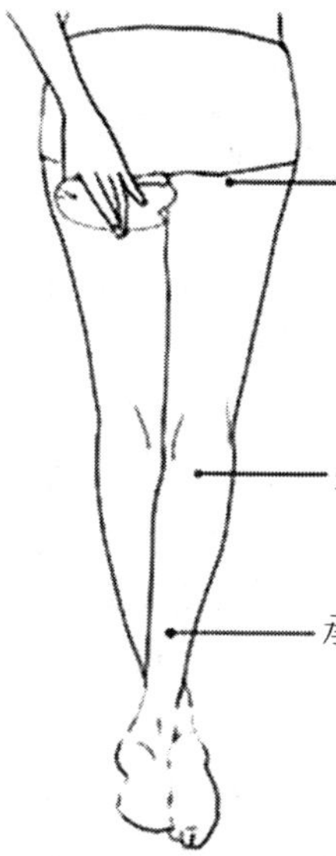

17. 血海：血，受热变成的红色液体也，这里指脾血。海，大也。血海，指脾经所生之血在此聚集，气血物质充斥的范围巨大如海。该穴有化血为气，运化脾血之功能，为人体足太阴脾经上的重要穴道之一。

部位：髌骨内侧上方二寸处，正当赤白肉际。或令患者屈膝，医者以左手掌心按于患者右膝髌骨上缘，二至五指向上伸直，拇指偏向膝内侧（约呈45°斜置），当大指尖端所指处是穴。

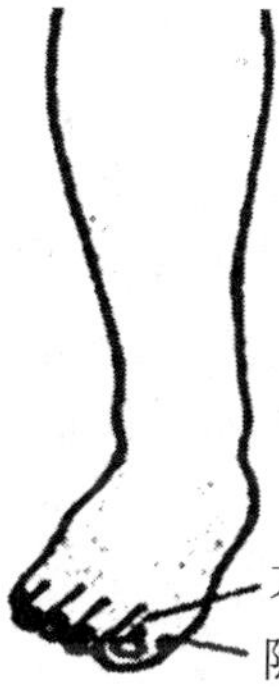

功效：健脾利湿，理气和血。

主治：月经不调，经闭，痛经，崩漏，功能性子宫出血、带下，产后恶露不尽，贫血；睾丸炎，小便淋涩；气逆，腹胀；风疹，隐疹，湿疹、皮肤瘙痒、神经性皮炎，丹毒；股内侧痛，膝关节疼痛。湿疮。

补充：（1）血海穴可以治疗一切与血有关的病症，临床常用于治疗一些妇科疾病，如月经不调，痛经，经闭，功能性子宫出血，产后恶露不尽等症。

（2）中医认为风是导致皮肤疾病的主要原因，古人有名言："治风先治血，血行风自灭"，因此，血海穴也是治疗皮肤疾病常用穴之一，临床可用于治疗老年皮肤瘙痒症、带状疱疹、银屑病、白癜风、股癣、湿疹、黄褐斑、过敏性紫癜、局限性硬皮病、神经性皮炎等疾病。

（3）血海穴还可用于治疗一些生殖系统疾病，如睾丸炎，阳痿等症。

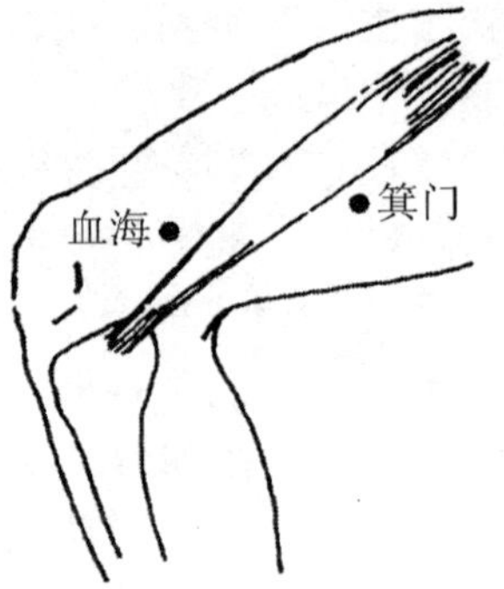

（4）血海穴还可用于治疗一些运动系统疾病，如眼睑下垂，坐骨神经痛，股内侧痛，下肢内侧及各种类型的膝关节炎。

（5）午饭前按摩膝盖上的血海穴，有利于祛除脸上的雀斑。中医则认为，经脉不通，导致瘀血内停，阻滞不畅，心血不能到达皮肤颜面、营养肌肤，而皮肤中的代谢垃圾、有害物和黑色素就不能随着人体的正常新陈代谢排出去，逐渐沉积就形成了雀斑，血海穴是生血和活血化瘀的要穴，具有活血化瘀、补血养血、引血归经之功。所以按摩血海穴对雀斑有很好的效果。这也就是中医所说的脸上斑块，体内瘀块，有斑必有瘀，祛斑必化瘀。具体的做法是：每天坚持点揉两侧血海穴 3 分钟，力量不宜太大，能感到穴位处有酸胀感即可，要以轻柔为原则。

18. 梁丘：梁，屋之横梁也。丘，土堆也。梁丘名意指本穴的功用为约束胃经经水向下排泄。

部位：伸展膝盖用力时，筋肉凸出处的凹洼；从膝盖骨右端，约三个手指左右的上方也是该穴。

功效：理气和胃，通经活络。

主治：胃痛、乳痛、下肢不遂、膝肿痛。

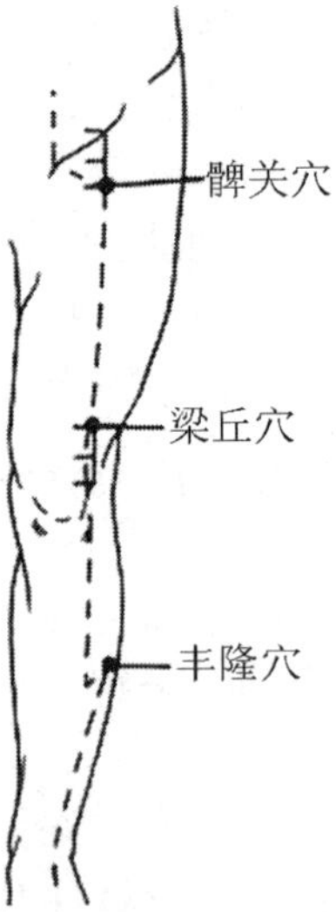

补充：（1）急性腹痛，拇指关节重点梁丘穴神效。

（2）小儿腹泻：多因外感寒湿，内伤饮食或脾胃虚弱所致，故治疗多从调理脾胃入手。梁丘为胃经郄穴，是治疗胃肠脾病常用穴，故艾灸梁丘可温煦脾阳，使脾胃气机调畅，升降有序，清浊分明，腹泻立止。患儿屈膝，在髂前上棘与髌骨外上缘连线上，髌骨外上缘上两寸处取梁丘穴。局部常规消毒后，选纯艾条一根，点燃，距穴位皮肤两三厘米处，施温和灸，一般灸五分钟，至局部皮肤出现红晕为度。每日一次，五次为一疗程。

19. 丰隆：丰隆穴系足阳明胃经的络穴。丰即丰满，隆指突起，足阳明经多气多血，气血于本穴会聚而隆起，肉渐丰厚，故名之。按摩丰隆穴可以祛湿化痰，丰隆，象声，轰隆打雷。按摩能把脾胃的浊湿像打雷、下雨一样排出去。

部位：外踝尖上 8 寸，条口穴外 1 寸，胫骨前嵴外 2 横指处。

功效：沉降胃浊、涤痰醒神。

主治：耳源性眩晕、高血压、神经衰弱、精神分裂症、支气管炎、腓肠肌痉挛、肥胖症等。

补充：（1）减肥消脂。丰隆穴也称化痰穴，是专门化痰的。中医认为脾虚则生痰，“痰随气行，无处不到”，因而会使人体生病。痰多的人可以经常按按丰隆穴。

（2）减肥：刺激丰隆穴可调节全身的脂肪代谢，去除多余脂肪，起到减肥的效果。

（3）胃病：一般的慢性胃病也可以通过络穴来调治，中医讲“久病入络，郄治急，络治慢”就是这个道理。

20. 伏兔：伏兔。伏，停伏、降伏也。兔，卯木也，风也。该穴名意指胃经气血物质中的脾土微粒在此沉降堆积。

部位：在髌骨上六寸处，髂前上棘与髌骨外缘的连线上。

功效：通经活络，止痛。

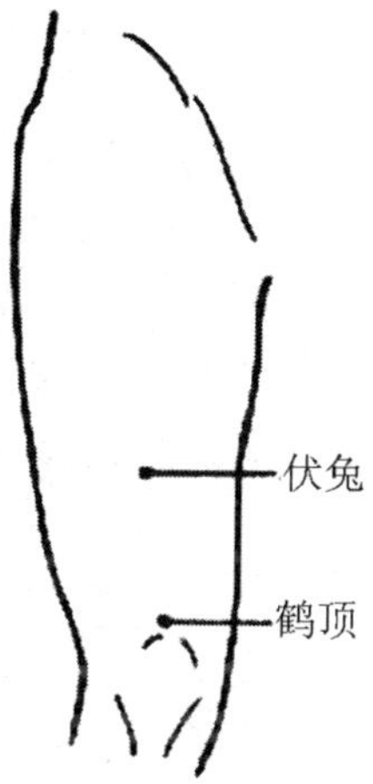

主治：风湿性关节炎、股外侧皮神经炎、下肢瘫痪、下肢痉挛、荨麻疹、脚气、腹股沟淋巴腺炎、腰痛膝冷、屈伸不利、股部疼痛、腹痛。

补充：（1）平时突然心动过速、心里发慌时，揉伏兔穴可以消除症状，伏兔穴就是治疗心慌、脉快、脉搏“咚咚咚”猛跳这些症状的。按揉时不要点揉和强刺激它，要用掌跟仔细按揉。可以顺时针揉，有重有轻，揉完后便会觉得心里非常踏实，而且对心脏也有一种补血的效果。

（2）腰痛：点按伏兔穴对腰痛有一定的疗效。

21. 髀关：髀，股部、大腿骨，指穴所在的部位也。关，关卡也。

部位：髂前上棘直下，与髌骨外缘的连线上，平臀沟，屈股时呈现凹陷处。

功效：通经络，和气血，止疼痛。

主治：腰痛膝冷，下肢痿痹，屈伸不利，股部疼痛，腹痛。

22. 风市：风市穴名“风”：指风气、风邪也；“市”：指集市、集结也。意指该穴易为风邪集结之处，为治疗风邪的要穴，故名风市。

部位：大腿外侧中线上，腘横纹上七寸。患者直立，手自然下垂，约当中指尖所点处是穴，所谓“垂手中指取风市”。

功效：通经活络。

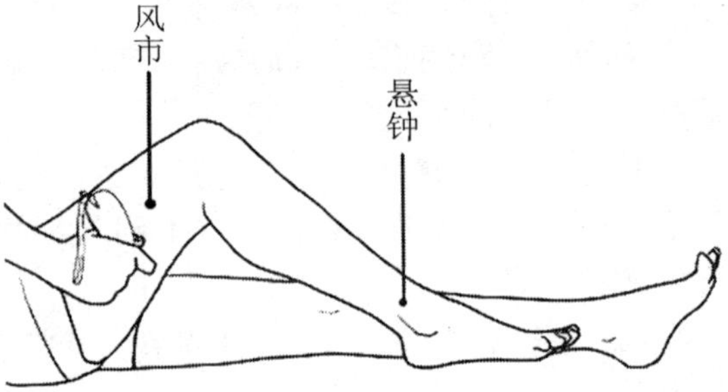

主治：半身不遂、下肢痿痹、麻木、腰腿疼痛、遍身瘙痒。

补充：中指指端（中冲穴），点按风市穴，除了可以泄肝火外，还可以平衡全身的阴阳，使心神俱安，你自然就可以安然入睡了。每次临睡前点按 3 分钟，很快就会产生困意，治疗失眠的效果相当好。

七、经外奇穴

1. 阑门

部位：在脐上一寸五分处取穴。

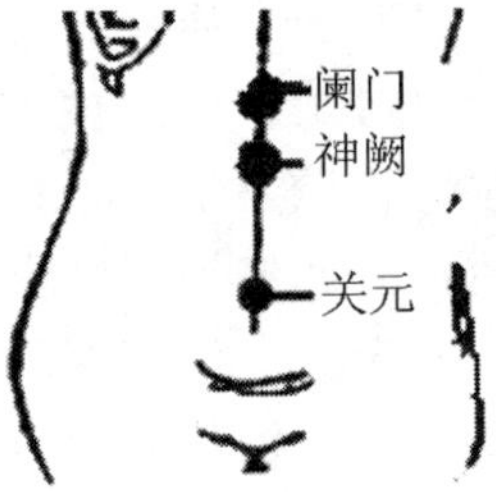

功效：开通上下之气。

主治：此穴是开中气的关键，治中焦疾病的要穴，为按摩诸症时，必须施治的重要穴位。

补充：点揉阑门穴可使浊气下降，清阳上升，从而达到养生保健的作用。有大便干结、排便不畅的患者通过按摩阑门穴，有助于排空大便。

2. 十宣

部位：两手十指尖端，距指甲约一分处取穴。

功效：通经活络，开窍止痛。

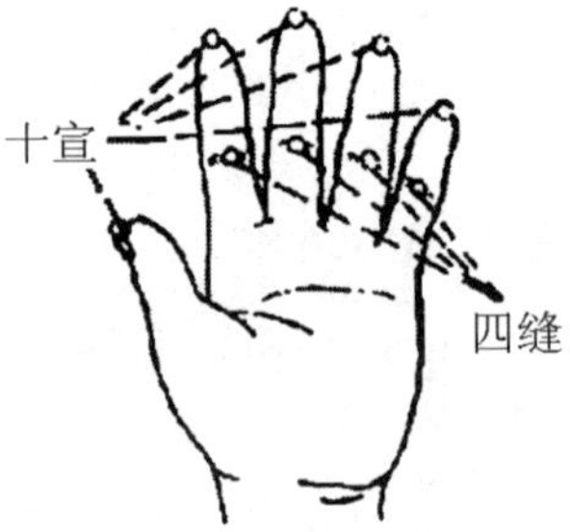

主治：昏迷、高热、中暑、癔症、小儿惊厥、指端麻木等。

补充：十指肚皆是穴位，叫十宣，最能开窍醒神，一直被中医当作高热昏厥时急救的要穴。十指的指甲旁各有井穴，《黄帝内经·灵枢经》上说：病在脏者取之井。古人以失神昏愦为病在脏，所以刺激井穴最能调节情志，怡神健脑。《难经》上说：“井主心下满”。所谓“心下满”简单地说就是“心里堵闷不痛快”，这也是抑郁病的主要症状。

3. 鱼腰

部位：在眉毛正中，眼平视，下对瞳孔。

功效：清头明目。

主治：眉棱骨痛，目赤肿痛，近视。

补充：按揉鱼腰穴可以快速止呃逆。即对于连续打嗝时，可平躺，让他人轻按眉中的鱼腰数分钟，多可使打嗝停止。

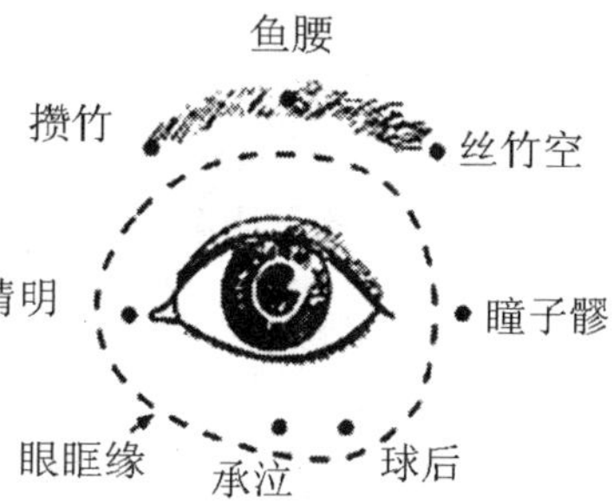

4. 内迎香

部位：鼻孔内，鼻膈两边。

功效：通鼻窍，散风热。

主治：鼻窦炎、鼻炎、面神经麻痹。

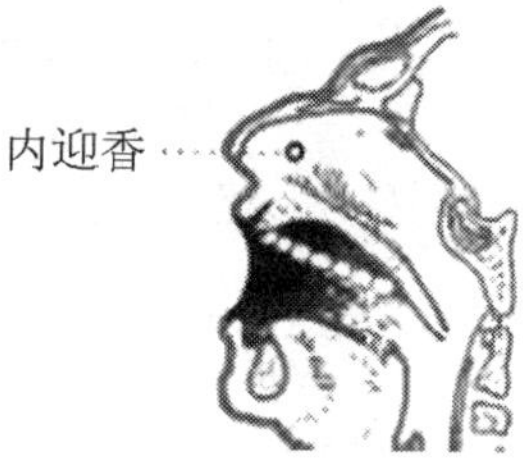

5. 太阳：太阳穴在中医经络学上被称为“经外奇穴”，其左被认为是“太阳”、右为“太阴”。

部位：在眉梢与目外眦的中央，向后约一横指处取穴。

功效：疏风清热，明目止痛。

主治：偏正头痛、目赤红肿。

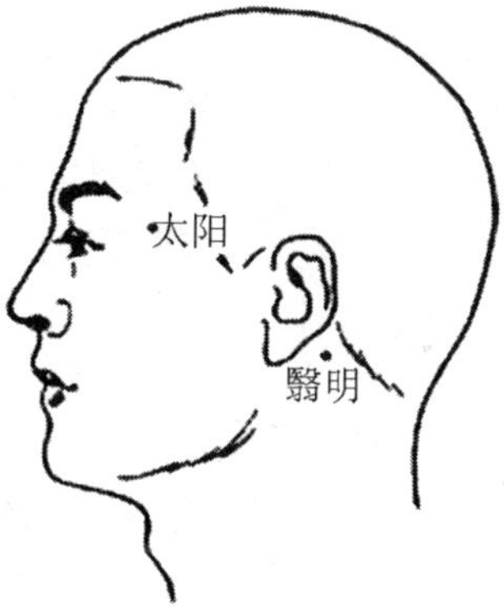

6. 印堂：印堂为经外奇穴之一，穴位首见于秦汉《黄帝内经·素问·刺疟篇》；穴名首见于元代《扁鹊神应针灸玉龙经》，又名曲眉、光明，位于两眉头间正中。

部位：在两眉的中间。

功效：安神、镇静、止痰。

主治：头痛、小儿惊风、头晕、失眠等。

补充：两眉间为印堂，此处也称为命宫，十二宫之一。主二十八。此处不宜出现疤痕损伤，也不宜有黑子，若生痣，应相痣之吉凶定夺。此处以宽大，圆润，色正，凸起而不尖为佳。若两眉相连交加于此，必主凶悍，有意外之灾；若此处生得窄小，必主心眼小，心胸狭小，有仇必报；若此处凹陷暗滞且有疤痕，命必不长。

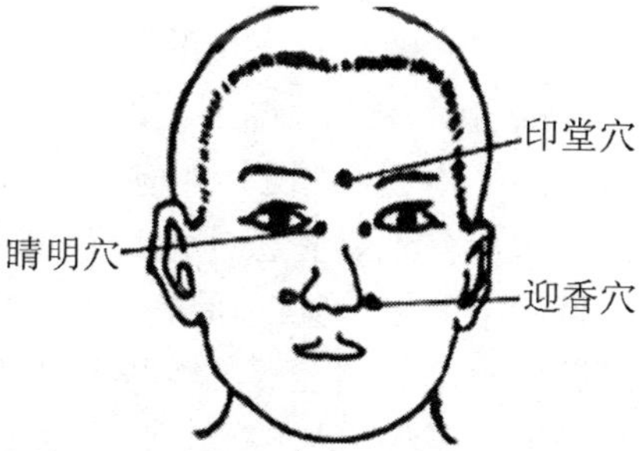

第四章　脏腑机能调整诊断法

第一节　望闻问切

望、闻、问、切称为中医四诊。是神医扁鹊在总结前人经验的基础上提出来的，是中医辨证施治的重要依据。

祖国医学的基本理论认为：人是一个整体，人体的生理功能对自然界一般的变化是能相适应的。这种观点，在诊断学中成为“审察内外”的原则，这一原则对于诊断疾病有重要意义。人体皮肉筋骨、经络与脏腑息息相关，而以脏腑为中心，以经络通连内外。身体一旦发生疾病，局部的可以传变入里，精神刺激可以影响脏腑功能，脏腑病变也可以造成精神活动的改变。由此可见人体每一病症的产生，无不体现整体的失调，例如眼病，不仅是眼球局部的病变，而且和经络脏腑的疾病也有密切的关系，或因于肝经有热或因心火，或因肺热，或因肾虚……原因很多，如果单从眼部诊断，往往不够全面，诊断也不能忽视局部，既要诊察局部更要诊察整体，而且诊察局部也可以审知整体。

一、望诊

古云：“望而知之谓之神，闻而知之谓之圣，问而知之谓之工，切而知之谓之巧。”观其面，便可知其内，称之为神。望诊的主要内容是观察人体的神、色、形、态，以推断体内的变化。祖国医学的长期实践证明：人体外部和五脏六腑有着密切的关系，特别是面部、舌部和脏腑的关系更为密切。因此通过对外部的观察，可以了解整体的病变，诚如《黄帝内经·灵枢·本脏篇》所说：“视其外应，以知其内藏，则知所病矣。”

望诊首先要注意神色形态的差异，而又以面部为重点。因“十二经脉三百六十五络，其气血皆止于面而走空窍”“舌为心苗，又称脾之外候”祖国医学根据长期经验的积累，认为面部和头部与脏腑的关系极为密切。有诸内必形诸于外，从望诊可以了解整体的病变。

面诊首先是看面色。人的神气，寓于两目，表现于面部而历于全体，尤必统而察之。五脏调和，其人禀胃气而出于皮毛之间，发现于面部。头面最高，象天，人体五脏精华之血，六腑清阳之气，皆会于该处，故察色当以面部为准。

清朝有一个才气纵横的名医，名叫陈修园，对于所谓“望”，他写了这样一首诗：春夏秋冬长夏时，青黄赤白黑随宜。左肝右肺形呈颊，心额肾颐鼻主脾。察位须知生者吉，审时若遇克为悲。更于黯泽分新旧，隐隐微黄是愈期。

这一首诗说明了由外表诊视病人的原理与方法，就是说人的气色可以与四季同样，与颜色配合，以断病情。面颊上左边气色灰暗表示肝有病，右边灰暗是肺有病，如果心有病的话，额头颜色必会反常，肾病表现在颐处，鼻子呈现了脾脏的毛病，如果各部位气色与时序相合则佳，如果逢到克制当然不吉，颜色的不佳则愈旧愈久愈劣，如果面现微微的黄气，则证明胃气上升，是病愈之兆。

（一）望神气

什么是神气？简言之，即是有胃气，又说“青如草兹者死，黄如枳实者死，黑如炭者死，赤如衃血者死，白如枯骨者死”，这是说明气血大量消亡，无光无体，神气已去的死色。人若见此，百无一生，不可不知。所以面是五脏六腑的外华，凡人病先见于面，面部有神光红润一般健康，面部黄而无华少泽一般主气血不足和脾胃有病，面部发黑病在肾，面部发青紫病在心。面部发白无华其病在肺，面部发青无华病在肝，面部发热面赤病在肺经，面部浮肿小便少病在脾肾。皮肤如果平整，说明身体健康正常；皮肤较透明，皮下像有积水、积液一样，为水肿性疾病或西医上说的炎症；皮肤病显得较薄，光滑发亮，说明患者相应的脏腑器官的功能太虚弱、太无力了；皮肤显得较厚，纹理也较粗，说明患者相应的脏腑器官内部有增厚现象。

（二）望姿态

正常的姿态是舒适自然，运动自如，反应灵敏，行住坐卧各随所愿，皆得其中。在疾病中，由于阴阳气血的盛衰，姿态也随之出现异常变化，不同的疾病产生不同的病态。望姿态，主要是观察病人的动静姿态、异常动作及与疾病有关的体位变化。如病人睑、面、唇、指（趾）不时颤动，在外感病中，多是发痉的预兆；在内伤杂病中，多是血虚阴亏，经脉失养。

四肢抽搐或拘挛，项背强直，角弓反张，属于痉病，常见于肝风内动之热极生风、小儿高热惊厥、温病热入营血、也常见于气血不足筋脉失养。此外，痫证、破伤风、狂犬病等，亦致动风发痉。战栗常见于疟疾发作，或外感邪正相争欲作战汗之兆。手足软弱无力，行动不灵而无痛，是为痿证。关节肿大或痛，以致肢体行动困难，是为痹证。四肢不用，麻木不仁，或拘挛，或痿软，皆为瘫痪。若猝然昏倒，而呼吸自续，多为厥证。

痛证也有特殊姿态。以手护腹，行则前倾，弯腰屈背，多为腹痛，以手护腰，腰背板直，转动艰难，不得俯仰，多为腰腿痛；行走之际，突然停步，以手护心，不敢行动，多为真心痛。蹙额捧头，多为头痛。

如病人畏缩多衣，必恶寒喜暖，非表寒即里寒；病人常欲揭衣被，则知其恶热喜冷，非表热即里热。伏首畏光，多为目疾；仰首喜光，多为热病，阳证多欲寒，欲得见人；阴证则欲得温，欲闭户独处，恶闻人声。

从坐形来看，坐而喜伏，多为肺虚少气；坐而喜仰，多属肺实气逆；但坐不得卧，卧则气逆，多为咳喘肺胀，或为水饮停于胸腹。但卧不耐坐，坐则神疲或昏眩，多为气血双亏或脱血夺气。坐而不欲起者，多为阳气虚。坐卧不安是烦躁之征，或腹满胀痛之故。

从卧式来看，卧时常向外，身轻能自转侧，为阳证、热证、实证；反之，卧时喜向里，身重不能转侧，多为阴证、寒证，虚证；若病重至不能自己翻身转侧时，多是气血衰败已极，预后不良。蜷卧成团者，多为阳虚畏寒，或有剧痛；反之，仰面伸足而卧，则为阳证热盛而恶热。

（三）望颜色

内经云："心热病者颜先赤"，若见青黑色主有暴疾；"脾热病者鼻先赤"，凡见鼻色青主腹痛，微黑者有水气，鼻准黄者小便难，白者为气虚，鲜红者有留饮；"肺热病者右颊先赤"；"肝热病者左颊先赤"；"肾热病者颐先赤"，又主膀胱热结，小便不通。肝热病者目眦青，赤主热，白睛黄主黄疸，目眦黄为病欲愈。又云："心病者颧赤，肾病者颧与颜黑，黄赤色出两颧，大如拇指主猝死。又色青则痛，色黑则痹，黄赤则热多，白则寒，五色皆见为寒热。"

（四）望面部

正中一条线，有无斑点，颜色是否晦暗，心肝脾肺肾的情况全在中间一条线上反应。歌诀云：火星斑痣心压抑，水星地阁是肾区，两眼之间胸和乳，眉宇中分外为肝，内咽心脑肺相连，鼻梁中肝两侧胆，准头两翼脾和胃，大肠本在颧骨外，内侧便是小肠区，巧嘴一张生殖器，人中便查膀胱系。

（五）望精神

包括精神意识活动和人体生命活动的外在表现，通过神志状况、面目表情、语言气息等观察病人精神状况，意识是否清楚，反应是否灵敏、动作是否协调等，以判断机体气血阴阳的盛衰和疾病的轻重。

病人神志不乱，两眼灵活，明亮有神，语言清楚，声音洪亮，为“有神”或“得神”，表示正气未伤，脏腑功能未衰，疾病轻浅，预后好，多属实证、热证、阳证。

病人精神萎靡，目光晦暗，反应迟钝，语言无力，声音低微，表示正气已伤，病势较重，多属虚证、寒证、阴证。见于重病及慢性病。

神志昏迷、谵语、手足躁动，虽表现为阳证、热证、实证，但正气已伤，邪气过盛，病邪深入，预后不良。

（六）望青筋

生活中常说的“青筋”就是人体皮下可以看见的静脉血管，通过它把血液送回心脏的血管。当静脉血液回流受阻，压力增高时，青筋常常在人体表面出现凸起，曲张，扭曲变色等反映状。为什么血液回流受阻呢？实际上就是体内积滞所致。各种瘀血，痰湿，热毒，积滞等生理废物不能排出体外，就会导致全身各个系统都会发生障碍，此时在脸部，腹部，脚部特别在手掌和手背的青筋就非常明显。所以青筋就是人体的积滞。根据科学家对尸体解剖的研究，发现癌症和衰老都是由于血瘀，废物的积滞引起，所以积滞是百病之源。故《黄帝内经》讲；经脉者，决死生调虚实，不可以不通。

1. 根据临床经验有以下症状者都可以考虑积滞的存在；

（1）大便难，颜色黑，黏稠大，大便时间长，用纸多。

（2）胃纳差，食不甘，口干涩，舌苔厚。

（3）容易疲倦，容易感冒，反复感冒。

（4）气短乏力，精神不佳，头脑不清，失眠多梦。

（5）按摩，拔罐，拍打，刮痧容易出现的痧斑点块。

（6）容易皮肤过敏，皮肤色素沉着，见老人斑，雀斑，黄褐斑，白斑，血痣等。

（7）食凉觉寒，食热觉热，虚不受补者。

（8）长期性的劳心劳力，工作紧张，精神抑郁。

（9）经常性自我感觉低热。

以上面几种症状为主的人，多数处于亚健康状态。以上九种症状越多，则说明体内积滞程度越深，多数处于疾病状态。甚则肿瘤发生，大病将至。

所以人体身上出现的青筋，表明体内废物积滞过度，是体内废物痰湿瘀热毒积滞的一种外在反映。俗话说；青筋过鼻梁，无事哭三场。身体内的废物积滞越多，青筋就越明显。一般几天不通便的人，青筋就特别明显，通过青筋的形态就可以观察出体内积滞的状态。

一般随着青筋的形态，颜色变化，则表示体内废物积滞越严重，所谓久积成毒。如果青筋到达凸起，扭曲，紫黑时，往往表示体内积滞的废物越毒，甚至表示大病将至。所以，身体上任何部位出现青筋，都表示相应部位所代表的问题。

2. 青筋的分布

（1）手部青筋：小孩有积滞一般都在鼻梁上出现青筋，但是3岁以后往往就不在鼻梁上出现，而是在手上出现青筋。所以成人体内的代谢废物越多，手上青筋就越多。某部位出现青筋，表示相应内脏腑组织有积滞。

（2）手背青筋：手背青筋提示腰背部有积滞，容易导致腰肌劳损，疲劳乏力，常见腰酸背痛，甚至出现肌肉紧张，硬结节。

（3）手指青筋：小孩手指青筋，提示肠胃积滞消化不良。成人手指青筋，不但提示消化系统有问题，且还反映了头部血管微循环障碍，脑血管供血不足，头部不适，严重则头晕，头痛，中风。

（4）手掌青筋

①大鱼际有青筋，往往提示腰腿痛和下肢风湿关节痛。

②腕部横纹线有青筋，往往提示妇科疾病，如月经不调，带下等。

③内关青筋，往往提示心脏方面疾病，如心肌劳损，心烦，心跳，心闷，失眠多梦等。

④内关青筋越靠近内关穴，则越早发生心脏方面的症状；内关青筋越凸起，扭曲，紫黑，则心脏疾病越严重。甚至预示着心脏将要发生大病。

⑤生命线附近有青筋，多见于肝胆功能代谢有问题，容易口苦口干，烦躁，胸闷，肝病等。

⑥虎口生命线起端有青筋，女士多见于月经前后乳房胀痛。

⑦食指指掌横纹有青筋，提示容易左侧肩周炎。小指指掌横纹有青筋，提示容易右侧肩周炎。

⑧拇指指掌关节横纹有青筋凸起，扭曲，提示心脏冠状动脉硬化。紫黑则冠心病发作。

⑨中指指掌关节横纹有青筋凸起，扭曲，紫黑，提示脑动脉硬化。

⑩手指青筋，甚至浅显到连手指节间都能见到。提示肠胃有积滞宿便，

其人多患有习惯性便秘或肿瘤，痔疮等。改变排便习惯后，青筋会逐渐浅淡，消失。

⑪手掌到处可见青筋，表示胃肠积滞，血脂高，血黏稠，血压高，血液酸性高，含氧量低，血液容易凝聚积滞，则容易出现头晕，头痛，疲倦乏力，身体虚弱等。

⑫肩部青筋，容易发生肩周炎，而且特别难治。

（5）头部青筋

①当太阳穴青筋凸起时，往往提示头晕，头痛；当太阳穴青筋凸起，扭曲时，表示脑动脉硬化；紫黑时，则容易中风。

②额头有青筋，提示长期劳心劳力，紧张，工作压力或心情压力大。还可能患有甲状腺功能亢进、糖尿病。

③鼻梁有青筋，提示肠胃积滞，容易胃痛，腹胀，消化不良，大便不利；紫色时则情况更加严重。

④眼袋青筋，俗话讲，脾虚眼袋大，肾虚眼袋黑。眼袋青筋，往往提示妇科疾病，月经不调，带下。

⑤嘴角腮下有青筋，往往提示妇科疾病，带下湿重，疲倦乏力，腰膝酸软，下肢风湿。

⑥颌下青筋凸起，相应于人心脏的冠状动脉，容易引起心脏疾病，心肌劳损。如果青筋凸起，扭曲，紫暗，则容易发生冠心病。

（6）胸腹部青筋

①胸腹部青筋，多注意乳腺增生，经行乳房，胀痛，情志抑郁。

②腹部青筋，俗话说；“青筋过肚”。这已经是比较严重的积滞；成人肝硬化腹水，肿瘤后期。腹部青筋往往是比较难治的疾病。

（7）下肢青筋

①膝部青筋且关节肿大，提示有风湿关节炎。

②小腿有青筋静脉曲张严重者往往发生腰腿疾病，风湿关节痛。特别多见于久站的老师，久行的农民或喜欢走热时冲凉的人士。因为寒则入骨伤筋，这是许多人日常生活中不够注意的问题，最后久积成疾，甚至影响高血压很难下降。

观筋知病也要根据个人情况而定，有的男性本身血管就比较粗大；有的人长期从事重体力劳动，静脉血管也要比一般人明显；有的人喝酒、运动后血管会不同程度地凸起。因此，没必要看到青筋鼓起就紧张，而应在平时留心自己身体各部分的青筋情况，若发现与往常不同就运用拍打和刮痧疗法加以调整。

（七）观鼻子诊病法

鼻位于面部的中间，属八卦中坤土的位置，脾胃主土，所以脾胃的病变都反应在鼻子上。但从鼻子各部位出现的变化，也可测知其他脏腑的问题：

鼻色红黄隐隐，含蓄明润。提示胃气充足。

鼻端色白。提示气血亏虚或失血。

鼻端色赤。多属肺、脾蕴热。

鼻端色青。提示阴寒腹痛。

鼻端色青，兼鼻端发凉。提示病情严重。

鼻端色微黑。提示肾虚寒水内停。

鼻端晦暗枯槁。提示胃气已衰，属病重。

鼻红肿生疮。提示胃热或血热。

鼻端生红色粉刺，又称“酒渣鼻”。提示肺胃蕴热。

鼻柱溃陷。提示梅毒。

鼻柱塌陷，眉毛脱落。提示麻风恶候。

鼻翼扇动。提示肺热、哮喘或肺气不宣、呼吸困难。

（八）观人中诊病法

《周易》被称为无字天书，它用六十四个卦象代表事物发展的规律。人面部的眼、耳、鼻都是两个，“ - - ”叠加在一起就是坤卦；嘴及下身的前后二阴，都是单数，“—”叠加在一起就是乾卦；乾代表阳、坤代表阴，阴阳二气相交，人体则气机通泰。所以把坤卦和乾卦上下相叠，就成了泰卦，就代表安泰、通泰的意思，是非常吉祥的一个卦象。鼻下的人中穴就处于两卦的交点，人中是生命中枢的外候，人中与脑有联系，所以不但有起死回生之功效，而且亦代表全身的病变。

正常人的人中长度基本与中指同身寸长度相等，凡是长度不等的，无论男女，“膀胱、子处”均有病变，且长度差别越大，症状就越明显，男则有阳事、生育方面的病症；女则见经带胎产等异常。根据临床观察，中指同身寸长度大于人中者较为多见，包罗的病症亦较广泛；而人中长度大于中指同身寸者较为少见，且常为子宫下垂。若人中沟深者常为子宫后位，浅者多为前倾，宽阔者多为子宫肌瘤。因此，人中色诊与长度切诊相结合，临证有一定的辅助诊断价值。

人中出现黑褐色或有片状黑斑，往往有不孕症。

人中塌平，僵直，为生殖系统能力较差，常患喉肿、肩颈僵硬等症。

人中色黑或有黑纹与黑块者，预兆肾阳虚，常有畏寒、肢冷、尿清、宫寒不孕或阳痿精冷。

人中白，右上唇暗红，为胃湿热大肠虚寒，多患腰胀痛等症。

人中左右区域僵硬，偏向鼻端，可了解大腿内有疾病，鼻向左偏，左腿有病，鼻向右偏，右腿有病；人中左右僵硬、为腹腔循环系统功能较弱。左区僵硬而且色泽暗，为左腹腔易患恶性病。右区僵硬、为右腹腔循环功能较弱。

妇女如果人中隐见青色，多为寒性痛经，人中近唇际潮红，多病为血热崩漏，人中近鼻端淡白，多为气虚崩漏。

男性如人中色泽黑青，多为前列腺炎等病变，且多疼痛发作。人中色变淡，同时沟亦变浅，提示阳痿遗精。

人中有隆起、结节，提示可能有宫内肿瘤、息肉等。

（九）观口唇诊病法

中医学认为，脾主肌肉，其华在唇；肾主骨，齿为骨之余，因此唇齿可以反映内在脏腑的变化。而且唇齿还是人体消化道的第一道门户。

上唇看肾，下唇看脾。

唇丰厚红润，提示脾气旺盛，五脏安康，主长寿。

唇痿薄而黄，意味着脾气不足，五脏弱，易早衰。

唇色乌黑，预兆心脏不好，可能有心脏疾患。

唇色白，提示气血不足或肺气虚。

唇色青，提示肠胃有寒。

唇颤，为中风先兆。

唇紫暗，为心肺有疾。

唇摄，为内有肝风。

唇鲜红，为内有实热。

唇上发白为大肠虚寒，多患排泄不畅，便秘等症。

上唇暗紫，下唇湿黄，为大肠寒胃热，多患过敏和其他疾病。

上唇发白，下唇红润，为大肠腑寒，多患肩、背痛，腰脚无力等症。

上唇干燥，下唇红润，为大肠腑寒极而热，多患排泄不顺，口臭，口疮。

上唇红润，下唇发白，为肾寒腹胀。

上唇红润，下唇紫，干燥为胃腑寒极而热，多心痛躁烦症。

上唇红润，下唇赤绛为肾热，消化功能过好！体弱面色黄。

上下唇发白，为脾胃、肠寒，多有肢倦怠，头晕眼花。

上下唇赤绛，为脾胃肠热多有口腔异样，心燥，肢燥等。

双唇微发白，为大肠，小肠、腹腔寒滞，多患腹胀及腰、肩、背痛等症。

环唇内呈紫绛色或紫暗色，为肝经病变。

环唇外发白和暗黄，为肠胃经脉病变。

环唇（即唇周边）外发白和暗黄为大肠病。

上唇色暗枯，下唇色自然为大肠病，常有肩、臂、酸痛、口腔异样，喉咙不适，耳鼻不畅症。

两唇中间颜色枯暗，为肝、胆循环功能失调，反应为第九、十椎酸痛。

环唇周围及下唇枯暗不良之色，为胃发生病变，反应为第十一、十二椎酸痛。

（十）观舌诊病

一般正常人舌质应是红润。淡红者，多是虚象；淡白者，则是元阳不足之虚证；深红者，为有热；舌质红绛，在外感证是热入营分、血分之象，在内伤证则为五脏受损，阴液涸竭的危候。

舌质光剥无苔者，为肝肾阴液不足之征。若一旦稍受外感而见浮白苔者，切忌辛燥表散；只可给予淡味，以轻宣肺气，待气机疏通后，外感自解，白苔即退，然后再进滋养扶本之剂调理。

舌淡苔白，多属虚寒。但亦有个别因痰热内闭，呈胸闷、烦躁等证，需用苦辛微寒之剂以透达之。待伏邪外达，舌质转红，苔则或转为黄，或即退尽，其时胸闷见畅，烦躁亦定。

舌中有一条光滑无苔、四边有薄苔，是胃阴受伤，津液不足之征，忌用辛燥耗液之品，并须时时照顾胃液。

舌苔淡红有裂纹，为脾胃气阴俱损。若有外感病时，须辅以滋养气液之品，以防内伤外感同时加剧。若舌燥起刺，中间花剥而起横纹，是食积化火之象。

舌苔黄厚满铺，一般多是热证。倘证见胸满气逆，食后腹胀，小便清长，大便溏薄，则为中虚气滞。舌苔黄腻满铺，胖而不燥，是清气不升。浊气不降之征。切忌用苦寒消导，当以轻可去实法、芳香宣化，拨醒脾胃，待苔渐化后，再进甘温调养脾胃之品。

舌绛多为内热。舌尖绛，是心火内炎；两边绛，系属伏热；若上半白苔，下半纯绛；是心火燎原之征，宜急进大剂，以清营分之热，不必顾其白腻之苔。

舌见小红点，多因性情不愉快所致，为内有郁火之征。红点越多，郁烦尤甚。质淡红，上见小红点，则兼有脾胃虚弱，肝胆气郁；若质深红而上有小红点，则是阴虚血热而兼抑郁不舒之候。

舌边色青紫，大多有宿伤积瘀或腹有癥瘕。倘有新病，亦应注意调治宿瘀。

舌绛无津，虽以阴虚血热证居多，亦间有因痰闭气机不调，津液不能上承所致。此时须问明胸宇舒适还是胀闷，头脑清爽还是眩胀，两便通调还是闭塞，方可确定诊断。

舌绛而起亮光，似镜照面，此为镜面舌，多属危急病症。外感见此，则属素体阴虚血热，新感邪热入于血分之象。须立即进服大剂清解凉血之品以急救之。若系内伤噎隔、反胃，或肝硬化腹水等病，则是真气暴露、阴液涸竭危象。

舌绛赤，上有白糜苔（俗称饭花苔），为气液并伤、胃气内败之象；若久痢噤口不食，并见呃逆，则是冲气上逆、肾气不能固守的暴脱证。

舌质淡红胖大而苔白滑者，多为气虚元阳不足之患，但也有属于痰湿者。

舌质嫩红，边起轮齿者，为脾弱血虚之候，多兼有消化不良，胃脘疼痛和潮热等症。

舌质色黯，多为瘀积之证。青黯为肝脏癖积寒证；边呈紫黯，为癖积热证；舌根边旁青黯，则为瘀积下焦之象，多为癥瘕、疝气之类疾病。

高年舌质淡白干燥而有裂纹，气喘急而无热者，为气液并伤之弱证，当急用温养气液之剂治之。

黑苔有寒热之别。苔灰黑而质淡红润泽不紫赤者，为虚寒之征；舌胖大是脾寒；舌圆短为肾寒；若见苔焦黑起刺而质深红干燥缺乏津液者，为热证；如症见渴饮壮热，是阳明燥热；若消渴厥冷，心中疼热，为厥阴病证。此外，还有脾阳虚而湿泛之候，亦有见黑色苔者，但舌淡而不干燥。

脾胃气机失调者，常可出现染色苔。如食橄榄后苔色黑，吃枇杷后苔色黄，食醋后苔色灰及服药后出现各种染苔。须注意询问曾食何物，查明原因，免致贻误。

凡外感病，用药得当，则其舌苔皆由白而黄，由黄而退，由退复生新薄白苔，此为顺象；若用药不当，则由黄而白，由白而黑，则为逆象。骤退骤无而非渐化，则为陷象。

大凡胃气盛者，其舌柔和，其病易治；若胃气绝，则舌板硬，其病难治。如中风入脏，舌难言，伤寒舌短，皆为危候。若外感湿热、暑湿诸证，而见舌硬不语者，则多为肠胃实热当下之证。

二、闻诊

闻诊是通过听声音和嗅气味来诊察疾病的方法。《黄帝内经·素问·阴阳应象大论》提出以五音、五声应五脏的理论。

耳闻，就是指医者听到病人发出的异常声音、声音异常对某些疾病有一定的诊断意义。如“声如从室中来言”，“言而微，终日乃复言”，为水湿内盛，中气被夺。“咳而喘息有音”为肺咳，“善太息”而“口中苦”为胆胀。这些，都是需要通过耳闻才能获得的病情资料。声与音有区别的，《黄帝内经》有五声、五音之分，例如：肝在志为怒。大怒伤肝。有时情不自禁发出大声叫呼；心在志为喜，过喜伤心，亦可出现情不自禁地喜笑不休。这就是五行在诊断上的应用。人之发音，必须口舌唇齿相互协调，才能发得准确，但五音口舌唇齿各有侧重，如角音为舌缩脚音，微音为舌抵齿音，宫音为舌居中音，商音为开口张音，羽音为唇上取音。病人语音不清，偏于角音，则多与肝风内动有关；偏于商音，则多与喘息张口呼吸有关；偏于微音，则多见于神识昏迷之际。这就是五音在诊断上的应用。不过五音用于诊断未被引起广泛重视，今后尚可通过临床实践总结这方面的经验。还有一种发音异常。症虽同而病迥异，如“猝然失音”与“喑痱”前者为“寒气客于会厌”，后者为“内夺而厥”当知有所区别。

鼻嗅，是指病者和医生的嗅觉，病人身上发出臊、焦、香、腥、腐等异常之味，也有诊断意义。如病在肝“其臭臊”，病在心“其臭焦”，病在脾“其臭香”，病在肺“其臭腥”，病在肾“其臭腐”。也就是根据五气与五脏的配属关系来分析病属何脏的。“胃胀”一证，“鼻闻焦臭”，系胃中食物消化不良，腐败发酵所致，故其证多兼见“腹胀，胃脘痛……妨于食，大便难。”根据临床所常见，口中有秽气确以消化道疾病为临床多见。

（一）听声音

包括声音、语言、呼吸、咳嗽、胃肠的异常声音。

1. 声音：声音的发出，与肺、心、肾等脏腑虚实盛衰有密切的关系。

正常状态下，人发出的声音为常声。发生自然，声调合畅，柔和圆润，语言流畅，应答自如，言与意符。

（1）发声：指语声的高低清浊。

疾病状态下：

高亢有力，声音连续者，多属阳证、热证；

低弱、断续者多属阴证、虚证、寒证；

重浊者，为外感风寒或湿浊阻滞。以致肺气不宣，鼻窍不通。

（2）音哑与失音：

语声嘶哑者为音哑，语而无声者为失音，或称为“喑”。

新病音哑与失音多为实证，因外感风寒、风热袭肺或痰湿壅肺，肺失清肃，邪闭清窍，即“金实不鸣”；

久病音哑与失音多为虚证，各种原因所致的阴虚火旺、肺肾精气内伤，即“金破不鸣”。

失音与失语的区别，失音是神志清楚而声音不能发出，即语而无声；失语为神志昏迷或欠清，不能言语，多见于中风或脑外伤之后遗症。

（3）鼻鼾：指熟睡或昏迷时鼻喉发出的一种声响。

气道不利。昏睡不醒或神识昏迷而鼾声不绝，为高热神昏，或中风入脏之危候。

（4）呻吟：病痛难忍所发出的痛苦哼哼声。

（5）新病：声音高亢有力，多实证、剧痛；久病，声低无力，多为虚证。

（6）惊呼：患者突然发出的惊叫声。

（7）剧痛、惊恐、精神失常。

（8）喷嚏：肺气上逆于鼻所发出的声响。注意喷嚏的次数及有无兼症。

（9）呵欠：张口深吸气，微有响声的一种表现。数欠，阴盛阳衰。

（10）太息：情志抑郁，胸闷不畅时发出的长吁或短叹声。为情致不遂。

2. 语言：主要分析病人语言的表达能力与应答能力有无异常，吐字的清晰程度等。主要是心神的病变。

（1）谵语：神识不清，语无伦次，声高有力的症状。

多属邪热内扰神明所致，属实证。

见于外感热病，温邪内入心包或阳明实热证、痰热扰乱心神。

（2）夺声：指神识不清，语言重复，时断时续，语声低弱模糊的症状。

久病脏气衰竭，心神散乱，属虚证。

夺气，语言低微，气短不续，欲言不能复言者，称为夺气，是宗气大虚。

（3）独语：自言自语，喃喃不休，见人语止，首尾不续的症状。

心气虚弱，神气不足，或气郁痰阻，蒙蔽心神所致，属阴证。

见于癫病、郁病。

（4）错语：病人神识清楚而时有错乱，语后自知言错的症状。

虚证多因心气虚弱，神气不足所致；实证多为痰湿、瘀血、气滞阻碍心窍所致。

（5）狂言：精神错乱，语无伦次，狂叫骂詈的症状。

痰火互结，内扰神明所致，多为阳证、实证常见于狂病、伤寒蓄血证。

（6）言蹇：指神志清楚、思维正常而吐字困难，或吐字不清。

风痰阻络，多为中风之先兆或后遗症。

3. 呼吸：闻呼吸是诊察病人呼吸的快慢、是否均匀通畅，以及气息的强弱粗细、呼吸音的清浊、有无罗音等情况。有病而呼吸正常，是形病气未病；呼吸异常，是形气俱病。

（1）喘：指呼吸困难、急迫，张口抬肩，甚至鼻翼煽动，难以平卧。

（2）实喘：发病急骤，呼吸深长，息粗声高，呼出为快。风寒袭肺、痰热壅肺、痰饮停肺、肺失宣肃，或水气凌心。

（3）虚喘：病势缓慢，呼吸短浅，急促难续，息微声低，深吸为快，冻则喘甚。肺肾亏虚，气失摄纳，心阳气虚所致。

（4）哮：呼吸急促似喘，喉间有哮鸣音，有发作性的症状。

痰饮内伏，复感外邪所诱发，或久居寒湿之地，过食酸咸生冷所诱发。

（5）短气：自觉呼吸短促，气不接续，他觉征象不明显。

虚证，体质衰弱或元气虚损所致；实证，痰饮、胃肠积滞所致。

少气（气微）：呼吸微弱而声低，气少不足以息，言语无力的症状。

久病体虚或肺肾气虚。

4. 咳嗽：指肺气上冲喉间而发出的一种“咳—咳”的声音。《黄帝内经·素问·咳论》：“五脏六腑皆令人咳，非独肺也”。

咳声重浊紧闷——实证（寒痰湿浊停聚于肺，肺失肃降）。

咳声低微——虚证（久病肺气虚，失于宣降）。

咳声不扬，痰稠色黄，不易咳出——热咳（热邪犯肺，肺津被灼）。

咳声清脆，无痰或少痰——燥咳（燥邪犯肺或阴虚肺燥所致）。

咳声短促，呈阵发性、痉挛性，接续不断，咳后有鸡鸣样回声——百日咳（顿咳）因风邪与痰热搏结所致，见于小儿。

咳声如犬吠，伴有声音嘶哑——白喉（肺肾阴虚，疫毒攻喉所致）。

5. 胃肠异常声音

（1）呕吐：指饮食物、痰涎从胃中上涌，由口中吐出的症状。

胃失和降，胃气上逆。

吐势徐缓，声音微弱，呕吐物清稀者——虚寒证。

吐势较猛，声高有力，呕吐出黏稠黄水——实热证。

呕吐呈喷射状，多为热扰神明，或颅压增高。

胃反（朝食暮吐，暮食朝吐）——脾胃阳虚证。

（2）呃逆：从咽喉发出的一种不由自主的冲击声，声短而频，呃呃作响症状。

（3）胃气上逆动膈：

实证，呃声频作，高亢而短，其声有力。

虚证，呃声低沉，声弱无力。

（4）嗳气：指胃中气体上出咽喉所发出的一种声长而缓的声音。

嗳气酸腐，兼脘腹胀满者——伤食。

嗳气声高而频，胸胁胀满——肝气犯胃。

嗳声低沉断续，无酸腐气味，兼见纳呆食少者——脾胃气虚。

（5）肠鸣：是气体或液体通过肠道时而产生的一种气过水声或沸泡声。正常4～5次/分钟，超过10次/分钟，为肠鸣频繁，持续3～5分钟才听到1次，为肠鸣稀少。

（6）肠鸣增多：饥寒则重为中气不足，胃肠虚寒；肠鸣高亢，频急，脘腹痞满，大便泄泻者，为感受风寒之邪，气机紊乱；腹痛欲泻，泻后痛减，肝脾不调。

（7）肠鸣稀少：肠道传导功能障碍。

（二）病体气味

1. 口臭：是指患者张口时，口中发出臭秽之气。多见于口腔本身的病变或胃肠有热之人。

口腔疾病致口臭的，可见于牙疳、龋齿或口腔不洁等。胃肠有热致口臭的，多见胃火上炎，宿食内停或脾胃湿热之证。

2. 汗气：因引起出汗的原因不同，汗液的气味也不同。外感六淫邪气，如风邪袭表，或卫阳不足，肌表不固，汗出多无气味。气分实热壅盛，或久病阴虚火旺之人，汗出量多而有酸腐之气。痹证若风湿之邪久羁肌表化热，也可汗出色黄而带有特殊的臭气。阴水患者若出汗伴有“尿臊气”则是病情转危的险候。

3. 鼻臭：是指鼻腔呼气时有臭秽气味。其因有三：一是鼻涕如鼻流黄浊黏稠腥臭之涕、缠绵难愈、反复发作，是鼻渊。二是鼻部溃烂，如梅毒、疠风或癌肿可致鼻部溃烂，而产生臭秽之气。三是内脏病变，如鼻呼出之气带有“烂苹果味”，是消渴病之重症。若呼气带有“尿臊气”，则多见于阴水患者，病情垂危的险症。

4. 身臭：身体有疮疡溃烂流脓水或有狐臭，漏液等均可致身臭。

（三）排出物气味

排出物的气味，患者也能自觉。因此，对于排出物如痰涎、大小便。妇人经带等的异常气味，通过问诊，可以得知。一般而言，湿热或热邪致病，其排出物多混浊而有臭秽，难闻的气味；寒邪或寒湿邪气致病，其排出物多清稀而无特殊气味。

呕吐物气味臭秽，多因胃热炽盛。若呕吐物气味酸腐，呈完谷不化之状，则为宿食内停。

呕吐物腥臭，挟有脓血，可见于胃痈。若呕吐物为清稀痰涎，无臭气或腥气为脾胃有寒。

嗳气酸腐，多因胃脘热盛或宿食停滞于胃而化热。嗳气无臭多因肝气犯胃或寒邪客胃所致。

小便臊臭，其色黄混浊，属实热证。若小便清长，微有腥臊或无特殊气味，属虚证、寒证。

大便恶臭，黄色稀便或赤白脓血，为大肠湿热内盛。小儿大便酸臭，伴有不消化食物，为食积内停。大便溏泻，其气腥者为脾胃虚寒。

矢气败卵味，多因暴饮暴食，食滞中焦或肠中有宿屎内停所致。矢气连连，声响不臭，多属肝郁气滞，腑气不畅。月经或产后恶露臭秽，因热邪侵袭胞宫。带下气臭秽，色黄，为湿热下注。带下气腥，色白，为寒湿下注。

（四）病室气味

病室的气味由病体本身及其排出物等发出。瘟疫病开始即有臭气触人，轻则盈于床帐，重的充满一室。室内有血腥味，多是失血证。室内有腐臭气味，多有浊腐疮疡。室内有尸臭气味，是脏腑败坏。室内有尿臊气，多见于水肿病晚期。室内有烂苹果气味，多见于消渴病。

三、问诊

问诊，是医者通过询问患者或陪诊者，了解疾病的发生、发展、治疗经过、现在症状和其他与疾病有关的情况，以诊察疾病的方法。

症状是疾病的反映，是临床辨证的主要根据。通过问诊掌握患者的现在症状，可以了解疾病目前的主要矛盾，并围绕主要矛盾进行辨证，从而揭示疾病的本质，对疾病做出确切的判断。因此，问现在症状是问诊中重要的一环。为求问得全面准确，无遗漏，一般是以张景岳“十问歌”为顺序。

《十问歌》即是：“一问寒热二问汗，三问头身四问便，五问饮食六问胸，七聋八渴俱当辨，九问旧病十问因，再兼服药参机变；妇女尤必问经期，迟速闭崩皆可见；再添片语告儿科，天花麻疹全占验。”

（一）问寒热

问寒热是询问患者有无冷与热的感觉。寒，即怕冷的感觉；热，即发热。患者体温高于正常，或者体温正常，但全身或局部有热的感觉，都称为发热。寒热的产生，主要取决于病邪的性质和机体的阴阳盛衰两个方面。因此，通过问患者寒热感觉可以辨别病变的寒热性质和阴阳盛衰等情况。

寒与热是临床常见症状，问诊时应注意询问患者有无寒与热的感觉，二者是单独存在还是同时并见，还要注意询问寒热症状的轻重程度、出现的时间、持续时间的长短、临床表现特点及其兼症等。临床常见的寒热症状有以下四种情况：

1. 但寒不热：在通常的情况下，患者只有怕冷的感觉而无发热者，即为但寒不热。可见于外感病初起尚未发热之时，或者寒邪直中脏腑经络，以及内伤虚证等。根据患者怕冷感觉的不同特点，临床又分别称为恶风、恶寒、寒战、畏寒等。

（1）恶风：是患者遇风则有怕风颤抖的感觉，避风则缓。多为外感风邪所致。风邪在表，卫分受损，则失其温分肉司开阖的作用，故遇风有冷感而避之可缓。此外，恶风还可见于素体肺卫气虚肌表不固者。

（2）恶寒：是患者时时觉冷，虽加衣覆被近火取暖仍不能解其寒。多为外感病初起，卫气不能外达，肌表失其温煦而恶寒。此时虽加及衣火，仍不能使肌体的阳气宣达于表，故得温而寒冷感无明显缓解。可见于多种外感病的初期阶段，病性多属于实。

（3）寒战：患者恶寒的同时伴有战栗者，称为寒战，是恶寒之甚。其病机、病性与恶寒同。应注意，外感病中恶风、恶寒、寒战症状独立存在的时间很短，很快就会出现发热症状，成为恶寒发热或寒热往来。亦有少数病例存在时间较长，一般亦必然会出现发热。这些对于掌握疾病的进程有一定帮助。

（4）畏寒：是患者自觉怕冷，但加衣被近火取暖可以缓解，称为畏寒，多为里寒证。机体内伤久病，阳气虚于内。或寒邪过盛，直中于里损伤阳气，温煦肌表无力而出现怕冷的感觉。此时若加衣近火，防止阳气的耗散，或以热助阳，使阳气暂时恢复，肌表得温，畏寒即可缓解。

2. 但热不寒：患者但觉发热而无怕冷的感觉者，称为但热不寒。可见于里热证，由于热势轻重、时间长短及其变化规律的不同，临床上有壮热、潮热、微热之分。

（1）壮热：即患者身发高热（体温超过39度），持续不退，属里实热证。为风寒之邪入里化热或温热之邪内传于里，邪盛正实，交争剧烈，里热炽盛，蒸达于外所致。

（2）潮热：即患者定时发热或定时热甚，有一定规律，如潮汐之有定时。外感与内伤疾病中皆可见有潮热。由于潮热的热势高低、持续时间不同，临床上又有以下三种情况：

①阳明潮热：此种潮热多见于《伤寒论》中的阳明腑实证，故称阳明潮热。其特点是热势较高，热退不净，多在日晡时热势加剧，因此又称日晡潮热。是由邪热蕴结胃肠，燥屎内结而致，病在阳明胃与大肠。

②湿温潮热：此种潮热多见于“温病”中的湿温病，故称湿温潮热。其特点是患者虽自觉热甚，但初按肌肤多不甚热，扪之稍久才觉灼手。临床上又称之为“身热不扬”，多在午后热势加剧，退后热不净。是湿热病特有的一种热型，亦属潮热的范畴。

③阴虚潮热：此种潮热多见于阴虚证候之中。其特点是午后或夜间发热加重，热势较低，往往仅能自我感觉，体温并不高，多见胸中烦热，手足心发热，故又称“五心烦热”。严重者有热自骨髓向外透发的感觉，则称为“骨蒸潮热”。是由各种原因致阴液亏少，虚阳偏亢而生内热。

（3）微热：即患者发热时间较长，热势较轻微，体温一般不超过38度，又称长期低热。可见于温病后期，内伤气虚、阴虚、小儿夏季热等病证中。温病后期，余邪未清，余热留恋，患者出现微热持续不退。由气虚而引起的长期微热，又称为气虚发热。其特点是长期发热不止，热势较低，劳累后发热明显增重。其主要病机是因脾气虚，中气不足，无力升发敷布阳气，阳气不能宣泄而郁于肌表，故发热。劳则气耗，中气益虚，阳气更不得敷布，故郁热加重。

小儿夏季热，小儿在气候炎热时发热不已，至秋凉时不治自愈，亦属微热。是小儿气阴不足（体温调节机能尚不完善），不能适应夏令炎热气候所致。

3. 恶寒发热：恶寒与发热感觉并存称恶寒发热。它是外感表证的主要症状之一。

出现恶寒发热症状的病理变化，是外感表证初起，外邪与卫阳之气相争的反应。外邪束表，郁遏卫阳，肌表失煦故恶寒。卫阳失宣，郁而发热。如果感受寒邪，可导致束表遏阳之势加重，恶寒症状显著；感受热邪，助阳而致阳盛，发热症状显著。

询问寒热的轻重不同表现，常可推断感受外邪的性质。如恶寒重，发热轻，多属外感风寒的表寒证。发热重，恶寒轻。多属外感风热的表热证。恶寒、发热，并有恶风、自汗、脉浮缓，多属外感表虚证。恶寒发热，兼有头痛、身痛、无汗、脉浮紧是外感表实证。有时根据寒热的轻重程度，亦可推测邪正盛衰。一般地说，邪轻正盛，恶寒发热皆轻；邪盛正实，恶寒发热皆重；邪盛正虚，恶寒重，发热轻。

4. 寒热往来：恶寒与发热交替发作，其寒时自觉寒而不热，其热时自觉热而不寒。界线分明，一日一发或一日数发，可见于少阳病、温病及疟疾。外邪侵人体机体，在由表入里的过程中，邪气停留于半表半里之间，既不能完全入里，正气又不能抗邪外出，此时邪气不太盛，正气亦未衰，正邪相争处于相持阶段，正胜邪弱则热，邪胜正衰则寒，一胜一负，一进一退，故见寒热往来。

（二）问汗

汗是津液所化生的，在体内为津液，经阳气蒸发从腠理外泄于肌表则为汗液。正常人在过劳、运动剧烈、环境或饮食过热、情绪紧张等情况下皆可以出汗，这属于正常现象。发生疾病时，各种因素影响了汗的生成与调节，可引起异常出汗。发病时出汗也有两重性，一方面出汗可以排出致病的邪气，促进机体恢复健康，是机体抗邪的正常反应。另一方面汗为津液所生，过度地出汗可以耗伤津液，导致阴阳失衡的严重后果。问汗时要询问病人有无出汗、出汗的时间、部位、汗量有多少、出汗的特点、主要兼症以及出汗后症状的变化。常见有以下几种情况：

1. 无汗：外感内伤，新病久病都可见有全身无汗。外感病中，邪郁肌表，气不得宣，汗不能达，故无汗。属于卫气的调节功能失常。当邪气入里，耗伤营阴，亦无汗，属于津枯，而汗液生成障碍。内伤久病，无汗，病机复杂，可为肺气失于宣达，为汗的调节功能障碍；亦可为血少津亏，汗失生化之源，故无汗。

2. 有汗：病理上的发汗，有多种情况。凡营卫不密，内热壅盛，阴阳失调，皆可引起出汗的异常而有汗。询问出汗的时间与汗量的多少，病程的长短，常能判断疾病在表在里，阴阳或盛或衰以及预后的良恶。如患者有汗，病程短，伴有发热恶风等症状，属太阳中风表虚证，是外感风邪所致。患者若大汗不已，伴有蒸蒸发热，面赤，口渴饮冷，属实热证。是里热炽盛，蒸津外泄，故汗出量多。此时邪气尚实，正气未虚，正邪相搏，汗出不止，汗出愈多，正气愈伤。若冷汗淋漓，或汗出如油，伴有呼吸喘促，面色苍白，四肢厥冷，脉微欲绝。此时汗出常称为“脱汗”“绝汗”。是久病重病正气大伤，阳气外脱，津液大泄，为正气已衰，阳亡阴竭的危候，预后不良。白天经常汗出不止，活动后尤甚，称为自汗。常常伴有神疲乏力，气短懒言或畏寒肢冷等症状，多因阳虚或气虚不能固护肌表，腠理疏松，玄府不密，津液外泄所致。因活动后阳气敷张外散，使气更虚，故出汗加重。因此，自汗多见于气虚或阳虚证。患者经常睡则汗出，醒则汗止，称为盗汗。多伴有潮热、颧红、五心烦热、舌红脉细数等症，属阴虚。阴虚则虚热内生，睡时卫阳入里，肌表不密，虚热蒸津外泄，故盗汗出。醒后卫阳出表，玄府密闭，故汗止。患者，先恶寒战栗，表情痛苦，辗转挣扎，继而汗出者，称为战开。多见外感热病的过程中，邪正相争剧烈之时，是疾病发展的转折点。战汗是邪正交争的表现，多属邪盛正虚，一旦阳气来复，邪正剧争，就可出现战汗。战汗的转归，一为汗出病退，脉静身凉，烦渴顿除，此为正气胜于邪气，病渐转愈，属佳象；一为战汗之后热势不退，症见烦躁，脉来急疾。此为正气虚弱，不能胜邪，而热复内陷，疾病恶化，属危象。

3. 局部汗

（1）头汗：指患者仅头部或头颈部出汗较多，亦叫“但头汗出”，头汗多因上焦邪热或中焦湿热上蒸，逼津外泄；或病危虚阳浮越于上所致。

（2）半身汗：指半侧身体有汗，或半侧身体经常无汗，或上或下，或左或右。可见于中风先兆、中风症、痿证、截瘫等病。多因患侧经络闭阻，气血运行不调所致。

（3）手足汗：指手心、足心出汗较多。多因热邪郁于内或阴虚阳亢，逼津外出而达于四肢所致。

（三）问周身

1. 问疼痛：疼痛是临床常见的一种自觉症状，各科均可见到。问诊时，应问清疼痛产生的原因、性质、部位、时间、喜恶等。

2. 疼痛的原因：引起疼痛的原因很多，有外感有内伤，其病机有虚有实。其中因不通则痛者，属实证，不荣则痛者属虚证。

3. 疼痛的性质：由于引起疼痛的病因病机不同，其疼痛的性质亦不同，临床可见如下几类：

胀痛：疼痛且伴有胀的感觉，一般来说属于气滞，但头部胀痛或目胀而痛为肝阳上亢或肝火上炎。

刺痛：就是痛如针刺，多提示瘀血。

窜痛：疼痛部位游走不定、跑来跑去，一般提示风证。

冷痛：疼痛有冷感，且喜暖，提示阳气不足或寒邪阻络。

灼痛：疼痛有灼热感，喜凉，提示火邪窜络或阴虚阳亢。

绞痛：疼痛得非常厉害，痛势剧烈，犹如刀绞，提示有形实邪阻闭气机。

隐痛：隐隐作痛，疼痛不剧烈，但却绵绵不休，提示虚证。

重痛：痛有沉重感，一般提示湿证，但头部重痛多为肝阳上亢。

酸痛：痛而有酸软感觉，提示湿证，腰膝酸痛多属肾虚。

掣痛：抽掣牵扯而痛，提示经脉失养或阻滞不通。

空痛：痛有空虚感，一般属于虚证。

4. 疼痛部位：询问疼痛的部位，可以判断疾病的位置及相应经络脏腑的变化情况。

（1）头痛：是指整个头部或头的某一部位疼痛的症状。

①根据头痛部位确定病在哪一经：

头痛连项背、颈项不利——太阳经（太阳经与督脉行于头后）

两侧头痛者——少阳经（手足少阳经行于头之两侧）

前额连眉棱骨痛者——阳明经（足阳明经与任脉行于头前）

巅顶痛者——厥阴经（厥阴肝经上通巅顶）

②辨头痛之虚、实。

实：发病急，疼痛剧烈，痛无休止，外感六淫、瘀血、虫等。

虚：发病缓，疼痛轻，时痛时止，气血阴精亏损。

头痛项强，遇寒加重——风寒

头痛伴面赤，咽喉痛——风热

头重如裹，肢体困倦——风湿

头痛绵绵，遇劳则甚——气虚

头痛眩晕，面白无华——血虚

头脑空痛，腰膝酸软——肾虚

（2）胸痛：指胸部某一部位疼痛的症状。

左胸心前区憋闷、疼痛，痛引肩背——胸痹心痛（心脉痹阻）

胸痛掣背，面色青灰，手足青至节——真心痛（心脉痹塞）

胸痛，壮热，喘促，鼻煽——肺热

胸痛，伴盗汗、潮热、颧赤等——肺阴虚

胸痛，伴壮热、咳吐脓血腥臭痰——肺痈（痰热郁肺，热壅血瘀）

（3）胁痛：指胁的一侧或两侧疼痛的症状。

两胁是足厥阴肝经，足少阳胆经循行所过的部位，肝胆又居胁部，所以胁痛与肝胆病变有密切的关系。

胁胀痛易怒，脉弦——肝气郁结

胁灼痛，伴面红目赤——肝胆火盛

胸胁胀满，口苦，苔黄腻——肝胆湿热

胁痛，咳唾引痛，患侧肋间饱满——悬饮

（4）胃脘痛：指上腹部、剑突下，胃之所在部位疼痛的症状。

胃脘冷痛，得热痛减——寒邪犯胃

胃脘胀痛，嗳气酸腐——伤食

胃脘胀痛连胁，善太息——肝气犯胃

胃脘灼痛，消谷善饥，口臭便秘——胃火炽盛，津液损伤

胃脘刺痛，痛有定处——胃腑血瘀

胃脘灼痛，饥不欲食，舌红少苔——胃阴虚

（5）腹痛：指剑突下至耻骨毛际以上（胃脘所在部位除外）的腹部疼痛或其中某一部位疼痛的症状。

大腹隐痛，喜暖喜按，便溏——脾胃虚寒

绕脐痛，起包块，按之可移——虫积

少腹冷痛拘急，牵引阴部——寒凝肝脉

右下腹拒按，疼痛——肠痈

痛剧伴呕吐，便闭——梗阻、套叠、扭转

全腹压痛，反跳痛——脏器穿孔或热毒弥漫

脐外侧及下腹突然剧痛，向大腿内侧及阴部放散，尿血——结石

妇女小腹及少腹痛——痛经或易位妊娠

喜按为虚，喜暖为寒，拒按为实，喜冷为热。

（6）腰痛：腰部两侧或腰背正中疼痛的症状。

“腰为肾之外府”“中间为脊骨”“带脉横行环行腰腹”

腰部冷痛沉重，阴雨天加重——寒湿腰痛

腰部绵绵作痛，酸软无力——肾虚

腰刺痛，固定不移，不能转侧俯仰——瘀血阻络或腰椎病变

（7）四肢痛：指四肢的肌肉、筋脉关节等部位疼痛的症状。

肢体关节游走性疼痛——风痹（行痹）
肢体关节痛剧，发凉——寒痹（痛痹）
肢体关节疼痛，沉重不移——湿邪（着痹）
肢体关节酸痛——脾胃虚损（水谷精微不能达于四末）
足跟或胫膝酸痛——肾虚

（四）问周身其他不适

询问周身各部，如头、胸胁腹等处，除疼痛以外的其他症状。常见的周身其他不适症状有：头晕、目眩、目涩、视力减退、耳鸣、耳聋、重听、胸闷、心悸、腹胀、麻木等。临床问诊时，要询问有无其他不适症状及症状产生有无明显诱因、持续时间长短、表现特点、主要兼症等。

1. 头晕

头晕是指患者自觉视物昏花旋转，轻者闭目可缓解，重者感觉天旋地转，不能站立，闭目亦不能缓解。因外邪侵入或脏腑功能失调引起经络阻滞，清阳之气不升或风火上扰，造成邪干脑府或脑府失养而头晕。临床常见风火上扰头晕；阴虚阳亢头晕，心脾血虚头晕，中气不足头晕，肾精不足头晕和痰浊中阻头晕等。

2. 目痛、目眩、目涩、雀目

目痛，目痛而赤，属肝火上炎；目赤肿痛，羞明多眵，多属风热；目痛较剧，伴头痛，恶心呕吐，瞳孔散大，多是青光眼；目隐隐痛，时作时止，多为阴虚火旺。目眩：是指视物昏花迷乱，或眼前有黑花闪烁，流萤幻视的感觉。多因肝肾阴虚，肝阳上亢，肝血不足，或气血不足，目失所养而致。目涩：指眼目干燥涩滞，或似有异物入目等不适感觉。伴有目赤，流泪，多属肝火上炎所致。若伴久视加重，闭目静养减轻，多属血虚阴亏。雀目：一到黄昏视物不清，至天明视觉恢复正常的叫雀目，又称夜盲。多因肝血不足或肾阴损耗，目失所养而成。

3. 耳鸣、耳聋、重听

耳鸣：患者自觉耳内鸣响，如闻蝉鸣或潮水声，或左或右，或两侧同时鸣响，或时发时止，或持续不停，称为耳鸣。临床有虚实之分，若暴起耳鸣声大，用手按而鸣声不减，属实证，多因肝胆火盛所致；渐觉耳鸣，声音细小，以手按之，鸣声减轻，属虚证，多由肾虚精亏，髓海不充，耳失所养而成。耳聋：即病人听觉丧失的症状，常由耳鸣发展而成。新病突发耳聋多属实证，因邪气蒙蔽清窍，清窍失养所致，渐聋多属虚证，多因脏腑虚损而成。一般而言，虚证多而实证少，实证易治，虚证难治。重听：是听声音不清楚，往往引起错觉，即听力减退的表现。多因肾虚或风邪外入所致。

4. 胸闷：胸部有堵塞不畅，满闷不舒的感觉，称为胸闷，亦称“胸痞”“胸满”，多因胸部气机不畅所致。由于可造成胸部气机不畅的原因很多，因此，胸闷一症可出现于多种病证之中。

5. 心悸怔忡：在正常的条件下，患者即自觉心跳异常，心慌不安，不能自主，称为心悸。若因惊而悸称为惊悸。心悸多为自发，惊悸多因惊而悸。怔忡是心悸与惊悸的进一步发展，心中悸动较剧、持续时间较长，病情较重。引起心悸的原因很多，主要是造成心神浮动所致。如心阳亏虚，鼓动乏力；气血不足，心失所养；阴虚火旺，心神被扰；水饮内停，上犯凌心；痰浊阻滞，心气不调；气滞血瘀，扰动心神等皆可使心神不宁而出现心悸、惊悸，或怔忡的症状。

6. 腹胀：是指腹部饱胀，满闷，如有物支撑的感觉，或有腹部增大的表现。引起腹胀的病因很多，其证有虚、有实、有寒、有热。其病机却总以气机不畅为主，虚则气不运，实则气郁滞。实证可见于寒湿犯胃，阳明腑实、食积胃肠、肝气郁滞、痰饮内停等证。虚证多见脾虚。腹部的范围较广，不同部位之腹胀揭示不同病变。如上腹部胀，多属脾胃病变，小腹部胀，多属膀胱病变，胁下部胀，多属肝胆病变。

7. 麻木：是指知觉减弱或消失的一种病症。多见于头面四肢部。可因气血不足或风痰湿邪阻络、气滞血瘀等引起。其主要病机为经脉失去气血营养所致。

（五）问饮食与口味

问饮食与口味包括询问口渴、饮水、进食、口味等几个方面。应注意有无口渴、饮水多少、喜冷喜热、食欲情况、食量多少，食物的善恶、口中有无异常的味觉和气味等情况。

1. 问口渴与饮水。

（1）口不渴：为津液未伤，见于寒证或无明显，热邪之证。

（2）口渴：口渴总由津液不足或输布障碍所致。临床可见如下情况。

（3）口渴多饮：即病人口渴明显，饮水量多，是津液大伤的表现。多见于实热证，消渴病及汗吐下后。

（4）渴不多饮：即病人虽有口干或口渴感觉，但又不想喝水或饮水不多。是津液轻度损伤或津液输布障碍的表现。可见于阴虚、湿热、痰饮、瘀血等证。

2. 问食欲与食量

（1）食欲减退与厌食：食欲减退，又称“纳呆”“纳少”，即病人不思进食。厌食又称恶食即厌恶食物。不思饮食与厌恶食物，大体上有两种情况，一是不知饥饿不欲食，二是虽饥亦不欲食或厌恶食物。二者病机均属脾胃不和消化吸收功能减弱所致。

①食欲减退：患者不欲食，食量减少，多见于脾胃气虚、湿邪困脾等证。

②厌食：多因伤食而致。若妇女妊娠初期，厌食呕吐者，为妊娠恶阻。

（2）饥不欲食：是患者感觉饥饿而又不想进食，或进食很少，亦属食欲减退范畴。可见于胃阴不足证。

（3）多食易饥：是患者食欲亢进，食量较多，食后不久即感饥饿，又称为“消谷善饥”，临床多伴有身体逐渐消瘦等症状。可见于胃火亢盛、胃强脾弱等证。亦可见于消渴病。总由胃的腐熟太过而致。

（4）偏嗜：是指嗜食某种食物或某种异物。其中偏嗜异物者，又称异嗜，若小儿异嗜，喜吃泥土、生米等异物，多属虫积。若妇女已婚停经而嗜食酸味，多为妊娠。

询问食欲与食量时，还应注意进食情况如何。如病人喜进热食，多属寒证；喜进冷食多属热证。进食后稍安，多属虚证；进食后加重，多属实证或虚中夹实证。疾病过程中，食欲渐复，表示胃气渐复，预后良好；反之，食欲渐退，食量渐减，表示胃气渐衰，预后多不良。若病重不能食，突然暴食，食量较多，是脾胃之气将绝的危象，称“除中”。实际上是中气衰败，死亡前兆，属“回光返照”的一种表现。

3. 口味，是指病人口中的异常味觉。

口淡乏味，多因脾胃气虚而致。口甜，多见于脾胃湿热证。口黏腻，多属湿困脾胃。口中泛酸，可见于肝胆蕴热证。若口中酸腐，多见于伤食证。

口苦，属热证的表现，可见于火邪为病和肝胆郁热之证。口咸，多属肾病及寒证。

（六）问二便

问二便，是询问患者大小便的有关情况，如大小便的性状、颜色、气味、便量多少、排便的时间、两次排便的间隔时间、排便时的感觉及排便时伴随症状等。询问二便的情况可以判断机体消化功能的强弱，津液代谢的状况，同时也是辨别疾病的寒热虚实性质的重要依据。

1. 问大便：健康人一般一日或两日大便一次，为黄色成形软便，排便顺利通畅，如受疾病的影响，其消化功能失职则有黏液及未消化食物等粪便。气血津液失调，脏腑功能失常，即可使排便次数和排便感觉等出现异常。

（1）便次异常：便次异常，是排便次数增多或减少，超过了正常范围，有便秘与泄泻之分。

（2）便秘：即大便秘结。指粪便在肠内滞留过久，排便间隔时间延长，便次减少，通常在四至七天以上排便一次，称为便秘。其病机总由大肠传导功能失常所致。可见于胃肠积热，气机郁滞、气血津亏、阴寒凝结等证。

（3）溏泻：又称便溏或泄泻，即大便稀软不成形，甚则呈水样，排便间隔时间缩短，便次增多，日三、四次以上。总由脾胃功能失调、水停肠道、大肠传导亢进所致。可见于脾虚、肾阳虚、肝郁乘脾、伤食、湿热蕴结大肠，感受外邪等证。

（4）排便感觉异常：排便感觉异常，是指排便时有明显不适感觉，病因病机不同，产生的感觉亦不同。

（5）肛门灼热：是指排便时肛门有烧灼感。其病机由大肠湿热蕴结而致。可见于湿热泄泻、暑湿泄泻等证。

（6）排便不爽：即腹痛且排便不通畅爽快，而有滞涩难尽之感。多由肠道气机不畅所致。可见于肝郁犯脾、伤食泄泻、湿热蕴结等证。

（7）里急后重：即腹痛窘迫，时时欲泻，肛门重坠，便出不爽。紧急而不可耐，称里急；排便时，便量极少，肛门重坠，便出不爽，或欲便又无，称后重，二者合而称之里急后重。是痢疾病证中的一个主症。多因湿热之邪内阻，肠道气滞所致。

（8）滑泻失禁：即久泻不愈，大便不能控制，呈滑出之状，又称“滑泻”。多因久病体虚，脾肾阳虚衰，肛门失约而致。可见于脾阳虚衰、肾阳虚衰，或脾肾阳衰等证。

（9）肛门气坠：即肛门有重坠向下之感，甚则肛欲脱出。多因脾气虚衰，中气下陷而致。多见于中气下陷证。

2. 问小便：健康人在一般情况下，一昼夜排尿量约为 1000 ~ 1800 毫升，尿次白天 3 ~5 次，夜间 0 ~ 1 次。排尿次数、尿量，可受饮水、气温、出汗、年龄等因素的影响而略有不同。受疾病的影响若机体的津液营血不足，气化功能失常，水饮停留等，即可使排尿次数、尿量及排尿时的感觉出现异常情况。

（1）尿量异常：尿量异常，是指昼夜尿量过多或过少，超出正常范围。

（2）尿量增多：多因寒凝气机，水气不化，或肾阳虚衰，阳不化气，水液外泄而量多。可见于虚寒证，肾阳虚证及消渴病中。

（3）尿量减少：可因机体津液匮乏，尿液化源不足或尿道阻滞或阳气虚衰，气化无权，水湿不能下入膀胱而泛溢于肌肤而致。可见于实热证、汗吐下证、水肿病及癃闭、淋证等病证之中。

（4）排尿次数异常：

①排尿次数增多：又叫小便频数，总由膀胱气化功能失职而致。多见于下焦湿热、下焦虚寒、肾气不固等证。

②排尿次数减少：可见于癃闭，在排尿异常中介绍。

③排尿异常：是指排尿感觉和排尿过程发生变化，出现异常情况，如尿痛、癃闭、尿失禁、遗尿、尿闭等。

（5）小便涩痛：即排尿不畅，且伴有急迫灼热疼痛感，多为湿热流入膀胱，灼伤经脉，气机不畅而致。可见于淋证。

（6）癃闭：小便不畅，点滴而出为癃，小便不通，点滴不出为闭，一般多统称为癃闭。病机有虚有实。实者多为湿热蕴结、肝气郁结或瘀血、结石阻塞尿道而致。虚者多为年老气虚，肾阳虚衰，膀胱气化不利而致。

（7）余沥不尽：即小便后点滴不禁。多为肾气不固所致。

（8）小便失禁：是指小便不能随意识控制而自行遗出。多为肾气不足，下元不固；下焦虚寒，膀胱失煦，不能制约水液而致。若患者神志昏迷，而小便自遗，则病情危重。

（9）遗尿：是指睡眠中小便自行排出，俗称尿床。多见于儿童。其基本病机为膀胱失于约束。可见于肾阴、肾阳不足，脾虚气陷等证。

（七）问睡眠

睡眠与人体卫气循行和阴阳盛衰有关。在正常情况下，卫气昼行于阳经，阳气盛，则人醒；夜行于阴经，阴气盛，则入睡。问睡眠，应了解病人有无失眠或嗜睡，睡眠时间的长短、入睡难易、有梦无梦等。临床常见的睡眠失常有失眠、嗜睡。

1. 失眠：失眠又称“不寐”“不得眠”，是指经常不易入睡，或睡而易醒，不易再睡，或睡而不酣，易于惊醒，甚至彻夜不眠的表现。其病机是阳不入阴，神不守舍。气血不足，神失所养；阴虚阳亢，虚热内生；肾水不足，心火亢盛等，皆可扰动心神，导致失眠，属虚痰火、食积、瘀血等邪火上扰，心神不宁，亦可出现失眠，属实证。可见于心脾两虚、心肾不交、肝阳上亢、痰火扰心、食滞胃脘等证。

2. 嗜睡；嗜睡，又称多眠，是指神疲困倦，睡意很浓，经常不自主地入睡。其轻者神识清楚，呼之可醒而应，精神极度疲惫，困倦易睡，或似睡而非睡的状态，称为“但欲寐”。如日夜沉睡，呼应可醒，神识朦胧，偶可对答，称为“昏睡”。嗜睡则为神气不足而致。湿邪困阻，清阳不升；脾气虚弱，中气不足，不能上荣，皆可使精明之府失于清阳之荣，故出现嗜睡。

可见于湿邪困脾、脾气虚弱等证。如若心肾阳衰，阴寒内盛神气不振，可出现似睡非睡的但欲寐。可见于心肾阳衰证。若邪扰清窍，热蔽心神，即可出现神识朦胧，昏睡不醒。可见于温热病，热入营血，邪陷心包之证。也可见于中风病。大病之后，精神疲惫而嗜睡，是正气未复的表现。

（八）问经带

妇女有月经、带下、妊娠、产育等生理特点，发生疾病时，常能引起上述方面的病理改变。因此，对青春期开始之后的女性患者，除了一般的问诊内容外，还应注意询问其经、带等情况。作为妇科或一般疾病的诊断与辨证依据。

问月经：应注意询问月经的周期，行经的天数，月经的量、色、质、有无闭经或行经腹痛等表现。

1. 经期：即月经的周期，是指每次月经相隔的时间，正常约为 28 ~ 32 天。经期异常主要表现为月经先期、月经后期和月经先后不定期。

（1）月经先期：月经周期提前八九天以上，称为月经先期。多因血热妄行，或气虚不摄而致。

（2）月经后期：月经周期错后八九天以上，称月经后期。多因血寒、血虚、血瘀而致。

（3）月经先后不定期：月经超前与错后不定，相差时间多在八、九天以上者，称为月经先后不定期，又称月经紊乱。多因情志不舒，肝气郁结，失于条达，气机逆乱，或者脾肾虚衰，气血不足，冲任失调，或瘀血内阻，气血不畅，经期错乱，故月经先后不定期。

2. 经量：月经的出血量，称为经量，正常平均约为 50 毫升左右，可略有差异。经量的异常主要表现为月经过多和月经过少。

（1）月经过多：每次月经量超过 100 毫升，称为月经过多。多因血热妄行，瘀血内阻，气虚不摄而致。

（2）月经量少：每次月经量少于 30 毫升，称为月经过少。多因寒凝，经血不至，或血虚，经血化源不足，或血瘀，经行不畅而致。

3. 崩漏：指妇女不规则的阴道出血。临床以血热、气虚最为多见。血得热则妄行，损伤冲任，经血不止，其势多急骤。脾虚，中气下陷，或气虚冲任不固，血失摄纳，经血不止，其势多缓和。此外，瘀血也可致崩漏。

4. 经闭：成熟女性，月经未潮，或来而中止，停经三月以上，又未妊娠者，称闭经或经闭。经闭是由多种原因造成的，其病机总不外经络不能，经血闭塞，或血虚血枯，经血失其源泉，闭而不行。可见于肝气郁结，瘀血，湿盛痰阻、阴虚、脾虚等证。闭经应注意与妊娠期、哺乳期、绝经期等生理性闭经，或者青春期、更年期，因情绪、环境改变而致一时性闭经及暗经加以区别。

5. 经行腹痛：是在月经期，或行经前后，出现小腹部疼痛的症状亦称痛经。多因胞脉不利，气血运行不畅，或胞脉失养所致。可见于寒凝、气滞血瘀、气血亏虚等症。若行经腹痛，痛在经前者属实，痛在经后者属虚。按之痛甚为实，按之痛减为虚。得热痛减为寒，得热痛不减或益甚为热。绞痛为寒，刺痛、钝痛、闷痛为血瘀。隐隐作痛为血虚。持续作痛为血滞。时痛时止为气滞，胀痛为气滞血瘀。气滞为主则胀甚于痛，瘀血为主则痛甚于胀。

6. 问带下：应注意量的多少，色、质和气味等。凡带下色白而清稀、无臭，多属虚证、寒证。带下色黄或赤，稠黏臭秽，多属实证。热证。若带下色白量多，淋漓不绝，清稀如涕，多属寒湿下注。带下色黄，黏稠臭秽，多属湿热下注。若白带中混有血液，为赤白带，多属肝经郁热。

四、切诊

按病人的脉搏和身体的其他部位，以诊察体内外一切变动的情况，根据上述四诊和参的原则，就可以明白病人整体的变化。脏腑机能调整按摩法主要通过切腹来了解患者的病情和身体状况。

在《黄帝内经・素问》《黄帝内经・灵枢》《难经》三部经典著作有关篇章中，可以看到腹诊理论形成的基本雏形，它提出了腹诊机理、腹诊分位、切腹定病、辨别虚实寒热、预测预后、针刺疗法等内容，为中医腹诊的发展奠定了理论基础。张仲景运用秦汉以前《黄帝内经》《难经》认识疾病的唯物思想创立的望、闻、问、切四诊中，尤其重视腹诊，探究腹证，使腹诊的证和治合为一体，形成诊疗体系。分为心下、胸胁、脐上、脐下、小腹等腹诊部位，将诊疗所得腹证而创立专名，如心下痞、心下满、心下悸、心下支结、少腹满、少腹肿痞、少腹急结、胸胁苦满、胁下硬满等。每一腹证，都有对应的方剂治疗。

对于腹诊临床意义的认识首推《黄帝内经》。如《黄帝内经・灵枢・胀论》说："脏腑之在于胸胁腹里之内也，若匣匮之藏禁器也，各有次舍，异名则同处。""夫胸腹，脏器之郭也。"指出了胸腹部位乃是人体重要脏器的居处所在，从而揭示了腹诊的重要性。《黄帝内经・灵枢・胀论》还结合胸腹部位的诊察，详述了五脏六腑之胀的腹诊特点，如“夫心胀者，烦心短气，卧不安。肺胀者，虚满而喘咳。肝胀者，胁下满而痛引小腹。脾胀者，善哕，四肢烦悗，体重不能胜衣，卧不安。肾胀者，腹满引背央央然，腰髀痛。”“胃胀者，腹满，胃脘痛……大肠胀者，肠鸣而痛濯濯……小肠胀者，少腹䐜胀，引腰而痛。膀胱胀者，小腹满而气癃。三焦胀者，气满于皮肤中，轻轻然而不坚。胆胀者，胁下痛胀……”《黄帝内经·灵枢·水胀》更依据腹诊的不同特点，分析鉴别水胀和气胀的不同证候。如说：“水始起也……腹乃大，其水已成矣。以手按其腹，随手而起，如裹水之状，此其候也。”“肤胀者，寒气客于皮肤之间，”空空然不坚，腹大，身尽肿，皮厚，按其腹，窅而不起，腹色不变，此其候也。此因水属有形，而水胀在腹部，如囊裹水，聚而不散，按之随手而起，有波动感；肤胀则因气属无形，其在腹部按之散而不聚，故陷而不起。以上说明胸腹部位不仅是人体重要脏器的所在，也是病邪最容易流连之处，通过对胸腹部位的诊查，对于了解脏腑的虚实，邪之盛衰，以及症结所在，具有重要价值。所以《对时论》说：“胸腹者，五脏六腑之宫城，阴阳气血之发源，若知脏腑如何，则莫如诊胸腹。”日人汤本求真也说：“腹者，生之本，故为百病之根，是民诊病必候其腹。”

腹部在人体属阴，内藏脾、胃、肾、膀胱、大肠、小肠、女子胞等脏腑。腹部一般分为心下、胃脘、大腹、小腹、少腹五部分。剑突下方为心下，上腹部相当于胃脘，脐周为大腹，下腹部为小腹，小腹两侧为少腹。心下、胃脘、大腹部位，又名中焦，内居脾、胃；小腹、少腹部位又名下焦，内居肾、膀胱、大肠、小肠、女子胞等。由于各脏腑之气都聚于腹，并通过经络沟通、气血运行充养腹部内外，因此加强了腹部肌肤和内脏的联系。

腹诊时，让患者排空二便后仰卧于床上，两手放在身体两侧，头部垫起，大致与身体呈一平面，袒露胸腹，全身放松，体态自然。待情绪安定后，先观察患者腹外有无异常变化，然后，用触、摸、按（见切诊）三种方法，自上而下，先左后右，由轻到重按切腹部。一般来讲，腹部有压痛者，属实，喜按者，属虚。痞满而无压痛者，属气滞；剑突下小范围内有压痛者，为痰实；整个胃脘有压痛者，属胃中实滞不化；按胃脘而咳喘加剧者，属脾胃寒痰凝结；左胁下有压痛者，属肝寒；右胁下有压痛者，多实热或痰实；脐一旁疼痛而按之疼痛不剧者，为肝郁络瘀或肝郁寒滞；脐部疼痛，按之不剧烈者，属脾肾虚寒；脐部疼痛，时轻时重，或窜痛者，属蛔虫。小腹胀而不痛者，属下焦气滞，或在膀胱，或在大肠，或属肝肾；胀而有压痛者，多属气滞血瘀，或寒凝气结。少腹一侧或两侧疼痛者属肝，其中压痛者，多属气血瘀滞，或寒凝血滞；无压痛者属气滞。整个腹部均剧烈疼痛拒按多属痈、结胸、脏结，若疼痛不剧烈而按之较硬者，属水或瘀血凝结。此外，痛彻心胸者，属心脾；痛彻胁下者，属肝胆；痛彻腰部者，属肾。

腹诊主要了解凉热、软硬度、胀满、肿块、压痛等情况。

1. 诊腹部皮肤凉热。触摸腹部皮肤凉热，可辨别病证的寒热虚实。按之不温或冷，为寒证，喜暖手按抚，为虚寒证；按之热甚而灼手，为热证，喜冷物按放，为实热证。按之灼热，为里热内伏；按之不热而脉数，是表证。热退后，腹部按之仍热，为热邪未尽。少腹冰冷，为阳气欲绝的危重病；治疗后脐下转温，是阳气来复的佳兆。

2. 诊腹壁肌肉软硬度。轻按腹壁柔软，而重按脐腹有力，为正常状态。腹壁瘦薄，脐腹按之柔软无力，多为虚证；腹壁按之坚硬，为实证。外感病，按腹未硬者为表证，按腹硬而疼痛者为里证。

3. 诊腹部胀满。按之有充实感，有压痛，叩击声音重浊，为胀满实证；按之不充实，无压痛，叩击闻空声者，为胀满虚证。腹部高度膨胀，状如鼓，称鼓胀。鼓胀分为水鼓和气鼓。以手分置腹部两侧，一手轻拍，另一手可触到波动感，按之如囊裹水，腹壁有凹痕，为水鼓；无波动感，按之无凹痕者，为气鼓。

4. 诊腹部压痛。按腹疼痛，甚而拒按，为实证。若局部肿胀拒按，为内痈。按之疼痛，痛处固定不移，刺痛不止，为瘀血；按之疼痛，痛无定处，胀痛时发时止，为气滞。腹痛喜按，无明显压痛，为虚证。

5. 诊腹部肿块。腹诊发现肿块，须注意其大小、形状、硬度、有无压痛、表面是否光滑等。腹部肿块疼痛为积聚。肿块固定不移，按之有形，疼痛有定处，为积病，病属血分；肿块聚散不定，按之无形，疼痛无定处，为聚证，病属气分。妇女小腹有肿块为血瘕，男子小腹有肿块多为疝病。左少腹作痛，按之累累有硬块，为宿粪；右少腹作痛，按之疼痛而有肿块，为肠痈。若形如筋结，久按转移，觉指下如蚯蚓蠕动状，腹壁凹凸不平，按之起伏聚散不定，为虫积所致。

腹上凹陷而下部凸出呈袋状，多是内脏下垂（胃下垂），为中气不足，无力升举所致。腹皮枯槁无泽，腹皮拘急或如板者，为内有瘀血；腹中有动气为内有恶血的信号；小腹右旁凝结为内有蓄血的标志；脐下甲错为小腹必有瘀血之象；小腹痛而见腹皮甲错者，为肠痈（阑尾炎）。

腹部动气高者，主虚主热；其动散而不聚者，为脏气大虚之象。

腹部包块时起时无者，为体内有虫积；腹中有块冲起，有头足者，为寒痛。

腹皮厚实者身体壮实，腹皮薄者身体虚弱。腹皮厚廓大，按之柔而有力，或按之如水上浮板，有根底可应，为有神之相，主寿；反之，腹皮薄廓小，按之硬而无弹性，或按之虚软如水上浮纸。无根底可应，为无神之相，主夭。

腹筋露张，指腹部出现青紫色的脉络怒张，多见于久病体羸、血瘀气滞之证。如果出现以脐为中心向上、下走行的青筋怒张，其血流方向正常，此为经脉不畅，气滞血瘀于脉中，病情相对较轻；若出现以脐为中心，向上、向下、向左、向右走行的腹壁青筋怒张，血流以脐为中心呈放射状走行者，常伴见蟹爪纹和血丝缕（蜘蛛痣），多因经脉阻塞，血流不畅，血液瘀滞所致，病情较重，见于单臌胀（肝硬化腹水）患者。

在临床诊断过程中，判断疾病之阴阳寒热虚实属性，是诊断的首要环节。研究者认为，仲景运用腹诊的目的，主要在于辨别疾病之虚实，以测邪正之盛衰；辨别疾病之寒热，以知病情之性质。腹部按之柔软，或按之似痛、重按之却不痛者，为虚；按之痛甚，手不可近者，为实；腹满时减或按之痛，局部皮肤有冷感，或触之不温者，为寒；发热汗出，腹满痛，按之痛剧，不大便或热结旁流者，为热。他如胸胁征象、心下征象及少腹征象，皆当仿此。以是故知，腹诊于疾病之属性判别，有着重要意义。

在判明疾病寒热虚实属性之后，则应辨别其病理位置。而腹诊于此，亦有重要之实用价值。脏腑相连，经络相贯，特定之胸腹部位，与特定之脏腑经络相关。六经病证中，见胸胁征象者，莫过于少阳。以胆附于肝，其经脉循行于两胁故也，而心之与肺，位居其地，故而心悸、胸闷者，心肺之病也。心下者，其位与肝胆、脾胃相关，且与心肺居处相邻，是故心下征象，就六经而言，若非阳明太阴，便属厥阴少阳，亦可与少阴心阳相涉。大腹者，脾胃之所主，是以大腹征象，每与阳明太阴病证相关。腹满硬痛难自缓，阳明腑实；腹满时减复如故，太阴脾虚。而少腹部位，则与膀胱、胞宫、冲任相关，是以六经病证中，见少腹征象者，以太阳居多。少腹里急而小便不利，是为太阳蓄水；少腹硬满而如狂发狂，是为太阳蓄血。此仅言其概略也，而具体病位之判别，仍当四诊合参，不可偏执一端。

6. 腹部压痛反应

腹部按之不痛者为常态或病症轻，疼痛者为局部有病变，痛越重者病越重。

腹部按之疼痛者为实证，按之疼痛减轻者为虚症。

腹部疼痛，按之痛甚或拒按者为邪实内，如胃肠燥结、瘀血等，也主寒甚。

腹部轻按即痛者病在表浅；重按方痛者病在深处；疼痛范围小者病灶局限，范围大者病情重。

胃脘胀闷、按之则痛者，称小结胸，为痰热互结所至；胸脘腹皆硬满疼痛，手不能近者，称大结胸，为痰水相结所致。

不管男女患者，若脐下至曲骨穴有一条筋如纯，以指按之不解者，为淋癃之候。

按腹痛处固定不移、刺痛不止者，为瘀血。

腹部局限性肿胀，按之疼痛者为损伤或疮疡；表皮发热，按之局部灼热烙手，疼痛拒按者，多为内痈；痛在心下脐上，硬痛拒按，按之痛甚者为食积；痛在脐旁小腹，按之有块应手者为血瘀。

脐之左右两侧有压痛者，多为血瘀。

心下有疼痛胀满感，立位时有压痛，见于多种胃病。

脐左方至脐下有抵抗压痛，是体内有瘀血的重要腹症之一。

第二节　妇科诊断

妇女在解剖上有胞宫，在生理上有经、孕、产、乳等不同于男子的特点。胞宫位在小腹正中，为行经和孕育胎儿的器官，其与冲任督带，特别与冲任二脉关系最为密切。冲为血海，为全身气血要冲，其脉起于胞中，循会阴而上于气街，并少阴之经，夹脐上行，至胸中而散，与任脉会于咽喉，而络于唇口。在生理上，当女子发育成熟后，脏腑气血俱盛，血海盈满，下行则为排经和养育胎儿的物质基础，上行则化为乳水。在病理上则表现为胸膈滞塞，气逆不顺，腹部掣引拘急，以及月经不调、经闭、崩漏、乳少等病证。任脉主胞胎，为人体妊养之本，其脉亦起于胞中，出于会阴，经毛际，沿腹部正中线上行，通过胸、颈、循面而入目。在生理上总司一身之阴经，任脉气通，可促成孕育；在病理上多表现为元气虚弱的病症如疝气、带下、少腹肿块、月经不调、流产、不孕等。

腹诊在妇科临床对于查知冲任气血的盛衰，以及经、带、胎、产等方面的生理病理变化，是有其特殊意义的。根据需要可使患者采取坐位、仰卧或侧卧位，诊查部位主要为胸、腹，而腰背等也需要适当检查。腹诊主要属于切诊的范畴，但在具体操作时，亦应结合望、闻、问诊的内容，以作全面分析。兹就妇科腹诊的部位、方法，重点分述如下。

一、胸部

胸部包括胸、膺胸、胁、季胁等部分。妇科则主要检查天突、乳、胁等部位。

天突是任脉的腧穴，位于颈结喉下，胸骨切迹上缘之内方凹陷处。据民间经验，天突有脉动感多为妇女妊娠的一种征象。此种脉动感，可为自觉现象，医者也可用手指触摸到。脉动明显的，肉眼也可以观察到。此法用于临床的确信而有征。

乳房属胃经，乳头属肝经。女子在青春期以后，乳房发育不良，或萎瘪平塌者，多与先天不足，肾气虚弱，气血不充有关。乳房胀痛，按捏有抵抗感，多为肝气郁滞，其证属实，常见有月经不调、痛经或不孕等；乳房柔软无胀痛感者，多属气血俱虚，常伴见月经量少、色淡等。妇女停经，乳房膨胀，乳头色褐的，为怀孕的征象。《察病指南》并依据乳核之在左或在右以辨男女胎。

胁，泛指腋下至十二肋骨位置，为足少阳、足厥阴经循行所过。“肝足厥阴之脉……上贯膈，而胁肋。”“胆足少阳之脉……贯膈，络肝，属胆，循胁里。”所以胁肋部位的疾患，多与肝胆病变有关。如《黄帝内经·灵枢·五邪》说：“邪在肝，则两胁中痛。”胆心、肺、脾、肾等脉，亦均行达胸胁、胁腹等部，因而各脏病变也可发生胁部症状。一般来说胁部症状可有疼痛和胀满的表现，而胁痛的性质又有胀痛、刺痛、隐痛、灼痛之别，病因则有内伤、外感之别、发病又有虚实寒热之异。

如胁肋胀痛多由气郁痰凝，脉络阻滞所致。肝气郁结者，医者以手指自肋弓下，沿前胸壁里面，向胸腔按压，可觉有抵抗感，轻轻按抚则嗳气频而自觉舒畅，并兼有胸闷、纳减，胀痛常随情志变化而增减，多见于月经不调、痛经、带下等病症。痰入肝经者，控之有膨满感，同时有压痛，常兼头晕、肢麻等症，多见于月经量多、色淡，或带下黏浊等症。亦有因肝经虚寒致胁肋胀痛者，则内部按之空虚而无抵抗感，多兼见气急、视物模糊、脉象迟弱等，可见于痛经、月经过少、不孕、带下等证。《济阴纲目·产后门·胁胀痛》引《大全》云：“产后两胁胀满气痛，由膀胱宿有停水，因产后恶露不尽，水壅痞与气相搏，积在膀胱，故令胁肋胀满，气与水相激，故令痛也。”说明产后膀胱停水也可致胁肋胀痛。

胁肋刺痛多因血瘀停留所致。特点为疼痛如刺，按之痛剧，但轻加按摩则略觉减轻，疼痛固定，或胁下有癥积，常见于痛经或月经过少、闭经等病证。《金匮要略·妇人杂病脉证并治》则以“胸胁满，如结胸状”为瘀热互结于肝经的指征。

胁肋灼痛，多为肝郁化火，或湿热瘀滞肝经所致，按之痛不减，常兼头晕、耳鸣、口苦等症，可见于月经先期、月经过多、崩漏、带下等。胁肋隐痛者，抚之觉舒，按之柔软而无紧张感，多由肝肾阴亏，水不涵木所致，常兼头晕目眩、口干烦热等症，多见于月经先期量少，或崩漏等病证。此外，肝血虚也可表现为胁肋支撑胀满的特征。如《黄帝内经·素问·腹中论》说："有病胸胁支满者，妨于食，病至则先闻腥臊臭，出清液，先唾血，四肢清，目眩……病名曰血枯。此患之年少时，有所大脱血，若醉入房中，气竭肝伤，故月事衰少不来也。"说明血虚肝伤，肝血枯涸不荣，可见有胸胁支满的表现。

二、腰部

腰为肾之外府，带脉之所循，冲、任、督三脉均受带脉之约束以维持其正常功能。因此，视腰部的情况，可以了解冲任及肾气的盛衰。如妊娠胎漏，每见有腹部坠痛、阴道出血，若不兼腰酸，则尚可保全，倘兼见腰酸坠痛，为肾气虚不能固摄胎元，每易导致流产。临床体会，按压腰骶部，如有压痛点，则为冲任失调的反应，可见有月经不调、痛经、不孕等病证，敏感点多在八髎穴部位。

三、腹部四诊

（一）望腹

望腹主要观察其腹部外形之隆起与凹陷、腹壁之滋润与枯燥、皮肤色泽之深浅等。

望腹辨虚实：一般情况下，腹部凹陷者多属虚，隆起者多为实；腹壁滋润者多为气血旺盛；枯燥者多为津血损伤；腹部平坦少皱者属气血尚盛；松弛多皱者为气血亏虚。

望腹诊瘀血：望腹部皮肤诊断瘀血内阻，有一定的临床价值。《金匮要略·血痹虚劳病脉证并治》指出："内有干血，肌肤甲错。"皮肤粗糙、肥厚、干燥、角化、发硬、颜色深褐、鳞屑增多等表现，均属肌肤甲错。大凡腹部皮肤有以上体征者，多有瘀血内阻。

（二）闻腹

闻腹是用听觉和嗅觉来诊察腹部的一种诊法，由于诸多不便因素，后者较少被医者采用。

闻声响辨虚实：清·石寿棠《医原·闻声须察阴阳论》中说："腹形充大，鼓之板实者，实也；腹皮绷紧，鼓之空空者，虚也。"此言确有一定临床价值。腹部膨胀的病人，叩之回声板实者，以气滞血瘀之类病证为多；击之有空空回声者，多为气虚或气滞作胀。通过区别不同的声响，可为立法用药提供一些有益的依据。

嗅气味辨寒热：在月经病的诊察辨证过程中，病人坐在诊断桌前，或卧于诊察床上，常可散发出某些特殊的气味。湿热下注者，每可闻到腥臭的气味；臭腐难闻者，多有热毒内蕴。医者如能悉心体察，用嗅觉辨别不同的气味，对于分辨病之寒热尚属可靠。

（三）问腹

月经病的大多数症状。都表现在腹部，而患者腹部的主观症状，必须通过询问方可获得，所以问腹在月经病的诊断上极为重要。有关内容已在问诊中叙述，此处仅简要介绍如下：

问腹辨寒热：寒热辨别资料的搜集，主要依靠询问。如见小腹冷痛者多属宫寒，可见于月经后期、经来量少、痛经等；如见腹痛遇热益甚，则多属血热，或阴虚内热，可见于月经先期、月经量多、崩漏等。

问腹辨虚实：病之属虚属实，决定立法用药的原则确立。以痛经为例，《景岳全书·妇人规》中指出："经行腹痛证，有虚有实……然实痛者，多痛于未行之前，经通而痛自减；虚痛者，多痛于既行之后，血去而痛未止，或血去而痛益甚。大都可按可揉者为虚，拒按拒揉者为实。"虚实既明，用药自有头绪。

问腹定病位：腹部一般可划分为上腹、脐腹、少腹、小腹，每一部位均分布有不同的经络与器官。上腹属太阴，脐腹属少阴，少腹属厥阴，小腹属冲任。在月经病中常涉及的有脐腹、少腹、小腹，这些部位是生殖器官的主要分布区。子宫位于小腹，附件位于少腹。通过询问病变的不同部位，可缩小考虑范围，有的放矢地进行诊察。

（四）切腹

切腹是中医腹诊中最为重要的内容，即是医者用手直接接触病人的腹部，或切或触，或按或推等，来判断疾病的性质、病位及病势等。

切腹辨寒热：诊查患者腹部发凉或发热，根据触觉所得，可帮助医者对疾病进行寒热的定性。

切腹定病位：病变部位的判定，在一定程度上取决于切腹时所搜集到的资料。仍以腹痛为主要临床表现类月经病为例：两少腹按之作痛，其病多累及厥阴经，多属肝气郁结为病；腹痛绕脐，按之如山峦高下不平者，其痛所累少阴经，多属肾气不足为患；上腹按之或胀或痛，其痛所累太阴经，多属脾的病变；小腹按之或痛或胀，多属冲任二脉为病等。通过切按明确病累经脉与脏器以后，便可为临床辨证治疗起到一定的指导作用。

四、月经病的种类

常见的月经病，有以下八种：①月经先期（提前）；②月经后期（推迟）；③月经无定期（前后去定期）；④月经过多（量多）；⑤月经过少（量少）；⑥闭经；⑦崩漏（崩是突然大量出血，漏是淋漓不尽）；⑧痛经。

月经病的鉴别

可从以下四个方面辨别寒热虚实：

1. 以时间来辨别，如：

先期属血热、气虚（气不摄血）。

后期属血虚、气滞（多半有腹痛）。

不定期有的属虚，有的属实（肝实肾虚）。

2. 以质量来辨别，如：

量多属血热、气虚。

量少血虚、气滞（血凝）。

清稀多属虚寒。

黏稠多属血虚、血热。

崩漏属血热、气虚。

3. 以颜色来辨别，如：

鲜红多属血热。

淡红多属血虚。

暗紫有的属寒，有的属热。

4. 以腹痛来辨别，如：

经前腹痛为气滞多实。

经中腹痛为血瘀、气滞多实。

经后腹痛多为气血两虚。

但腹痛情况，又有区别，如：喜按为虚，拒按为实；喜热为寒，喜凉为热；隐隐为虚，绞痛为寒。刺痛为血瘀，胀痛为气滞。

以上是从四方面分别辨认，但在临证时，应综合四个方面情况来鉴别，才算全面。如：

月经先期有量多、色深红、质稠者，多为血热（还要结合舌脉、整体情况，下同）

月经先期有量多、色淡、质清稀者，多为气虚。

月经后期有量少、色淡者，多为血虚。

月经后期有量少、色暗、腹痛者，多为气滞。

月经先后无定期、有量少、色淡、伴腰有痛者，多属肾虚。

月经先后无定期、量多，或量少、小腹胀痛、伴胁痛者，多属肝郁。

月经过多、色淡、质稀者，为气虚。

月经过多、色鲜红、质稠者，为血热。

月经过少、色淡、质稀者、为血虚。

月经过少、又色暗、夹血块者，为血瘀气滞。

闭经是从量少而逐渐闭的，多为血虚或气滞。

闭经是突然闭经，多为大病后或受过寒凉所致（妊娠除外）。

崩漏是由量多逐渐形成的，多为血热或气虚。

痛经多为气滞（不通则痛）。

第三节　儿科诊断

小儿禀初春之令，具东方木德，正如花之苞、果之萼，无论医家、病家，对于小儿必须更加爱护，不可有所斫伤。道家认为：小儿为纯阳之体，症多属实，仔细思考，绝非如是之简单。盖小儿在襁褓之中，稚阳未充，稚阴未长。所谓稚阳未充者，即骨脆筋柔，肌肤菲薄，卫外之阳不固，最易感触外邪而为病；稚阴未长者，脏腑娇嫩，气血均亏，六淫之邪感受之后，易于传变，更易于伤阴而化燥。且其消化力弱，虽然吮乳，一经感寒发热，尤易停滞生痰，故小儿之病症较大人尤为严重。

●儿科四诊之——望诊

望、闻、问、切，通称“四诊”，是中医诊断疾病的主要方法。在临床上，这四个方面不可偏废，不可孤立地看待某一方面，应该“四诊合参”，相互配合。但由于小儿有其生理与病理特点，生长发育和病情反应均不同于成人，且婴儿不会语言表达，较大年龄的小儿虽能言语，亦往往不能正确诉说病情，加上就诊时常啼哭叫扰，影响脉象气息，给诊断造成困难，所以历代儿科医家都很重视望诊，在这方面也积累了较丰富的经验。

儿科望诊分为总体望诊和分部望诊，总体望诊包括望神色、望形态，分部望诊包括审苗窍、辨斑疹、察二便、看指纹等。

望神色：指观察小儿精神状态和面部气色。

儿科望诊通过对小儿目光、神态、表情、动态、语言、反应等方面综合观察，才能了解五脏精气盛衰和病情轻重及预后。凡精神振作，二目有神，表情活泼，面色红润，呼吸调匀，反应敏捷，均为气血调和，神气充沛无病的表现，或虽有病，也多轻而易愈。如果神情呆滞，萎靡或嗜睡，或烦躁不安，二目无神，面色晦暗，呼吸不匀，均为有病的表现。正常小儿的面色，不论肤色如何，均应红润而有光泽。有些小儿虽皮肤较白，但白里透红，说明气血调和。

面部望诊以五色推测病情变化，所谓五色指红、青、黄、白、黑，又称五色诊。

面呈白色，多为寒证、虚证。面白有浮肿为阳虚水泛，常见于肾病综合征；面白无华，唇色淡白，多为血虚，见于小儿贫血；面色惨白，四肢厥冷，多为阳气暴脱，可见于休克。

面呈黄色，多为虚证或有湿。面色萎黄，形体消瘦，为脾胃功能失调，常见于积滞、疳证；面黄无华，并有白斑，常为肠寄生虫病；面色鲜黄，为湿热内蕴的阳黄，常见于急性肝炎和某些胆道疾患；面色黄而晦暗，为寒湿阻滞之阴黄，常见于阻塞性黄疸。新生儿一周内面目俱黄，能自行消退，为生理性胎黄，不屑病态。

面呈红色，多属热证。面红目赤，咽痛红肿，为外感风热；午后颧红，潮热唇赤色为阴虚内热，可见于小儿肺结核。新生儿面色嫩红，为正常肤色，不屑病态。

面呈青色，多为寒证、痛证、瘀证。面色青白并见，愁眉苦脸，为里寒腹痛；面青而晦暗，神昏抽搐，常见于惊风和癫痫发作之际；面青唇紫，呼吸急促，为肺气闭塞，气血瘀阻，如重症肺炎和心力衰竭。

面呈黑色，多为寒证、痛证、惊痫，或内有水湿停饮。面色青黑，手足逆冷，多为阴寒里证；面色黑而晦暗，兼有腹痛呕吐，可为药物或食物中毒；面色青黑惨暗为肾气衰绝，不论新病久病，皆属危重。若小儿肤色黑红润泽，体强无病，是先天肾气充沛的表现。

此外还有将面部五个部位与五脏结合，作为推断病情轻重的一种方法。这五个部位指左腮，右腮，额上，鼻部，颏部。左腮属肝，右腮属肺，额上属心，鼻属脾，颏属肾。以右腮为例，与肺有关，秋季该部皮色微白者为无病，皮色很白则肺有病，若右腮出现深红色是病重，因为白是肺的本色，肺属金，而红色为火，五行中火是克金的，所以病重。当然这种观察与推测的方法也不是绝对的，仅供临诊时参考。

望形态：形是指形体，态是指动态。

小儿形体望诊包括头囟、躯体、四肢、肌肤、毛发、指（趾）甲，检查时应按顺序进行。头方发少，囟门迟闭，下肢挛曲，可见于佝偻病；头大颌缩，前囟宽大，见于脑积水；腹部膨大，肢体瘦弱，额上青筋显现，多为营养不良（疳证）。“发为血之余”，若毛发枯黄，或发竖稀疏，或容易脱落，均为体虚血亏的表现。指甲菲薄，苍白质脆，为营血虚亏，见于重度贫血；指甲色紫，或呈杵状，为心阳不足，气滞血瘀，可见于先天性心脏病等。

在动态望诊时，如见小儿喜伏卧者，常为乳食内积；喜蜷卧者，多为腹痛；喜侧卧者，多为胸胁疼痛；

若仰卧少动，双目无神，多为久病、重病，体质已虚。

颈项强直，肢体抽搐，甚至角弓反张，概属惊风；若翻滚不安，呼叫哭吵，两手捧腹，多为急性腹痛；若端坐喘急，或哮鸣痰声，为哮喘症。

家苗窍：苗窍是指舌为心之苗，肝开窍于目，肺开窍于鼻，脾开窍于口，肾开窍于耳及前后两阴。

察舌：正常小儿舌体淡红润泽，伸缩活动自如。舌质淡白为气血虚亏；舌质红绛，为邪入营血；舌红无苔，为阴虚津少；舌质发紫，为气血瘀滞；舌有红刺，为邪热亢盛。舌苔色白为寒，舌苔白腻为寒湿内滞；舌苔色黄为热；黄腻为湿热内蕴；热病苔剥，为已伤阴；舌苦花剥，状如地图，属胃之气阴不足。

察目：眼睑结膜色淡，为血虚，如小儿贫血。

巩膜色黄，属湿热蕴遏之黄疸症，如急性肝炎；眼睑浮肿，为水湿上泛，如急性肾小球肾炎；图案内陷，哭而无泪，见于脱水时，两目上窜，为惊风发作之征。

察鼻：鼻塞流清涕，为感冒风寒；鼻流黄涕，为感冒风热；鼻衄为肺经有热，或血热妄行，如血小板减少性紫癜；鼻孔干燥，为肺津已伤或外感燥邪；

鼻翼煽动为肺气闭塞，如小儿肺炎。

察口：察口应仔细观察口唇的颜色、润燥和外形等变化。唇色淡白属气血虚亏；唇色青紫为寒证及瘀证；唇色樱红，为暴泻气阴两伤；口唇干燥为伤津之征。察齿及齿龈，齿为骨之余，齿龈属胃，齿龈红肿，属胃火上冲；牙齿迟出，为肾气不足，如佝偻病。

新生儿牙龈有白色斑块，影响吮乳，称“板牙”。咽为肺胃之通道，咽红发热，为风热外感；咽红乳蛾肿大，为风热外感或肺胃火炎，如急性扁桃体炎；咽痛有灰白色假膜，不易拭去，为白喉之征。口内溃疡为急性口腔炎；满口白屑，见于鹅口疮。

察耳及两阴：耳内疼痛流脓，为肝胆火旺，如中耳炎；以耳垂为中心漫肿，见于流行性腮腺炎。

阴囊时肿时止，啼哭肿甚，为腹股沟斜疝；阴囊阴茎肿胀，常为肾病的表现。婴儿肛门潮湿红痛，为尿布皮炎；肛周抓破，常为蛲虫病肛痒所致；大便坚硬带鲜血为肛裂；便后直肠脱出，属中气虚亏，见于脱肛。

辨斑疹：凡形态大小不一，一般不高出皮面，压之不褪色，称之为“斑”；凡形小如粟米，高出皮面，压之褪色，称之为“疹”。

斑和疹每见于小儿传染病，如麻疹、猩红热、水痘、流行性脑脊髓膜炎等，小儿杂病可见于紫癜等症。按形态还有细疹疱疹、风团、白痦等不同名称。所谓细疹，指疹子细小如麻粒，如风疹、猩红热的皮疹；所谓疱疹，指形态大小不一，高出皮面，中含液体，如水痘；所谓风团，指皮肤出现局限性水肿，如云团样，此起彼伏，抓痕明显，如荨麻疹；

而白痦，又称白痱、汗疹，为细小隆起含浆液的白色疱疹，白痦多见于伤寒（湿温）或其他热性病长期发热出汗后。

望两便：除新生儿及较小乳儿的大便较稀薄外，正常小儿的大便应色黄而干湿适中。大便燥结，为内有实热或阴虚内热；大便稀薄，夹有白色凝块，为内伤乳食；大便稀薄，色黄秽臭，为湿热积滞，见于细菌性痢疾。若婴幼儿大便呈果酱色，伴阵发性哭吵，须防肠套叠。小便黄赤短涩，为湿热下注；小便色浑如米泔水，为饮食失调，消化不佳；小便色红，或呈茶褐色，是血尿之征；小便深黄，是湿热内蕴，属黄疸之征。

望少儿指纹：小儿指纹是指三岁以内小儿两手食指掌侧前缘部的浅表络脉。始见于唐·王超《水镜图诀》，由《黄帝内经·灵枢·经脉》“诊鱼际络脉法”发展而来。原理与诊寸口脉意义相同。

方法：向光，医生握小儿食指的末端；小儿食指掌侧前缘用清水自指尖向指根擦几次。

三关测轻重

小儿食指按指节分为三关：小儿指纹分风、气、命三关，食指第一节为风关，第二节为气关，第三节命关。望指纹的方法：医生用左手把小儿食指，以右手大拇指用力适中地从命关向气关、风关推数次，使指纹明显，便于观察。

指纹显于风关——邪气入络，邪浅病轻；

指纹显于气关——邪气入经，邪深病重；

指纹显于命关——邪入脏腑，病情严重；

指纹直达指端（透关射甲）——病情凶险，预后不良。

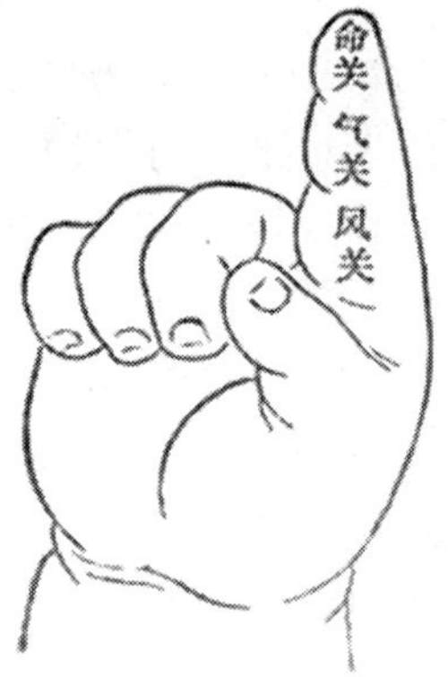

浮沉分表里

指纹浮而显露——病邪在表；指纹沉隐不显——病邪在里。

红紫辨寒热

指纹偏红——外感表证、寒证；指纹紫红——里热证；

指纹青色——疼痛、惊风；指纹淡白——脾虚、疳积；

指纹紫黑——血络郁闭，危重；《四诊抉微》“紫热红伤寒，青惊白是疳”

淡滞定虚实：指纹浅淡而纤细——虚证；

指纹浓滞而增粗——实证。

●儿科四诊之——切诊

切诊是医生通过切脉及接触病儿体表一些部位以诊察病情的一种方法。切诊包括切脉和按诊两部分。

切脉：小儿切脉的年龄在《幼幼集成》中提出：“小儿三五岁，可以诊视。”因此三岁以前小儿可以不采用脉诊，可用察指纹的方法补充脉诊，而三岁以后，切脉比较容易进行，小儿肯与医生合作，不会出现哭吵而影响诊脉。小儿诊脉最好在安静或入睡时进行。由于小儿寸口部位短小，不可能容纳医生三个指头，因此成人切脉用三指，并按寸、关、尺进行，而小儿则采用“一指定三关”的诊脉方法以辨脉象。

“一指定三关”可用两种方法，一是医生用大拇指，另一种是医生用食指进行诊脉，后一种方法对冬季穿长袖棉袄的小儿更为合适。诊脉时间，每手应在二三分钟左右，如果小儿突然哭吵反抗，则应立即结束切脉，因为此时经哭吵脉象已乱，不可能测到正确的脉息。而对心血管系统疾病，根据需要可将切脉时间适当延长，为达到诊脉目的。儿科切脉时医生采用的姿势和方式可以灵活一些，不应拘泥于内科那种将病人手放于脉枕上切脉的方法，只要能轻轻握住病儿小手，医生能迅速将手指压上寸口部位，就为达到目的，故常常采用与病儿讲话交流分散其注意力。

正常脉：正常小儿脉象平和从容，并较成人柔软而快。年龄越小，脉搏越快，这是由于小儿动脉弹性好，新陈代谢又十分旺盛之故，即中医所称小儿为纯阳之体，蒸蒸向上，犹旭日之初升。古代没有钟表，当时评定小儿脉息快慢，是用呼吸定脉率，即按医生平和的呼吸定病儿的脉动数，成人的一呼一吸为一息，成人约为一息四至，而小儿则在一息六至左右。要较精确计算小儿脉率，应了解不同年龄正常小儿每分钟心率数。若成人正常呼吸一息计算：新生儿 7~8 至，1~3 岁 6~7 至，4~7 岁约 6 至，8~13 岁约 5 至，14 岁以上脉象与成人基本相同。若以每分钟心率计算：新生儿~1 岁 160~120 次，1~3 岁 120~100 次，3~5 岁 110~90 次/分，5~7 岁 100~80 次/分，7~12 岁 90~70 次/分。如果测得脉象较正常快为数脉，不足为迟脉。

按诊：按诊是医生利用手指在病人体表一定部位，进行触、摸、按、压、叩击等以确定疾病部位和分辨寒、热、虚、实的一种诊断方法。

按头囟：小儿囟门有前囟与后囟之分，后囟在出生时或生后六至八周闭合，因此后囟诊断价值不大，而前囟要到十二至十八个月才闭合，是衡颅骨发育的指标之一，也是诊断某些疾病的依据之一。按诊能进一步了解头囟的大小，凹凸紧张的程度，以及头囟和颅缝闭开情况，头颅骨的坚硬程度等。囟门凹陷如坑，称之为“囟陷”，多为脾胃气虚，中气下陷，或阴液耗损，如泄泻脱水时；囟门高突，称之为“囟填”，若十分饱满紧张，多为邪热炽盛，风火痰热上冲，可伴高热、昏迷、抽搐，见于脑炎、脑膜炎。此外前由过早闭合，头围明显小于同月龄婴儿，可为头小畸形，智力低下；囟门逾期不合，常见于后天失养所致的佝偻病；若头囟过大者，称之为解颅，即脑积水，与先天肾气不足有关。部分患佝偻病的婴儿，颅骨脆薄，按之不坚，并有按乒乓球下陷之感觉，称之为乒乓头。

按颈腋：主要触摸颈项部及腋下有无结节包块。正常小儿在颈项、枕后、腋下可触及少许绿豆大小结节，活动自如，属小的淋巴结，不为病态。若小儿颈项两侧结节肿大，按之疼痛，伴有高热，多为痰毒蕴结，如急性淋巴结炎。颈部结节肿大，按之不痛，坚硬成串，推之不易移动，多为瘰疬，即淋巴结结核。

按胸胁：胸骨高突为“鸡胸”，是脾肾不足所致，为佝偻病主要体征之一；脊柱高突，按之不痛为“龟背”；胸骨处下陷如漏斗状，这种骨骼畸形，也是佝偻病所致。心尖搏动处，古书称之为“虚里”，是宗气会聚之处，若搏动太强，或节律不匀，是宗气外泄，病情严重；若动而微弱，触之不甚明显，此为宗气内虚；若搏动过速，伴有喘急，此为宗气不继，症情危重。胸胁触及串珠，两肋外翻，可为佝偻病体征。

按腹部：正常小儿在3～4岁前肝脏每能触及，但4岁以后逐渐缩入肋下，不能触及。若肝脾肿大，且有触痛，或质地较硬，均为病态。左肋下按之有块，属脾肿大，右肋下按之有块，为肝大。按压小儿腹部，必须取得小儿合作，在安静不哭时进行，此时应叫其父母亲陪伴在旁，以减少恐惧心理；若出现哭叫反抗，则应停止检查。当腹部有压痛时，则应从无痛处开始触按，最后才检查痛处，若过早检查痛处，因腹肌收缩，将影响进一步检查。

小儿腹部柔软温和，按之不胀不痛为正常。腹痛喜按，按之痛减多为虚痛、寒痛；腹痛拒按，按之胀痛加剧为里实腹痛；脐周腹痛，按之有条索状包块，按之痛减者，多属蛔虫病；腹胀形瘦，腹部青筋显露，多为疳证；腹部胀满，叩之鼓声，多为气滞腹胀；腹部胀满，叩之有液体波动感，多为腹内积水。检查腹部时，还须注意观察小儿面部表情，以推测疼痛或不适之处。年龄较大的学龄期儿童，可边按压边询问，也可较快确定痛处。

按四肢主要按摩四肢冷热及肌肉、关节、皮肤情况。四肢厥冷，多属阳气虚弱，或阳气不达；手足心发热，体温正常，为阴虚内热；手足心、手足背面发热，体温上升，为外感发热，属实热证；四肢挛急抽动，为惊风之征；一侧或两侧肢体细弱，不能活动，肌弱无力，为小儿麻痹症；暑温证热退之后，出现肢体强直，手足颤动或拘挛，属虚风内动，为后遗症。

按皮肤。主要了解寒、热、汗的情况。肢冷汗多，为阳气不足；肤热无汗，为热甚所致。皮肤按之凹陷不起，多为脾肾阳虚，水湿泛溢肌肤，见于阴水；按之凹陷，放手即起者，多为风水相搏，见于阳水；皮肤干燥而松弛，少弹性，常见于吐泻之后，为气虚液脱之证。

●儿科四诊之——闻诊

闻诊是医生运用听觉和嗅觉来诊断疾病的一种方法。听声音方面，包括啼哭声、语言声、咳嗽声和呼吸声；嗅气味则包括小儿的口中气味、大小便气味、呕吐物气味等。

啼哭声：啼哭也是小儿的一种“语言”，当小儿身体不适或有痛楚时就会啼哭。正常小儿哭声，应该洪亮而长，并有眼泪。当婴儿因为饥饿、口渴、针刺、虫咬、困睡或尿布潮湿，均能引起不适而啼哭，当需要得到满足或痛苦解除，哭声也就停止了。乳儿因饥饿引起的哭声多绵长无力，口作吮乳之状；腹痛引起的啼哭声音尖锐，忽缓忽急，时作时止；若啼哭声尖锐阵作，伴呕吐及果酱样大便，需考虑肠套叠；哭声嘶哑，呼吸不利，多为喉头水肿所致。总之小儿哭声以洪亮壮厉为实证，哭声微细而弱为虚证。哭声清亮和顺为佳，哭声尖锐或细弱无力为重。

语言声：已能讲话的小儿，语言声可作为诊断的参考。正常小儿语言以清晰响亮为佳。语声低弱，为气虚肺弱的表现；呻吟不休，多为身有不适；高声呼叫，常为剧痛所致；谵语狂言，为邪热入营，常见于温热病过程中；语言重浊，常因外感风寒；语声嘶哑，多为咽喉和声带疾患。

咳嗽声：咳嗽以声音畅利，痰易咯出为轻。咳声清扬而流清涕，为外感风寒；咳声重浊，痰稠色黄，为外感风热；干咳无痰，多属肺燥，或为咽炎所致；咳嗽阵作，并有回声，常为百日咳；咳声嘶哑，如犬吠声，常见于喉炎或白喉。一般情况下，实证咳声高亢，虚证咳声低弱，有痰时咳声重浊，无痰时咳声干涩。

呼吸声：正常小儿呼吸均匀平和，快慢适中。

由于肺司呼吸，肾主纳气，故呼吸声异常常反映肺肾的病变。小儿肺脏娇嫩，呼吸道疾病较多。若呼吸气粗有力，多为外感热证；呼吸急促，喉间哮鸣，为痰邪壅肺，如哮喘证；呼吸急促，气粗鼻煽，每见肺炎喘嗽；呼吸窘迫，面青不咳，常为呼吸道阻塞；呼吸低弱，双吸气如哭泣声，为肺气将绝，如呼吸衰竭时。此外，婴儿呼吸不畅，用口呼吸，常为鼻塞或鼻垢阻塞鼻腔，后者湿润后轻轻挑去，即可畅利。

口中气味：口气秽臭，多为胃热所致，或为口疮、牙疳所致；嗳气酸腐，多为伤食；口气腥臭，多见于血证，如齿龈出血；口内腥味，兼吐脓痰带血，常见于肺脓肿；口气如烂苹果味，为酸中毒表现；口有酸臭，为尿毒症。

大小便气味：大便臭秽，是湿热积滞；大便酸臭而稀，多为伤食；下利清谷，无明显臭气，为脾肾两虚。小便短赤，气味臊臭，多为湿热下注；小便清长，为脾肾虚寒之证。

在闻诊时需掌握声音属性的规律，如声静属寒，声噪属热，声低属虚，声高属实。啼哭除疾病因素外，还应注意排除口渴、饥饿、针刺等非疾病因素引起的啼哭。以上所列为闻诊中常用的检查项目，此外还应注意对呕吐物、痰液、汗液的观察，并排除食用某些食物引起的特殊气味，以免误辨。

●儿科四诊之——问诊

问诊是通过向病儿或其家长、亲属、保育员询问患儿病情的一种诊断方法。但婴幼儿言语未通，年龄较大小儿也往往不能正确诉说病情，家长等人反映的病情也不一定全面，因此对问诊所收集到的材料，必需详加分析，方能应用。问诊的基本内容与成人相似，《景岳全书》中提出的十问，同样适用于儿科，此外《医学三字经》中还提出儿科要询问麻疹等传染病史，也很重要。

问寒热：小儿发热一般早晨稍低，午后夜间较高。发热怕冷无汗，为外感风寒；发热怕风而有汗，为外感风热；持续发热不怕冷，为邪热入里；寒热往来，为邪在半表半里；发热连续，热势鸱张，舌苔厚腻，为湿热内蕴；夏季高热久久不退，无汗多尿，为暑热症；傍晚或午后低热，常伴盗汗，可见于小儿结核病；小儿怕冷，纳呆神疲，多为里寒或阳虚之证。

问汗：白天汗出较多，稍动即出，称为“自汗”，是气虚卫外不固的表现；若夜间汗出，醒则汗止，称为“盗汗”，是阴虚或气阴两虚；汗出如油，淋漓不止，是亡阳虚脱，多见于休克；汗出热不解，在热病为邪气由表入里的征象。小儿肌肤嫩薄，腠理不密，易于汗出，入睡之后，阳气升发，常头额部微汗，此不屑病态。

问头身：问头身是指询问患儿头身各部位痛痒不适和活动情况，一般较大年龄小儿可主诉头痛、头晕、身痛、发痒等不适，而婴幼儿只能啼哭或抓刨不适部位。头痛发热恶寒，为外感风寒；头痛呕吐，高热抽搐，为邪热入营，如流行性乙型脑炎；头部眩晕，一般见于高热、贫血；发热肢体疼痛，常为感冒或风湿病的表现。此外，一些发疹性疾病和皮肤病每有皮肤抓痒，如麻疹、水痘、猩红热、荨麻疹等。

问二便：问二便是指询问患儿大小便的数量、性质。颜色以及排便排尿时感觉。大便次数明显增多，质地稀薄，为脾不健运，如泄泻；大便次数增多，赤白黏冻，为湿热内滞，如细菌性痢疾；大便秘结，腹部胀痛，多为内有实热或阴虚津亏；大便排虫，伴有腹痛，多见于肠寄生虫症。小便清长，或夜间遗尿，为肾阳虚亏，下元不固；小便频多，接时疼痛，为湿热下注，如尿路感染；小便刺痛，滴而不尽，或排出沙石，为泌尿道结石。

问饮食：指询问纳食和饮水两方面，小儿能按时进食，食量正常而无吐泻，是正常现象。若腹胀满不思乳食，为伤食积滞；腹泻而不思乳食，为脾不健运；少食而便不实，形体消瘦，多见于营养不良（疳证）。渴喜饮冷，则为热证；渴喜饮热，或口不渴，则为寒证；频频引饮，口唇干燥，为胃阴不足，津液亏耗。

问胸腹：胸部胀满而频咳，为风邪束肺，如支气管炎；胸部门窒，哮鸣痰呼，为痰阻肺络，如哮喘；胸痛发热，咳嗽气促，为温邪犯肺，如大叶性肺炎；胸闷心悸，面青气促，为心阳不振，心血瘀滞，见于心力衰竭；腹痛隐隐，以脐周为主，见于蛔虫症；上腹或右胁胀痛，面目俱黄，为湿热黄疸。

问睡眠：正常小儿睡眠以安静为佳，年龄越小，睡眠时间越长。烦躁少睡，盗汗发稀，可见佝偻病；睡中龄齿，多为蛔虫病；夜间睡眠不宁，肛门抓痒，为蛲虫病。嗜睡和昏睡，在温热病都为邪入心包，或痰蒙清窍所致，是病情危重表现。

在儿科问诊时，还要询问个人史、预防接种史、遗传史，以及患传染病的情况。个人史包括询问生产、喂养；发育等，生产史要问清胎次、产次，是否足月、顺产或难产，有否流产，以及接生方式，出生地点，出生状况，孕期母亲健康与营养。而喂养史问婴儿期喂养方式及辅助食品添加情况，断奶时间及断奶后情况，年长儿饮食习惯、食欲、饮食品种等。发育史包括体格和智力发育，对已入学小儿应了解学习情况，推测智力发育情况。

小儿“上火”是常见的现象，作为家长一日发现孩子有“上火”现象，对 8 岁以前的小孩，用推拿按摩的方法是最好的。

捏脊：把手搭在孩子脊柱上面，觉得哪个地方有热，这个地方就要多多地从下往上搓，可以去火。不管爱不爱生病的孩子，每天捏脊两次，可以增加免疫力。

按摩天柱穴：有的孩子体质比较弱，家长怎样让体质弱的孩子强健起来。有一个特别好的穴位，就是天柱穴。脖子后面有两条筋，天柱穴就在后面凸起的地方。经常按一按，擦一擦，让这个地方受一些刺激。经常做，孩子的火就会下去。

刮大椎穴：孩子经常咳嗽，是有肺热。可以拿刮痧板刮大椎穴附近，这个地方会出现红色的痧。

按摩天突穴：有的孩子特别容易得支气管炎，爱咳嗽，可以按摩两个穴位。一个是孩子第二个锁骨跟肩关节交界的地方，可以经常按一按，对预防咳嗽特别有好处。另外一个是天突穴，在锁骨中间。

搓膻中穴：孩子免疫力比较差的，每天晚上睡觉前，拿柔软的干毛巾，给他搓一搓膻中穴。14 岁以前小孩的胸腺还在发挥功能，经常按摩，可以让胸腺细胞比较活跃，使免疫系统比较坚固。

搓手指：建议早上家长送孩子去幼儿园的时候，或者是散步遛弯的时候，可以经常搓一搓孩子几个手指的侧面。这对应的是孩子的消化道，对于去火、消除食积，还有增加免疫力都非常有好处。十指连心，母亲跟孩子之间的交流也可以通过手来传递。

搓脚心：晚上可以给孩子搓一搓脚心。在脚掌上有两块肉，中间有一个坑儿，这个地方是涌泉穴，是肾的反射区，人体的能量都是从这个地方涌出来的。经常给孩子搓一搓涌泉穴，体内的火、毒就都排出来了，身体机能会比较健康。

按摩时要闭门关窗小心穿堂风。在给孩子按摩或刮痧时，一定要注意不能有穿堂风，不能让孩子着凉。因为给孩子做按摩或者刮痧，等于是促进了血液循环，毛孔是张开的，这个时候有风邪进来，反而会加重病情。房间的窗户和门一定要关上，然后再进行治疗。比如说孩子肺有热了，在肺这两个地方，给他多按一按。孩子的元气是藏在这个地方，家长经常给他搓一搓，孩子会感觉非常舒服。对于身上这些穴位，能够经常刺激它，让经络更通一些，免疫系统才能更好地发挥作用。

第五章　脏腑机能调整之脏腑点穴法

提到按摩很多人的脑海里会马上浮现出那种捏捏、捶捶，放松肌肉、筋骨等手法，那些手法对改善局部的血液循环确有一定的效果，但谈不到从根本上对疾病进行治疗。人体的血管和经络就像一条河，在水流量正常的情况下，由于某种原因造成了局部的堵塞，你只要把阻塞的地方清理干净，问题就迎刃而解了。假如由于水流量变小和水中的杂质变多，造成了堵塞，你把局部清理一下，只能解决临时问题，谈不上久远。如果不改善水的质量和水流量，河道很快就会再次堵塞，这和那种在表皮上操作的按摩方法是一个道理，我们要想长久的保持河道畅通，在清理局部的时候应该不要忘记增加水流量。同样我们要想保证人体整个气血的畅通，在清理局部的同时还要增强人体的能量。

人体的能量来源于两个器官，一个是肾，另一个是脾。肾在中医里称为先天之本，肾储藏的能量是生命孕育、生长、强壮的关键，是一切生命活动的源泉所在，一个人如果骨骼强壮、牙齿坚固、皮肤光润、头发乌黑，这就说明人的肾功能旺盛，假如一个人骨骼疏松、牙齿动摇、面色暗淡，头发枯槁那肯定是肾功能低下。农民在种地的时候，为了保证以后的收成，都选籽粒饱满的种子，这就像人的先天要充足一样。植物生长的过程中，要把从空气、阳光、水及土壤里吸收的物质转化为舒枝展叶所必需的能量。同植物一样，人生长的过程中主要是从食物中提取能量，来保证各种生理功能的实现，这个工作要有脾胃来完成。饮食进入胃，在先天动力的作用下，胃和大、小肠，从饮食中提取精微之气，加以利用和吸收；没用的糟粕通过大肠排出体外。

脾主运化，它的职责是给胃提供动力，并把精微之气运送到全身，脾的工作效率直接影响生命的质量。若先天动力不足，进入人体的饮食就不能最大限度地转化为可利用的能量滋养先天，反而在体内驻留，最后导致了各种疾病的产生。

中医认为肾为“先天之本”，脾胃为“后天之本”，所以肾与脾胃是相互资助、相互依存的。肾的精气有赖于水谷精微的培育和充养，才能不断充盈和成熟，而脾、胃转化水谷精微则必须借助于肾阳的温煦。故有“非精血无以立形体之基，非水谷无以成形体之壮”之说法。人体是一个有机的整体，体内脏器之间，以及体内脏器与体表各组织器官之间，即互相制约，又互相依存，彼此休戚相关，不可分割。通过经络的联系，使人体在生理功能、病理变化上，保持着内外相关的整体性，某一脏器的生理活动或病理变化，都不仅在人体体表相应的部位有所反应，同时也必然要直接或间接地影响其他脏器，并接受其他脏器对他本身的影响。“脏腑机能调整”按摩法通过调整脾胃来论治其他脏腑，正确处理局部与整体的关系以及疾病与脏腑经络气血的相互关系，防止单纯地着眼于病变的局部，而忽视整个机体反应状态的形而上学观点，把天、地、人密切结合起来，把防与治、治与养密切结合起来。总之，整体观念在“脏腑机能调整”按摩法的临床治疗上的体现是多方面的、更具体的。

第一节　基础手法

手法是推拿、按摩、点穴疗法的基础和灵魂，手法的基本要求是多方面的，但概括起来有十个字：“持久、有力、均匀、柔和、渗透”。持久指的是手法在操作中应根据治疗的需要，持续一定的时间，有力指的是手法在操作中应根据患者的体质、病情和施治的部位，达到一定的作用力量；均匀指的是手法动作要保持节律性，其速度的快慢和力量的大小都要始终如一；柔和指的是手法的得气感明显，动作轻缓，变换自如；渗透指的是手法在操作中必须力达病所，起到祛除病邪、调节脏腑功能的作用，即“轻而不浮，重而不滞”。手法的熟练程度和适当运用，是取得良好疗效的关键，因此对手法的运用必须做到“一旦临证，机触于外，巧生于内，手从心转，法从手出”，最终达到恢复脏腑机能，使气分调顺，遇寒则暖，遇火则息，遇风则散，遇热则平，遇燥则润，遇湿则化百病皆除的效果。

一、按法

用拇指或中指施术于穴位上。

操作方法：医者拇指或中指以上身的倾贯力和腕指之力施术于穴位上，缓缓用力。

注意事项：胸肋处宜用多指缓缓用力，不可使用暴力。

功能：活血通络、舒展筋肌、辅助点通穴位。

主治：对各种内脏疾病均有极好的作用。

二、揉法

用四指或掌根放在需要施治的部位，进行揉动的方法。

操作方法：四指和掌根放在需要施治的部位上，将手腕及大小臂放松，用力由小渐大，均匀而轻柔地做环形运动。

注意事项：用力均匀，不可忽重忽轻，或跳跃。

功能：调和气血，消食导滞。

主治：腹胀、胸闷、中气不足。

三、推法

用掌根或拳面做曲线或直线运动。

操作方法：用掌或拳在需要施治的部位进行曲线或直线推动。力量深透，单方向直推。注意事项：紧贴皮肤，动作轻缓，不可猛推。

功能：行气活血，消除瘀阻，消积导滞。

主治：腰肌酸软，胸闷背胀等。

四、拧法

食指、中指与拇指张开成八字形，做拇指前推，中指后推的运动。

操作方法：手掌张开，拇指与食、中指成八字形紧贴于皮肤上面。拇指上推，食、中指下推，反复数次。

注意事项：拧动后，迅速放开，注意保护皮肤。

功能：温经散寒，调和阴阳。

主治：腹部疼痛、呕吐、恶心。

五、点法

以中指或拇指尖着力于施治的穴位上。

操作方法：根据患者的身体状况，食指和中指着力于施术的穴位上，或压或揉。面积较大的部位可用肘尖代替手指。

注意事项：根据情况逐渐用力，切忌暴力。

功能：消积破结，消肿止痛。

主治：各种疼痛。

六、搓法

掌和指贴于需要施治的体表，自上而下的摩擦。

操作方法：掌或手指平置于所要施治的部位，自上而下进行摩擦。
注意事项：用力均匀，避免搓伤皮肤。
功能：活血止痛，祛风散寒。
主治：腰肌劳损、外感头痛、腰背酸痛。

七、掐法

用指尖重按在穴位上面。
操作方法：用指尖掐于需要施术的穴位上面，持续或一上一下地点按。
注意事项：取穴准确，不可刺破皮肤。
功能：祛风湿、散瘀血、回阳救逆、温经通络。
主治：昏迷不醒、中风不语、癔症发作。

八、分法

手掌或四指在施术的部位反向分开。
操作方法：用手指指腹或拇指或手掌在施术的部位成“人”字形向两边分开。
注意事项：用力均匀，起手时用力稍重，分推时逐渐减轻。
功能：疏肝止痛、调和阴阳、开胸顺气。
主治：伤风感冒、腹部胀满、后背胀痛。

九、抖法

手握住肢体远端，作上下起伏，使肢体随之呈波纹状抖动。
操作方法：用手抓住患者需施术的肢体末端，像抖动绳子一样，用柔劲来抖动肢体末端。使肢体像波浪一样起伏。
注意事项：施术前必须用放松局部的准备动作和手法，切记暴力拉伸。
功效：放松肌筋、消除粘连、去除疲劳、和中理气、消导化滞。
主治：腰腿疼痛、局部粘连，与点法同用可治腹胀水积、气滞食积，与按法同用，可治脾胃不健、肾亏腰痛。

十、捏法

拇指与四指用对合力着力于施术治部位，反复交替操作。
操作方法：用单手和双手拇指与其余四指指腹的对合力，交替反复捏拿皮肉肌筋，被捏部位在手指的不断对合转动下捏起。然后使皮肉肌筋自指腹间滑脱出来。

注意事项：手法要轻柔，避免损及表皮，有皮损、破溃者禁用。

功效：疏通经络气血，强脾健胃、调整内脏，促进肌肉萎缩的恢复，使深部组织新陈代谢旺盛。

主治：麻木不仁、贫血瘀滞、风寒湿痹、肩背酸痛、局部劳损。

第二节 局部操作手法

一、头部操作手法

1. 面部摩掐法

作用：疏风开窍，活络止痛。

主治：外感风寒表证引起的头痛、鼻塞，面部神经麻痹。

操作：患者仰卧，医者坐其侧。医者以两手拇指掌侧分置患者鼻部两旁之迎香穴处，沿上颌下缘经颧髎、下关至耳门穴处，先施行指掐法后，再进行指摩法，反复操作一至三分钟，此法要领为指掐法可稍重，以患者能耐受为度，但摩法须从轻从缓，指掐时有放射性的酸胀感，治疗后，耳、面、头部有温热及清爽的感觉。

2. 揉太阳法

作用：疏风散热，清头明目。

主治：风寒感冒性头痛，以及外感风热引致之目赤肿痛、多泪等症。

操作：患者直坐或仰卧，医者站或坐其侧。操作时，用两手拇指掌侧分置头部两侧太阳穴处揉一至三分钟后，再以一手扶定头部，另一手拇指自左或右侧自头维穴起，向外下方经太阳至耳门穴止，反复摩动二至五分钟。指揉时，用力宜轻柔，摩动时可稍着力。此法操作时有酸胀及放射至额前的感觉，治疗后有头脑清爽感。

3. 掐睛明法

作用：疏风清热，通络明目。

主治：两目红肿，怕热羞明，流泪作痛，视力减退，两眼干涩，视物变形，夜盲症等症。

操作：患者直坐或仰卧，医者站或坐其头前方。操作时，以两手拇指甲轻掐两眼内眦之睛明穴一至二分钟后，再以两拇指掌侧自睛明穴向外下方沿上颌缘经四百、颧髎至下关穴止，反复摩动一至三分钟。掐睛明穴后可配合指揉法，以减除掐法后之局部不适感。摩动时宜缓而有力，沿经穴位时，可配合点按法。此法治疗时有局部酸、胀的感觉并放射至眼窝内部，治疗后有视力增益感。

4. 掐鱼腰法

作用：疏风活络，明目镇痛。

主治：视力减退，头晕目昏，两目红赤，羞明流泪等症。

操作：患者仰卧，医者坐于其侧。操作时，以两手拇指甲掐两眉弓中点之鱼腰穴一至二分钟后，再以两拇指掌侧自攒竹穴起沿上眼眶缘经鱼腰、丝竹空至上关穴止，反复摩动二至三分钟。摩动时，两拇指用力宜均匀一致，摩动应缓慢而有力。指掐法后，可配合用力较轻之指揉法，以减除掐后之不适。此法治疗时有酸、麻、胀及放射至眼窝内的感觉，治疗后有视力增益感。

5. 掐四白法

作用：祛风明目，活络止痛。

主治：夜盲症，内外翳障，鼻塞，流浊涕等。

操作：患者仰卧，医者坐其侧。操作时，以两手食指甲置两侧眼下方四白穴处进行掐法，再以两拇指掌侧分置两眼内眦睛明穴处，自内经四白向外上方瞳子髎穴分推1～3分钟。施行掐法后，可配合指揉法，以清除掐时之不适。分推时，两拇指用力以均匀为宜。此法掐四白穴时有酸、胀并放射至眼珠内的感觉，治疗后有视力增加及眼周温热舒适感。

6. 按巨髎法

作用：通鼻窍，散风热。

主治：外感风寒而致鼻塞或时流清涕，头胀，头痛，虚性牙痛，牙龈炎性肿痛等症。

操作：患者仰卧，医者坐其侧。操作时，以一手拇指、食指或两手食指掌侧分置于鼻外两侧巨髎穴处施行长按法；再以手拇指、食指或两手拇指掌侧分置两侧鼻旁迎香穴处，自内向外经巨髎至颧髎穴止，反复摩动一至三分钟。按压用力时应逐渐增加，以患者能耐受为度。此法治疗时有酸、胀感，治疗后有局部温热及呼吸道通畅的感觉。

7. 推颊车法

作用：疏风活络，止痛益聪。

主治：虚性牙痛，牙龈肿痛，口眼歪斜，下颌关节功能紊乱症等。

操作：患者仰卧，医者坐其侧。操作时，以两手拇指掌侧置于两耳前下方听会穴，推动沿下颌外缘经颊车至大迎穴三至五次后，在颊车穴处按揉一至二分钟。推动时，手法应从轻，按揉时用力应从重。此法治疗时有酸、胀、麻感，治疗后有面部与下颌温热及轻松的感觉。

8. 掐人中法

作用：清热开窍，回阳救逆。

主治：突然昏倒，不省人事，以及外伤性腰痛等。

操作：患者仰卧或直坐，医者坐其侧。操作时，以一手扶定头前额部，另一手拇指甲掐鼻下之人中穴一至二分钟后，再以两手拇指以人中穴位中点，向两侧之禾髎穴分摩一至二分钟。掐法后，可配合指揉法。此法操作时有酸胀及微痛感，治疗后有头脑清醒及局部温热的感觉。

9. 掐地仓法

作用：疏风活络，解痉镇痛。

主治：面肌痉挛，面神经瘫痪，口角流涎，三叉神经痛，狂乱骂詈等。

操作：患者仰卧，医者坐其侧。操作时，以两手拇指甲置两侧口角旁之地仓穴，施行指切掐法后，再以两拇指掌侧分置鼻外侧巨髎穴处，向下推动至地仓穴处止，反复操作一至三分钟。在由巨髎穴至地仓穴处，直推至下二分之一处时，用力应从轻。此法治疗时有酸、胀感，治疗后有局部温热及口周轻松的感觉。

10. 按下关法

作用：活络止痛，开窍益聪。

主治：下颌关节功能紊乱，口噤不开，口眼歪斜，三叉神经痛等。

操作：患者侧卧，医者坐其侧。操作时，医者以拇指置枕骨下方完骨穴处，向耳后翳风穴处徐徐摩动一至二分钟，再以拇指置下关穴处按揉一至二分钟；然后，以拇指置耳前下关穴处，食指置耳后翳风穴处，一齐着力按压，反复操作二至三分钟。按压下关及翳风穴时，用力应稍重，以患者能耐受为度。按后则可配合揉法，以消除按后之不适。此法治疗时有酸胀感，治疗后有局部温热的感觉。

11. 按上、下关法

作用：疏风清头明目，止痛开窍益聪。

主治：耳鸣，耳聋，虚性牙痛，牙龈肿痛，偏头痛等。

操作：患者仰卧，医者坐其侧。操作时，以两手拇指、食指掌侧分置两侧上、下关穴位处施以指按法，再以拇指掌侧分置上关处，自上关向上推动至头维穴后，再向下推动至颊车穴止，反复操作一至三分钟。在向上或向下推动时，两侧用力应均匀而缓慢。此法治疗时有酸胀感，治疗后有局部温热及头面部舒适的感觉。

12. 聪耳法

作用：开窍益聪。

主治：耳鸣，耳聋，慢性鼻窦炎，神经衰弱等。

操作：患者直坐，医者站或坐其侧。操作时，以两手拇指分置其两耳前，按盖两耳孔后，令患者作深吸气，闭口暂停呼气，并迅速用两手中指掌侧分置鼻孔两侧并按压之，稍停，随即两手中指、拇指突然放开，同时使其用力呼气，反复操作三至五次。然后，再以两手掌心分置两耳孔，并密切按紧，其余两手四指交叉置于枕骨粗隆处，以一手食指轻扣另一手中指末节指关节，此时在耳中有“嗒”声，反复轻扣一至二分钟。按压耳孔及鼻孔时应着力，放松时应同时猛然放开，放开的同时用力呼气。此法操作前，应将治疗意见告知患者，使密切配合始能收效。治疗后有头、耳清爽的感觉。

13. 头部对按法

作用：祛风止痛，健脑宁神。

主治：贫血性头痛，神经衰弱所致之头痛，耳鸣，失眠等症。

操作：患者直坐，医者站其头部后方。操作时，医者以两手四指分置额前两侧，自两侧头维穴平高处向头枕后摩动至后顶穴止，反复操作一至二分钟，再以两手掌心分置两侧头颞部，着力对按一至三分钟，最后，以两手掌心对按两耳孔处，进行掌点按一至二分钟。此法之要领，为两手向枕后摩动时应用力均匀而有节律，对按头部时两侧用力应相等。操作时，患者头部有紧压感，对按耳孔时有嗡嗡响声，治疗后有头、耳轻松与舒适的感觉。

14. 额前分推法

作用：清头明目，健脑宁神。

主治：外感风寒的恶寒发热，头痛鼻塞等。

操作：患者仰卧或直坐，医者坐或站其前。操作时，以两手拇指掌侧对置额前正中处，自内向头部外侧分推二至五分钟后，再以两手拇指分置头部两侧头维穴处，向枕后横摩至后顶穴止一至二分钟。两拇指分推或摩动时，用力应均匀一致。在后顶穴处，两拇指掌侧可增加交叉摩动数次。分推时，额前有微胀及舒适感，治疗后有局部温热及头脑和鼻部清爽的感觉。

15. 推正顶法

作用：安神宁志，平肝熄风。

主治：慢性额窦炎之前额胀痛，以及血管性或神经性之头昏、头痛等。

操作：患者直坐或俯卧，头微向上抬起，医者站或坐其侧。操作时，以手拇指掌侧自鼻尖之素髎穴起，自鼻向上沿头部正中线经印堂、神庭、百会、强间推至哑门穴止，反复操作二至三分钟。在沿经穴位处，应配合点按。此法按压穴位时有酸胀感，治疗后则有头脑清爽的感觉。

16. 推偏顶法

作用：泄热明目，宁神镇惊。

主治：主治偏头痛，耳鸣，耳聋，鼻塞多涕，嗅觉减退，鼻病等。

操作：患者侧卧或直坐，医者坐或站其侧。操作时，以两手拇指置头部两侧眉上之阳白穴处，自下向上经本神穴沿头部外侧线至完骨穴止，反复推动一至二分钟。在阳白、本神、完骨穴处，应配合点按法。此法治疗时局部有酸胀感，治疗后有头脑清爽及增益听力的感觉。

17. 掐四神聪法

作用：平肝熄风，开窍益聪。

主治：巅顶头痛，中风脱症，血虚眩晕，视力减退，视神经萎缩，神经衰弱等。

操作：患者直坐，医者站其前。操作时，以一手拇指、食指甲前后分置头顶部通天、前顶、百会、后顶穴处，先后施以掐法后，再继以指揉法二至三分钟，掐及指揉穴位时，头部应垂直而不宜偏斜。掐法之用力一般较重，但指揉则宜较轻柔，以消除掐法后之不适。此法治疗时，有酸胀并放射至全头部的感觉，治疗后有头脑清爽感。

18. 按百会法

作用：健脑宁神，回阳固脱。

主治：血虚眩晕，巅顶头痛，中风昏迷，虚脱，脱肛，月经过多或淋漓不断等症。

操作：患者直坐，医者站其前方。体弱患者治疗时，可侧卧或俯卧。操作时，以一手拇指掌侧置头顶百会穴长按后，再以拇指自前顶穴经百会直摩至后顶穴止；然后，以拇指自左或右侧络却穴经百会横摩至对侧络却穴止，反复操作二至三分钟。按压时，患者头顶部应与医者之拇指保持垂直方向，用力大小应以患者能耐受为度。治疗时，有头部温热及子宫收缩感，治疗后有头脑清爽及增益精神的感觉。

二、胸部操作手法

1. 按缺盆法

作用：泄热宽胸，通经活络。

主治：肩臂疼痛，风湿麻木，颈椎病引致之颈项疼痛及上肢麻木、疼痛，贫血性头昏头痛，脑血栓之后遗偏瘫等症。

操作：患者仰卧，头微向对侧倾斜，医者坐其侧。操作时，医者以手四指自耳下翳风穴处起，沿胸锁乳突肌方向，向下摩动一至二分钟，再以手拇指掌侧置锁骨上缺盆穴处长按，反复操作二至四分钟。摩动时，动作宜轻柔而有力，以局部皮肤微红为度；按压穴位时，应逐渐增加压力，每次按压均使患者上肢有麻胀放射感。此法治疗后，有上肢温热及轻松的感觉。此法操作时注意勿挫伤臂丛神经，高血压病患者须慎用。

2. 按天突法

作用：通调气道，清热平喘。

主治：支气管哮喘，咳嗽，急、慢性咽炎等。

操作：患者直坐，医者站其侧。操作时，医者以手拇指、食指掌侧分置颈部两侧，自气管旁人迎穴处经水突穴至气舍穴止，自上向下摩动一至二分钟，再以食指顶端置于胸骨柄上方天突穴处，向外下方点按三至五分钟。颈部摩动时，用力宜从轻从缓。按压穴位时，局部有酸胀并沿气管向下放射的感觉。操作时，注意勿按伤胸骨。

3. 宽胸法

作用：理气宽胸，清热解郁。

主治：胸胁苦满，肋间神经痛，肝胃不和，腕腹闷胀，头晕目眩等症。

操作：患者侧卧，左或右下肢屈起，左或右上肢举抱头，医者坐或站其侧。操作时，以两手掌心并置于腋下渊腋、大包穴处，两手四指指掌侧置胸前天池、食窦穴处，做颤动点按 2～5 分钟。治疗时，两手掌心宜密接腋下皮肤。点按时患者宜做深呼吸，每次点按均需迎随患者呼吸，点按时机选在呼气时为宜。按压则两手宜均匀而着力向下施压。此法操作时患者有压迫和舒适感，治疗后有心胸舒畅、头脑清爽的感觉。此法操作时忌用蛮力，防止损伤肋骨。体质瘦弱者慎用。

4. 分肋法

作用：宣通气血，宽胸止痛。

主治：胸满短气，坐卧不安，肋下满痛，乳房胀痛，胸部挫伤，肋间神经痛等症。

操作：患者仰卧，医者站其头部前方或坐其侧。操作时，以两手拇指分置胸骨旁两侧俞府穴处，其余两手四指抱定胸部两侧，沿肋间隙自内向外分推至腋中线止，由上向下至乳根穴平高处肋间隙止三至五分钟。治疗时患者应自由呼吸，两手指分推用力应均匀，手法宜轻柔缓慢。妇女患者，可分推至灵墟穴平高处止。此法治疗时有心胸舒适及清爽感，治疗后有呼吸舒畅、头脑轻松及增益精神的感觉。

5. 按胸骨法

作用：宽胸利膈，和胃止呕。

主治：咳逆上气，喘急，胸背疼痛，胸闷，胸痛，怔忡，心悸，呃逆，佝偻病之鸡胸等症。

操作：患者仰卧，医者坐其侧。操作时，以手四指或两手四指并置胸骨上璇玑穴处，逐步向下点按至中庭穴止，反复操作二至三分钟。点按时，应迎随患者呼吸，呼气时着力。施用手法时应用力均匀、缓慢而着力。此法治疗时胸部有一张一弛的感觉，治疗后有心胸开阔、呼吸畅快、增益精神的感觉。

6. 束胸法

作用：顺气宽胸，温经止痛。

主治：胸胁苦满，胸中刺痛，咳嗽气喘，恶心呕吐，胸部挫伤，肋间神经痛等症。

操作：患者仰卧，两下肢平伸，胸部微向上挺起。医者坐其侧。操作时，以两手四指分置脊柱正中之至阳穴两侧，拇指、食指分开，抱定胸部，自背后向胸前斜摩至期门穴止三至五分钟。施术时，两手四指应密接胸背部皮肤，四指应分置两侧相应之肋间隙，斜摩至腋后线时，用力应较胸前为大。背部斜摩与胸前斜摩的次数之比为 2∶1，此法治疗时胸背部有清爽感，治疗后有心胸舒畅、增益精神的感觉。

7. 点按侧胸腹法

作用：理气宽胸，清热解郁，止痛消肿，活血祛瘀。

主治：胸胁憋闷，咳逆上气，呃逆，饮食不下，肋间神经痛，胸痛引背不得卧，腹胀，肠痉挛性疼痛等症。

操作：患者仰卧，两下肢伸直，医者坐其侧。操作时，以一手四指并置于左或右侧锁骨下气户穴处，自上向下沿胸骨旁侧线之肋间隙，逐渐点按后向下移动，经膺窗、乳根、期门、日月、腹哀、大横、腹结、府舍至冲门穴止，反复按压二至四分钟。点按胸部时，应迎随患者呼吸，点按时机在呼气时。按压腹部是则应自由呼吸，腹部肌肉应放松。妇女患者点按胸部经乳房时用力宜轻。此法操作时有局部沉重及微胀感，点按腹部时有温热感，治疗后呼吸舒畅及温热放射至下肢的感觉。

8. 扩胸法

作用：调理气机，宽胸通络。

主治：胸闷，心急，呼吸不畅，胸胁胀痛，心悸，中气不足，头痛，眩晕，项背拘急等症。

操作：患者直坐，上肢屈肘，两手十字交叉抱于枕后，医者站其后方。操作时，医者以两手拿定患者两肘部，再以膝关节置其胸椎陶道穴上，嘱患者向前挺胸进行深呼吸，然后将两肘紧拉向后的同时，在背部用膝推按向前，同时将双肘后拉，反复推按三至五次。膝按时，应随患者呼吸，膝按时机在呼气动作时进行。推拉扳动动作，要干脆利落，用力短暂迅速，发力快，时机准，力度适当，收力及时。此法治疗时及治疗后有心胸开阔、呼吸畅快的感觉。

9. 顺气法

作用：顺气和胃，宽胸利膈。

主治：胸中憋闷，肝胃不和，饮食不下，头痛，目眩，项背隐隐作痛，咳逆上气，哮喘，心悸，心前区疼痛等。

操作：患者直坐，医者站其侧。操作时，医者以一手掌心置于患者胸骨璇玑穴处，另一手掌心横置于背部上方大椎穴处，自上向下沿胸、背正中线各摩动至胸前中庭穴处及背部下方至阳穴处止，反复操作三至五分钟。此法之要领为两手在胸、背前后应同时摩动，用力应均匀而有节律。治疗后，患者胸背部有舒适感。

10. 按中府、云门法

作用：理气降逆，通络宣肺。

主治：颈椎病，上肢麻木疼痛，肩痛不得上举，咳逆上气，喘急，胸胁支满，胸背疼痛等症。

操作：患者仰卧，上肢伸直平放床上，医者坐其侧。操作时，医者以两手四指并置于左或右侧胸大肌外缘处，再将手指微微分开，自内向外沿肋间隙向中府、云门穴呈梳状摩动，反复操作一至二分钟；再以两手四指并置于中府、云门穴处，着力长按，反复操作三至五分钟。梳摩时，用力应均匀、缓和而有力，以局部皮肤微红为度；按压穴位时用力应先轻后重，以上肢有麻胀感为度，忌用蛮力。治疗后，有上肢温热及上肢有力与轻松的感觉梳摩时，注意勿擦伤皮肤，按压时勿压上肋骨。

11. 拿腋下法

作用：宽胸利膈，宁神止痛。

主治：胸闷，胸痛，心悸，怔忡，胸胁苦满，肋间神经痛，头昏，头痛，精神不振，食欲减退等症。

操作：患者直坐或直立，两手叉腰，医者站其前方。操作时，两手分置两侧腋下，拇指掌侧置腋下之渊腋穴处，其余四指分置背部膈俞穴处，拿提腋下肌肉，自上向下反复操作二至五分钟。拿提腋下肌肉时，宜缓慢而轻柔。患者胸部肌肉应放松，自由呼吸。此法治疗时有局部酸胀感，治疗后有心胸舒畅、增益精神的感觉。

12. 梳摩胸肋法

作用：调节肺气，舒筋活血。

主治：胸闷气急，胸痛，心悸，胸胁疼痛等症。

操作：患者仰卧，医者坐其侧。操作时，医者以两手四指背屈，置于胸骨两侧，自胸骨柄平高处沿胸部肋间隙自内向外下方梳摩至腋前线止；再从上向下依次摩动至乳根穴止三至五分钟。梳摩时，两侧用力应均匀缓和有力，不可用蛮力，以局部皮肤微红为度。与此同时，应禁止患者谈话，在咳嗽时应停止梳摩，咳嗽后再继续操作。此法治疗后，局部有温热及胸部舒适的感觉。

三、腹部操作手法

1. 腹部斜摩法

作用：温运脾阳，和胃理肠。

主治：腹痛，腹胀，小儿消化不良，腰痛，胸胁胀痛，产后腹痛，月经不调等症。

操作：患者仰卧，医者坐其侧。操作时，以一手四指或两手四指掌侧并置于左或右季肋下腹哀穴处，自上向对侧下方斜摩经太乙、水分、神阙、四满、水道、归来穴止，反复斜摩五至十分钟。手置腹哀穴处时，应先摩动三至五次后，再向对侧内下方斜摩。上腹部摩动时，用力可稍大，但脐下及下腹部用力应稍小。此法治疗时有腹部肌肉牵扯样感，治疗后有全腹舒适及温热的感觉。必须注意，腹部斜摩法操作应在空腹时进行。

2. 束腹法

作用：滋补肾阴，健脾和胃。

主治：腹胀，肠鸣，食欲不振，食入不化，胃液潴留，头昏，心悸，怔忡，失眠，多梦，少气懒言，倦怠无力等症。

操作：患者仰卧，医者坐其侧。操作时，以两手四指对置脊柱正中线之悬枢及命门穴处，经三焦俞、肾俞、肓门、志室，再向腹部京门、章门至腹正中线止，反复做束腹式摩动三至五分钟。束腹时，应使两手将两侧要部肌肉用力抱拢。束腹至正中线时，两手应将腹部肌肉交叉捏紧，并微向上拿提。此法操作时有腰部肌向前牵拉感，治疗后有腰部轻松及增益精神的感觉。必须注意，此法对腹胀者慎用。

3. 腹肌拿提法

作用：调中和胃，补肾纳气。

主治：腹胀，食欲不振，便秘，头昏，胸闷，气喘，耳鸣等症。

操作：患者仰卧，医者坐其侧。操作时，以两手四指分置腹部两侧章门穴处，自外向内将腹部肌肉挤起，然后两手交叉扣拢，两手四指掌侧置腹部一侧，拇指掌侧置腹肌另一侧，自两侧之关门、太乙、滑肉门穴处平高处，自上向下逐渐移动至天枢、水道、归来穴处止，反复拿提三至五次。施术时，应嘱患者腹肌放松。每次拿提腹肌前，应先将放松之腹部肌肉挤拢，再向上拿提。此法治疗时有腹肌拉扯及微胀感，治疗后有腹部温热及舒适清爽的感觉。

4. 按上腹法

作用：健脾和胃，顺气降逆。

主治：胸腹闷胀，恶心呕吐，呃逆不止，饥不思食，胃脘疼痛，胸闷，胸痛，咳嗽气急，头昏头痛等症。

操作：患者仰卧，医者坐其侧。操作时，以手四指或两手四指掌侧并置于季肋下缘，自上向下逐步点按经幽门、阴都至肓俞穴止，反复操作二至三分钟。点按沿经穴位时，均须着力按压，用力大小以患者能耐受为度。按压时有沉重、胀及微酸感，治疗后有上腹部舒适及全腹温热的感觉。此法操作时机宜在饭后半小时施行，以免胃气上逆。

5. 上腹摩按法

作用：健脾除湿，调气消滞。

主治：呕吐，吞酸，呃逆，纳呆，腹胀，腹痛，头昏，惊悸，胸满气短等症。

操作：患者仰卧，两下肢伸直，医者坐其侧。操作时，以一手或两手四指并置于上腹部之巨阙、幽门穴处，自上向下呈直线摩动经中脘、阴都至脐上之水分穴平高处止，反复摩按五至十分钟。直线摩动时可配合按法，摩动时手指端掌侧着力。摩按时，应将腹部肌肉向下拉扯，不宜将肌肉向上带动，已免引起腹部不适。此法操作时有向下牵拉及压迫感，治疗后有局部温热及上腹舒适的感觉。胃及十二指肠溃疡此法慎用此法。

6. 上腹横摩法

作用：补脾阳，助运化，宽胸肋。

主治：胃脘痛，腹中痛，腹胀，食不下，胸闷，胸痛，气逆上喘，胸胁作痛等症。

操作：患者仰卧，医者坐其侧。操作时，以手四指或两手四指掌侧并置于腹部左或右侧之腹哀、章门穴处，经关门、太乙、商曲至对侧腹哀、章门穴处止，反复横摩六至十分钟。横摩在腹哀、章门穴处用力应稍大，可轻轻将侧腹部之肌肉拉起，至腹中部时用力应缓而小。此法治疗时有腹部肌肉牵扯及微胀感，治疗后上腹有轻松感觉。此法胃出血患者忌用。

7. 推上腹法

作用：调理脾胃，顺气降逆。

主治：恶逆上气，胸满短气，胃痛，嗳酸，恶心，呕吐，头昏，头胀，心悸，怔忡，胸胁胀痛等症。

操作：患者仰卧，医者坐或站其头部前方。操作时，以两手拇指掌侧对置，其余四指分置腹部两侧，推动时自剑突下鸠尾穴经上、中、下脘至水分穴止，反复直推三至五分钟。直推时，拇指末节指关节掌侧应着力下推。两手拇指并置推动时用力均匀一致，用力大小以患者能耐受为度。推动时，主要为两拇指着力，其余两手四指仅起扶定腹部的作用。此法操作时有紧压及微闷胀感，治疗后有局部温热与上腹舒适的感觉。溃疡病及饱腹时慎用此法。

8. 分摩季肋下法

作用：调中和胃、理气止痛。

主治：胸胁疼痛，胸中烦满，咳逆，气喘，胃脘疼痛，腹胀，肠鸣等症。

操作：患者仰卧，医者坐其侧。操作时，以两手四指分置两侧季肋下不容、承满穴处，沿季肋缘自内向外下方摩动，经腹哀穴至京门穴止，反复摩动五至十分钟。分摩时，两手用力应均匀而轻柔。此法治疗时及治疗后上腹部均有温热及舒适的感觉。肝脾肿大者慎用此法。

9. 摩按季肋下法

作用：疏泄湿热，健运脾阳。

主治：恶心呕吐，呃逆上气，食不知味，胸胁胀满，胸部作痛等症。

操作：患者仰卧或侧卧，两下肢微屈曲，医者坐其侧。操作时，以一手四指掌侧置季肋下不容、承满穴处，另一手四指掌侧置其相对之背部阳纲、意舍穴处，两手同时向腋中线处合摩，反复操作五至十分钟。在背部阳纲穴处摩动可配合按法，背部摩动用力应较季肋下为大。此法治疗时背部有酸胀及温热感，治疗后有上腹部舒适感。肝脾肿大患者慎用此法。

10. 推侧腹法

作用：调中理气，助脾运化。

主治：胸中烦满，呃逆上气，腹痛，便秘，腹胀，胸胁彻背疼痛等症。

操作：患者仰卧或微侧卧，医者站其前方。操作时，以两手拇指掌侧对置于腹部左或右侧之腹哀、关门穴处，其余两手四指分置两侧，自上向下推动，经大横、天枢、腹结，外陵至归来穴止，反复推动三至五分钟。此法之要领，为腹部推动时应缓慢，上腹推动着力应较下腹推动为重。便秘者应着力推左下腹部，用力大小以能耐受为度。推动时，有紧压及微胀感，治疗后有腹部温热及舒适的感觉。在治疗前，应嘱患者先排小便，体弱及腹泻者慎用。

11. 摩侧腹法

作用：调理脾胃，涩肠止泻。

主治：腹痛，腹胀，肠鸣，腹泻，小儿消化不良，胸胁疼痛，腰骶疼痛等症。

操作：患者侧卧，两下肢微屈曲，医者坐其侧。操作时，以一手四指掌侧置腹上部不容、承满穴下，另一手四指掌侧置背部魂门穴处，前后对置，再自上向下合摩侧腹部，操作经大横、腹结至府舍穴止，腰背部操作经意舍至志室穴止，反复摩动 5 ~ 10 分钟。此法之要领，为腹部以摩法为主，腰背部以摩按法为主，腹部用力宜轻，腰部用力宜重。

12. 侧腹挤推法

作用：和胃理肠，破积除满。

主治：小腹胀满，便秘，胃脘闷胀，腰痛不能俯仰，月经不调，痛经，闭经等症。

操作：患者仰卧，医者坐其头部前方。操作时，以两手拇指分别置于侧腹上部石关及腹哀穴处，自上向下，同时由两侧自外向内挤推腹部肌肉，经大横、神阙之水道、关元穴止，反复挤推三至五分钟。施术之要领，为两拇指用力应对称，推动宜缓慢，挤推上腹应较挤推下腹用力重。此法操作时有挤压及微胀感，治疗后腹部有温热于轻快的感觉。身体瘦削及体弱者、腹泻者，此法均慎用，月经过多者禁用。

13. 小消气法

作用：活血通络，理气安胎。

主治：腹胀，腹痛，腹泻，小便难，月经不调，痛经，胎动不安，遗精，早泄，阳痿等症。

操作：患者仰卧，两下肢伸直，医者坐其侧。操作时，以两手拇指、食指或两手食指、中指掌侧分置两侧髂骨内上缘维道穴处，自上向下摩动经髂骨内缘府舍穴至气冲穴处，反复操作五至十分钟。施术时，手指紧靠髂骨内缘摩动，手法宜轻柔，在沿经穴位时可配合点安法。此法治疗时有局部温热感，点按时有酸胀及下肢放射性温热感，治疗后有腹部轻松的感觉。操作前，应嘱患者先排小便。

14. 大消气法

作用：消气导滞、痛经活络。

主治：头昏目眩，全腹胀满，胸胁胀痛，小腹疼痛，下肢瘫痪，闭经，痛经等症。

操作：患者仰卧，医者坐其侧。操作时，以两手四指掌侧或以一手四指掌侧并置于左或右小腹部近髂骨内缘归来、气冲穴处，用指端长按一至三分钟。长按时，用力应依先轻、后重、再轻的三个步骤进行腹部按压。此法操作时有局部压迫及较大的温热感，并向同侧下肢放射如温热水下流之冲动感觉，治疗后有腹部轻松及下肢温热与有力感。操作前，患者需排空小便。

15. 按腹外侧法

作用：温经散寒，理气活血。

主治：腰痛，腰椎滑脱症，腰椎间盘突出症，增生性脊柱炎，腰部损伤，小腹气逆上冲两肋疼痛，腹痛，肠鸣，泄泻等症。

操作：患者侧卧，两下肢屈曲，医者坐或站其侧。操作时，以一手四指掌侧置于腰肌京门穴处，自后斜向腹外侧下方摩动一至三分钟；再以两手四指并置于下腹部外侧大横、腹结穴处按压，反复操作三至五分钟，施术之要领，为由腰斜向腹内下方摩动时用力应从轻从缓，按压时应逐渐增加压力，用力大小以患者能耐受为度。此法治疗时下腹及同侧下肢有温热及酸胀感，治疗后有局部温热及舒适感觉。对腹胀患者，慎用施行由腰向腹的推动手法。

16. 按髂骨内侧法

作用：行气活血，温经镇痛。

主治：下肢瘫痪，坐骨神经痛，髋关节损伤，腰骶部疼痛，风湿性脊柱炎，增生性脊柱炎等症。

操作：患者侧卧，两下肢微屈曲，医者坐其侧。操作时，以左或右手四指掌侧自髂骨上五枢穴起，沿髂骨缘自外向内下方推动至气冲穴止一至二分钟；再以两手四指掌侧置髂骨内侧府舍、归来、气冲穴处，着力向下方按压，反复操作三至五分钟。施术之要领，为沿髂骨向下方摩动时，用力应从缓从轻，按压时应逐渐增加压力，用力大小以患者能耐受为度。此法治疗时下腹及下肢有酸胀及温热感，治疗后有腰及小腹轻松与温热的感觉。

17. 按天枢法

作用：理气健脾、涩肠止痛。

主治：腹痛，肠鸣，腹泻，食不下，绕脐彻痛时上冲心，胸闷，胸痛，下肢痿弱无力等症。

操作：患者仰卧，医者坐其侧。操作时，以一手拇指、食指掌侧分置脐部两旁之天枢穴处，着力长按二至五分钟。两指分置两侧用力，应力求均匀一致。长按时，应逐步增加压力，以患者能耐受为度。此法操作时有局部紧压及下腹部和两下肢温热或放射性温热感觉，治疗后有腹部温暖及舒适感。

18. 脐周按摩法

作用：健运脾阳，和胃理肠。

主治：小儿消化不良，食欲不振，时吐乳汁，肠鸣，泄泻等症。

操作：患者仰卧，医者坐其侧。操作时，以掌心置神阙穴上，以脐为中心，先作顺时针方向旋转五至十分钟，再作逆时针方向旋转按摩五至十分钟。用于小儿，多在小儿睡后施用，如能合作的小儿，则随时可用。此法之要领，为按摩手法宜轻柔，旋转按摩频率宜慢，向每一方向旋转按摩均应以腹部微汗为度。治疗时及治疗后，腹部均有温热及舒适的感觉。

19. 揉脐法

作用：温阳散寒，补益气血，健运脾阳，和胃理肠消食导滞。

主治：小儿消化不良，食欲不振，食积，腹胀，腹痛，腹泻，便秘，肠鸣，吐泻等症。

操作：患者仰卧，医者坐其侧方。操作时，以一手手指（拇指、食指或食指、中指、无名指面）、掌根或掌心置神阙，以脐为中心，先做顺时针旋转，再做逆时针旋转，仅在表皮做法，不带动深层组织。

20. 狮子滚绣球法

作用：健脾和胃，消食导滞。

主治：腹胀，食积。

操作：患者仰卧，医者坐其侧，身体略前倾。操作时，双手拇指自然伸直，余四指并拢略屈曲，呈半圆形，以尺侧小鱼际及掌根部位着力于患者腹部正中，进行顺时针或逆时针旋转滚揉，逐渐扩大范围，形似狮子双掌滚球之状，连续操作三至五分钟。双手用力要轻柔、均匀一致而有节奏，不可挤压、按扣或暴力施术。

21. 脐部挤推法

作用：调理肠胃，消气导滞。

主治：腹胀，便秘，心中烦满，月经不调，痛经等症。

操作：患者仰卧，医者站其头部前方。操作时，以两手拇指掌侧分置脐上两侧滑肉门穴处，其余四指分置腹部两侧，自上向下，同时自外向内将腹部肌肉挤推二至五分钟。施术之要领，为两手挤推时，两侧用力应对称，挤推时，主要为两拇指掌侧用力，其余两手四指仅起稳定拇指的作用，用力大小以皮肤微红为度。此法操作时有挤压及微胀感，治疗后有局部温热与腹部轻松的感觉。体弱或腹泻者此法慎用。

22. 脐旁横摩法

作用：温补脾肾，调中和胃。

主治：头晕目眩，胃脘疼痛，腹部胀满，肠鸣，腹部积气，食欲减退，虚寒便秘等症。

操作：患者仰卧，医者坐其侧。操作时，以一手四指或两手掌侧并置于腹部左或右侧大横、腹结穴处，经天枢、外陵至对侧大横、腹结穴处止，反复横摩二至五分钟。横摩在大横、腹结穴处时用力应较重，近脐旁周围摩动时用力应轻柔。此法治疗时有牵扯及微胀感，治疗后有局部温热及肠鸣增加的感觉。

23. 摩脐旁法

作用：理气健脾，通络缓痛。

主治：腹满，胃脘疼痛，恶心呕吐，不思饮食，胸背相引而痛，喘咳，腹泻等症。

操作：患者仰卧，医者坐其侧。操作时，以两手四指掌侧分置脐旁天枢穴处，自上向下经外陵、大巨至水道穴处止，反复摩动五至十分钟。两手四指在操作时，应轻缓而均匀地摩动。此法治疗时局部有舒适感，治疗后腹部有温热的感觉。

24. 按腹中法

作用：健运脾胃，温肾壮阳。

主治：胸闷，胸痛，咳逆上气，胃痛，急、慢性胃炎，溃疡病，月经不调，闭经，产后腹痛，痛经，阳痿不举，遗精，早泄等症。

操作：患者仰卧，医者坐其侧。操作时，以拇指或手指掌侧并置于上腹部上脘穴处，沿腹中线向下点按，经中脘、下脘、水分、气海、关元穴至曲骨穴止，反复操作五至十分钟。施术之要领，为上腹疾患以点按“三脘”为主；下腹及下肢疾患以点按水分、气海、关元穴为主；生殖系统疾患以点按曲骨穴为主。在点按上腹部穴位时有酸胀感，点按水分穴及下腹部位时有酸胀及温热放射至下肢的感觉。

25. 腹直肌横摩法

作用：调理脾胃，解郁顺气。

主治：腹肌拘急，胁下积气，不思饮食，腹部闷胀，头昏，头痛，胸中烦闷，气逆上喘等症。

操作：患者仰卧，医者坐其侧。操作时，以一手或两手四指并置左或右侧腹直肌上缘，自其内缘向外缘横摩，再自幽门穴平高处顺腹直肌向下腹部之横骨、归来穴止反复横摩五至十分钟。施术之要领，为横摩腹直肌时，脐上部分应较脐下部分用力为大；在腹直肌内外缘摩动用力宜轻，肌腹处摩动用力应稍大。此法操作时患者有拨拉肌肉及微酸胀感，治疗后有腹部舒适，增益精神的感觉。操作前应嘱患者先排小便，以免损伤膀胱。

26. 按气冲法

作用：行气活血，温通筋脉。

主治：头昏，头痛，视物模糊，胸闷，胸痛，腹胀，气喘，下肢疼痛，行走无力，下肢麻木瘫痪等症。

操作：患者仰卧，两下肢伸直，医者坐其侧。操作时，以两手拇指掌侧分置下腹部两侧气冲穴处，或两手四指掌侧分置气冲、急脉穴处，或两手拇指掌侧分置气冲、急脉穴处，长按二至五分钟。长按时，应依先轻、后重、再轻的步骤进行。每次按压，均待腹及下肢有发热感时止。此法治疗时有两下肢放射性温热感，治疗后下肢及下小腹部有温热轻松的感觉。

27. 耻骨上横摩法

作用：培元助气化，通经止痛。

主治：月经不调，痛经，闭经，产后腹痛，阳痿不举，小便难，腰骶部疼痛，髋关节损伤，下肢麻木瘫痪等症。

操作：患者仰卧，两下肢伸直，医者坐其侧。操作时，以一手之食指、中指或二、三、四指掌侧并置于小腹部左或右侧归来、气冲穴处，反复横摩五至十分钟。施术之手法宜轻柔，在沿经穴位时可配合点按法。此法治疗时有局部温热感，点按时有微酸胀感，治疗后有小腹舒适感。月经过多慎用此法。

28. 推下腹法

作用：培元助气化，清利温热。

主治：腹痛，腹胀，小腹痞满，腹肌拘急，挟脐急痛，月经不调，痛经，产后腹痛等症。

操作：患者仰卧，两下肢伸直，医者坐其前。操作时，以两手拇指掌侧对置于脐下阴交穴处，其余四指分置腹部两侧，自上向下逐步推动经石门、关元、中极穴至曲骨穴止，反复操作二至三分钟。推下腹时，用力应较推上腹为轻，耻骨上方用力宜轻柔。此法治疗时下腹有紧压及温热感，治疗后有腹部温热及轻松的感觉。月经过多者此法慎用。

29. 下腹横摩法

作用：调补下焦气机，益元振阳。

主治：小腹胀满，肠疝痛，小便困难，遗精，阳痿，早泄，月经不调，痛经，慢性盆腔炎，慢性附件炎等症。

操作：患者仰卧，医者坐其侧。操作时，以手指或两手四指掌侧并置于下腹部左或右侧之髂骨内缘的五枢、府舍穴处，经水道、气穴、关元之对侧之髂骨内缘止，反复横摩五至十分钟。施术之要领，为横摩水道、气穴处，用力宜稍重，其余部位应稍轻，下腹横摩用力应较横摩上腹轻，横摩时掌部为向上抬起，手指掌侧平放着力，便秘患者左侧横摩用力应重。此法治疗时下腹肌肉有牵扯及微胀感，治疗后有小腹轻松及温热的感觉。

30. 下腹摩按法

作用：培肾固本，清利温热。

主治：腹肌拘急，小腹疼痛，腹胀，肠鸣，恶心呕吐，食欲减退，头昏，头痛，耳鸣，耳聋，视物不明，下肢酸软等症。

操作：患者仰卧，两下肢伸直，医者坐其前。操作时，以一手或两手四指并置于下腹部之阴交、中注穴处，自上向下经关元、气穴至曲骨、横骨穴止，反复摩按三至五分钟。下腹部摩按时，用力应轻柔。此法操作时有牵扯及沉重感，治疗后有下腹温热及舒适感。月经期间此法应慎用。

31. 斜摩下腹法

作用：调补下焦气机，温通经脉。

主治：头昏目眩，全腹胀满，胸胁胀痛，小腹疼痛，下肢瘫痪，经闭，痛经等症。

操作：患者仰卧，两下肢微屈曲，医者坐其前。操作时，以一手四指掌侧置髂前上嵴处，另一手置髂骨内上缘维道穴处，自上向内下方经府舍、归来穴至气冲穴止，反复交替斜摩五至十分钟。施术之要领，为斜摩时可配合按法，斜摩侧腹部用力较摩少腹部时用力稍大。此法治疗时有酸胀及牵扯样感，治疗后下肢、腰骶部与下腹部有温热及轻松的感觉。

32. 按下腹法

作用：补肾祛湿，固本培元。

主治：月经不调，痛经，经闭，慢性盆腔炎，小便不利，遗精，早泄，阳痿，腰骶疼痛，下肢麻木瘫痪，坐骨神经痛等症。

操作：患者仰卧，医者坐其侧。操作时，以手四指或两手四指掌侧脐旁之肓俞穴，自上向下逐步点按经四满、大赫穴至横骨穴止，反复按压二至三分钟。施术之要领，为下腹点按应较上腹点按用力小，点按时宜着力，但应缓慢下移。此法操作时患者有酸胀及沉重感，治疗后有局部温热及下腹舒适感觉。

四、背部操作手法

1. 揉大椎阳关法

作用：疏风散寒，温补脾肾。

主治：颈椎病，头痛，颈肌拘急，肩背疼痛，上肢麻木疼痛，胸痛，心悸，咳逆上气，肠痉挛性疼痛等症。

操作：患者直坐，头向前倾，医者坐其侧。操作时，以拇指掌侧揉背部上方之大椎穴一至三分钟，再指揉腰部至阳穴一至三分钟。最后以掌心先后置上述两穴上，作旋转按摩三至五分钟。施术之要领，为指揉大椎穴应较指揉阳关穴用力稍大，按摩时动作应缓慢而有力，以皮肤微汗为度。此法指揉时有局部酸胀感，按摩时有温热感，治疗后有腰背肌肉及腹部舒适感觉。按摩时，注意勿擦伤皮肤。

2. 推膈俞法

作用：解热疏风，调理脾胃。

主治：腹痛，腹胀，嗳气，吐酸，呃逆，呕吐，食欲不振，头昏，目眩，心悸，怔忡，烦躁不安等症。

操作：患者俯卧，两手握拳置于锁骨下，医者站其头部前方。操作时，以两手拇指分置脊柱两侧大杼穴平高处，向下经肺腧、心俞、膈俞穴止，反复推动三至五分钟。推动时，两拇指用力须均匀而缓慢，以皮肤微红为度；推动后，在沿经穴位处可配合指揉法；推动背部皮肤，应不使有褶皱。此法操作时局部有温热感，指揉穴位时有酸胀感，治疗后有背部温热及心胸舒畅于上腹部轻松的感觉。

3. 指揉曲垣法

作用：痛经活络，行气止痛。

主治：颈项强痛，肩背冷痛麻木，肩不能举，头痛，头昏，眩晕，恶心，呕吐等症。

操作：患者俯卧或直坐，屈肘，两手交叉抱于对侧上臂，医者坐或站其侧。操作时，以拇指置左或右侧肩胛冈上方之曲垣穴处，其余四指置肩上固定后，再以拇指揉三至五分钟。施术之要领，为指揉皮肤以局部微红为度，指揉后，可配合拇指长按法。此法治疗时有酸胀及温热感，可放射至颈项、肩臂及手指，治疗后有颈背及上肢舒适的感觉。

4. 按肩井法

作用：豁痰开窍，通络止痛。

主治：头颈痛，颈项强痛，肩背部疼痛，肩臂痛，中风气塞，痰涎上涌不语等症。

操作：患者仰卧，两下肢伸直，两上肢平放于床上，医者坐其侧。操作时，以一手扶定患者左或右侧上臂，另一手四指末节掌侧置于左或右侧肩井穴处，着力长按三至五分钟。施术之要领，为按压时主要是指端在穴位上将肩部肌肉用力向上托起，按压后可配合指揉法，以消除按压后之不适。此法操作时，患者有局部沉重、酸胀的感觉，并放射至同侧下肢有微胀感。

5. 拿肩井法

作用：通经活络，豁痰开窍。

主治：颈部扭伤，颈椎病，肩臂疼痛，头昏头痛，四肢困倦，偏瘫等症。

操作：患者坐位，医者坐或站其后方。操作时，以手四指置肩后或两手四指掌侧置肩后，拇指掌侧置肩井穴处，着力向上拿提二至三分钟。施术之要领，手法用力大小，以患者能耐受为度，拿提后，可继用较轻柔的指揉手法，以消除拿提法后之不适。此法治疗时有局部沉重、酸胀感，治疗后同侧肩、背、颈项及上肢有轻松舒适感，如拿两侧肩井穴，则有头脑清爽、增益精神的感觉。拿肩井法亦称之为“总收法”，即推拿治疗常以此法结束。

6. 背部分推法

作用：解表退热，祛风清眩。

主治：外感风寒，头昏，枕部疼痛，颈项强直，腰背疼痛，肩臂不能上举等症。

操作：患者俯卧，医者坐或站其头部前方。操作时，以两手拇指分置脊柱两旁大杼穴平高处，其余四指置其两侧，自内向外下方沿背部肋间隙分推至腋中线止，自上向下至胃俞穴平高处止，反复操作三至五分钟。施术之要领，为分推法时患者应自由呼吸，分推时手法宜轻柔、均匀而有力，在脊柱两侧分推时，着力宜稍重，稍近腋中线处，用力应逐渐减轻，此法治疗有背部温热及微胀感，治疗后有精神振奋及呼吸轻松的感觉。

7. 按肩胛内缘法

作用：宣通肺气，回阳救逆。

主治：心悸，怔忡，胸痛，眩晕，恶心，呕吐，呃逆，以及呼吸困难、脉微欲绝之急救等症。

操作：患者侧卧，头向后仰，收腹挺胸，左或右上肢后伸，医者坐其侧。操作时，以手拇指置于左或右侧肩胛内侧脊柱缘上方肩中俞穴处，着力点按，并逐步沿肩胛内缘下移经魄户、膏肓穴至肩胛下角内缘止，反复操作三至五分钟。施术之要领，为点按时宜迎随患者呼吸，点按时机在呼气时；点按时，也可使患者用力咳嗽，随咳声向前按压；点按后，可配合局部抚摩或空拳轻柔，以消除点按后之不适。此法操作时局部有酸胀感，治疗后有心胸舒畅及增益精神的感觉。

8. 掌推肩胛法

作用：平喘止咳，益气补虚。

主治：咳逆上气，胸闷气急，恶心呕吐，头昏目眩，四肢无力，阳虚欲脱等症。

操作：患者直坐或侧卧，医者站或坐其侧。操作时，以一手拿定患者左或右肩，并向后方掀扳，另一手用掌根推自肩中俞穴沿肩胛脊柱缘经膏肓穴，向外下方斜推至腋中线止，反复掌推二至三分钟。施术之要领，为操作时患者头向后仰，向前挺胸；在掌推至膏肓穴处时应着力推动，并同时使患者咳嗽；在肩胛上部掌推时，用力应较肩胛下部为重。此法治疗时有重压感，治疗后有呼吸舒畅及增益精神的感觉。

9. 肩胛下重推法

作用：通宣肺气，回阳救逆。

主治：中气不足，精神不振，呃逆，呕吐等症以及休克之急救。

操作：患者侧卧，头后伸，挺胸，两下肢微屈曲，医者坐其侧。操作时，医者以一足足底部斜置于左或右侧肩胛内缘着力向前推动，同时以一手拿住肩部向后引伸，反复操作 3～5 次。在向后引伸肩部和足底向前推动肩胛下缘时，应掌握好同时用力。此法治疗时局部有紧压感，治疗后有呼吸舒畅的感觉。操作时，注意勿损伤肋骨。

10. 点按背肋法

作用：益气补虚，理气和胃。

主治：中气不足，精神不振，倦怠无力，食欲减退，心悸，怔忡，项背拘急，腰背疼痛，胸脘闷胀，胸肋疼痛等症。

操作：患者俯卧，医者坐其侧。操作时，以两手四指分置脊柱两侧肋间隙，自肺俞穴平高处，沿肋间隙逐步下移，经膏肓、噫嘻穴至胃仓穴止，反复点按三至十分钟。点按时，两手四指用力应一致，必要时可用两食指背屈点按。点按时，应迎随患者呼吸，点按时机在呼气时。此法操作时有微胀及轻微沉重感，治疗后背部轻快及呼吸清爽、精神振奋的感觉。

11. 按脊中法

作用：疏解风邪，调补肾气。

主治：头晕，头痛，目眩，心悸，健忘，失眠，胸闷，腹胀，脐中作痛等症。

操作：患者俯卧，两手握拳置于锁骨下，头部微向后仰，医者站其侧或站其头部前方。操作时，以拇指顶置于枕骨下方之风府穴处进行点按，自上向下，每一棘突间隙点按三至五次，逐步按压至阳关穴止。施术之要领，为点按背部时用力应较腰部为大；点按棘突间隙时，指端应与背部肌肉垂直；在颈椎棘突间隙点按时，可迎随患者呼吸。此法治疗时局部有沉重及微胀感，治疗后有头脑清爽及腰部舒适的感觉。

12. 重压肩胸法

作用：疏风活络，理气宽胸。

主治：胸闷，气喘，咳逆上气，腰背疼痛，胸肋疼痛，头昏，头痛等症。

操作：患者侧卧位，左或右足屈曲，屈肘，一手握拳置于锁骨下，医者站于床上。操作时，医者执特制竹竿或手拉扶手，用一足足底部置肩上肩髃穴下方，另一足轻置腋中线渊腋穴处，轻轻点按一至三分钟。施术之要领，为胸部重按时应重中有轻，轻中有重，但不应使患者有疼痛及不适的感觉；用力的重心，应操纵在竹竿后扶手上，用力大小，以患者能耐受为度；重压点按时，应迎随患者呼吸，点按时机在呼气时。此法治疗时肩胸部有重压感，治疗后有胸背部舒适呼吸通畅及增益精神的感觉。年老体弱者禁用此法。

13. 点肋补气法

作用：温补脾肾，补益中气。

主治：腰背疼痛，口吐清水，呃逆，呕吐，少气懒言，语声低微，倦怠无力等症。

操作：患者俯卧，两手握拳交叉置于锁骨下，医者站其侧。操作时，用两手食指背屈，置于脊柱两侧，自大杼穴平高处之肋间隙，自上向下沿肋间隙向下点按至膈俞穴止二至五分钟。施术之要领，操作时患者头部应尽量向后仰，微向前挺胸；每次点按应随患者呼吸，点按时机应选在呼气时。此法治疗时有胸部舒适、呼吸通畅和治疗后有自然挺胸、心胸开阔、精神振奋的感觉。

14. 推背法

作用：宣热疏风，行气通络。

主治：头昏，头痛，颈椎病，腰背部扭、挫伤，腰肌劳损等症。

操作：患者俯卧，两手握拳置于锁骨下，医者站其头部前方。操作时，以两手拇指掌侧对置脊柱两侧大杼穴平高处，自上向下沿脊柱两侧推动至大肠俞穴止，反复操作三至五分钟。施术之要领，为推动时宜向前呈直线推动；推动时两侧均匀用力，以局部可蘸酒推动。同时，应掌握背部用力宜稍重，腰部用力宜稍轻。此法治疗时背部有发胀及沉重感，治疗后背部有发热和轻松的感觉。

15. 脊背拿提法

作用：祛风寒，通经络，利腰脊，健脾胃。

主治：风湿性腰背痛，腰背脊劳损，头昏，头痛，肠鸣，食入不化，小儿疳积等症。

操作：患者俯卧，医者坐其侧。操作时，以两手拇指置脊柱一侧之内缘，其余四指掌侧置其外侧，或用一手拇指及食指分置其内、外侧，自背部上方大杼穴平高处，自上向下拿提背部及腰部肌肉至腰骶部之关元俞穴止，反复操作三至五次。施术之要领，为拿提背部肌肉时应先纵形拿提，继以横行拿提。拿提时，应将肌肉拿紧，向上提时应将肌肉提起。根据需要，可拿提一侧腰背肌肉或左右交替拿提。此法治疗时有局部紧、胀及微痛感，治疗后有背，腰部轻快及温热感觉。

16. 背部直摩法

作用：疏泄湿热，健运脾阳。

主治：腰背疼痛不得俯仰，腰背肌肉劳损，胸痛彻背，倦怠无力，少气懒言，肝胃气痛，胃寒不能食等症。

操作：患者俯卧，双肘屈曲，手置于额前，医者坐其侧。操作时，医者以两手四指掌侧并置于背部上大椎穴平高处，向下沿脊柱两侧经膏肓穴至膈关穴止，反复直摩五至十分钟。施术之要领，为背部摩动时可配合按法，直摩时，上背部着力应较下背部为重，用力大小以皮肤微汗、微红为度；慢性虚损患者背部之膏肓穴多摩，上腹疾患者膈关穴宜多摩。此法治疗时及治疗后局部均有温热及上腹舒适感觉。

17. 梳摩背肋法

作用：宣调肺气，舒筋活血。

主治：少气懒言，语声低微，倦怠无力，腰背拘急，胸椎骨质增生，风湿性肌炎等症。

操作：患者俯卧，两上肢交叉置于对侧肩上，医者站其头部前方。操作时，以两手四指背屈置于脊柱两侧，自风门穴平高处沿背部肋间隙自内向外下方梳摩至腋后线止，自上向下依次摩动至膈俞穴止三至五分钟。施术之要领，梳摩背部肋间隙时，两侧应同时着力，用力均匀，距脊柱正中线愈远，用力愈减轻。上背部着力应较下背部为重，但以患者不感疼痛为宜。此法治疗时有局部温热及轻松紧压感，治疗后有胸背部舒畅及增益精神的感觉。

18. 背部挤推法

作用：健脾益肾，调气补虚。

主治：胃寒，腹胀，恶心，呕吐，呃逆，腰痛，泄泻，羸瘦不生肌肤，疳积，脊痛筋缩，风湿性关节炎，腰背部劳损等症。

操作：患者俯卧，两下肢伸直，医者站其前。操作时，以两手拇指分置脊柱两侧大杼穴平高处，其余两手四指分别固定于两腋下，由上向下呈直线挤推脊柱两侧之骶棘肌，至膈俞穴平高处止，反复操作三至五分钟，此法之要领，挤推时应将两侧肌肉由外向内挤起，缓慢向前推动；两侧用力须均匀，避免皮肤和肌肉重叠；挤推后，可继以背部抚摩法，以消除挤推之不适。此法治疗时有局部皮肤发热及紧张感，治疗后有背部轻松及胸部舒适的感觉。

19. 背部斜摩法

作用：疏泄肝胆湿热，通络止痛。

主治：胸胁苦满，肋间神经痛，腰背疼痛，增生性脊柱炎等症。

操作：患者俯卧，两上肢屈肘，两手置于额前，医者坐其侧。操作时，以一手四指掌侧并置或两手四指掌侧并置于肩胛冈上方之一侧肩中俞、肩外俞及曲垣穴处，自上向内下方斜摩至对侧肝俞及魂门穴处，反复操作二十五分钟。施术时，两手用力宜均匀，手法宜轻柔，背部肌肉较肥厚者可配合用力稍大之摩按法。此法操作时有背部沉重及微酸胀感，治疗后有背部轻松的感觉。

20. 背部拳揉法

作用：振奋脾阳，化湿消滞。

主治：头昏，头痛，颈项强痛，腰背部扭、挫伤，类风湿性脊柱炎，翻胃呕吐，腰肌劳损等症。

操作：患者俯卧，医者坐其侧。操作时以手握拳，自背部左或右侧之肩中俞穴处拳揉一至二分钟后，再自大杼穴平高处起，经脾俞、胃俞至肾俞、大肠俞穴止。然后予对侧背部施以同样操作方法，两侧反复拳揉三至五分钟。施术之要领，体质壮实者宜用拳揉，体质虚弱或久患者宜用空拳揉，拳揉时宜着力，但向前移动时宜缓慢，揉动以皮肤微红为度；肩背痛及颈项强痛者着重拳揉肩中俞穴，肠胃病宜揉脾俞、胃俞穴，腰痛宜重揉肾俞、大肠俞穴。此法治疗时患者有很重而舒畅感，治疗后有局部皮肤发热及胸、腹、腰部舒适的感觉。

21. 背部抚摩法

作用：散寒通阳，镇静安神。

主治：外感风热，腰背酸困，风湿性腰背肌肉痛，精神倦怠，烦躁，失眠等症。

操作：患者俯卧，医者坐其侧。操作时，以右手掌心置背部大椎穴处，自上向下经至阳穴至悬枢穴止；再以手掌心置脊柱一侧肩外俞穴处，向下经膈关至肓门穴平高处止，进行抚摩法，反复操作二至三分钟。抚摩时，手法宜轻柔，掌心应密接背部皮肤，以皮肤表面有微汗为度。此法治疗时及治疗后均有皮肤肌肉舒适与轻松的感觉。

22. 背部重压法

作用：理气通络，调治腰痛。

主治：头昏头痛，胸闷气急，精神倦怠无力，腰背痛，腰椎间盘突出症等。

操作：患者俯卧，两手握拳置于锁骨下，头部微向上抬起，医者站床上。操作时，医者手执特制竹竿或拉紧扶手，以右或左足底部横置背部大杼穴平高处，或纵置大椎、陶道、身柱穴处，另一足底部横置于骶部八髎穴处，作颤动重压，点按二至五分钟。施术之要领，重压时重心应放在骶部，点按时应迎随呼吸，重压时机在患者呼气时。足部用力大小，以患者能耐受为度，重压法后继用背部重揉法，此法治疗时有背部沉重感，治疗后有呼吸畅快，背部轻松，增益精神的感觉。年老体弱者，此法慎用。

第三节　组合操作手法

一、安神定志术

孙思邈在其《医论》中指出："凡大医治病，必当安神定志。"其术重在调和元神之府。

1. 开天门 24 次
2. 分阴阳 36 次
3. 运太阳 21 次
4. 提耳轮 5 次
5. 推耳后 10 次
6. 摩头维 3 次
7. 擦项筋 10 次
8. 点印堂、上星、百会、风府
9. 拿太阳、点眉弓、迎香、地仓
10. 掐承浆、人中、山根
11. 龟行三经 5 次
12. 拿风池 3 次
13. 揉捏项筋，推天柱 24 次
14. 拿肩井，点按大椎、大杼、风门

15. 弹打横梁筋 5 次。

二、强心安神法

心居胸中，有心包卫护于外，心是脏腑中最重要的器官，生命活动的中心。心的主要功能有主神明、主血脉、其华在面、开窍于舌等。

1. 按压心区法

病人仰卧，医者立其左，将右手拇指和食、中指岔开，以第五掌骨头为着力点，按压在乳下二尖瓣区（即左侧第五肋间锁骨中线内部位），中指所到相当于中庭穴，全掌由轻至重施压至中等强度，按压三分钟。

2. 点按乳房穴

沿胸骨柄外侧二行三排六点；围绕乳根部，左顺右逆十二点；两手各成八字手，相对着力按压乳根部；隔掌垫打库房穴三下。

3. 补心宁神法

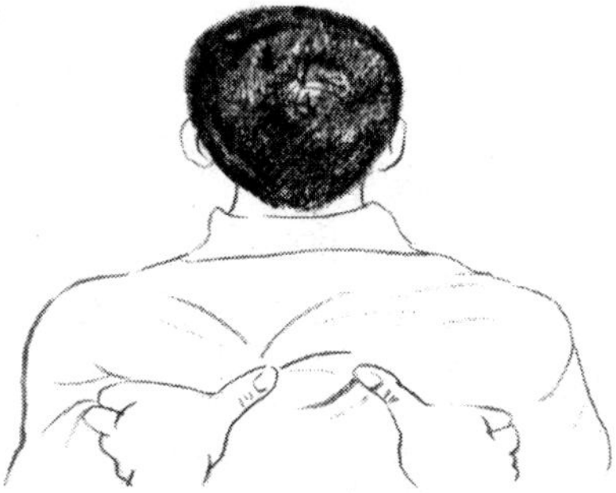

先以左手中指按住大椎穴，再以右拇指和中指顺序扣按心俞、膈腧部位的筋，后将两手中指和食指插向两肋，扣住不动，两拇指扣住两膏肓穴，以指端拨筋往里合按，至病人胸部感觉舒松即止。

4. 回阳救急法

以一手拿点大陵（或内关）穴，另一手掐点中指端（中冲）穴。稳定不动，以候气行。

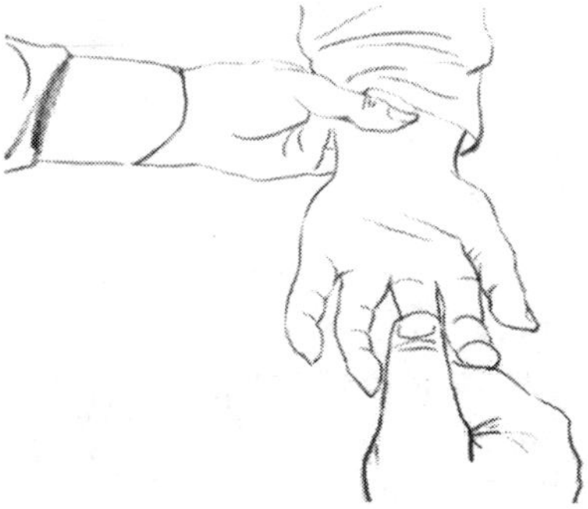

三、清肺宽胸法

肺居于胸中，在脏腑中所处的位置高，故又称为肺为华盖。肺上连气管、喉咙，开窍于鼻。其主要功能为主一身之气，司呼吸，宣发肃降，通调水道，外合皮毛等。

1. 开胸调气

患者仰卧，先以双手拇指点开肺门穴（肺门穴为开胸顺气之要穴，位于第一、二肋软骨附着处之间，距胸骨中线左右约 1 寸之凹陷内，指压有酸痛感处，俗名气通穴。）然后以拇指分推二、三肋弓并拨两腋前面的筋；再以掌根重按中府、云门。然后医立其左，以右手横位施术，用掌心按于左库房处（相当于乳上第二、三肋间），手指紧按紫宫、华盖部位，伴随呼吸中等力按压，三五分钟后徐徐抬起。

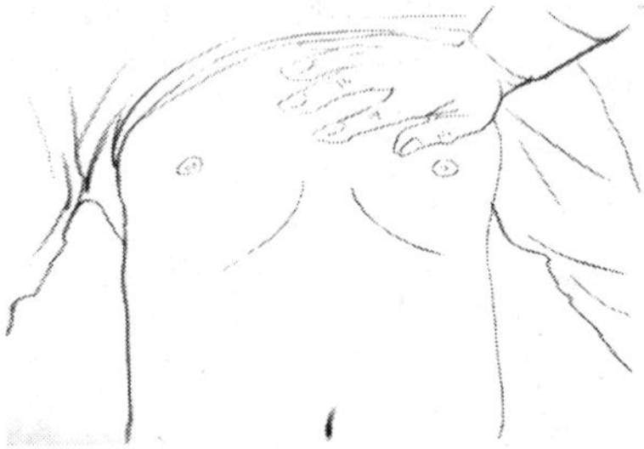

2. 舒胸清窍法

先以两手食、中指扣住两肩井穴，拇指缓推内府、哑门十余次；双拇指合按百劳穴后，再分按两风门穴，缓缓顶按；再以两拇指按两肺俞，并扣拨其筋三五次。

四、疏肝理气法

肝位于右胁下，胆附于其上，二者经脉互相络属而成表里关系，肝的主要功能主藏血主疏泄，主筋，其华在爪，开窍于目。

1. 疏理肋弓法

患者仰卧，医立其左，背向其面。先以掌指着肤，双手由外沿肋间分推疏理五次；继以双拇指分推肋弓五至七次；再以两拇指点按两期门、章门穴；后将两手五指分开插向两侧胁下，以提拢之势沿肋间隙向上疏理三次。

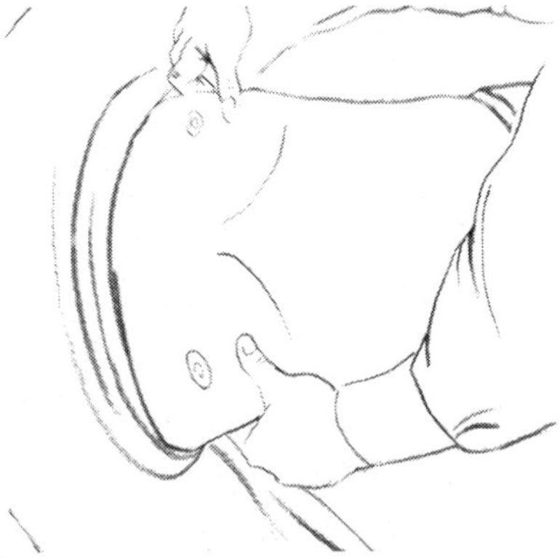

2. 疏通气机法

以右手食、中指缓慢按压鸠尾、幽门处；再以左手自然摊开伸向右胁外下方八、九、十肋部位，五指并拢，逐渐拢压，相对用力，气通即止。

3. 清肝健脾

继上式，医者收回左手并将右手食、中指略抬，改为全掌着肤向任脉缓慢滑动。拇指和食、中指岔开，以第二掌骨头肌肉为着力点，按压上脘穴，食指分压力持续一二分钟。

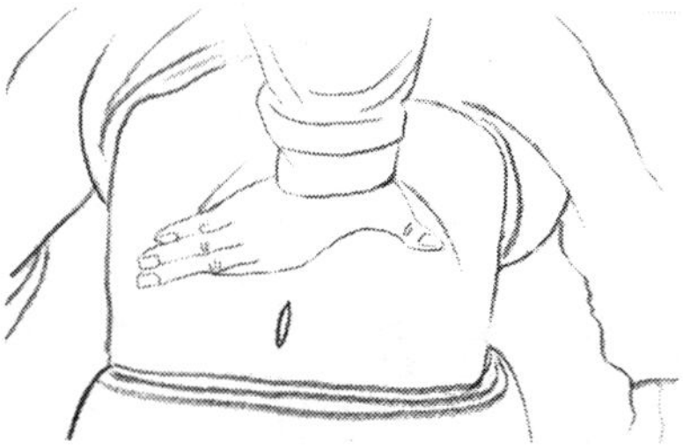

4. 平肝利胆法

患者侧卧，医者立于右，将患者右臂举起上扬，以左手按住其肘，然后以右掌由腋至胯循体侧搓摩胁肋三至五次；后以右手点按极泉、大包、京门、带脉。左手换按期门穴，右手扣拨阳陵泉处之筋，使期门处感觉气动即止。

5. 舒肝解郁

用右手指按住百劳穴，左手拇指和中指扣住肝俞穴处的筋，扣拨三至五次。然后治胆俞，操作同前。肝气过旺时，肝气不舒、气窜作痛之证，须按肝俞。如遍身作痛甚剧、肝气过旺时，肝俞切不可按，否则易生危险，因肝木之贼，激之则变，必须慎之。

五、清胃健脾法

脾胃同居于中焦，主管饮食的消化、吸收和转输，以供人体生命活动的需要。脾胃为后天之本，胃主受纳、腐熟水谷；脾主运化、主统血、主肌肉、调节水液，其华在唇，开窍于口。

1. 宽中和胃法

患者仰卧，医者立于右，以右手按于胸下脘上，从右至左，徐徐揉动。

2. 清胃通滞法

接上式，先将脘腹扒放数次，而后以一指探抓胃脘，等抓拿着实后，即以颤抖手法震动胃脘一二分钟；最后自上而下略施推摩数下。

3. 健脾清胃法

双拇指合点中脘，双拇指分点两阴都、两梁门，双拇指再点中脘，合点建里、下脘，再分点两商曲，两太乙。

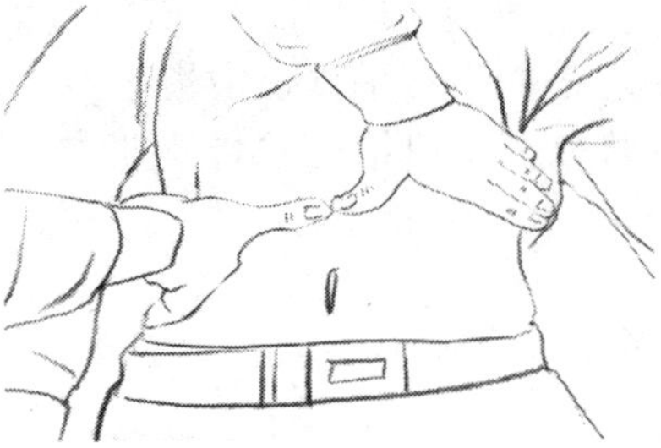

4. 清畅食道法

接上式，先压放患者大包穴，然后举起患者单臂上举，头向另侧稍转，医者依次点按周荣、食窦穴；待患者自觉食道通畅之后，再自中府至大横轻缓推摩三至五次。

5. 降胃祛浊法

患者仰卧，医者立于患者右侧，用双手齐按患者气冲穴，压约半分钟而放，继点两足三里穴，使酸胀感传至足；最后，先左后右点拿解溪并牵拉五趾令响。

6. 捏脊去积法

患者俯卧，医立于患者左侧，双手先将患者腰背部搓摩至热，然后再用双拇指分点太阳膀胱经诸穴（先右上左下相隔三指一点）各一遍；再以双手拇、食、中指捏拿脊筋（从尾部长强穴开始，沿脊旁自下而上随捏随拿、随推随放，直至大椎处止）三至五遍。

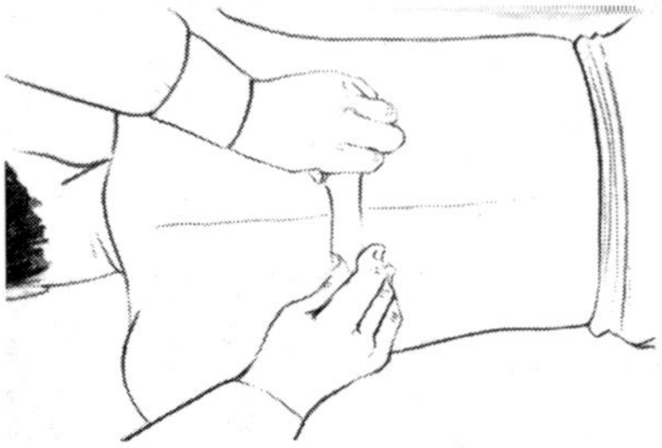

7. 脾胃双调法

左手大指按住患者大椎穴，右手拇指和中指分拨双脾、胃俞穴及意舍、胃仓部位的筋。

六、调补肾阳法

肾居于下焦，主管生长发育、生殖、水液代谢、纳气、濡养温煦脏腑五个方面，由于肾中具有精、气、阴、阳，如《医原》所说："肾为阴阳互根之地，精气之本原。"因为肾中精气阴阳来源于先天，禀受于父母，故称"肾为先天之本"。

1. 开胸健肺法

患者仰卧，医者立其右侧，双手重叠置于膻中处，随患者呼吸按压数次，然后再用拇指点揉膻中、中府、云门。

2. 疏肺理气法

接上式，两手五指分开插向两侧胁下，以提拢之势沿肋间隙向上疏理三次，然后用双手拇指沿肋弓间隙依次下推三次。

3. 点按膀胱经法

让患者俯卧，医者两拇指肚，沿华佗夹脊穴由胸一椎开始，两指同时逐节下点脊椎棘突间隙，每穴点约三至五秒钟。

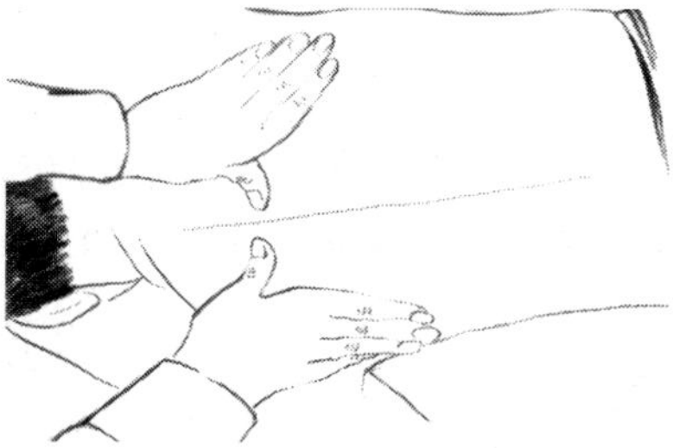

4. 摩运肾俞

接上式，双拇指点按申脉、肾俞，再将双手摩擦至热，将患者的肾俞穴搓热。

七、推腑清脏法

大小肠、膀胱是腹部的主要器官。脾胃主中焦，小肠受盛化物，泌别清浊；大肠传导和排泄糟粕；膀胱贮存并排泄尿液。

1. 推揉腹部法

患者仰卧，医者立于患者右侧。先用右手按在患者心窝，由左顺揉 21 次；再由心窝顺揉而下，至脐下高骨；再由高骨处两手同时向两侧分揉而上，且揉且走，至心窝部两手交接为度；后由心窝向下推至高骨 21 次，再以右手由左绕摩脐腹 21 次，由右绕摩脐腹 21 次；再以左手将左带脉拿定，用右手自乳下直推至腹股沟 21 次，以右手拿定右带脉，用左手自右乳下直推至腹股沟 21 次；揉摩毕，可令患者坐起，助其左右摇转各 21 次。

2. 通便减肥法

先抚摩腹部，后把腹部划分为五条线，逐条分经揉拨。

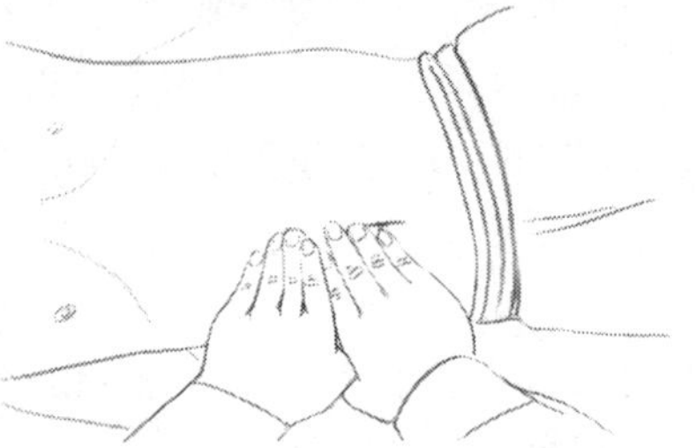

3. 解郁化积法

患者仰卧，医立其右，将右手岔开从剑突下推至中脘，以第二掌骨头为着力点按压，拇指和食指等掐压于左右腹哀穴约2分钟，最后再下推至气海穴。

4. 摩运膀胱法

接上式，医者五指并拢，滑按至关元、中极部位，用摩法对膀胱徐徐揉动半分钟；逐渐减动为压掌，由轻而重，至中等压力约2分钟。

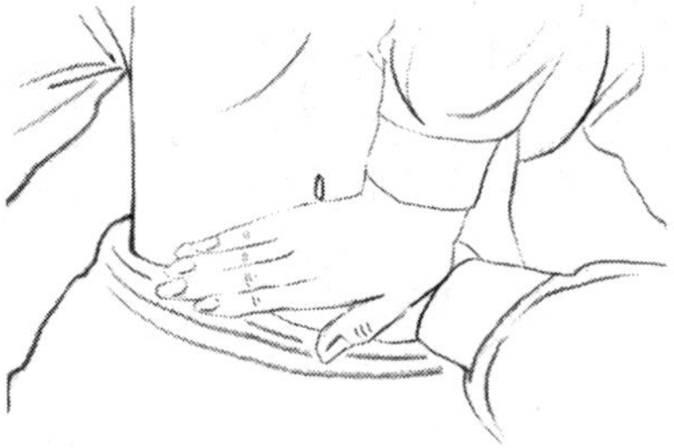

5. 调气活血法

两拇指合点神阙，两拇指合点左右肓俞，两拇指合点气海，两拇指分点两天枢。

6. 点穴利湿法

取石门、关元之间一穴（止泻），于上穴左右各5分处两穴（利湿）。

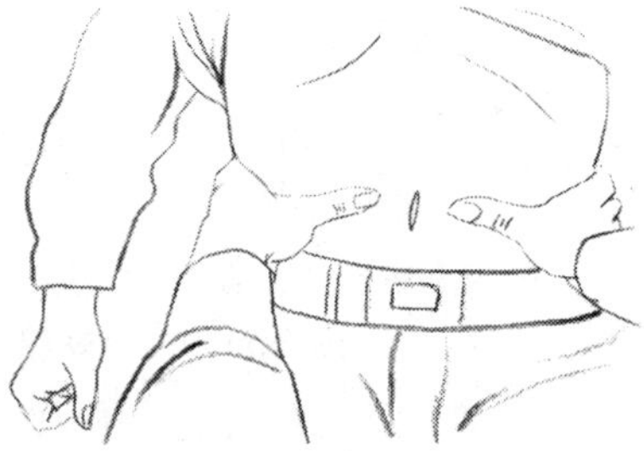

八、开四关

四关，即合谷与太冲，左右共四穴，合称四关。其名称出自金元时代针灸医家窦汉卿的《标幽赋》：“寒热痹痛，开四关而已之。”明代针灸医家徐凤在其《针灸大全》中注曰：“寒者，身作颤而发寒也；热者，身作潮而发热也；痛，疼痛也；痹，麻木也。四关者，五脏有六腑，六腑有十二原，十二原出于四关，太冲、合谷是也。”《针灸大成》说：“四关穴，即两合谷、两太冲是也。”此后，开四关成为固定配伍，四关穴即合谷、太冲。关，门户，是关卡，是一个通行的地方，首先是气之关，是气之门户。四者，四肢，居于人体的四个侧位：左上，右上，左下，右下。人身有左右，即阴阳之道路也。厥阴居左，禀气之升；阳明居右，禀气之降。四关正好适合了厥阴与阳明的升降属性，主机体的左升右降。

操作方法：双手先掐点患者的双合谷一分钟左右，重复操作三次；同样的方法再掐点双太冲。

合谷属大肠经，属阳明，属金，即此穴为阳明燥金，以降为顺。合谷位于上肢的末端，上举及天，居于天位，本穴又处于阳经。其所禀者，天气之降也，从天气而下降于地。

太冲属肝经，属厥阴，其所属肝经属木，即此穴为厥阴风木，以升为顺。太冲位于下肢的末端，下踏于地，居于地位，本穴又处于阴经。其所禀者，地气之升也，从地气而上升于天。

观人体诸经，阳经下行，阴经上行。皆禀天气地气而或降或升，循行于自然天地之中。合谷之气在阳，禀天气自然下降；太冲之气在阴，禀地气自然上升。这就是天地阴阳，是自然之道。不仅仅是气机的上下。四关还关乎于阴与阳的上下问题。合谷属阳而功在下降，太冲属阴而功在上升。开四关可以交通上下阴阳，使天地泰。从这个意义上去讲，在阴阳功能上还有交通作用。

九、温通四肢法

第一式：医师以食、中指放在患者锁骨上面的凹部，向下向后压住跳动的锁骨下动脉，稍停而后放，可使腋窝、肩部和上肢有热气流注。

第二式：右手抬起患者右臂，抓其手腕，医师另手拇指按其腋下腋窝横纹内侧两筋间有动脉应手处的极泉穴，压而后放，可使热气通臂。

第三式：医师一手抓住病人手腕，一手按住病人的青灵穴，压至摸不到腕部脉搏跳动时急行放开，上臂部可有温热感觉，然后再压放曲泽穴。

第四式：让病人仰卧，双手放于身体两侧，医师双手中指压放病人的大包穴，久压而后放，可使气至体侧及双腿部。

第五式：用手的大鱼际或小鱼际按压在腹股沟的动脉点处的气冲穴上 1 分钟左右，令被按下肢有一种酸麻感，然后突然松手，会有一股热流直达脚下，如果热流不能直达脚下，就要考虑下肢血脉的问题。膝关节痛的人，热流往往只能达到膝部，很难达到脚上。

第六式：医师用双手大拇指按压病人的足三里穴，使麻胀感直达脚上。然后拨病人解溪穴处的筋，使麻胀感循足背下传。

十、推背升阳法

脏腑的功能以五脏为核心，《黄帝内经·素问·五脏别论》云："所谓五脏者，藏精气而不泻也"。人体的精、气、神皆来源于五脏所藏之精。一个人阳气旺盛，则五脏功能活力充沛。全身的阳经均交会于督脉，督脉通，则全身的阳经经气通畅，发挥其正常的生理功能。督脉不畅、经气不利，就会影响全身的经络，使气血流通不畅而导致脏腑的病变。足太阳膀胱经循行于督脉的两旁，若足太阳膀胱经出现阻碍，则运输气血的功能就会受到影响，它所联系的脏腑和肢体的功能则发生障碍，甚至发生病变。

太阳之所以能普照万物，是其有充盛的阳气，阳光虽光耀太空，但却靠水才能发挥其作用，水在阳气的作用下化为气，弥漫于天地之间。在人体有太阳膀胱寒水之府，以司身体各部位的体液，水的本性为寒，所以寒是太阳的本气。水在太阳的作用下化为阳气充盈全身，来抵御邪气进入人体。阳气不能直接由水变为气，必须心火下交于水，蒸腾变为气。由此可见太阳膀胱经的重要意义。

足太阳膀胱经是纵贯人体背部的大经脉，五脏六腑的俞穴顺行排列其经，脏腑的精气都通过其俞穴内外输转，这些俞穴的分布与所属脏腑的位置接近。俞者腧也，五脏六腑的内部精气在背腰部聚集之处谓之俞，也叫背俞穴。"治脏者，治其俞"。背俞穴是防治脏腑相应疾病的要穴。循着背部膀胱经的走向，施术于五脏六腑的俞穴。能激发足太阳膀胱经气，调理脏腑气血，平衡脏腑阴阳增强脏腑功能，是排背升阳的根本所在。

从人体解剖学得知，颈椎骨七块，胸椎骨十二块、腰椎骨五块，合起来共二十四块，它正好和二十四节气相对应。这种巧合正是体现了人为小宇宙、天地为大宇宙之观点。每一块脊椎骨都对应着一个节气。人体椎骨是从上向下数，而节气则是由下往上数。

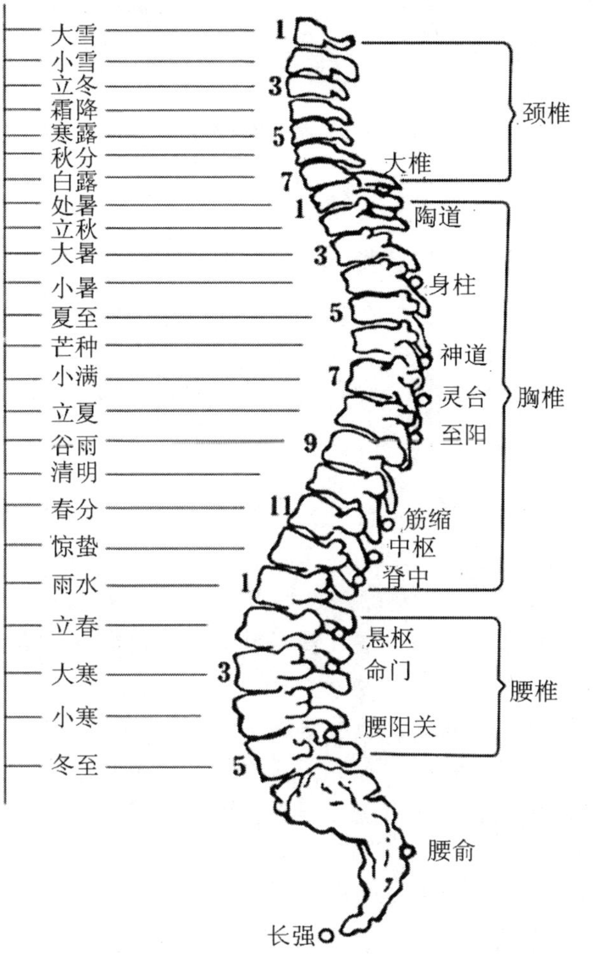

（颈椎七节）

第一颈椎——大雪

头、耳、鼻、喉、脸、头痛、失眠、眼疾、记忆减退、眩晕

第二颈椎——小雪

喉、舌、声带、口、昏眩、耳鸣、扁桃腺炎、腮腺炎、直肠炎

第三颈椎——立冬

咽、颊、肩、咽喉炎、颈、肩酸痛、呼吸困难、痤疮、湿疹

第四颈椎——霜降

颈部肌肉、臂、肩酸痛、牙痛、甲状腺

第五颈椎——寒露

手肘、食道、气管、气管炎、咽喉炎、手臂酸痛上、臂或手腕痛、甲状炎、五十肩、大拇指酸麻痛

第六颈椎——秋分

甲状腺、手腕肌、大拇指、上臂或手腕痛、甲状炎、五十肩、大拇指酸麻痛

第七颈椎——白露

甲状腺、中指、肱肌、甲状炎、手臂外侧、中指、肱、无名指酸麻痛

（胸椎十二节）

第一胸椎——处暑

心脏、气管、食道、前臂、心脏病、气管炎、气喘、手腕痛、胸痛、手臂内侧酸麻痛

第二胸椎——立秋

心脏、气管、食道、背肌、食道炎、胸痛、手臂内侧酸麻痛、血压、心跳不规律

第三胸椎——大暑

肺、支气管、食道、胸腔、支气管炎、肺炎、食道炎、肋膜炎

第四胸椎——小暑

肺、食道、乳房、乳腺炎、慢性胃病

第五胸椎——夏至

肝、胆、胃、脾、肝炎、胆囊炎、低血压、胃炎、面疮

第六胸椎——芒种

胰、胃、胆、肝炎、胃炎、胆囊炎、胃胀、食欲不振

第七胸椎——小满

肾、胰、十二指肠、胃溃疡、糖尿病、十二指肠炎、扁桃腺炎

第八胸椎——立夏

肝、胃、胰、肾、小肠、小肠炎、头痛、便秘、风湿

第九胸椎——谷雨

小肠、肾上腺、肾上炎、过敏、尿频、湿疹、膀胱炎、排尿困难、不孕、下腹痛

第十胸椎——清明

肾、盲肠、大肠、肾炎、水肿、痛风、不孕、输尿管炎、带状疱疹、静脉曲张

第十一胸椎——春分

肾、大肠、输尿管、肾炎、输尿管炎、大肠炎、性无能、痤疮、痢疾、

水肿、牛皮癣

第十二胸椎——惊蛰

肾、大肠、淋巴、输尿管、膀胱、膀胱炎、不孕、生殖器疾病、风湿关节炎、输尿管炎

（腰椎五节）

第一腰椎——雨水

大肠、输尿管、股四头肌、大腿前侧、大腿痛、便秘、尿床、疝气

第二腰椎——立春

卵巢、输卵管、肾、膀胱、外阴、大腿内侧、月经不调、子宫卵巢炎、小产、大腿中段酸麻痛、便秘

第三腰椎——大寒

生殖器、下腰、坐骨神经、月经不调、生殖器疾病、水肿、坐骨神经痛、血压不正常

第四腰椎——小寒

前列腺、下腰、坐骨神经、下腰痛、小腿痛、坐骨神经痛、前列腺障碍

第五腰椎——冬至

子宫、膀胱、直肠、足、膀胱障碍、小腿至足踝酸麻痛、痔疮、尿酸

（尾椎与骶椎）

尾椎——直肠、肛门、大腿后侧、前列腺、脊椎弯曲、髋骨关节炎、臀部痛、前列腺炎、踝骨痛

骶椎——直肠、肛门、痔疮、瘙痒症、肛门炎、直肠炎

天人合一，天人相应，是中国古代最著名的哲学观点之一，也是传统中医的基本指导思想。在这种思想指导下，人体与宇宙天体的运行互相感应，信息相通，与大自然的万千变化紧密联系。节令交替的一瞬间虽然时间很短，但足可以对人体的生命活动造成深远的影响，所以，巧妙地利用这一时段养生保健，可以收到事半功倍的效果。

第一式：病人俯卧，医者双手交叉重叠，自上而下推按病人的夹脊部位，以局部微汗为宜。

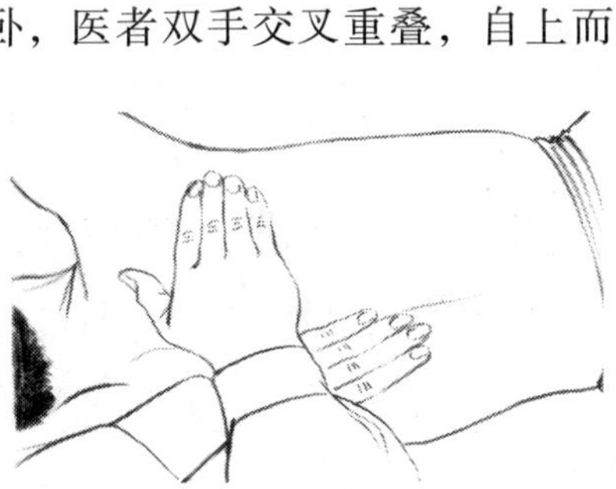

第二式：医者双手或单手，张开虎口，拇指和其余四指分别放于俯卧的病人脊柱两侧，由上至下，由浅到深揉拿操作。动作连贯，保持对称。

第三式：病人俯卧，医者两拇指尖肚，沿华佗夹脊穴由胸一椎开始，两指同时逐节下点脊椎棘突间隙，（相当于脊神经根部），每穴点约三至五秒钟，点时力度不够，可用左手的小鱼际辅助右手按压。此式具有疏通督脉，促进督脉及脊椎、脊髓的气血运行，强化脊椎与调整脊椎的变异，恢复与提高脊神经功能和作用。

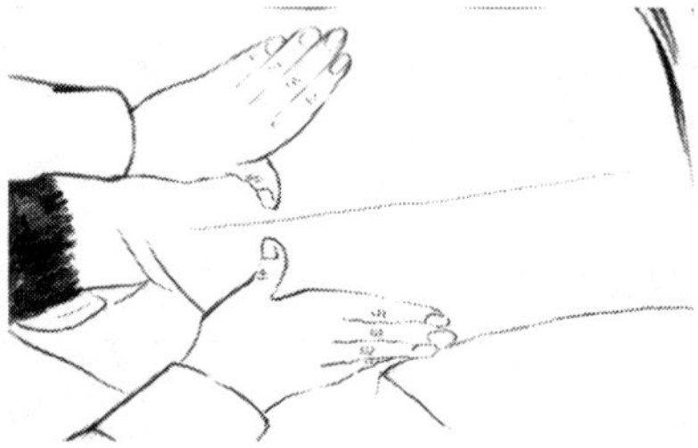

第四式：用两拇指尖肚由病人的脊椎旁开 1.5 寸膀胱经线，从大杼穴开始，依次点至膀胱俞穴，每点一穴约停三至五秒钟，不可用指肚压按，更不可以点掐，要以拇指尖的透力下点。

第五式：先用两拇指点按肩井，然后拇指尖肚由脊椎旁开三寸膀胱经线，即从肩胛骨内缘开始直线向下，循经点穴，过志室穴后，顺次点环跳、承扶、殷门、委中、承山、昆仑。

第六式：用双手拇指或肘拨脊柱两侧的大筋。

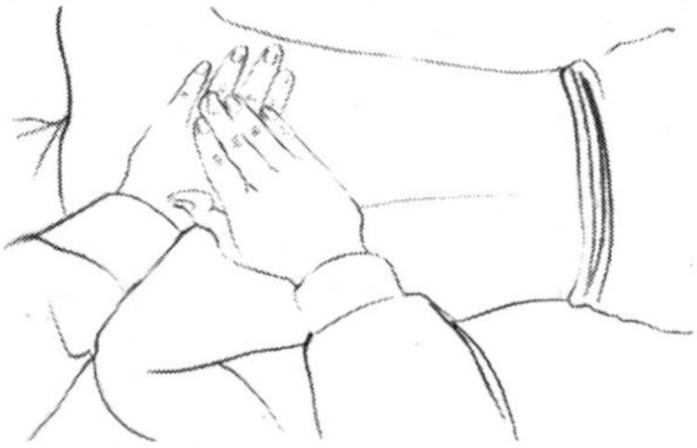

第七式：两手沿着脊柱的两旁，用捏法把皮捏起来，边提捏，边向前推进，由尾骶部捏到枕项部，重复三至五遍。

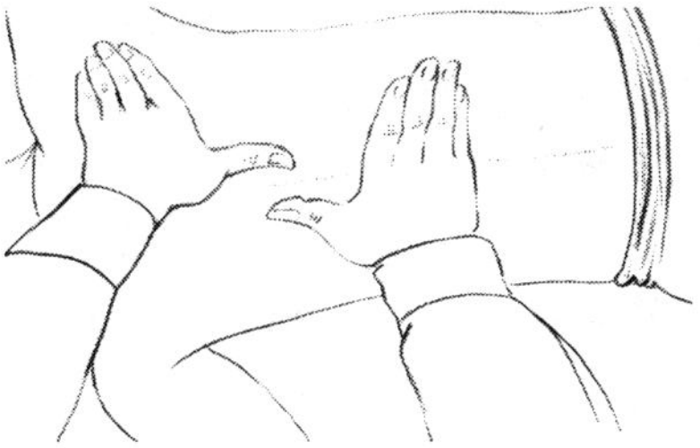

第八式：医者一手按在病人背部，另一手的拇指与掌心夹着对方的腰带用力左右摇动，使其腰部和臀部左右摇摆，调节内分泌。

第九式：左手不动，另手把肾俞穴、八髎穴摩擦发热，以掌根用循经的方法在督脉、膀胱经进行推按，推至皮肤发热、潮红为度。以调节病人背后俞穴，达到调节脏腑功能的作用。

十一、颅压、胸压和腹压调整法

1. 颅内压增高：颅腔内容物的体积增加导致颅内压持续在2.0KPa以上，从而引起的相应综合征，如头痛、高血压、脑溢血、脑血栓、面瘫、美尼尔氏综合征。

主要调节部位：桥弓、斜方肌、半棘肌、项韧带。

相应穴位：印堂、百会、太阳、头维、率谷、风池、风府、天柱、合谷、大椎、曲池、足三里、丰隆、太冲、心俞、肺俞、膈俞、肝俞。

相关手法：推、按、拨、挑。

2. 胸压升高：胸腔内空间变小，心脏受到压抑，心搏血能力下降，每搏输出量减少，动脉压下降，因此引起心脏病的发生。

胸压升高，胸廓被固定，胸腔容量减小，胸内压加大，肺活量，肺通气量减小，使肺泡在长期压抑的条件下不能正常进行气体交换，使病人改变了呼吸方式，表现耸肩，胸廓上提等症状。如冠心病、心肌梗死、心肌炎、肺气肿、肺不张、哮喘。

主要调节部位：胸廓上口径、肱二头肌、肱三头肌、三角肌、斜方肌等肌群。

相应穴位：天突、中府、云门、璇玑、膻中、神封、神藏、中脘、风门、肺俞、膈俞、脾俞、肾俞、膏肓、大椎。

相关手法：推、按、拨、挑。

3. 腹压升高：腹压升高使胃内的血运受阻。胃消化液分泌减小，蠕动功能随之逐渐减慢，因此消化能力减弱，胃体的平滑肌运动机能减退和退行性变化，腹压升高，肠的蠕动减弱，尤其手术后的渗出液进入肠间隙，使肠黏合在一起，更加改变了肠的运动功能和肠的吸收功能，而导致临床上的各种胃肠疾病，如胃溃疡、胃痉挛、慢性胃炎、萎缩性胃炎、肠易激综合征、浅表性胃炎、胃下垂、便秘、肠梗阻、胆囊炎、胆石症。

主要调节部位：肋弓、腹股沟韧带、腹直肌、腹横肌、腹外斜肌、腹内斜肌、升结肠、横结肠、盲肠。

相应穴位：膈俞、肝俞、胆俞、脾俞、胃俞、阿是穴、梁丘、足三里、公孙、太冲、大肠俞、小肠俞、中脘、神阙、天枢、气海、八髎。

相关手法：推、按、拨、挑。

十二、调理任脉法

任脉各穴又称之为门，是气分或水谷出入之处，中焦是沟通上、下焦的关键，施治必先打开地门，然后再调中焦，中焦气通，上、下两焦之气必动，此时再开下焦之门。中下两焦气通，接着放带脉，使周身表里气通，再开上焦之门，上焦气通，三焦气血才能和畅。如先开上焦，因气分已错乱于中焦，上焦气降，势必愈砸愈塞。如先开下焦，因中焦气分错乱凝结，虽将下焦放通，但中焦气结未开，上焦浊气，仍不能下达，气亦易脱。

准备动作：先将病人的面部、手心、足心、前胸后背、腰腹、膝肘关节按摩至热。

第一式：开地门法

1. 病人仰卧，解开腰带，两手顺胸腹两侧自然平伸，肌肉放松，不要说话，呼吸自然，医师站在病人右侧，一手压另一手背双手重叠于病人神阙穴，用力以病人舒适为度，按照男先顺时针按左揉三十六圈，后逆时针按右揉三十六圈。女先逆时针按右揉三十六圈，后顺时针按左揉三十六圈。

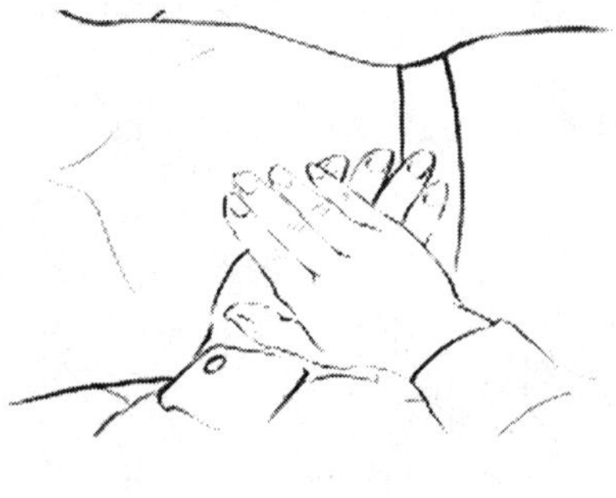

按摩强调男左女右，为什么会有这种差异呢？道藏神景内经云：丹田者上赤下黑左青右白中黄，运中方圆四寸。女子上黑下赤左白右青中黄，运中方圆四寸。实际上男女本身太极之差异乃四方互为阴阳镜像，而皆以中黄为本，故在中医理论中无论男女，都以脾胃为后天之本，而其水火金木四方五行分布则分乾道、坤道而存阴阳之别，故男左女右皆取青木之属，乃人作为生命本属于木类也。类似的，男子上阳下阴，故男性产生精子的适宜温度要比体温稍低一些，其所属阴敛藏而怕泄，性腺在外而重散热，女子上阴下阳，则女性生殖器官勿过寒，宫冷而难孕，一切雌性动物孕育生命时体温都会一定程度升高，其下属阳性宣发而月信存，性腺在内而重涵温，这都是男女本身阴阳差别造成的，这种差异在男女疾病中医治疗过程中也必须予以考虑。

2. 医师面向患者足部，双拇指合力点病人神阙穴，随患者呼吸下压逐步深压 1.5 寸，再轻轻提起，此式做一次。

3. 同第二式要领，双拇指合点左肓俞穴，做二次。点右肓俞一次，双拇指合点气海穴一次。然后双拇指分开同时点左、右天枢，并同时朝斜向里挤一次，做三遍。肠以蠕动为能，以疏通为用。肠分大、小二肠。天枢穴与大肠相系，肓俞穴与小肠互联。脐为先天之道，总关腹肠之功。

一至三式做两遍为一组，休息一分钟后做第二组，根据患者不同的病情可做一至三组。

第二式：开中门法

1. 用左手大指迎住巨阙穴部位，右手中指按住阑门穴，旋转推按，以通大小肠之气，待指下感到气通为止。

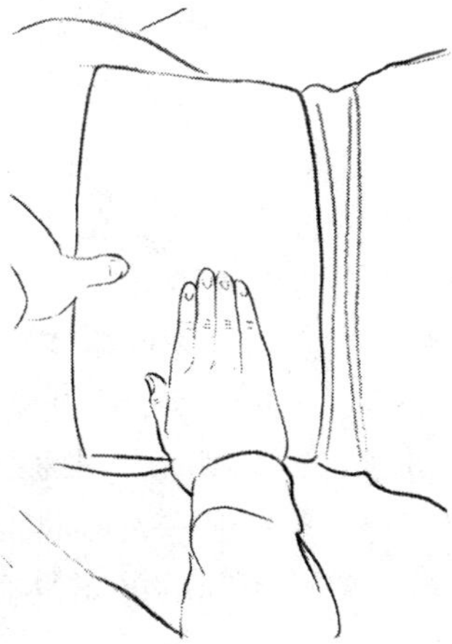

中焦是沟通上焦和下焦的纽带，以部位而言，中焦指膈下至脐以上部位，包括脾胃等脏腑。脾主运化，胃主纳食。脾为后天之基，其功用在于摩擦胃部，助胃化食。脾之功能正常，积滞自消。建里穴位于脾脏部位，为健脾开气之要穴。阑门穴在大、小肠交会处，为食物由小肠转入大肠暂停之所，无论虚实各证，必须首先开通此穴，以克服"关门杀贼"之敝。

2. 左手大指迎住巨阙部位，用右手中指按住建里穴，旋转推按，气通为止。

开中门能通达胃气，升清降浊，理气宽中，健脾和胃。建里是脾经的主穴，使脾经之气活动。点此穴时如僵硬凝滞，用调、泄、压、拨法都不能放通，可等治毕，治背部及督脉时，升其脾俞，再点建里，则建里自然放通，如果仍放通不了则脾绝。脾绝大多数病人可见其肚脐突出。

第三式：阻浊升清法

用左手大指和食指、中指分别迎住左、右梁门部位，右手中指按住气海穴，旋转推按气通即止。气海穴不可久治，气通即止，不可过。如果病人身体虚弱或虚症，气海穴用补或调；如果病人身体强壮，属实症则用泄或调。

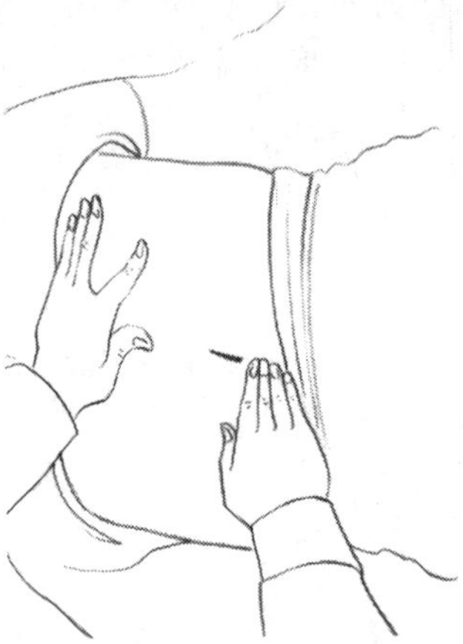

中医认为，血液流行发于左而回于右。左升右降。胃宣降，肾宜升，故取左梁门、右石关，止浊气上冲，易于取效。体弱者加点关元、中极穴。关元与气海同为下丹田之门户，具有与气海同样重要的作用。关元是小肠的募穴，与小肠直接相通。故在治疗小肠疾病，促进小肠功能、运化、消耗停滞的脂肪（肥胖病）等方面具有特殊的功效。中极位于耻骨与关元连线的中心，与关元同属人体的强壮穴，具有促进人体健康的作用。此外，该穴还是膀胱的募穴，故对膀胱疾患、肾虚引起的腰痛具有很好的治疗作用。气海、关元、中极三穴还是治疗妇科疾病（如月经失调、痛经、带下、子宫、卵巢疾患及不孕症等）和男性生殖系统疾病（如阳痿、早泄、精冷等）的有效穴位。

第四式：扳提带脉法

用左手食指、中指和右手大指，同时按住阑门、水分两穴及两穴之间，同时左手大指、右手食指和中指，扣住腹部两侧面带脉，往里拢拨，以阑门穴感到跳动为止。带脉与十四经相连，为活动周身气血之主穴。拢拨时，右手食指和中指，微微有向里斜托之意；但扣住的部位不能移动，然后慢慢放开。

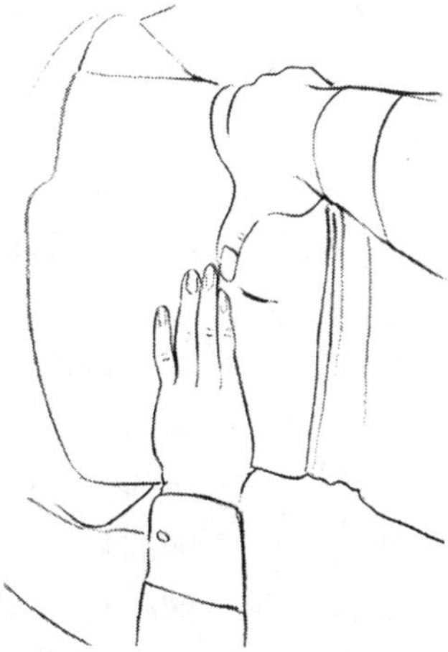

带脉是奇经八脉之一，是所有经脉中唯一横行的，起于季胁，斜向下行到带脉穴，绕身一周。在腹面的带脉下垂到小腹。功能上讲，带脉能约束全身纵行的各条经脉，以调节脉气，使之通畅，有“总束诸脉”的作用。所以哪条经脉在腰腹处出现问题，如：郁结气滞，瘀血堵塞，都可通过刺激带脉来进行调节和疏通。腰酸腿痛，腹部胀满、腰腹部松弛，在女性可以是痛经、白带增多、习惯性流产等。而女子长期便秘，又妇科有问题的，都是带脉受损的表现。

第五式：调点章门法

在中下焦及带脉之气机疏通之后，再施治章门穴，章门为脾之募穴，脏的会穴，位在肝经，为气机升降之道，失眠、心脏病、哮喘、胸胁痛等必须重治此穴，章门属小肠，作用可通畅小肠之气，小肠之气通畅则胃中浊气即能下降。

点通此穴的方法是左手大指迎住巨阙部位，右手大指按住阑门穴，中指点按左章门部位，旋转推按，气通为止；点此穴不通时，可点阑门穴，章门自通，推按毕，用右手食指和中指由章门往下偏右斜推至少腹，最多三次。

第六式：调土降浊法

左手大指迎住巨阙部位，右手中指按住左梁门穴。此穴属足阳明胃经，在胃部，胃为水谷之海，五脏六腑赖水谷精微以为营养，治此穴能增强胃的功能。右手大指按住右石关穴，同时旋转推按，气通为止。推按毕，大指和中指仍按以上两穴，拧拨一至三次，多至五次。此式可使胃中浊气下降，浊气下降清气即能上升。如梁门、石关不通，可再点章门穴，如停水作响，须用放水法，点章门仍不通，可斟酌情形，加用带脉与三阴交齐放法，或用放腋下法，即通。

第七式：调治巨阙法

左手无名指扣天突穴，中指按璇玑穴，食指按华盖穴，以挡住逆气，不使上冲，因食道距喉甚近，食道气满，忽然用手推按，恐气上攻，发生厥逆变症，按住三穴，则食道之浊气易于下降。以保安全，右手中指按住巨阙部位，旋转推按，气通即止。

点巨阙不通，可再点梁门、石关，放通两穴，巨阙即通。点天突、璇玑、华盖，可迫使食道浊气下降。人之胸腔喻天，腹腔喻地，天突位于胸腔最上，犹胸腔之囱口。璇玑是浑天仪上的枢轴，胸腔如浑天仪之轮廓，喉骨环圆转动如璇玑。肺者，脏之盖，养生家喻之为华盖；人身之气运行至此，为阳之极也。治巨阙时，浊气易上冲胸及喉咙，故用左手食指、中指及无名指按天突、璇玑、华盖三穴以迎之。点按巨阙，可防止腹气逆。

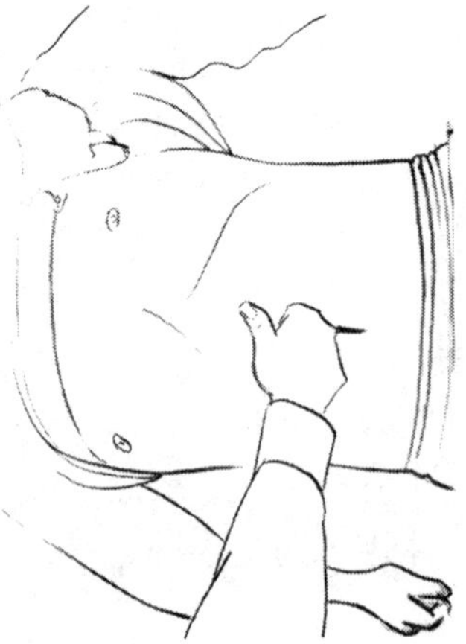

第八式：调治幽门法

用右手拇指按住左幽门部位，旋转推按；同时左手中指反扣左腋靠近胸部的筋，使气不能上冲咽喉。右手指下感到幽门的气稍平，随即用右手大指按住巨阙，食指和中指的指端，扣扳倒数第三、四肋间，使气不能上冲胸肋部，气通即止。点幽门不通，即用压拨法，幽门是通畅大便的要穴，用调泄即可，无须用补，虚证时慎用。

第九式：三穴同治法

左手拇指，迎住巨阙穴。右手食指按上脘穴，中指按中脘穴，无名指按建里穴，同时旋转推按，感到中脘、建里部位气通即止，可使脾胃之气和畅。

第十式：开门驱病法

用治阑门穴法，点阑门一次，气通即止，如有腹胀、泄泻、五更泄、水肿等症，必须同治阑门、水分两穴。即食指按阑门，中指按水分，同时旋转推按，气通即止。水分是分水之道，食水由此分开，水入肾经，食渣转入荷包肠。如小便不利，加点关元穴。

第十一式：乾坤平衡法

左手大指迎住石关穴，食指按住左梁门。右手大指按住右天枢部位，中指按住左天枢部位，旋转推按，气通即止，推按毕，右手大、中指仍按以上两穴同时拧拨一至三次。天枢在大肠部位，如大肠功能紊乱，则浊气易于上逆，即能影响肺胃。天枢用泄，可使大肠之气下降。

第十二式：方法同“阻浊升清法”，点气海一次，气通即止。

第十三式：方法同“开门驱病法”，点阑门一次，气通即止。

第十四式：并压三把法

右手中指仍按气海，无名指和小指卷起，靠住病人少腹。自右少腹右侧缓缓压推至正面；中指和食指卷起，翻压少腹，自左少腹左侧缓缓推至正面为第二把，用手背缓缓下压推至关元部位为第三把，此式可活动大肠之气。

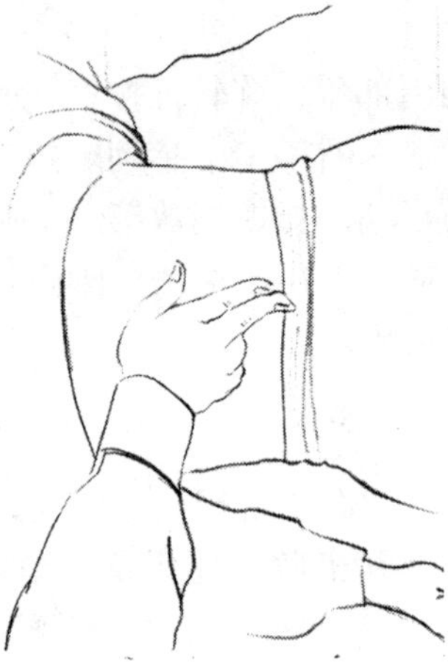

第十五式：引气归原法

分引气法和归原法。

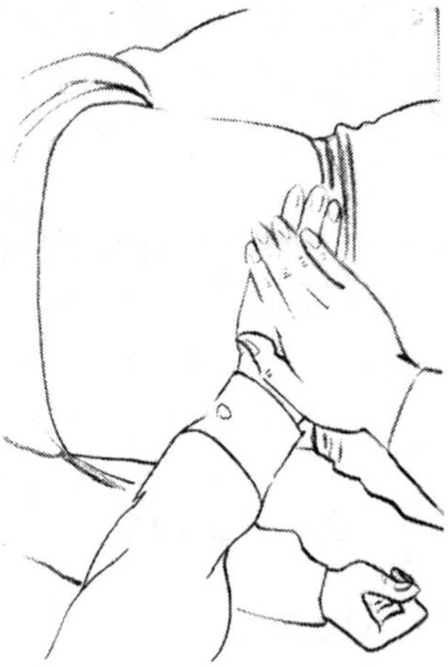

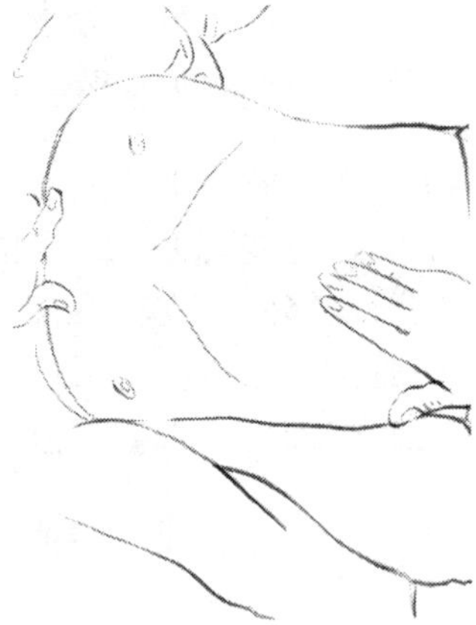

1. 引气法，引即引导，引导诸气使之相合，以患者感到呼吸舒畅为准。凡治完任脉各穴后，必用此式操作一次为宜。其法为：两手先以拢法由胁肋侧后向腹中捧迎三五次；再由大小腹之上下向中捧绰三五次；后以一手捏住建里部位，另一手捏住气海部位，同时提起。此时，病人自会觉得呼吸舒畅。

2. 归原法，归元，元乃本原，端始。人身之关元穴为先天之气海，系人身阴阳元气交关之处，也为养生家聚气凝神之所。方法为：医师用手摩患者少腹，先由内向外旋摩36圈，再由外向内摩24圈。男先从左向右转，后从右向左转；女先从右向左转，后从左向右转。最后按在关元部位稍停。

第十六式：彧中与阴陵泉齐放法

1. 病人仰卧，医者用左手大指和中指，扣住两彧中穴，先用右手食指和中指，由巨阙部位向下直推，至阑门穴，连续三次。

2. 用右手大指，将左阴陵泉部位的筋按住，拨开；再将右阴陵泉部位的筋按住，拨开。这时，病人可能有胸部轻松的感觉。

3. 左手大指和中指仍扣住两彧中，右手大指、食指和中指，扣住彧中以下两旁肋骨缝间，自彧中穴下方，一手一手地按至腹部胁边的尽处。连续操作三、五次。

4. 再用左手掌侧，按右石关部位；右手食指和中指托背后左肋下，与幽门、梁门相对处，同时动作。左掌向右旋转，托送至左幽门、梁门部位；右手食指和中指顶托向前，推送至章门部位，恰与左手同时相交。遂即两手向下，同推至气海部位为止。

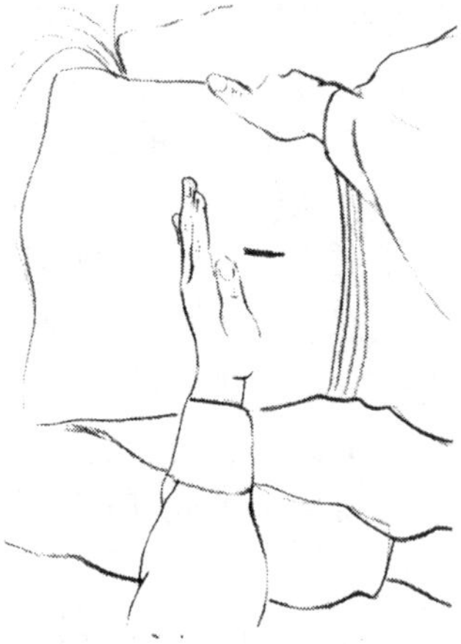

彧中与阴陵泉齐放法能使胸部开爽，有调和胃肠气分的作用。

第十七式：带脉与三阴交齐放法

病人仰卧，用左手大指扣住右边的带脉，往里搬；食指和中指按住阑门，往下按，同时右手大指端，按住右腿三阴交部位的筋，左手食指和中指，扣住左边带脉往里搬；大指扣住阑门往下按；同时右手大指端，分拨左三阴交部位的筋。左手大指感觉阑门部位跳动，或指下如有流水感即止。

第十七式：放腋下法

病人仰卧，先用左手握病人的手腕，右手大指端分拨合谷部位的筋。放左腋下，拨左手合谷，放右腋下，拨右手合谷。

1. 放右腋下法：用左手食指和中指握住病人右合谷，将右臂扬起，用右手大指按住腋下的筋，拨按。

2. 放左腋下法：与放右腋下法同。

第十八节：收束法

收束，有招回、聚拢、贮藏、结束之意。按摩中的收束法，按摩结束时使用。按摩之始，难免扰动阳气外散；治疗之末，总宜导引诸气归原。运用运法，可使体内集于窍位之气免臻瘀积，散发于全身之气能一并收回“气库”，以确保治疗效果，并借以增加病人的舒适感。临床常用之法有收意、收气、收形等，无论何种收法，欲达到较佳效果，操作时务须做到“缓、慢、轻、稳”方为得法。

1. 收意术　安神法：神乃自身意识。安神，即使心神安定，意不外驰。其法为：患者安卧，医位上方。依次拇指开天门、分阴阳、揉太阳、捻太阳、捻眉、运目、牵耳轮、点眉弓、点印堂、点上星、掐头缝、压头角、掌心分按（以掌分推天庭）、跪按（以拇指根节按压）耳门、点天庭。

2. 收气术　调息法：肺主呼吸，肾主纳气。气海与肾相属；膻中正应心包外腔，为气会，又称“上气海”。古人定膻中为气会者，盖为后天之气鼓荡于胸，以诸气有时来归也，然男子腹式呼吸又全赖气海为之鼓荡，以本穴为大气所归也。倘中气有所减损，则人体各部之气均来填补；苟气海处不作吸引，则中气即不能达于脐下。两者之气相与迎送，乃成吐纳之功。其调治法为：于华盖——膻中、气海——关元部位，以掌按之，随息压放，并令患者不时咽津。

3. 收形术　上肢顺回：先以一手或二手由肩部向肢端轻顺，或施以把握等术；后以一手拿定末端，另一手顺势做向心推抚；最终施以牵抖手法。

仰卧顺回：患者仰卧，医者先以一手轻按其脐腹，另一手由其腋下经体侧顺摩至足跗。如此三五遍，两侧交替进行。

俯卧顺回：患者俯卧，医者先以一手轻按其腰骶部。另一手由背腋经体侧顺摩至足踝。

4. 三收术　收于上。对于中气虚弱之证（如胃下垂、肾下垂、子宫下垂以及遗尿、崩漏、低血压等），当治疗结束时，总宜对百会穴反复点按。百会穴在人体至高正中之处，为诸阳百神之会，四肢百脉皆朝宗于此，点按此穴自有升提之效。

收于下：对于上盛下虚之证（如高血压等），治疗中常用补肾降气之法，治疗结束时，总宜收于偏下部位。足三里穴统治腹部上、中、下诸症，若以手点压之，降气最效，具有强壮中下焦，使气降而致过。

收于本：本即本源。肾为先天之本，脾为后天之本。在治疗内湿病取效后，按摩者总不忘对脾部加以施治以巩固疗效。每于汗后总须推脾土以收之。此乃“治病必求其本”之要法。

十三、调理督脉法

背部督脉与腹部任脉相连，背脊两条大筋是人身的总筋，与各筋相连。调督脉时，须先将腹部及任脉的气分调理通顺后，再治督脉诸穴。为使脏腑气分通畅，除百劳穴可使气分自上至下一直贯通外，其他各穴均须节节放通。此法操作须取坐式，三才相互对应，便于阴阳升降。

治背部及督脉诸穴，以舒其脏腑之气者，其手法，与治腹部及任脉诸穴时不同，治腹部及任脉诸穴，系直接按其脏腑部位，须先开中焦，引导其气分，治背部及督脉诸穴则由上而下，节节放通之。为扣、按各穴的筋络，以通其脏腑之气。腹部，及任脉诸穴之总枢纽在阑门，故先开阑门。背部，及督脉诸穴之总枢纽在百劳，故先治百劳。

第一式：调理颅压法

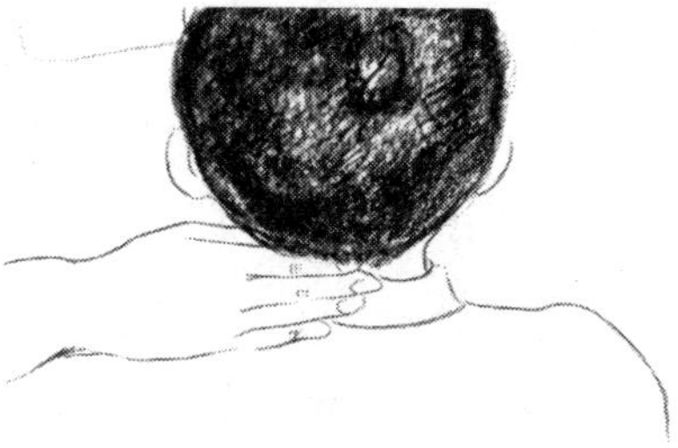

第二式：散风祛邪法

医师左手置于病人的前额头，右手中指、无名指压拨风府、哑门十余次，风府散风，哑门通心气，此二穴并用，有补损散风平心气的作用。风府为督脉循行于脑的穴位，刺激该穴可以促进督脉之气源源流入脑内，使脑内元气充足，脑细胞的活性得到增加，从而保持大脑的正常功能，调整、维持全身的平衡。风府穴用于治疗多种脑部疾病，具有显著的效果。

第三式：引气下行法

用两手食指和中指仍扣住病人的两肩井穴，双手拇指依次交替由风府哑门下推至百劳穴数次。

第四式：行痰坐气法

双手食指和中指仍扣两肩井，两拇指指端相对，用力按于大椎穴，至患者有酸、麻、热、胀或气下行的感觉为止。百劳使诸气下顺，有行痰及加速血液流通的作用。此穴放通，使气分贯通丹田，是补五劳七损之要穴，不可分离。无论虚、实各证均须用之。

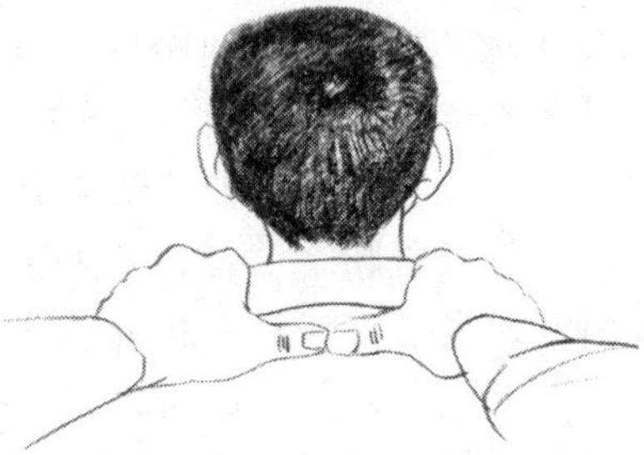

第五式：散风安脏法

两手食指和中指仍扣两肩井，两手大指按住两风门穴缓缓顶按，此穴为散各脏腑之风邪，为散风之主穴。

第六式：理肺调气法

两手中指和食指，扣住两肩井穴的筋，用两手大指端扣拨两肺俞、膏肓穴的筋，往里合按，然后再旋转推按，气通即止。

第七式：双龙入洞法

接上式，两手中指、食指位置不变，用两手中指扣住两肩井，两拇指端扣压两天宗穴。

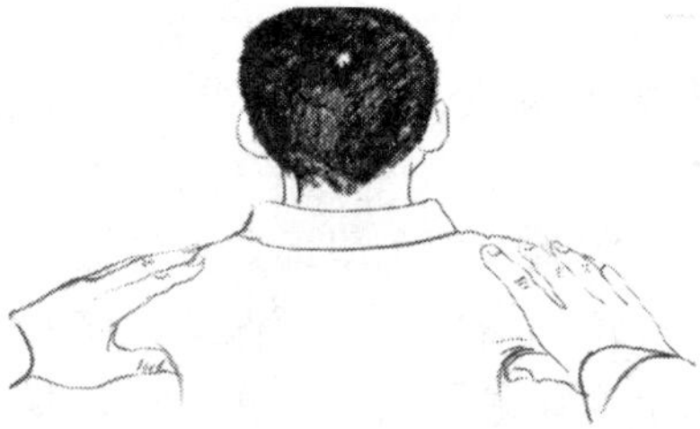

第八式：开胸顺气法

用两手大指扣于两肩井穴，双手食指和中指按住大臂前面的筋分拨数次，然后再依次分拨数次两腋前面的筋和两腋上的筋，达到有开胸顺气的目的。

第九式：分拨腋后筋

双手食指和中指扣住两肩井穴，两手大指从背后插向腋下，用大指提拨腋下后面的筋三、五次，随即顺其筋脉缓缓向下拨至两肘。

第九式：分拨总筋法

医者牵拉患者中指，后逆手捏拿总筋，总筋穴位于掌后腕横纹中、大陵穴下5分处，为诸经之祖。捏之从经皆动，百病皆效。捏完两穴后随手分推大横纹，先左臂后右臂。

第十式：疏通太阳经

顺回后，以两手握拳按挤背两大筋两次；再以横向推法，先左侧、后右侧揉荡二至三遍；把握按压两侧大筋各两遍。此式可使周身气血流通，各脏腑气分舒畅。

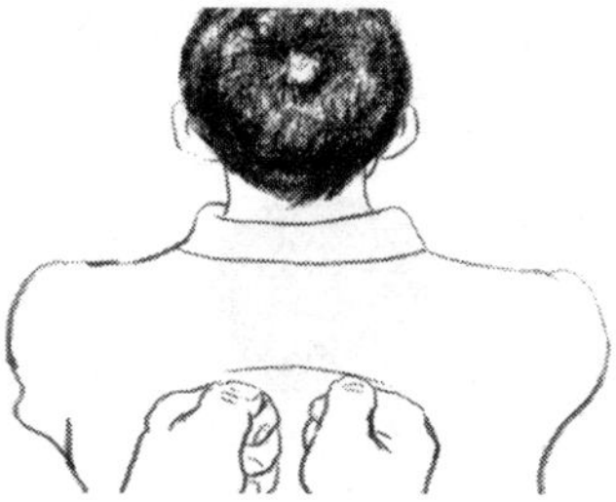

第十式：青龙探爪法

左手大指和中指，扣住两膏肓穴的大筋按住不动，右手大指及食、中指扣住两风门的大筋，顺其筋脉向下缓缓往里拨弄至两膏肓扣住不动，随即用左手大指和中指扣住两脾俞穴的大筋，右手仍扣住两膏肓穴的大筋，顺其筋脉向下缓缓推至两脾俞穴为止。

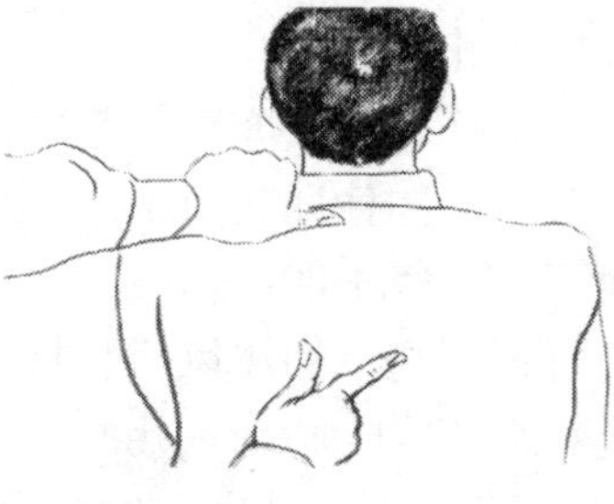

第十一式：双龙入海法

左手大指按住大椎穴，右手中指和食指顺脊椎两侧下推压至肾俞穴。暂停几秒钟，如此做七次。

第十二式：调和阴阳法

左手按住大椎穴，右手中指和食指点按肺俞穴，再按脾俞穴、胃俞穴、肾俞穴。脾胃为后天基础，脾俞与脾脏相通，为升脾阳之主穴，再治肾俞，肾为先天之根本，与后天有连环之作用，水火交融，阴阳调和。

第十三式：降浊纳气法

左手大指按住大椎穴部位，右手百劳顺脊椎下推至尾闾，以调顺督脉之气，然后右手大指、食指和中指扣按住肾俞穴部位，往里合按不动，病人双目轻松为止，肾俞能补肾纳气，与大椎穴同时并治，才能使浊气下降，与肾俞直接相应使任督两脉气机通畅。

第十四式：开胸理气法

用两手和中指扣两肋，两大指扣住两膏肓穴的筋，两手均如半圆形，顺其肋缝缓缓左右往下分推至两肾俞穴。如泄泻，不可推至大肠俞。

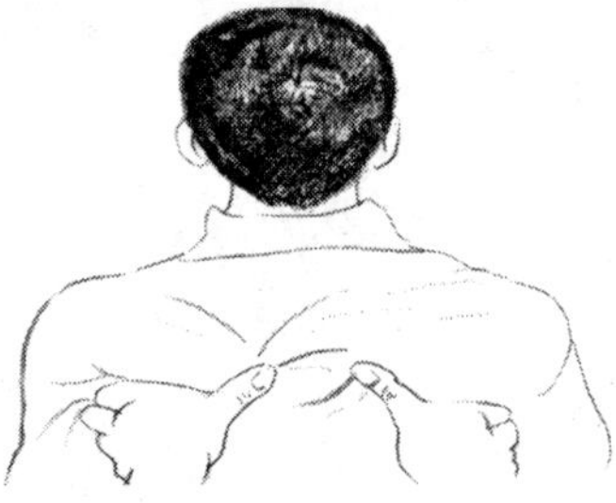

第十五式：提臂推背法

右手食指和中指扣住右肩井，用左手掌按住大椎向下推送至尾闾部位三、五次为上。随即用左掌从左肩起，向下推至左肾俞穴三次，再以右肩起，推至右肾俞穴三、五次即止。

治腰背部、督脉时，若实证，手法亦重。若虚证，手法宜实而轻。按背部及督脉各穴，必须扣住其筋。扣住即实而不浮，其气通则有效。如仅按其穴而不扣住其筋，即浮而不实，气不能通达。

伤风，加捏风池穴。感冒发烧，加按风门、肺俞两穴。风门为散风之主穴，肺俞为开肺气和血止烧之要穴。肺病及吐血、咯血等症，加按肺俞、心俞、膈俞等穴。风池专通鼻窍。各种胃病，加按胃俞穴。肺俞穴是五脏之表，胃俞穴是经络之长。这两个地方不能在寒热上了出问题。寒气进入体内，没有及时排出，就会伤肺，出现鼻子堵塞和咳嗽。心跳、癫狂及一切心脏症，加按心俞穴。大便黏腻、干燥、便结等症，须加按大肠俞。如遇虚损、虚弱等症，大肠俞切不可动。因此穴专降大肠之气，恐其气脱。须待其气分渐渐恢复后，方能用之，此点必须注意。尿血、疝气，须加治小肠俞。肝气不舒、气串作痛等症，须按太冲、肝俞。如遍身作痛甚剧，不可先点其肝俞，因肝为将军之官，不可激。肝俞虽是平肝主穴，因肝木过旺，骤按此穴，不但不能平肝，反易发生危险。肝木之贼，激之则变，必须慎之。

升肾水法须待肾气恢复后方能用之。方法是一手按百劳，使浊气下降，一手将两肾俞穴同时扣住捏按。以激动肾脏，肾脏被激动，清气上升，水的精华被气推动，顺肾脏向上的经络达于两目，以养眼睛。

背部及督脉各穴施治要点

背部及督脉各穴，与各脏腑均有直接的关系，治法及应注意之点均有专述。现将背部及督脉各穴作用说明于后。

（1）两肩井：为补五劳七伤之穴，可平各脏之气。风府散风，哑门与心气相通。此三穴并用，有补损、平心气、散风的作用。无论虚、实各症，必须先用。

（2）百劳：能使诸气下顺，有行痰，坐气之功，行痰是加速血液流通。坐气能使浊气下达于丹田，清气由丹田上升，此穴放通，能使气分直接贯通丹田。故百劳穴为督脉之总关键，亦为补五劳七伤的主穴，必须与肩井并用。

（3）风门：为散发各脏腑风邪的主穴。

（4）膏肓：为补五劳七伤的要穴，各脏腑如受风邪，或某脏腑气分错乱，风邪凝聚不散，将此穴放通，能使风邪退，脏气平。

（5）脾俞：为升脾阳的主穴，经络与脾脏相通，将此穴放通，脾脏气分即舒，脾阳即振。

（6）肾俞：与肾脏相通，为补肾主穴。须与百劳同时并用。因百劳能使浊气下降，可与肾俞直接相应，使任督两脉气分舒畅。肾脏得补，肾经机能即可逐渐恢复。

（7）风池：为散风要穴，用于伤风感冒等症。

（8）肺俞：其经络与肺脏相通，为补肺、通肺气的主穴。

（9）心俞：其经络与心脏相通，为补心气的主穴。

（10）膈俞：其经络与心根的动脉相通，为补心气止血的要穴。遇吐血症，必治此穴。

（11）肝俞：其经络与肝脏相通，为平肝的主穴。肝气过旺，按之易生危险，须候肝气稍缓和，再酌用之。

（12）胆俞：其经络与胆脏相通，为治胆病的主穴。

（13）胃俞：其经络与胃相通，为开胃的主穴。

（14）命门：属相火，与肾脏有直接关系，遇肾脏诸症，必须升命门以补肾脏。

（15）大肠俞：其经络与大肠相通，有降大肠气的功能。但须慎重使用。

（16）小肠俞：其经络与小肠相通，治尿血、疝气等症的主穴。

（17）风门与肩井并用。可补损散风。

（18）拨两腋前面的筋，有开胸顺气的作用。

（19）拨腋后及肘间的筋，可使臂部及背部的气血舒畅。

（20）用两手食指和中指扣两肋部，用大指按膏肓，为补损开胸之法。单治膏肓，不能将胸部气分开通，必须扣两肋间的筋络，胸部的气分才能开通。

（21）两手食指和中指扣两肋，两大指扣两膏肓的大筋，向下缓缓分推，可使脾、肾气分通畅。

（22）背部两条大筋是人身的总筋，与各个筋脉相通，背部及督脉各穴之经络亦相联系。用两手握拳捣挤这两条大筋，能使周身气血流通，各脏腑气分舒畅。

升肾水，须待肾气恢复后方能用之。必须一手按百劳，使浊气下降；一手将两肾俞同时扣住捏按，以激动肾脏。肾脏被激动，清气上升；水的精华被气推动，顺肾脏向上的经络管上达于目，以养睛。

十四、点通三阴三阳法

1. 点通手三阳法：病人正坐，医者一手握患者手腕部，另手从病人肩外侧沿手三阳经筋揉拿至腕部，反复三至五次。

2. 点通手三阴法：医者一手握患者手腕部，另手从腕部沿手三阴经筋揉拿至臂腋下，反复三至五次。

3. 点通足三阳法：病人仰卧，医者以双手拇指与余四指对合着力于股外侧循足三阳之经筋顺序提拿至外踝、足背，反复三至五次。

4. 点通足三阴法：病人仰卧，医者以双手拇指与余四指对合着力于双下肢内侧足三阴之经筋，从内踝顺序提拿至腹股沟，反复三至五次。

十五、清代按摩经的 24 式手法

《按摩经》是我国现存较早的一本成人按摩推拿专著，成书于清·康熙三年（公元 1664 年），在嘉庆丁丑年（公元 1817 年）后又有人进行了整理补充。

相关内容如下。

手法：

1. 丹凤展翅：命患者正坐。用右手从左边掐患者水突穴，有动脉应手，按定觉腋下微痛，膊肘引痛，手指酸麻。将大指轻轻抬起，觉热气从胳膊手指出。又用左手从患者右边掐水突穴动脉，按法与上同，令四肢脉气发散，不至闭塞也。

2. 黄蜂出洞：令患者仰卧，以两手大拇指按定云门，有动脉应手，觉膊手沉紧麻木。将大指轻轻抬起，有气从膊手出也。

3. 双龙投海：以两手从患者胸大肌抓起甚痛，觉胸中气降胁下有声，左右推之，使脾胃之气下降是也。

4. 催兵布阵：用两手将其胁下胸骨齐拢，催邪气下降，使正气相通，随呼吸摇撼十二次，轻轻抬起，再以手法摩病在何处，按之如将擒贼之状，不令冲上焦是也。

5. 遍处寻贼：夫人身之正气，如天下之居民，摇而不动，自然经营也。邪气（原文此处有一个“和”字）如贼夺家劫舍，正邪焉得不斗争哉。正邪相间，经络不和，岂能相安。以手法按之，乱动者，即邪气也。重按轻抬慢慢去之，使邪气散而正气强也。

6. 烧山火：用右大拇指按动紧处，重重切之，随呼吸二七数，慢慢抬起，觉两腿麻木，是邪热下降，随经而发下两腿，犹如火热而行至两足是也，如不到复按切。

7. 透心凉：用手按膈下脉气不和者，或左或右，随气重按轻抬，使邪热气行下直至腿足，岂复上攻心膈哉。经云：脉气和则脏气平，心家自然清凉矣。

8. 平土放水：胃家停食在右，停水在左。滞食者沉而不浮，按之觉痛，从石关穴以手法按摩，慢慢揉之，而消食水者，动而有声。以上用手法揉之，慢慢而去。

9. 风卷浮云：膈下停气，中满不食，胃胀而闷。以右手大指、次指按两乳下，以左从膈下按揉无度，气行肠鸣，至下脘有声；右手小拇指按下脘穴，二七呼吸抬指，气下肠鸣，浊气下降，此云散清风也。

10. 彻底澄清：脐上有痞块，硬而动急，腰府引痛。左手从左边推按，用右手大指从动硬处按之，即肾俞穴疼痛，觉麻木发热，再将手指轻轻抬起，两气从两足下行，脊胯疏通。是按上发下之法也。

11. 顺水行舟：肚脐一旁有肓俞穴，此足少阴经脉。如内硬而浮动，是肾经有邪，邪冲脾泻，谷不消化。外肾湿，阳痿，疝气之道路也。用手大指按切腰肾，屡屡重切轻抬，发觉冷热之气频频下降于足涌泉穴，是水归源。

12. 摇动山河：人尾闾骨之旁有高骨，骨下有陷穴，是足太阳膀胱经脉所过。上下有闭塞凝滞，脊强，腰腿痛。治宜手指从骨下陷穴揉十余次，令血气流通，左右相同。

13. 踏破双关：必当令患者平伏，两大腿根有横纹，名曰承扶穴，斯为背部总络腿处大经，此穴若闭，气血不得流通。治从承扶穴以脚踏定，右脚踏左腿，左脚蹬右腿，踏稳不宜摇撼，觉腿足麻将腿轻轻抬起，有热气到足。此开关破壁之法也。

14. 金鸡独立：中脘结块，手拿不动。用足踏住病处，觉脚下有动是也，稳稳踏定，觉气散脚足麻木，轻轻抬起，有余热行至足底，此除邪扶正之法也。

15. 足下生风：病人有上盛下虚，头目昏沉，胸膈痛楚，腹气胀满，疼痛不休，四肢沉重，腿膝酸麻，此气血不能散也。宜手法从上脘穴拿到小腹气冲、归来两穴。前阴旁有动脉，此上下通行之要路也。闭结不通，余热不能下降。令患者仰卧，用脚踏右气冲穴稍斜，觉腿足沉重，将脚轻轻抬起，邪热下行如风。再用脚踏左边如前。所谓扬汤止沸不如釜底去薪，此之谓也。

16. 移山倒海：脐下气海穴，按之如石，此寒结气凝，积而不散，令人身困肢弱，昼夜不安。用手法按、摩、揉、振之引腰痛，外肾紧，按切无度，觉气发散，有余热擦四肢，痞块消矣。

17. 二龙戏珠：六腑气闭，上下不能流通，不宜手法按摩，按之疼痛，不下反上壅，呕逆痰涎不已。用手大指从大腿窝里气冲穴有动脉应手，重按轻抬无度，引气下降，亦止沸去薪之法也。

18. 开笼放鸟：用两手将肩头大筋抓起大痛，此肩井穴也，真气所聚。气聚而不散，如笼罩闭门，令人心痛，手足拘紧，阵阵昏迷，不省人事。用手将肩头大筋抓起，令患人痛楚，咳声，使气散血行，各归本经，岂有不平哉。

19. 双蛇吐信：用双手大指捻肩端骨横筋，捻之大痛，是真穴也，此通手太阳小肠经络。按到两肩麻木直到手指，轻轻抬起，有热气发散，邪热下行。此通经散气，五脏不克伤，使正气强盛之道也。

20. 左右开弓：令患人正坐，用左手将肩头骨搬住，以右手将右边寸许大筋用大指、食指抓起，如开弓之状，放手有声；又以右手搬肩如前法。此背部关气之处，令正气扶而邪气散，此拨云散雾之法也。

21. 飞结积气：脊腋后有筋通肾俞穴，令患人正坐取之，用手抓起有声，顺筋揪十数把，患者痛楚，使脏气流行，各归经络。闭塞凝滞，暴疾不省人事，心胸气闭，腹痛难言，感冒伤风，脊强背痛皆可。

22. 推倒泰山：病人小腹疼痛，连及外肾玉茎，此阳与阴交媾，百脉绞乱，不使归元，急饮水者立死，因感风邪受害，名曰下寒。令患人直坐，从腰肾俞穴重推之大痛，是真穴也。重按轻抬，如是数次，觉少腹气散而热，腿麻而冷，再以手按摩病所而愈。此病性命相关也。

23. 拔树寻根：人病腰、膝、腿、足痛甚，上下走不停，乍寒乍热，阵阵昏迷，善于悲怒。如脉症（豚疝）相似，发作无时，直中脏腑，其行走肾经根结任脉。于胃旁有动脉一条，直贯腿足痛、麻木。将手重按轻抬，拿下有热气下降。此病为恶疾，缓缓而愈，此为寻根之手法也。

24. 脚踏火轮：人病两肩沉紧，手指疼痛不能拿物，此皆痰气，风寒所致，用脚法蹬散。令患人仰卧，将背伸开，从臂根天府穴用脚蹬住，稳定不可摇撼，觉手臂麻木，手似出冷气，轻轻将脚抬起，臂似火热，血气散矣。

第四节　常见病按摩法

疼痛是一种十分常见的症状，而且常在既无医生也无药物时发作。这时点按相应穴位，往往有立竿见影的作用。

1. 头痛

（1）头顶心痛。可在头部按摩后，再加用拇指顶按两足心涌泉穴，气方下达，头痛即止。

（2）治偏头痛，须将病人之腿搁起，用一手食、中指扣住同侧膝外阳陵泉穴部位，拨筋三至五次。

（3）血管神经性头痛。发作时，可用拇指点按合谷和内关穴。点按时向上用力，使酸胀感向上传导。如能两穴同时按压，疗效更好。头痛重者也可配合用手指点按痛点一至两分钟。

（4）点按手三里穴也有一定的效果。

2. 牙痛：在牙痛相应的面颊上找出痛点，用食指蘸上正红花油，点按在痛点处，用力以局部酸胀为度。一般数分钟内可止痛，如尚遗留疼痛，对上牙痛可在点按患侧下关穴（耳前颧弓下凹陷中），下牙痛选颊车穴（下颌角咬牙隆起处），患侧合谷穴（虎口肌肉隆起处）。每穴点按一至两分钟，即可止痛。

3. 咽喉痛：在颈肌外侧缘入发际处的天柱穴点按，产生酸胀感，再按压合谷穴五分钟，可缓解疼痛。

4. 治高血压法，在足外踝中垂直到脚跟划一直线，再于此线正中画一横线，再取中划一直线，交叉点即此穴位置，取名叫“血压点”。如果降血压，以中指在点上旋转推按，用泄法。患者感觉头顶发凉为止。（如果升血压，则用补法）。降一次可维持五天左右。或取太阳穴后一指（宽）上一指（宽）处，用两手拇指正旋、倒旋按摩20分钟后也可做到立刻见效。

5. 落枕引起颈部疼痛

（1）颈痛多由落枕引起，可选位于手背第2、3掌骨头之间略后的落枕穴点按，以酸胀感上传为佳，同时慢慢活动颈部，对痛处有条索状疼痛者，可用拇指进行从上到下的弹拨，几分钟即可治愈。

（2）患者俯卧。用力点按跗阳穴，点按时向上用力，使酸胀感向上传导到颈椎，立见奇效。

（3）发现落枕，先把脚抬起来，然后大脚拇指掰开，慢慢地以顺时或逆时的方向按摩旋转。

6. 岔气胸痛

（1）沿胸痛的肋间上寻相应脊柱旁1.5寸左右有一疼痛点，患者先吸满一口气臌胸，用拇指在痛点向下点按，有时可感到“啰”的一声响，说明肋椎关节已复位。或按后吸气时用手掌在脊部痛处拍打几下即可。

（2）点按天宗穴，效果明显。

（3）在足三四脚趾缝间找一压痛点，按五到十分钟，即可见效。左边岔气点右脚；右边岔气点左脚。

7. 乳痛：在患侧背部4、5椎至肩胛骨之间寻到痛点，拇指点按，可缓解疼痛，或加按患侧肩胛中央的天宗穴，效果更佳。

8. 胃痛

（1）在背上第五至十胸椎脊柱旁寻找出压痛点或皮下结节，用拳头尖顶压至阳穴，也可由旁人用拇指点压，快者1~3分钟即可止痛，顽固者可加上点足三里穴，有显著疗效。

（2）急性胃痛，点按梁丘穴。

（3）患者俯卧，医者双拇指叠压至阳穴，并向腹侧按至胃里发热时，疼痛消失。

9. 止咳：两拇指点压厥阴俞，用力压六秒钟，边压边吐气，重复数次即可见效。

10. 胆绞痛

（1）先查出压痛敏感点，一是在胸下八、九肋软骨连接边缘处，即日月穴外侧，二是在八九椎旁二至三寸处，找出两个压痛明显处，用拇指尖按压，由轻到重，约五至十分钟，即可止痛。

（2）两手大拇指分别按压阳陵泉穴，并持续按摩两分钟，也可获良好止痛效果。

11. 肾绞痛：肾绞痛是泌尿系结石所引起的外科急症，由于疼痛剧烈，患者往往苦不堪言。用大拇指点压揉按三阴交穴（在内踝上三寸处），反复按摩三至五分钟，肾绞痛即可缓解。

12. 心绞痛：心绞痛发作时常常伴有胸部压迫感、窒息感等。此时可按压至阳穴（位于人体背部，当后正中线上，第七胸椎棘突下凹陷中），一般按压三至六分钟，心绞痛即可得到有效缓解。

13. 咳嗽：在第五胸椎上部左右两厘米是“厥阴俞”穴，只要在此处用力压六秒钟，不论是急性咳嗽或喉咙有异物存在，会立即止咳。采用这种方法时，必须边吐气边进行，只要重复三次就能见效。另一种方法是在锁骨中间天突穴采用相同指压方法，止咳效果也非常显著。

14. 鼻衄：掐捏足后跟（踝关节与跟内之间凹陷处），左鼻出血掐捏右足跟；右鼻出血掐捏左足跟，可起止血作用。

15. 中暑、中风、虚脱：病人突然昏倒，不省人事。面色苍白、大汗淋漓，病情紧迫，可用拇指掐捏患者合谷穴（虎口上），持续两三分钟，晕厥很快消失。然后去医院对症治疗。

16. 晕车、晕船：一边吐气一边按压鸠尾穴六秒钟，如此重复十次便能调整胃的功能，不再有欲吐的感觉。

17. 歇斯底里、头痛、精神恍惚：手按于后颈发际之上，左右摩擦风府穴、哑门穴。早晚各做三十六次摩擦。

18. 治耳鸣法，左手握住病人耳鸣一边的手腕，右手中指点神门穴，旋转推按，耳鸣无声为止。然后再点曲池穴以巩固疗效。

19. 腹痛

（1）用拇指点按足三里穴和内关穴，十分钟可止痛。

（2）重者可用拇指尖点按第二掌骨桡侧中段的压痛点，或九至十二胸椎的压痛点，直至疼痛缓解。

20. 呃逆：同时点按双攒竹穴，一般 30～60 秒即可见效。

21. 急性腰扭伤

（1）对急性扭伤引起的腰痛可点按扭伤穴。先屈肘成九十度，肘横纹头下两横指，按压有明显胀痛感，拇指点按胀痛以能耐受为度，同时活动腰部，数分钟可缓解疼痛。

（2）点按太冲穴数秒钟，然后推至行间穴，反复数次，腰痛减轻为止。

22. 痛经

（1）用拇指点按位于胫骨内侧踝下缘下方四横指的地机穴和内踝上三寸的三阴交穴。

（2）在手背第二掌骨桡侧上端寻找出压痛点进行按压。以后在月经前几天，每天数次按压上穴可防止或减轻痛经。

23. 腹泻：双腿承山穴，顺时针各推60次，腹泻即止。

24. 胃肠痉挛：重力手法按压右腿承山穴，然后再按左腿承山穴，神效。

25. 噎到东西：把手举起来。

26. 脚抽筋：左脚抽筋时高高地举起右手，右脚抽筋时高高地举起左手，马上舒缓。

用以上方法止痛多有良效，但应注意，在止痛时，还应积极治疗原发病，以根治疼痛。

第五节　临床表现及注意事项

一、气通的表现

“旋转推按，气通即止”是脏腑点穴按摩与其他点穴按摩疗法的区别之处。一般点穴法都是规定某穴点多少次，某穴点几分几秒钟。脏腑点穴按摩不限次数和时间，而是以“气通”为原则，怎么知道气通了呢？可以从下面几个方面去判断：

1. 手指下的感觉　区别刚开始接触病人的穴位时的感觉与点过一段时间之后手指下的感觉，有的手指下感到有气流通过，有的手指下感到很柔和，有的手指下感觉有气团在动，有的手指下感到像有什么东西掉了下去，还有时感到指下发热，这都是气通的表现。

2. 病人腹中发出的声音　大部分病人在气通之时，肚子里会发出各种声响，或大或小，声音小者，近在咫尺不能闻；声音大者，夜静之时可远达十几米远，一般来说，声响越难听，越浑浊，病情越久远，也越沉重。

3. 病人的感觉　有些病人在治疗时腹部并没有发出声响，甚至手感也不明显，这就需要问问病人的感觉如何？有的病人感觉腹部发热，有的感觉腹中有气在动，有的感觉呼吸通畅，有的感到有凉气和热气从脚底流出，这都是气通的表现。

二、注意的问题

1. 施治时要态度和蔼、细心耐心。取穴准确，手法熟练，全神贯注，认真操作，仔细观察患者，施治环境要安静整洁、温度适当、保持空气流通，但千万不要使病人受风。手要保持温暖，天气寒冷时，先将两手掌对搓至发热再进行治疗。

2. 施治时考虑到所处的季节，天气的影响，五运六气的变化。

3. 在操作时，根据男女老幼体质情况，要用力均匀，掌握好轻重不同的刺激量。一般来说，用力均须徐徐由轻到重，重中有轻，切忌粗暴、强揉硬推，以免伤害皮肤及组织器官，在手法的运用上，必须熟练运用腕力、掌力、指力等，使其灵活有力，施治起来能得心应手。临床上一般先用揉法，在病人适应后，再使用旋转推按或其他手法，手法要均匀有力，持久柔和，以达到渗透的目的。最后再以轻手法予以缓解。

4. 治疗时遵循急则治标，缓则治本的原则，对急症先选用相应的穴位，先缓解症状，对慢性病治疗时，一般按照先调整背部，然后再点通任脉和督脉，最后再做四肢。对老年或不能俯卧的患者，可直接从点通任脉入手。

5. 点按任脉时若腹中出现蠕动，腹部见到明显蠕动者，多为脏腑功能紊乱，属于病态。若蠕动见于胃脘部分，由左胁下近处开始，缓慢地向脐的右上方移动，形成宽大的波形，一起一伏，周而复始，多病在胃，多为胃下口狭窄梗死，水谷难通，可使人食入即吐，大便燥结，形容枯槁；若蠕动见于脐周，其形接近平行排列，此起彼伏，状如索条，或粗或细，腹部隆起者，为病在肠，多为肠中梗死不通，常见呕吐不已、大便矢气尽无，腹中剧烈疼痛等症。

6. 用泻法在施治患者的阑门穴、建里穴时，患者感到气往上行，出现气短、咽干、头晕等症状时多属虚证，要改为补法。若用补法在治疗以上两穴时，患者感到胸部胀满等不舒服的感觉时多属实证，要用泄法。

7. 长期不思饮食或虚弱的患者，经点穴治疗后，往往觉得身体支撑不住，像散了架似的，这是胃气不足的表现，可立即令其进食，以续胃气。最好吃些易消化的食物，再接着点第二次，若点完以后，病人仍有饥饿感，可再令其进食，再接着点第三次，然后即让其休息。患者点完以后，如果感到困倦的，最好让其睡一觉，以调养气血。一般内脏病每日治疗一次即可，对一些重病须早晚各治疗一次。

8. 治疗结束后，其他人不要模仿给病人点穴，因为人之疾病均为气血错乱所致，本法就是通过调点穴位使气血归经，他人再施以点按之法，容易再使气血错乱，这一点须特别注意。

9. 对一些危及生命的重症，须配合药物治疗，在临床中发现一些吃药不能见效的慢性病或重症患者，并非全都是因为药不对症，主要是因为病久造成脾胃虚弱，无力运化，不能载药所致，用本点穴法，增强脾胃运化，旺盛胃气，可运载药力，直达病所，助药力抗邪。

10. 按摩后的患者，除注意避风外，也不可以马上用太凉的水擦洗，更不要马上喝冷饮等，以免再受外邪，加重病情。

11. 在治疗一些不是很严重的内出血疾病时，手法易轻柔，切忌使用重手法，同时手法幅度不可过大。

12. 在患者过饥、过饱、酒醉或高度疲劳的情况下，均不易使用此法。

13. 按摩后，医者不要急于洗手。如果必须马上洗手，应该用温热水洗，因为按摩后血液运行加快，温暖的手用太凉的水洗，对医者身体有影响。

14. 对久治不愈的慢性病患者，可根据情况，先令其喝一段时间的甘草汤。

三、瞑眩反应

《尚书·说命篇》曰：“若药不瞑眩，厥疾弗瘳。”《孔颖达疏》对瞑眩一词的解释是：“瞑眩者，令人愤闷之意也。”翻成白话就是不舒服的意思。中医认为，患者在接受临床治疗的时候，服用完中药之后，如果没有出现异常的现象或不舒服的感觉，那就不能彻底治愈这个病。古人把这种现象称之为瞑眩反应。现代人也有把瞑眩反应称之为的“治愈反应”或“调整反应”或“好转反应”或“整健反应”。在针对某些慢性疾病治疗的时候，不管是针灸、按摩还是中药，还是中医的其他方法，临床中或多或少都会出现这种反应，瞑眩反应并不是副作用，是人体阳气调动起来修复机体的必要过程，及对人体各个器官进行有效调节所产生的一种现象。一般来说，瞑眩反应只发生在有病的脏腑，甚至有时连我们自己都不知道已有脏腑功能发生病变或功能障碍，这些情况会随着瞑眩反应的出现，在不知不觉中好转或恢复。瞑眩反应大多是暂时的，当反应告一段落时，身体自然好转，整个人因而轻松起来。这时饮食、睡眠品质会显著提升，脏腑功能增强、免疫力提高、面色红润、身轻体健、精神旺盛，且生理时钟也变得有规律了。另外，瞑眩反应可能多次出现，直到阳气完全修复了病体才会停止。瞑眩反应也是中医治疗与西医治疗的最大不同点。

我们这里只针对脏腑机能调整按摩法出现的瞑眩反应做一下简单扼要的介绍：

一般来说经脏腑机能调整按摩法调理以后，患者不外乎出现四种情况：

（1）有所好转或痊愈

（2）病情无明显变化

（3）反见加重

（4）旧疾复发

第一情况皆大欢喜，第二种情况以观后效；第三、四种情况常令部分医生手足无措，病人叫苦不迭。其实这种情况，就是瞑眩反应。还有部分患者接受治疗后，几年前甚至几十年前所患的疾病又重新发作，称为旧病复发反应。如有过骨折病史的，在其骨折部位又重新出现疼痛；有过胃病病史的人，胃部的症状又重新出现等。这说明，以前所患的疾病并未彻底痊愈，由于元气功能的发挥，进行整体调整时，又将其清理出来，最终是要将其消灭排除的。这样看来，这是件大好事。这种反应，是一种良好的治疗反应，对机体具有保护性，绝不会因为以前曾患过脑溢血，这次反应就一定会再犯脑溢血，以前曾有过骨折病史，这次反应就一定会造成骨折部位的再次折断。由此看来，脏腑机能调整按摩法，不单纯是针对患者当前的疾病进行治疗，而是同时对机体进行整体和全面调整，也就是说，患者在治疗当前疾病的同时，其他一些原有的旧病老病也得到了很好的调整治疗。

经治疗后，疾病有短暂病情加重反应，这是疾病与人体元气正邪交争的“挣扎”现象，绝不会导致病情恶化。因此，不必有所顾虑和怀疑，如果治疗过程中，由始至终都无这种反应，那么，这个病恐怕难以治疗，或者说难以真正治愈。

脏腑机能调整按摩法出现的瞑眩有以下几种情况：

（1）血糖高、血压高、血脂高的患者在调理以后，极少数人会出现出现血糖升高、血压升高、血脂升高，但症状在逐渐消失。

（2）大多数人在调理以后，出现腹泻、排气、排便量多。

（3）对肝功能不良或体内废物过多、过敏体质进行调整的时候，皮肤会出现疹子。

（4）几乎是每一个患者都能够遇到失眠及嗜睡现象，嗜睡者居多，大多数人除了吃饭以外，就是困倦，想睡觉。这是人体精、气、神不足，而自身进行良性调整的一种表现。一般维持在三至五天左右。

（5）脸上短时间内出现长痤疮或青春痘。

（6）肝胆胃火重或肝胆胃有湿热或消化不良有关的患者调理以后，出现口干、口苦、口臭的表现。

（7）肠机能不良或其他器官机能低下者，经过调理偶尔会便秘、腹泻的现象。

（8）痔疮或胃肠出血的患者在经过调理以后，偶尔出现便血、鲜血、黑血。

（9）肾机能不良、胰岛素分泌不良者在经过调理以后，偶有颜面轻微浮肿的现象出现。

（10）妇科病在经过调理以后，会出现月经提前或延后，月经量大或不规则排出多余经血的症状出现。

（11）经过调理以后，有些患者会出现感冒、喷嚏、流涕，这是风寒排出体外的现象，也有少数患者感觉呼出之气及放屁都有寒凉的感觉；某些体内风寒较重的患者经调理后，出现手脚向外冒凉气的感觉也是此类反应的一种表现。

（12）有些女性患者经治疗后，常出现不明原因的烦躁、悲伤、委屈欲哭等情况，这是情志抑郁所致的疾病，数日后自然消失，疾病亦随之显著缓解或痊愈。

（13）痰湿所致的疾病，调理以后，大多以大量咳痰、无诱因的尿频、腹泻（痛）、大量排汗等方式排出。

（14）火毒所致的疾病，调理以后，多以疮、痒、肿痛，发烧，尿赤，肛门灼热腹泻等方式排出。

（15）临床上很多患者接受治疗后，身体的某些部位常常出现麻、胀、凉、热、酸、重、痒及虫爬、蚁走感，或出现患病部位不自主的跳动，抽搐。这是元气运行旺盛，在打通淤滞的经络时所出现的必然反应。

（16）胃肠道的反应在整个疾病调理的过程中，起着至关重要的作用。因为身体疾病的恢复过程，需要消耗一定的能量，而能量的来源是靠胃肠道所消化的食物精微来提供；另外，胃肠道又是多数病邪向体外排出的通道，因此，它的反应是极为复杂的。如肥胖者在治疗后食欲亢进，体重继续增加到一定程度后，方才降到正常的食欲及体重标准，而消瘦者在治疗后出现食欲不振，体重继续减轻到一定程度后，才开始恢复正常食欲，体重也逐渐增加到正常标准。又如便秘与腹泻交替等，这都与胃肠道的正——反方向的大幅度功能调整有关。

瞑眩反应通常在3~7天左右就会自然消失，而较强烈的只有2~3天而已。当然，不是每个人都有这种现象，而是因人体质而定，不过无论如何都不会使病症产生恶性化，因此只要是有出现强烈好转反应的人，只是显示其本身健康情形不佳而已，所以大可不必过于惊慌，有的时候，瞑眩反应不会马上发生，而是在治疗一段时间后才可能出现，还有的是不会一下子全部发生，而是逐渐地在不同部位发生，有这种情形的人可能会有较长的困扰，通常是2~3周或稍久。这可能是以前的慢性疾病没有彻底治好的一种反应现象。例如：本来是治头却意外发生了腹痛现象，就像正打歪着的事情发生，这也是显示其过去曾有胃方面的毛病。

四、绝症的判断

不知生先知死，尤其是从事按摩这个行业。更要学会对一些危及生命的疾病进行判断。所谓绝相：是指经络之气阻塞，不能放通，气不通，则经络气血很难恢复正常，所以，临床治疗必须首先明白绝相的表现。

（1）病重呈面黑如煤者，不治。

（2）目光暗淡、牙齿变黑的，不治。

（3）病重，口合不拢的，不治。

（4）眼眶凹陷，神情恍惚的，不治。

（5）嘴唇向外翻，人中满的，不治。

（6）嘴唇肿，牙齿焦黑的，不治。

（7）汗水就如同油一样，不向下流，舌发黑的，不治。

（8）得病后，头发和眉毛向上竖起来的，不治。

（9）指甲变青、变白的，不治。

（10）得病后，手掌肿起来，看不清手纹的，不治。

（11）患者身上发出恶臭的，不治。

（12）腹部板硬如石、如木，敲之作响，用指按其穴，无丝毫变化者，不治。

（13）腹部内有硬块如石，或长或圆形状不同，亦有硬块按之则无，指起则现者，不治。

（14）腹内有块状物软而实，推之则动，似有弹力而顶指者，不治。

（15）臌症腹部未见青筋者，虽胀易治；青筋暴露且腹部膨胀者，难治。

（16）腹部塌陷，软如棉，不能托指者。或按之如烂泥，推按数分钟，指下仍无感觉者，不治。

（17）肚脐翻突于腹外者不治。或肚脐、口腔、肛门三个部分，均开花腐烂。光舌无苔者，不治。

（18）眼皮下垂无力抬起，建里穴板滞不开为脾绝，不治。

（19）头部大汗不止，而汗不过颈者，不治。

（20）服用倒痰药剂未治愈的精神病患者，不治。

以上列举的种种表现，只作为临床参考，万勿死板硬套，变通之妙，存乎一心。有这样一个“檀香缥缈去疑症”的真实故事，相信听过之后，对以上绝症判断的条目更能达到深刻理解的目的。

一位酒店老板刘三，正值壮年，血气方刚，眉清目秀，是一位标准的美男子，一天，刘三晨起，如煤灰涂面，他这个样子，可把妻子吓坏了，家里的人都说他的了怪病，急忙请来镇上的大夫诊治，大夫仔细的诊断后，摇摇头说：“古人说色青如草者死，黄如枳实者死，黑如煤者死，赤如血者死，白如枯骨者死。他面如煤炭，难过一个月，准备一下后事吧！”说完转身就离开了，刘三一听，如冷水浇头、万念俱灰，一家上下，惶恐万分。

几天以后，一位江湖郎中路经此地，见刘三的老母在门口啼哭，就走上前去询问是何原因如此悲伤？刘母诉说了儿子刘三的病情，郎中说：“你家公子，如你描述的样子的确符合古书上所载的死症，可那些情况都是久病后才有的，不能轻易下结论，方便的话，烦劳带我去看一下，才好判断。”听了这话，刘母急忙把郎中请到家中。

郎中通过望闻问切，诊断以后，胸有成竹地说：“你不用害怕，绝无大病。”“那我脸上的黑气是怎么回事？”刘三又惊又喜地问道。“呵呵！那不过是秽气熏蒸的结果。”刘三听到这里才恍然大悟。他对郎中说：“我得病的那天晚上，半夜时分，腹内疼痛，就到茅坑去方便，厕所内恶臭熏天，我只有强忍着，无奈腹内疼痛异常，蹲了近乎半个时辰才出来，不知是否与此有关？”“正是，正是。”郎中边点头表示肯定，边说：“要治此病也不难，去秽臭莫如至香，可用檀香一两，置于蚊帐之中的一个盆内，劈碎点燃慢慢燃烧，文帐四周用棉被遮严，勿让香气散去，你端坐香旁如老僧入定，闭目静坐，两个时辰才能出来。”刘三依照郎中的叮嘱，依法炮制，在蚊帐内直熏得大汗淋漓，不断地用汗巾擦脸，症状也随之慢慢消失，再休息一夜，刘三脸上黑气尽除，恢复如初。

庸医者，抱残守缺，差一点置刘三于死地，而良医名家，讲究辨证，细查病因和周围的环境，考虑到一切致病的因素，对症施治，方能收到治病救人的功效。

五、禁忌证和适应证

(一) 脏腑机能调整按摩法的禁忌症

(1) 严禁空腹、饱食、醉酒及剧烈运动后过于用力按摩。

(2) 严禁在痈、疖、肿瘤部位按摩。

(3) 严禁在骨折和关节脱位处进行按摩。

(4) 严禁对患有传染病、皮肤病、淋巴管炎、血友病人按摩。

(5) 严禁对孕妇的合谷、三阴交等穴位强刺激。

(6) 严禁对高血压、贫血病人的动脉强力按摩。

(7) 严禁对新生儿头部按摩。

推拿按摩中医疗法的一种，但施行按摩前，一定要通过系统检查把可疑因素排除，以防止未祛病反添乱。

(二) 脏腑机能调整按摩法的适应症

神经衰弱、失眠、偏头痛、高血压、鼻窦炎、胃下垂、胃窦梗死、气串疼、浅表性胃炎、肾炎、呃逆、咳嗽、气管炎、哮喘、腹水、水肿、偏瘫、糖尿病、尿毒症、红斑狼疮、肝炎、冠心病、中耳炎、便秘、腹胀、腹泻、疲劳综合征、肌肉萎缩、自主神经紊乱、肌无力、精神病、痫症、风湿性关节炎、类风湿、颈椎病、肩周炎、强直性脊柱炎、腰椎间盘突出、坐骨神经痛、骨质增生、盆腔炎、附件炎、痛经、闭经、小儿疳积、消化不良等疾病。

六、从业的原则与修养

作为从事脏腑机能调整按摩法临床的基本条件，做到专业知识丰富，技能运用熟练，固然重要，但还要谨守医德。医学、医德就如同车辆的两个轮子，缺少一个也不能载重运行，而且必然倾覆。如果专业知识没有充实，而贸然去做临床，仍然属于医德有亏，守医德者既然已经做临床，断然不可能专业知识不足。不重医德而行医，与商家不顾信义兜售假货的性质是一样的。

●从业的原则

先把关于医德的条目，录于下面，希望对学习这个方法的人都能遵守，总之，医不忌仁，斯为得之。

1. 待病者以诚。

2. 对病者宜有同情心，如家人父母兄弟姐妹。

3. 调理当责任。

4. 面对临床之种种症状，当仔细检讨其原因，静心研究其病理，参考前人治法，并请益师友，切忌刚愎自用。

5. 病重治无把握，当介绍专门长于此科之医师诊之。

6. 勿专以名利为重要而计较得失。

7. 勿以机巧欺愚病家。

8. 勿扬病人之隐秘。

9. 勿以技术上之便利贪私利而犯公法。

10. 勿因游玩之事耽误病人。

11. 诊余有暇，当规定时间，静心研究，并多读有益身心之书。

12. 勿拘守成法，当勤于研究，务期有所发明，有所贡献。

13. 诊余有暇应从事运动，以调节身心，增进自身健康，并可避免不正当之娱乐。

14. 勿轻视前辈，勿诽谤同道，于学术问题虽可责难辩论，当仁不让，但不可有讥讽、谩骂之行为。

15. 才愈高，心愈虚，毋自满，毋自骄，毋盛气凌人，当虚怀若谷。

以上所列条目谨守勿失，以条目所行。

●从业者的修养

古人云：先做人后做事。世间无论哪种学问，我们今日所得到的，不管是书本中记载，还是来自师傅之传授，都来自前人的经验。从事脏腑机能调整临床，除了专业知识丰富以外，做人修养，也不能忽略。因为没有做人的修养，非但不能为医，而且也不能把人做好，先把从是脏腑机能调整临床修养条目列举如下：

1. 宜庄重：庄谓庄严，重谓持重。临床操作如临大敌，自必庄严其貌，持重其行，方能得人信托。

2. 宜温和：温为温柔，亦即温暖，谓心热也，和为和善，谓慈爱也。病人因病而受痛苦，出现躁急烦闷等表情，乃当然之事。或者是盼望病愈心切，而发生责怪医生之事情亦在所难免，应该谅解。当耐心和善劝喻开导，病者必感宽慰，愉快心理影响于病理者甚大，病必随之减轻，是亦医生治病之一法。故医家对于贫富病人必具有温柔之热肠，和善之态度，款大致胸怀，始能称职，然温和非阿谀或卑恭，此学者所当明辨者也。

3. 宜敬事：敬谓恭敬，敬出于心而恭现于貌，敬事谓郑重其事而不疏忽，即俗语所谓一本正经，事体当事体做也。敬在于心，并不在于貌，敬指事言，非指人言，敬事之反面疏忽，临床调理岂可稍存玩忽之心乎。

4. 镇静：镇静即定而不乱，从容处置而不慌张。

5. 宜耐烦：大医鬼斧神工之技巧，立起沉疴之学识，必先下艰难之功夫不可不勤奋耐烦，以求进境。

6. 宜核实：治学亦有根据，处处脚踏实地，不可徒逞臆说，而以医学为油然。夫臆说近于虚妄，理想尚待证明，均非可贸然也。

7. 宜慎言：医生对病人发言最宜慎重，因为医生的话为病家相信，并遵守执行。若没有经过考虑，随口发言，必致前后矛盾，何能见信于人，何能令人遵守？

8. 宜心神专 ：心神专一则神不外弛，神不外弛则治事明敏，对于病症细微隐曲均能见到，察可当机立断，手法运用可丝丝入扣。

上述八条均属于脏腑机能调整临床应该知道的事情，都来自修养的功夫，因人不同，修养的功夫大有浅有深，但进得一份是一分，始可期其有成。

写给患者的
健康指导书系

甲状腺疾病
患者必读

主编◎于秀辰

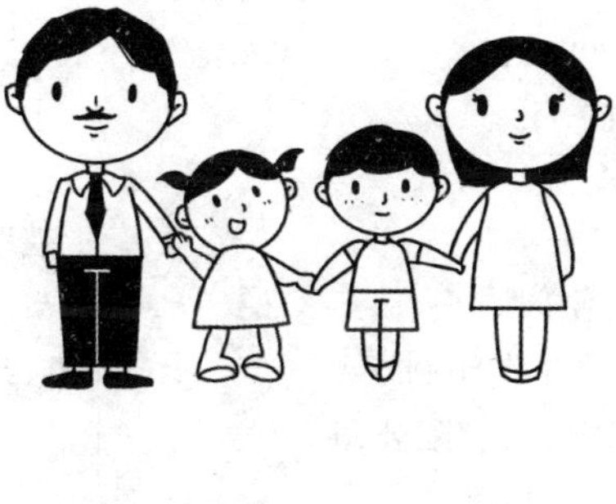

中国健康传媒集团
中国医药科技出版社

内 容 提 要

本书首先简单介绍了甲状腺的基础知识，然后详细介绍了常见甲状腺疾病的原因、临床表现、检查与治疗，最后介绍了患者注意事项、预防与调护、认识误区。全书生动有趣、通俗易懂，适合甲状腺疾病患者及家属阅读参考。

图书在版编目（CIP）数据

甲状腺疾病患者必读 / 于秀辰主编 .—北京：中国医药科技出版社，2024.8

（写给患者的健康指导书系）

ISBN 978-7-5214-4290-8

Ⅰ . ①甲…　Ⅱ . ①于…　Ⅲ . ①甲状腺疾病—防治—普及读物　Ⅳ . ① R581-49

中国国家版本馆 CIP 数据核字（2023）第 226839 号

美术编辑　陈君杞

版式设计　也　在

出版　**中国健康传媒集团** | 中国医药科技出版社

地址　北京市海淀区文慧园北路甲 22 号

邮编　100082

电话　发行：010-62227427　邮购：010-62236938

网址　www.cmstp.com

规格　880 × 1230mm $^{1}/_{32}$

印张　6 $^{1}/_{8}$

字数　128 千字

版次　2024 年 8 月第 1 版

印次　2024 年 8 月第 1 次印刷

印刷　北京盛通印刷股份有限公司

经销　全国各地新华书店

书号　ISBN 978-7-5214-4290-8

定价　35.00 元

编委会

主　编　于秀辰

副主编　吴　婧

编　委（按姓氏笔画排序）

马静敏　邓　林　刘　凡　刘宇彪

刘美奇　李　娜　李佳佳　杨慧鑫

赵　谏　姜国臣　娄树静　康　锴

前 言

近年来，甲状腺疾病越来越被大众所了解，如甲状腺功能亢进症、甲状腺功能减退症、甲状腺炎及甲状腺结节等。在对于甲状腺疾病的认识上，有些患者过于紧张，出现了不必要的焦虑甚至恐慌；还有一些患者却对疾病不够重视，忽略了疾病早期的蛛丝马迹，没有及时就诊，错过了早期治疗的机会。

为了普及甲状腺疾病的基本知识，帮助患者树立正确的认识，本书用通俗易懂的语言，配合简单形象的插图，介绍了常见甲状腺疾病的概念、主要症状、常见病因、检查及治疗方法等常识；针对患者就诊与治疗时可能遇到的实际细节问题提供指导；并介绍了疾病的预防和调护方法，纠正了患者在诊断和治疗保健方面的错误认识，以期使患者能更好地配合医生的诊疗工作，在医患之间构建一座沟通的“桥梁”。

本书在编写过程中参考了一些相关医学书籍、专业及科普文章，在此谨向原作者表示衷心的感谢！书中如存在不当之处，敬请指正。

编　者

2023 年 12 月

目 录

认识甲状腺

常见的甲状腺疾病

甲状腺疾病的危险因素

甲状腺疾病的临床表现

甲状腺疾病的检查

甲状腺疾病的治疗

注意事项

甲状腺疾病的预防与调护

认识误区

认识甲状腺

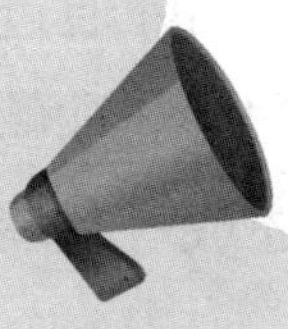

01 甲状腺在哪儿

02 甲状腺有多大

03 甲状腺有什么作用

04 甲状腺激素是哪里产生的

05 “生产”甲状腺激素需要什么原料

……

01 甲状腺在哪儿

甲状腺是人体内的一个重要的内分泌器官，大多位于气管前方。但也有少部分人甲状腺的位置与众不同，在咽喉部位、胸骨上、胸骨后、食管内等都有可能出现甲状腺的身影，这种情况叫做异位甲状腺。

甲状腺有左右两个侧叶，侧叶通过中间的峡部相互连接。两个侧叶像蝴蝶两侧的翅膀，而峡部就像是蝴蝶的身体，所以，有人把甲状腺描述成一只展翅的蝴蝶。

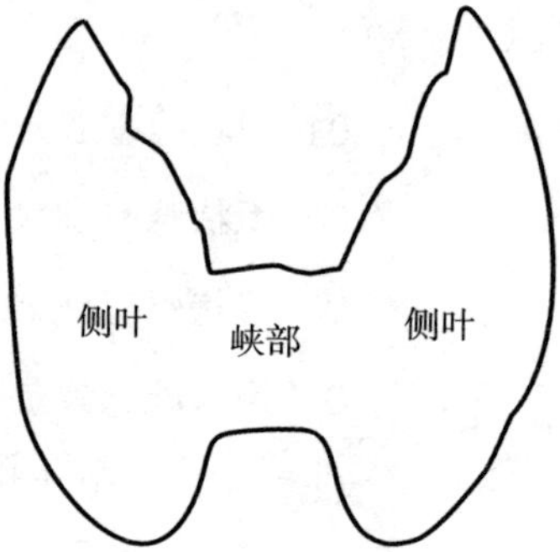

甲状腺形状结构图

02 甲状腺有多大

成年人的甲状腺，两个侧叶的宽度为 2~2.5cm，高 4~5cm，峡部长和宽约 2cm。通过甲状腺超声检查能够比较准确地知道每个人甲状腺的大小。

03 甲状腺有什么作用

甲状腺是合成、分泌并储存甲状腺激素（TH）的“生产商”和“储存室”，TH 包括三碘甲状腺原氨酸（T_3）和甲状腺素（T_4），这些激素虽然量很少，但却起着非常重要的作用：

（1）促进物质代谢，如调节体内蛋白质、脂肪、糖类、水及维生素等多种营养物质的代谢。

（2）促进生长和发育，TH 是胎儿、新生儿脑发育的关键激素，同生长激素一起，对幼年期儿童的生长发育起作用。

（3）调节新陈代谢，增加能量代谢，为人体产热，维持人的正常体温。

04 甲状腺激素是哪里产生的

甲状腺就好比是甲状腺激素（主要包括 T_3 和 T_4）的“生产商”，“生产车间”就是甲状腺中的许多大小不等、形状不同的滤泡。T_4 全部都是由滤泡上皮细胞直接合成的，而 T_3 只有约 20% 由滤泡上皮细胞合成，其余 80% 由 T_4 在肝脏内经脱碘转化而来。甲状腺每天分泌的 T_4 约为 T_3 的 20 倍，所以在化验甲状腺激素水平时，可以看到 T_4 的数值明显高于 T_3。

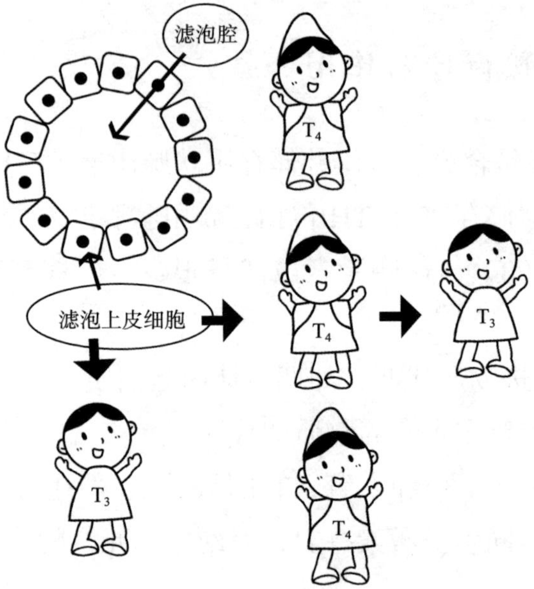

T_3/T_4 的合成

05 “生产”甲状腺激素需要什么原料

甲状腺激素的“生产”除了需要“生产车间”，同样也需要原料，它的主要原料就是碘（I）。碘是自然界中的一种微量元素，主要存在于水、土壤、岩石、动植物体内和空气中。人体通过饮用水和食物等从自然环境中获取碘，进入体内的碘并不是平均分配到各个部位，甲状腺对于碘有深深的吸引力，大多数碘都聚集到甲状腺中，其中有一部分与酪氨酸一起作为原料合成甲状腺激素，还有一部分与蛋白质结合而储存起来。

06 甲状腺激素都储存在哪里

前面说过甲状腺“生产”甲状腺激素，生成的甲状腺激素通过血液被运送到心、肝、肾等部位发挥作用，但并不是甲状腺生产多少人体就要用多少，生产好的甲状腺激素不会全部释放到血液中，只有在身体需要的时候才会动用其中一部分，剩下的甲状腺激素和胶质甲状腺球蛋白（Tg）结合，这样能更加稳定地储存在甲状腺滤泡上皮细胞围成的滤泡腔里。所以说，甲状腺不仅是“生产商”，也是“储存室”，甲状腺中储存的 T_4 可以让甲状腺功能维持正常状态 50 天以上。当然，这些储存的激素也不是一直待在里面一动不动，因为血液中的甲状腺激素处在不断地消耗之中，它们也需要得到储存的甲状腺激素的补充。当血液中甲状腺激素水平降低时，垂体分泌的一种物质促甲状腺激素（TSH）会对甲状腺发出指令，部分 Tg 就会被分解而释放出少量 T_3 和大量 T_4，然后 T_3 和 T_4 通过毛细血管进入血液循环，运输到各个需要它们的地方去。所以，甲状腺激素在生产、储存、消耗等过程中保持一个动态平衡的状态。

07 甲状腺激素的两种“身份”

甲状腺激素 T_3 和 T_4 进入血液后，99% 以上的部分与血浆蛋白结合在一起，形成结合型 T_3、T_4，也就是我们在化验单上看到的 TT_3、TT_4，只有不到 1% 的部分仍然以自由之身游离在血液中，成为游离型 T_3、T_4，也就是 FT_3、FT_4。结合型和游离型这两种状态就像甲状腺激素的两种不同“身份”，在人体需要时，这两种“身份”是可以相互转化的，保持着一种动态平衡。结合型 T_3、T_4 只是甲状腺激素的储存和运输形式，就像战场后方的预备队，而游离型 T_3、T_4 虽然数量很少，但是它们却是真正在“前线”起效的甲状腺激素，能进入组织器官发挥多种作用。

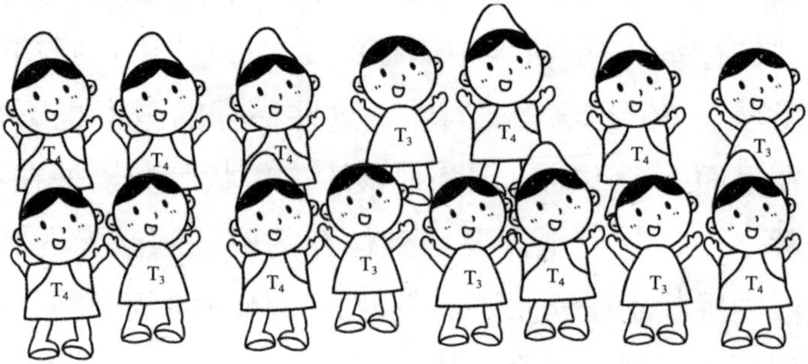

结合型 T_3/T_4

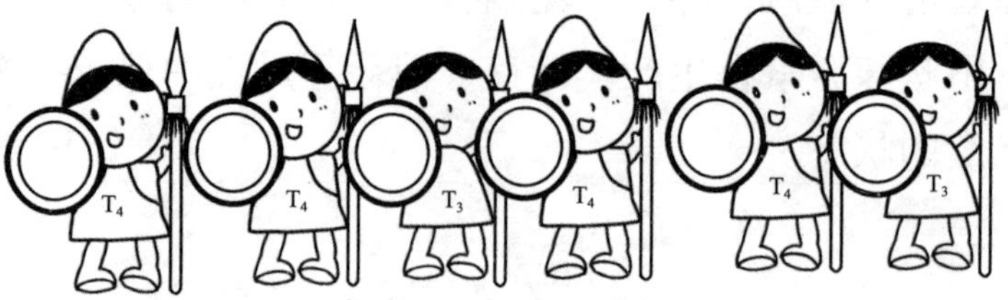

游离型 T_3/T_4

08 甲状腺激素效应的启动

甲状腺激素并不能自己独立发挥作用，而是需要和一种特殊的蛋白质——甲状腺激素受体结合以后才能被激活和发挥功效。这种蛋白质存在于垂体、心、肝、肾、肺和骨骼肌等很多组织中。游离型 T_3、T_4 通过血液循环到达这些组织后，与甲状腺激素受体结合，然后就能打开甲状腺激素的各种效应开关，发挥其调节代谢和生长发育的作用。T_3 和 T_4 的作用效应相同，但 T_3 与甲状腺激素受体的结合能力远远强于 T_4，所以，虽然 T_4 的数量多于 T_3，但是 T_3 的作用更强、更快。

09 甲状腺激素对蛋白质的调节

蛋白质是人体重要的营养物质，具有构成和修复组织器官、调节生理功能和提供能量等多种作用。甲状腺激素对蛋白质具有双向调节作用，既能促进蛋白质的合成，又能促进蛋白质的分解，这两种作用保持着动态的平衡。正常情况下，甲状腺激素含量适中，促进蛋白质合成的作用占优势，这样机体不断消耗掉的蛋白质就能及时得到补给，维持正常的身体结构和生命活动。

（1）如果甲状腺激素含量太少，蛋白质合成不足，就会影响肌肉、骨骼、大脑等多个组织、器官的形成，对于发育前的婴幼儿或儿童，可能造成生长迟缓甚至停顿、智力受损等危害。

（2）如果甲状腺激素含量过多，并不会引起蛋白质合成更多，反而是以促进蛋白质的分解为主，会导致肌肉萎缩、无力、体重下降等。

但是，甲状腺激素对蛋白质的调节也受饮食中蛋白质含量的影响：①如果饮食中蛋白质的含量充足，甲状腺激素就以促进体内蛋白质的分解为主；②如果饮食中蛋白质的含量不足，甲状腺激素就以促进体内蛋白质的合成为主。

10 甲状腺激素对脂肪的调节

我们体内的脂肪具有储存能量的作用，甲状腺激素能促进脂肪的合成与分解，但以促进分解为主。

（1）甲状腺激素含量不足时，胆固醇和甘油三酯分解减少，一部分本该被“清除”掉的胆固醇和甘油三酯仍然留在血液中“游荡”，导致血液中含量增多，就是血脂高。

（2）甲状腺激素过量时，胆固醇和甘油三酯被过多地分解，血液中含量减少，也就是血脂偏低。

所以，甲状腺激素水平的升高和降低能引起血脂的变化。

11 甲状腺激素对糖类的调节

人体内的糖类物质主要是葡萄糖和糖原，糖原是由许多葡萄糖分子组成的，当血液中葡萄糖浓度降低时糖原可以分解。甲状腺激素能加快糖代谢的速度。

（1）适量的甲状腺激素能促进葡萄糖合成糖原储存起来。

（2）过量的甲状腺激素会促使糖原分解为葡萄糖，还能促进葡萄糖在肠道的吸收，这些因素都会引起血糖升高，诱发或加重糖尿病。

（3）当甲状腺激素不足时，肠道对葡萄糖的吸收减少，葡萄糖合成糖原增加，可能引起血糖的降低。

12 甲状腺激素对水的调节

甲状腺激素有利尿的作用，可以帮助多余的水、钠等物质排泄出体内。当甲状腺激素减少时，不但水、钠不能正常排出而积聚于皮下，而且，毛细血管的通透性也会增加，一些原本难以通过毛细血管壁的大分子黏蛋白就会漏到血管外，和皮下多余的水、钠聚集在一起，导致一种特殊的黏液性水肿。一般常见的水肿在肿胀部位用手指按压以后可以出现一个凹陷，但黏液性水肿却难以看到这样的凹陷。

13 甲状腺激素还影响维生素的代谢

（1）甲状腺激素不足时，食欲减退，维生素的摄入减少，并且胃酸分泌减低，胃肠对多种维生素的吸收不足，引起维生素缺乏。

（2）甲状腺激素过多时，旺盛的新陈代谢会消耗大量的维生素，也会导致维生素含量减少。

如在甲状腺功能减退时，甲状腺激素减少，胡萝卜素转变成维生素 A 的功能减弱，胡萝卜素在组织中大量积聚，会使皮肤出现一些特征性的改变，表现为特殊的蜡黄色，并且粗糙、脱屑、干而厚、少光泽，这些变化在手、臂、大腿等部位更为明显。维生素的缺乏还可能导致指甲厚脆、表面有裂纹、生长缓慢等。

14 甲状腺激素能促进生长发育

（1）甲状腺激素有助于神经细胞的产生和神经系统结构的形成，是胎儿和新生儿大脑发育的关键激素。如果在胎儿期及出生后早期缺乏甲状腺激素，会造成永久性脑损害，严重者可引起智力减退、运动功能障碍及耳聋等。胎儿在生长发育 11 周之前，甲状腺还不具备合成甲状腺激素的能力，这个阶段胎儿所需的甲状腺激素全部由母体提供，所以，母体必须有足够的甲状腺激素。

（2）如果在幼年时期缺乏甲状腺激素，会引起智力低下、生长停滞、骨龄延迟、身材矮小等。

（3）甲状腺激素与骨骼发育相关，适量的甲状腺激素能促进骨生长，但过量的甲状腺激素会使骨龄增加，甚至导致生长板和颅骨骨缝提前闭合，成年后身高反而低于正常。

15 甲状腺激素有产热作用

在促进物质代谢的同时，甲状腺激素也使营养物质中蕴藏的能量释放出来，使人体产热增加，对维持人体的正常体温有重要的作用。如果甲状腺功能亢进，过量的甲状腺激素使得人体产热过多，患者会比一般人更怕热；而甲状腺功能减退却会因为甲状腺激素不足使人体产热减少，引起怕冷的症状。

16 甲状腺的“上级领导”

甲状腺虽然有自己分泌甲状腺激素的作用，但是它并不能完全自主地发挥自己的功能，它也有上级领导部门——大脑中的下丘脑与腺垂体。下丘脑分泌促甲状腺激素释放激素（TRH），这种激素作用于垂体，使垂体分泌促甲状腺激素（TSH），TSH 刺激甲状腺滤泡上皮细胞增生、促进甲状腺激素合成与分泌。

也就是说下丘脑是“一级领导”，它对垂体下达指令，而垂体是“二级领导”，它领悟下丘脑的精神之后直接指挥甲状腺的行为，这种由上而下的调节过程被称为正反馈调节。

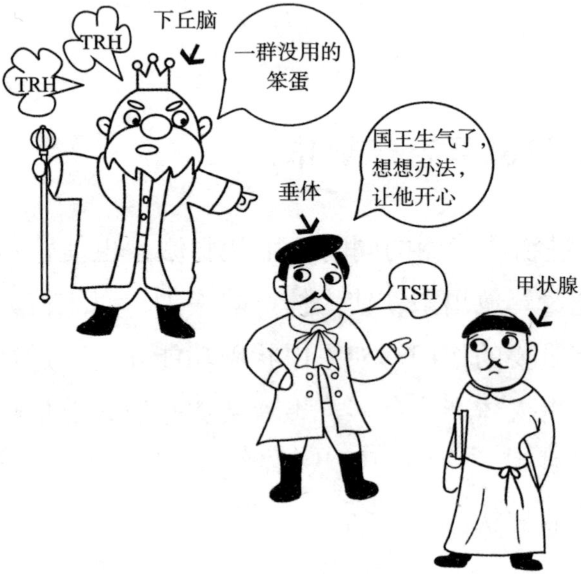

下丘脑
TRH
TRH
一群没用的笨蛋
国王生气了，想想办法，让他开心
垂体
TSH
甲状腺

17 甲状腺对“领导”也有调节作用

虽然看起来甲状腺有两个“领导”，但是甲状腺也并不是只有乖乖听话的份儿，它也可以反过来对“上级领导”的分泌功能进行调节。

（1）当甲状腺激素浓度增高时，甲状腺向垂体和下丘脑“请求”减少促甲状腺激素（TSH）和促甲状腺激素释放激素（TRH）的分泌，并且同时降低垂体对 TRH 的反应性，导致 TSH 减少，从而使甲状腺激素的分泌不至于过多。

（2）当甲状腺激素浓度降低时，甲状腺也会向垂体和下丘脑“请求”增加 TSH 和 TRH 的分泌，从而促进甲状腺激素的合成和分泌。

甲状腺的这种对“领导”的由下而上的调节过程叫做负反馈调节。

18 甲状腺疾病的种类

常见的甲状腺疾病有以下三类：

（1）甲状腺功能性病变　就是出现甲状腺功能亢进或减退的疾病，也可能同时伴有结构的变化。

（2）甲状腺炎症性病变　甲状腺组织发生了炎症，可能是由细菌或病毒感染引起的炎症，也可能是自身免疫性反应或放射治疗引起的炎症等。甲状腺炎根据病程的长短可以分为急性、亚急性和慢性三种类型，比较常见的是亚急性甲状腺炎和慢性淋巴细胞性甲状腺炎（桥本甲状腺炎）。

（3）甲状腺结构性病变　甲状腺内出现囊、实性结节，或者甲状腺发生了肿大或萎缩等大小改变，可以同时合并甲状腺功能亢进或减退。

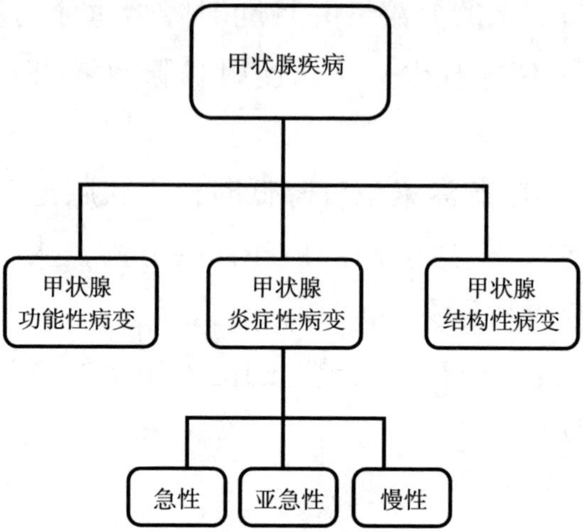

甲状腺疾病的分类

常见的甲状腺疾病

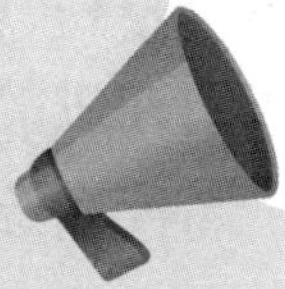

（一）甲状腺功能亢进症

01 什么是甲亢

“甲亢”的全称是“甲状腺功能亢进症”，是指甲状腺产生和释放过多的甲状腺激素（T_3、T_4），使得甲状腺功能超过正常而引起人体新陈代谢亢进的一种综合征。典型表现包括甲状腺肿大、突眼、高代谢综合征，如怕热、多汗、吃得多、吃不饱、体重下降、心慌，以及大便次数多、焦虑急躁等。

甲亢不是单纯的一个病，很多甲状腺疾病都可以出现甲亢症状。

02 甲状腺毒症

甲状腺毒症是指任何原因（甲状腺疾病或非甲状腺疾病）导致的体内甲状腺激素过多而引起的病变。甲亢和甲状腺毒症这两个术语意义不完全相同，甲状腺毒症涵盖的范围比甲亢更广。

03 引起甲亢症状的疾病

（1）导致甲状腺本身合成并释放过多甲状腺激素的疾病　毒性弥漫性甲状腺肿（Graves 病）、毒性甲状腺腺瘤、毒性多结节性甲状腺肿、妊娠相关性甲亢、垂体腺瘤等，其中，Graves 病最为常见。

（2）引起血循环中甲状腺激素浓度过高的疾病　亚急性甲状腺炎、桥本甲状腺炎、无痛性甲状腺炎、药物诱发的甲状腺炎、摄入含甲状腺激素的食物或药物等。

Graves 病

Graves 病又称为毒性弥漫性甲状腺肿，是一种自身免疫性疾病，与遗传、感染、药物、精神刺激等因素都有关系，是由于免疫功能紊乱后刺激甲状腺细胞增殖，导致甲状腺肿大，产生过量的甲状腺激素而引起甲亢。本病多见于女性，男女比例为 1 ：（4~6），高发于 30~50 岁。除一般的甲亢症状外，还有一些特征性的表现，如弥漫性甲状腺肿、眼球突出、胫骨前黏液性水肿等。

毒性甲状腺腺瘤

毒性甲状腺腺瘤也被称为自主性功能亢进性甲状腺腺瘤，它可以不受促甲状腺激素（TSH）调节而自主分泌甲状腺激素，并能抑制垂体分泌 TSH，使周围正常甲状腺组织功能受到不同程度的抑制。多见于女性和 40 岁左右人群。患者一般有多年的甲状腺结节病史，超声检查提示单个低回声结节。初期甲状腺功能正常，随着腺瘤的增长而逐渐出现异常，当腺瘤直径达到 3cm 左右时，可以出现明显的甲亢表现。

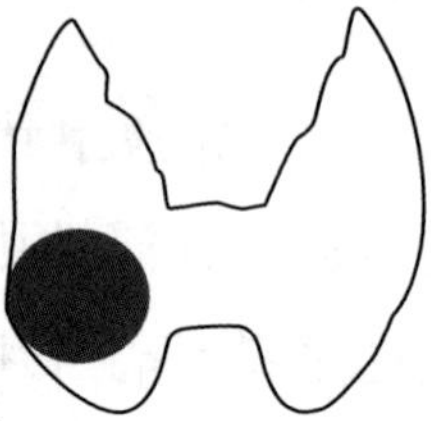

毒性多结节性甲状腺肿

毒性多结节性甲状腺肿中的部分结节具有自主功能，可以分泌甲状腺激素而导致甲亢。多发于 50 岁以上的女性，典型患者常有甲状腺逐渐增大的病史。有些患者的甲状腺肿大非常明显，对气管和食管产生阻塞及压迫，可能出现吞咽困难、呼吸短促或声音嘶哑等。

碘源性甲亢

碘源性甲亢是由于大量摄入含碘食物或含碘药物引起的甲亢，如：应用碘化油、碘化钾、胺碘酮等药物，做增强 CT（电子计算机断层扫描）检查时应用含碘造影剂，甚至长期外用碘酊消毒等。看到这里，大家也不必恐慌，因为并不是所有人在大量应用碘剂之后都会出现甲亢。碘源性甲亢最常见于碘缺乏地区补碘之后，患者在补碘以前就有甲状腺激素合成调节异常。

垂体性甲亢

垂体性甲亢也叫做中枢性甲亢，是由垂体中的一种能分泌过量促甲状腺激素的肿瘤引起的。发病以30~60岁人群多见，儿童比较罕见，男性与女性之间的发病率没有明显差别。垂体性甲亢一般进展缓慢，甲亢症状比较轻微，当肿瘤的体积逐渐增大而压迫脑组织或脑神经时，可以出现头痛或看东西时视野不完整、好像有阴影挡住视线等症状。

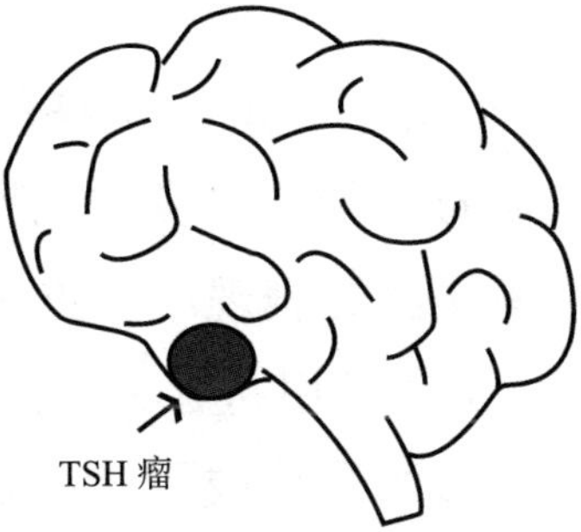

04 "淡漠"的甲亢

有些甲亢患者不但没有典型甲亢的亢奋症状，甚至会出现一些相反的表现，如表情淡漠、少言寡语、目光呆滞、反应迟钝和嗜睡等，突眼和甲状腺肿也都不明显，这就是淡漠型甲亢。淡漠型甲亢在老年人群中更多见，"淡漠"主要指的是精神系统不像甲亢那样兴奋，而更像是甲状腺功能减退症。患者可能会因为明显消瘦而被怀疑为恶性肿瘤，或者因为房颤被当作单纯的心脏病进行治疗。所以，当老年人出现不明原因的精神改变、突然消瘦、房颤等，别忘记检查甲状腺功能。

05 亚临床甲亢

亚临床甲亢是指 TSH（促甲状腺激素）降低而 T_3、T_4 正常的一种特殊类型的甲亢，患者没有或只有轻微的甲亢特征性的表现。多见于早期 Graves 病、毒性甲状腺腺瘤、亚急性甲状腺炎、桥本甲状腺炎，以及甲状腺癌术后 TSH 抑制治疗或甲状腺功能减退患者甲状腺激素治疗过量。亚临床甲亢可能转变为临床甲亢或恢复正常甲状腺功能，也可能长期持续存在。

06 T_3 型甲亢

典型甲亢会出现 T_3 和 T_4 同时升高，但也有特殊情况。T_3 型甲亢表现为 TSH 降低，T_3 升高，而 T_4 正常，多见于毒性甲状腺腺瘤或多发性结节性甲状腺肿以及缺碘地区。

07 T_4 型甲亢

T_4 型甲亢表现为 TSH 降低，T_4 升高，而 T_3 正常，这种甲亢比较少见，发病原因目前也不太清楚。

08 妊娠一过性甲状腺毒症

妊娠期间胎盘会分泌大量绒毛膜促性腺激素（HCG），高浓度的 HCG 可以刺激甲状腺激素的合成和分泌，所以 TSH 的分泌受到了抑制而降低。妊娠 8~14 周的时候 TSH 可以降低 20%~30%，甚至 0.1mIU/L 以下，10~12 周是下降的最低点。部分孕妇在妊娠早期（12 周末以前）TSH < 妊娠期参考范围下限（或 0.1mIU/L），FT_4 或 FT_3 正常或升高，排除 Graves 病及其他甲亢后，可以考虑为妊娠一过性甲状腺毒症。

09 妊娠期甲亢

妊娠期甲亢是指妊娠女性 TSH <妊娠期参考范围下限或妊娠早期 TSH < 0.1mIU/L，FT_4 或 FT_3 >参考范围上限。约 85% 妊娠期甲亢是由 Graves 病引起的。

10 妊娠一过性甲状腺毒症和妊娠期甲亢别混淆

妊娠一过性甲状腺毒症和妊娠期甲亢都有 TSH 降低，FT_4 或 FT_3 升高，出现心悸、多汗等甲亢常见症状，在妊娠前半期，二者容易混淆。不同的是，妊娠一过性甲状腺毒症的 TRAb（促甲状腺激素受体抗体）和 TPOAb（甲状腺过氧化物酶抗体）等抗体多为阴性，而且这种甲亢是暂时性的，一般在妊娠 14~18 周，甲状腺激素水平可以自行恢复正常，不需要进行抗甲状腺药物治疗。

11 妊娠期亚临床甲亢

妊娠期亚临床甲亢是指妊娠女性 TSH ＜妊娠期参考范围下限（或妊娠早期 TSH ＜ 0.1mIU/L），而且 FT_4 和 FT_3 正常。

（二）甲状腺功能减退症

12 什么是甲减

甲减就是甲状腺功能减退症，是由多种原因引起甲状腺激素（T_3、T_4）合成、分泌或生物效应不足而出现的一组以代谢紊乱和功能减退为特征的综合征。常见的甲减症状有怕冷、水肿、疲乏、食欲减退、体重增加、便秘、腹胀、健忘等。

发病于不同时期的甲减有不同的名字：胎儿或新生儿时期的甲减称为呆小病（又称克汀病）；青春期发育前儿童的甲减称为幼年型甲减，严重时称幼年黏液性水肿；成年的甲减称为成年型甲减，严重者称黏液性水肿。

13 原发性甲减

甲状腺或下丘脑、垂体等部位出现病变都可能引起甲减，其中由甲状腺自身病变引起的甲减为原发性甲减，也叫甲状腺性甲减。约有 99% 以上的甲减属于这种类型，化验单上一般会出现 FT_4 降低、TSH 升高。

14 原发性甲减的常见原因

（1）甲状腺组织破坏或缺失　亚急性甲状腺炎和桥本甲状腺炎等自身免疫性甲状腺炎；甲状腺手术或放射性 ^{131}I 治疗后；甲状腺不发育或发育不良。

（2）药物引起的甲减　抗甲状腺药物过量；含碘药物如胺碘酮。

（3）碘缺乏或碘过多　碘缺乏会引起“大脖子病”，也可能造成甲减；孕妇碘摄入过多可能引起胎儿甲减。

15 中枢性甲减

中枢性甲减分为以下两种：

（1）垂体性甲减（或继发性甲减） 是由于垂体功能减退使 TSH 分泌不足所致，如垂体肿瘤、席汉综合征、垂体手术或放射治疗后等。

（2）下丘脑性甲减（或三发性甲减） 是由于下丘脑疾病引起促甲状腺激素释放激素（TRH）减少，使 TSH 分泌不足所致，这种情况比较罕见。

16 亚临床甲减

亚临床甲减是指 TSH 升高而 T_3 和 T_4 正常。亚临床甲减没有或只有比较轻微的甲减症状，但一样可能对血脂、动脉粥样硬化有影响，还能引起不孕、流产、早产、死胎、胎儿智力障碍等不良孕产现象。

17 妊娠期甲减

妊娠女性如果 TSH ＞妊娠期参考范围上限或妊娠早期 TSH 4.0 mIU/L，FT_4 ＜参考范围下限，就可以诊断为妊娠期甲减。

18 妊娠期亚临床甲减

妊娠女性如果 TSH ＞妊娠期参考范围上限或妊娠早期 TSH 4.0 mIU/L，而 FT_4 正常，考虑为妊娠期亚临床甲减。

19 低 T_3 综合征

低 T_3 综合征是指 T_3 降低或 T_3、T_4 都降低，TSH 正常或轻度降低，又叫非甲状腺疾病综合征，是由甲状腺以外的原因导致的，如急性心肌梗死、严重心力衰竭、呼吸衰竭、慢性肾脏病、恶性肿瘤、重度烧伤、脓毒血症及各种外科手术后等。

（三）甲状腺炎

20 亚急性甲状腺炎

亚急性甲状腺炎简称亚甲炎。在发病前 1~3 周常有流感或普通感冒的病史，出现甲状腺肿大、剧烈疼痛、触痛，同时伴有发热、疲乏无力、食欲不振等全身症状，且血沉增快，白细胞轻至中度升高，甲状腺超声提示炎性病变等。常见于中青年女性，与病毒感染密切相关，也可能与自身免疫反应和遗传等因素有关。

21 无痛性甲状腺炎

无痛性甲状腺炎是一种自身免疫性疾病，表现为甲状腺一过性无痛性肿大与甲状腺功能异常。发生于产后的称为产后甲状腺炎，非产后的称为散发性无痛性甲状腺炎。本病多发于 20~50 岁，男女比例为 1 ： 7。

22 产后甲状腺炎

产后甲状腺炎通常在产后或流产后 1 年内发病，大多数患者的 TPOAb（甲状腺过氧化物酶抗体）、TgAb（甲状腺球蛋白抗体）阳性。典型病例会经历甲亢期、甲减期和恢复期。怀孕很可能是诱因，遗传、碘过量、硒缺乏、吸烟、感染、内分泌、精神创伤等因素也可能与发病有关。

产后甲状腺炎的好发人群

（1）妊娠 12 周以内 TPOAb 阳性的女性，抗体水平越高，患产后甲状腺炎的风险也越高。

（2）以往有产后甲状腺炎病史的女性。

（3）有遗传、碘摄入增加、吸烟、感染、精神创伤等因素的女性。

妊娠期发现 TPOAb 阳性者，应该在产后 2~6 个月监测甲状腺功能。

23 桥本甲状腺炎

桥本甲状腺炎也叫慢性淋巴细胞性甲状腺炎，是一种自身免疫性疾病，本病还与遗传、碘过量、硒缺乏、吸烟、感染等有关。有家族聚集现象，多见于女性。甲状腺出现对称性、程度不一的肿大，质地较坚韧，一般无疼痛，少数患者病情变化较快，出现疼痛，并伴一过性的甲状腺毒症。多数患者甲状腺功能正常，部分患者为亚临床甲减，可能缓慢进展为临床甲减。大约 90% 桥本甲状腺炎患者 TPOAb 阳性，20%~50% 患者 TgAb 阳性。

（四）甲状腺结节

24 单纯性甲状腺肿

单纯性甲状腺肿是指非炎症或肿瘤原因导致的以甲状腺体积增大、甲状腺功能基本正常为特征的一组甲状腺疾病。肿大可呈弥漫性或结节性，形成一个或数个结节的为结节性甲状腺肿。根据发病的流行情况分为以下两种：

（1）地方性甲状腺肿　主要是因为地区缺碘引起的。人群患病率＞ 10%，我国主要见于西南、西北、华北等地区。随着加碘盐的普及，地方性甲状腺肿的发病率显著下降。

（2）散发性甲状腺肿　原因比较复杂，可能与碘缺乏、碘过量、硒缺乏、致甲状腺肿物质和先天因素等有关。一般发病率＜ 5%，多发生于青春期、妊娠期、哺乳期和绝经期等。

25 什么是甲状腺结节

甲状腺结节就是正常甲状腺组织中出现的局限性肿块，可伴或不伴甲状腺激素分泌增多。退行性变、炎症、自身免疫性疾病和肿瘤等多种原因都可以使甲状腺产生结节，常见的有局灶性甲状腺炎、结节性甲状腺肿、甲状腺囊性病变、甲状腺腺瘤和甲状腺癌等。甲状腺结节多为良性，恶性肿瘤占 5%~10%。

26 甲状腺囊性病变

甲状腺囊性病变有以下两种。

（1）单纯的甲状腺囊肿　囊肿内含的是液体，一般都是良性结节，是甲状腺组织由于血液供应不好而发生退行性变、坏死液化形成的，少数是由先天因素导致的。

（2）囊实性结节　囊肿含有液体的同时含有固体实性成分，少部分囊实性结节是恶性的。

27 甲状腺腺瘤

甲状腺腺瘤是一种良性的肿瘤性结节。腺瘤具有比较完整的包膜，边界清楚，一般为圆形或椭圆形，表面光滑，内部大多数为实性的，单发结节多见，偶尔也可能出现多发，一般生长较慢，没有明显症状，但极少数较大的腺瘤也会压迫气管或神经而引起不适，还有少数腺瘤会恶变为甲状腺癌。

28 甲状腺癌

甲状腺癌是恶性的甲状腺肿瘤，女性和男性患者比例约为 3 ：1。分为乳头状癌、滤泡细胞癌、髓样癌、低分化癌和未分化癌。其中，乳头状癌和滤泡细胞癌合称为分化型甲状腺癌，与其他类型相比，分化型甲状腺癌进展缓慢，生存期长，死亡率低。

乳头状癌

乳头状癌是甲状腺癌中最常见的类型，恶性程度最低，随着发病年龄的增大，恶性程度会有所增高。多见于儿童和 40 岁之前的女性患者，男女比例为 1 ：（2~3）。乳头状癌生长缓慢，患者多无明显不适，经常在体检的时候由超声检查无意中发现，预后较好。

滤泡细胞癌

甲状腺癌发病率排行榜中的第二位是滤泡细胞癌，多见于 40 岁以上患者，儿童少见，男女发病比例为 1 ：（2~3）。滤泡细胞癌的恶性程度比乳头状癌高。单独出现的滤泡细胞癌少见，多数是与乳头状癌同时出现。

髓样癌

髓样癌女性多见，分为散发性和家族性，散发性约占 70%，好发于 50~60 岁年龄段，家族性约占 30%，常在 20 岁左右或之前发病。髓样癌的恶性程度比滤泡细胞癌高，多见颈部淋巴结转移。除颈前肿物外，还可以引起顽固性腹泻、心悸、面色潮红等症状。

未分化癌和低分化癌

未分化癌恶性程度高，一般见于 55 岁以后，女性患者稍多。可迅速侵犯邻近组织，发生全身广泛转移，表现为甲状腺肿块迅速增大、疼痛，影响邻近组织，引起声音嘶哑、呼吸窘迫和吞咽困难等症状。低分化癌介于分化型癌和未分化癌之间，可以同时伴有不同比例的分化型癌成分。

29 什么样的结节要更加小心

虽然现在“甲状腺结节大军”日益壮大，但大家也不必见结节色变，因为多数结节都是“良民”。不过如果结节有下面这些特点，就要更加小心了，因为这些情况在恶性结节中更常见，要注意随诊。

（1）单发结节　与多发结节相比，单发结节中甲状腺癌的比例更高。

（2）无痛结节　甲状腺癌一般不会引起疼痛，而炎症引起的结节有可能会痛。

（3）结节质地坚硬　与质地较软、光滑、可活动的结节相比，坚硬、固定的结节恶性的可能性更大。

（4）结节生长迅速，或用足量甲状腺激素抑制治疗 2~4 个月后，结节没有明显缩小或者反而增大。

（5）引起明显压迫症状　出现声音嘶哑、发音困难或呼吸困难等症状。

（6）超声检查　提示结节边缘不规则，有微钙化，纵横比 >1，邻近颈部淋巴结肿大、位置固定。

（7）核素显像为冷结节。

判断结节性质要综合评价，不能简单地根据其中某一条下定论。如单发结节或无痛性结节也不一定就是恶性。

30 哪些人出现结节要提高警惕

（1）性别　男性甲状腺结节中恶性的概率比女性更高，所以，男性一旦出现结节，要提起高度注意。

（2）年龄　年龄小于20岁或大于70岁的人出现结节，恶性的可能性比其他年龄段的人群更大。虽然甲状腺结节在儿童中的发病率很低，为1%~1.5%，但是其发展为恶性的危险性是成人的4倍。

（3）甲状腺癌一级亲属　父母、子女、兄弟姐妹患有甲状腺癌者。

（4）有头颈部或全身放射线暴露史者　尤其是儿童及青少年时期的射线暴露对甲状腺的影响更为明显。

31 良性结节也会癌变

恶性结节不会变成良性结节，但良性结节却可能会变成恶性结节。良性结节在某些条件下如高碘饮食或接触辐射时可能发生癌变，少数病史长的结节性甲状腺肿也可能癌变。良性结节发生癌变的概率总的来说还是比较低的，每年做一次超声检查，基本不会漏过它变坏的情况，所以，也不要一看良性结节可能会癌变就担心害怕。

32 甲状腺癌对寿命的影响

甲状腺癌近年来迅速“蹿红”，发病率增长非常快。虽然来势汹汹，但是与其他癌症相比，甲状腺癌其实只能算是一只“纸老虎”。有人说“不幸得了癌，但万幸得的是甲状腺癌”，因为甲状腺癌的死亡率比较低。

甲状腺癌对寿命的影响主要与以下两方面有关：①甲状腺癌的类型：是影响寿命最重要的因素，分化型甲状腺癌有较长的生存期，乳头状癌的 10 年生存率在 90% 以上，髓样癌约为 75%，而未分化癌大多在确诊或治疗后数月内死亡；②转移与否及转移程度：如果发现时癌细胞已经转移了，甚至在身体里面到处作恶，治疗效果就比较差，生存率也会降低。

甲状腺疾病的危险因素

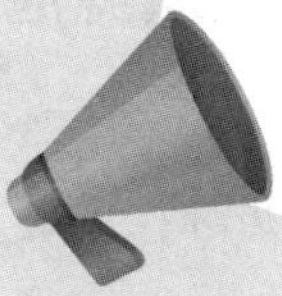

01 缺碘

02 碘过多

03 缺硒

04 饮食

05 药物

……

（一）外在因素

01 缺碘

缺碘可以产生以下病变：

（1）使 TSH 分泌增加而刺激滤泡上皮细胞增生、肥大，进而引起甲状腺肿大。

（2）甲状腺激素的生产原料不足，浓度降低而导致甲减。

（3）诱发某些甲亢（通常由结节性甲状腺肿引起）和甲状腺癌。

（4）如果孕妇碘营养不良，就会引起胎儿缺碘，影响胎儿智力发育，严重的导致胎儿全身脏器和骨骼系统的发育停滞，引起流产、早产、死产和胎儿畸形等。

02 碘过多

缺碘会诱发甲状腺的病变，过犹不及，碘过多也没有好作用，同样可以导致以下甲状腺疾病：

（1）刺激甲状腺细胞增生引起甲状腺肿。

（2）使甲状腺激素合成增多而导致甲亢。

（3）诱发甲状腺的自身免疫反应，刺激甲状腺细胞增生、突变，并造成甲状腺激素分泌障碍，从而引起自身免疫性甲状腺疾病、甲状腺癌及甲减等病变。

03 缺硒

硒是我们人体需要的一种微量元素，对于维护正常的甲状腺形态和功能具有重要作用。缺硒与多种甲状腺疾病的发生和发展有关。

（1）对于女性而言，硒水平越低，甲状腺体积越大，发生甲状腺肿的风险越高。硒缺乏可能导致甲状腺增生肿大，或出现甲状腺功能的改变。

（2）Graves 病和桥本甲状腺炎患者存在不同程度的缺硒，硒水平越低者 Graves 病越难缓解，而且还容易复发；缺硒也可能是导致桥本甲状腺炎发病风险增高的重要原因。

（3）缺硒还与甲状腺癌的发生有关。

04 饮食

很多食物与甲状腺疾病的发生有关，应该多加了解。

（1）引起甲状腺肿的食物　卷心菜、大白菜、萝卜、大豆、木薯等食物中含有致甲状腺肿的物质，尤其是碘缺乏时更易发生；饮水中氟、钙、镁、锌等矿物质的含量与甲状腺肿的发生也有关系。

（2）引起甲减的食物　黄豆中含有某些可以阻止甲状腺激素合成的物质。

虽然这些食物可能诱发甲状腺疾病，但它们也具有丰富的营养，普通人群是可以适量食用的，只是不要因为个人的饮食喜好而过量进食，更要避免同时大量进食这些食物。值得注意的是，动物的甲状腺也在颈部，烹饪后仍然保留有部分活性，进食动物甲状腺后可能会引起人体内甲状腺激素升高，所以，不要把甲状腺组织当做颈部肌肉而误食入腹。

05 药物

（1）含碘药物如胺碘酮、含碘复合维生素、含碘造影剂等可能诱发甲状腺疾病。

（2）抗甲状腺药物、甲状腺激素类药物、干扰素 α、抗肿瘤药物以及保泰松、秋水仙碱、磺胺类药物等也可能引起甲状腺功能异常或甲状腺肿大。

（3）有些不良减肥药里也可能添加了甲状腺激素，造成“人为”的甲亢。

06 吸烟

（1）烟草燃烧后产生的硫氰酸盐能引起甲状腺肿，尤其在缺碘地区以及有甲状腺肿家族史的患者中，吸烟诱发甲状腺肿的危险性较大。

（2）硫氰酸盐还有抑制甲状腺的作用，可能加重桥本甲状腺炎患者甲状腺功能的损伤，甚至诱发甲减。

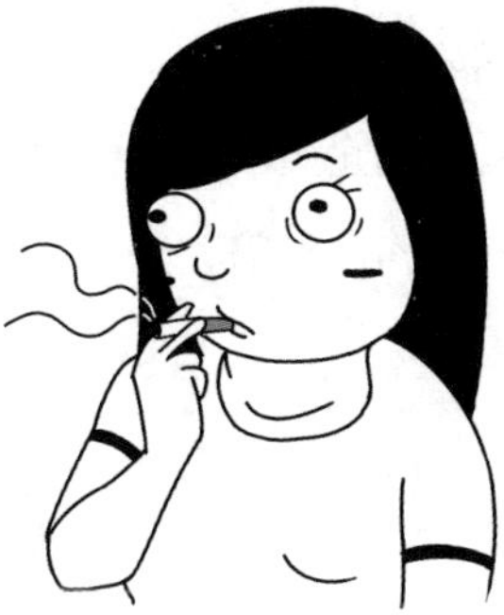

（3）吸烟还与产后甲状腺炎和 Graves 病的发病及 Graves 病突眼的程度直接相关。

07 饮酒

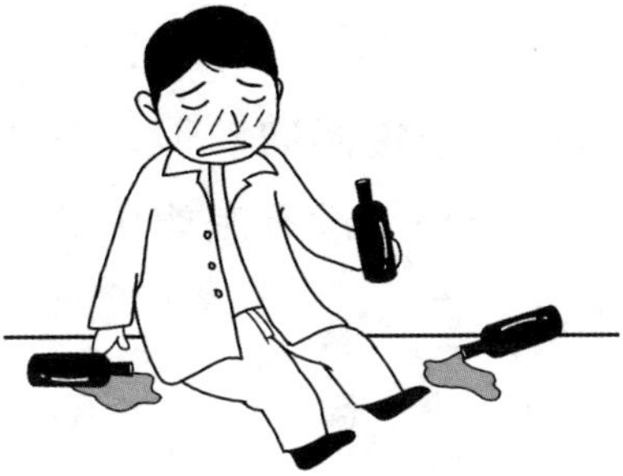

长期或大量饮酒后损伤肝脏，肝脏对甲状腺激素的清除减少，血液中甲状腺激素水平可能在短时间内迅速增加，使甲亢病情急性加重。大量饮酒还可能诱发甲亢患者周期性麻痹，出现下肢麻痹，严重者会四肢瘫痪。

08 电离辐射

X 线、CT 检查、核辐射、核污染等产生的电离辐射对人体健康有害，甲状腺位置表浅，容易受到辐射伤害，出现放射性甲状腺炎、桥本甲状腺炎、甲减、甲状腺结节等，严重的能引起相关基因的突变而导致甲状腺癌。暴露在辐射损伤中的年龄越小，受到的伤害越大。切尔诺贝利核泄漏造成核污染后，该地区儿童甲状腺癌发病率高于污染前的15倍。

（二）内在因素

09 遗传

一些自身免疫性甲状腺疾病如Graves病、产后甲状腺炎、桥本甲状腺炎，以及甲状腺乳头状癌和髓样癌等具有家族遗传倾向。但是有遗传倾向并不代表肯定会出现遗传，只是与没有家族史的人相比，有家族史的人会更容易得病。

10 性别

各种甲状腺疾病中，女性的发病率都明显高于男性，存在着“重女轻男”的现象。这可能与女性体内X染色体可携带更多易感基因和雌激素对免疫细胞功能的影响有关。

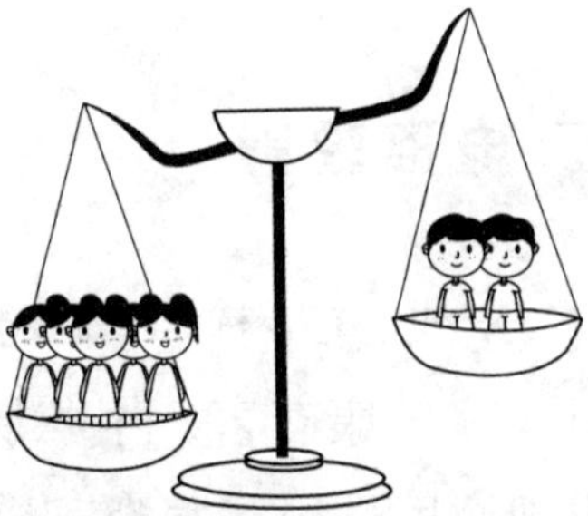

11 年龄

不同的年龄阶段好发不同的甲状腺疾病。

（1）中青年　最常见的疾病是甲亢、甲状腺炎，乳头状癌多见于 30~39 岁，滤泡细胞癌多见于 30~49 岁。

（2）中老年　多见甲减、甲状腺结节及甲状腺癌，可能与多年甲状腺疾病相关，甲状腺结节的发病也随年龄增长而升高，未分化癌多见于 70 岁以上。

12 自身免疫

正常情况下，免疫系统能识别外来的抗原物质与自身的组织、器官，并且通过发动免疫反应来抵御外来的“入侵者”。但免疫系统有时会错误地产生一些针对自身组织的抗体，把自己当成“敌人”，诱发免疫反应，导致自身免疫性疾病。与此相关的有 Graves 病、亚急性甲状腺炎、产后甲状腺炎、桥本甲状腺炎和甲状腺结节等疾病。

13 感染

细菌、病毒、真菌、寄生虫感染等可能引起急性和亚急性甲状腺炎、Graves 病，也可以造成甲状腺肿；幽门螺旋杆菌感染与桥本甲状腺炎、甲减的发生、发展可能有关联。

14 肥胖

（1）肥胖引起的持续低水平的炎症状态、分泌的瘦素等因子可能是导致甲减的原因之一。

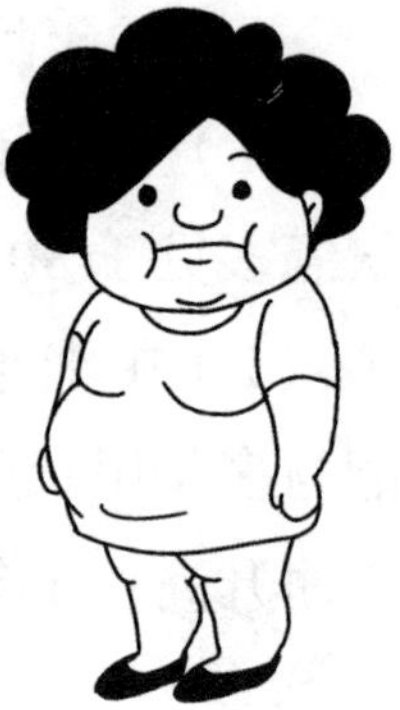

（2）肥胖后体内过量的胰岛素、瘦素等物质可以促进细胞增殖，诱发甲状腺癌。在绝经妇女中，肥胖与甲状腺癌的关系更为密切。

15 不良情绪

（1）长期生气、抑郁、焦虑等不良情绪可以引起神经内分泌功能紊乱，导致自身免疫和癌症易感性，容易诱发甲状腺结节和甲状腺癌。

（2）在遭遇各种不幸事件后出现的心理创伤或压力是Graves 病的重要诱因，可能与免疫系统的异常反应有关。

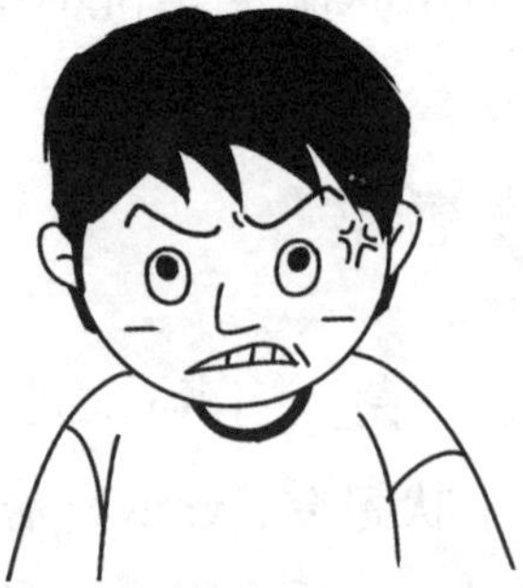

中医学将甲状腺疾病归属于“瘿病”，认为“瘿者，由忧恚气结所生”，说明情志因素在甲状腺疾病发病中具有重要作用。

甲状腺疾病的临床表现

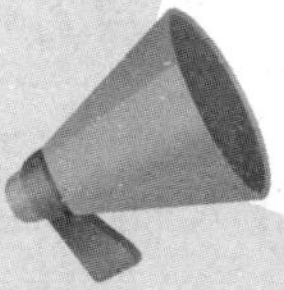

01 甲状腺肿大：脖子粗了要小心

02 突眼：眼睛也是甲亢的窗户

03 怕热多汗：出汗太多也是病

04 吃得多：吃那么多，为什么还这么饿

05 大便次数增多：不一定是消化的问题

……

甲状腺激素作用于全身多个组织和器官，因而，甲状腺疾病的表现是多方面的，不同的甲状腺疾病临床表现也不同。

（一）甲状腺功能亢进症

01 甲状腺肿大：脖子粗了要小心

甲状腺由于炎症或结节肿大到一定程度时，就会出现颈前肿大，也就是通常所说的“大脖子”，但少数甲亢患者甲状腺肿大不明显。所以，不能单纯地根据脖子粗不粗来判断是不是甲亢。

02 突眼：眼睛也是甲亢的窗户

甲亢可以引起突眼，分为以下两种类型：

（1）非浸润性突眼　眼球突出，眼睑退缩、松弛，眼裂增宽，双眼显得炯炯有神。

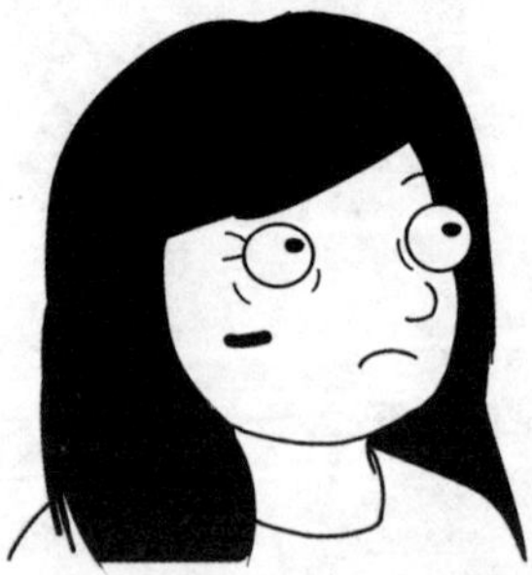

（2）浸润性突眼　眼球突出程度更重，眼睑挛缩、水肿、前隆，白色巩膜明显，眨眼减少，眼球向下转动时上睑不能跟随下转，眼睛内有异物感、胀痛、畏

光、流泪、复视，视力模糊、下降或失明等。突眼的表现在不同患者或同一患者的双眼可能不一致。

突眼跟甲亢的病情严重程度没有直接关系。

03 怕热多汗：出汗太多也是病

怕热、多汗是甲亢的常见症状，主要是由于体内甲状腺激素过多，机体处于高代谢状态，产热增加所导致的。患者不但怕热、多汗，而且面部皮肤红润，看起来气色很不错。

04 吃得多：吃那么多，为什么还这么饿

在面对美食诱惑时，很多人都奢望能够吃得多还不长肉。但是，当你保持了苗条甚至是消瘦的身材，可自己的胃却像一个无底洞一样，不仅吃得多，而且总有饥饿感，虽然刚吃完却又有吃东西的欲望，好像总也吃不饱时，这就有问题了，小心是甲亢找上门了。因为发生甲亢后新陈代谢增快，消耗的越多需要补充的也越多，“饿狼”般的食欲自然就不难理解了。

05 大便次数增多：不一定是消化的问题

过量的甲状腺激素可以兴奋肠蠕动，导致大便次数增多，有时候还会因为脂肪吸收不良而类似脂肪泻，表现为大便色淡，量多，浮于水面，呈油脂或泡沫状等。因此，反复拉肚子，除了考虑消化的问题，还应该查一下甲状腺。

06 体重下降：不减而瘦别大意

有些人并没有刻意减肥，但体重一直下降，甚至消瘦，除了要查糖尿病、肿瘤等疾病，也要查甲状腺功能。即使是大胖子，得了甲亢以后，也会瘦下来。

07 心慌胸闷：甲亢会“伤心”

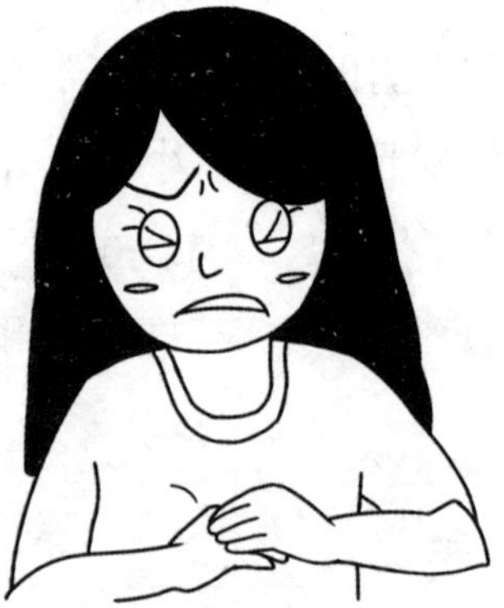

出现心慌了，大家会很自然地想到是心脏出了问题，但也会有例外。因为心慌只是一个症状，它的病因可能在心脏本身，也可能是心脏以外的一些原因，比如甲亢。过多的甲状腺激素能明显增高交感神经兴奋，导致窦性心动过速、房性早搏、房颤等心律失常，严重的还会出现心脏扩大、心力衰竭，引起心慌、胸闷等症状。所以，心血管疾病的表现，可能根源在甲状腺“伤心”。

08 焦虑急躁：不都是因为工作紧张

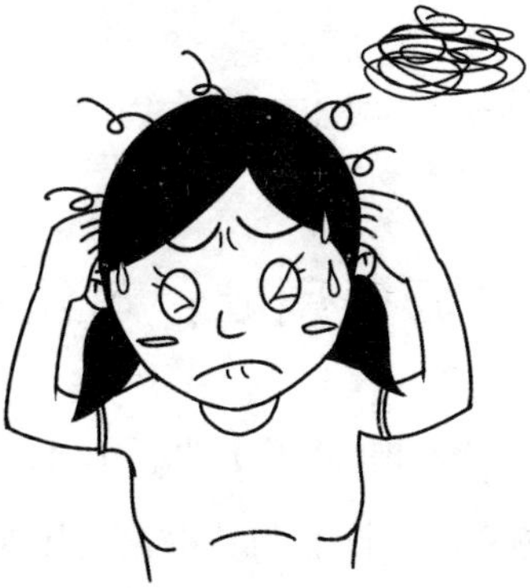

现代社会，人们对各种事情充满了烦恼和担忧，房子、车子、食品安全、雾霾天气……我们经常把原因归结于学习和工作生活的紧张忙碌，但有时候真相并没有这么简单。如果自己的脾气莫名其妙的比以前更坏，焦虑烦躁，容易起急，多疑，紧张，失眠，思想不集中，甚至出现幻觉等，要小心这有可能也是甲亢惹的祸。因为甲亢可以导致急性脑代谢障碍或长期弥漫性脑损害，引起一系列的神经系统症状。

09 月经失调：可能是甲亢了

“内分泌失调”是很多女性经常挂在嘴边的话，有些人月经不正常后不去妇科而是直接到内分泌科就诊，这的确有一定的道理。甲状腺激素过多可以影响性激素的分泌，导致月经失调，主要表现为月经周期延长或缩短，月经量减少，甚至闭经。

10 不孕不育：影响下一代

甲亢对性腺功能的影响会导致生育障碍。①甲亢女性不但会月经失调，而且还可能出现无排卵性月经，导致怀孕机会减少；②甲亢男性多因勃起功能障碍而出现不育。

11 妊娠剧吐：可能是甲亢在作祟

呕吐是妊娠期间的常见反应，大约超过半数的孕妇在妊娠 1 个半月左右会出现呕吐，一般在 3 个月左右就会消失。但也有一些孕妇呕吐剧烈，影响进食，而且持续时间很长，遇到这种情况就需要排除一下是不是还有别的原因，比如是否合并甲亢。普通甲亢患者很少会恶心、呕吐，但甲亢孕妇可能出现剧烈呕吐，与甲亢导致的神经功能紊乱、肝损害和胃黏膜水肿等多种因素有关。所以，如果女性在妊娠期间呕吐明显，不要理所当然地认为是妊娠的正常现象，要留心是不是甲亢在作祟。

12 流产早产：生育一波三折

甲亢对女性的影响还不止上面这些。如果既能顺利地怀孕，也没有出现剧烈呕吐，当然是值得欣慰的，但是在宝宝安全降生之前，还是不能掉以轻心，因为甲亢孕妇发生妊娠高血压，胎儿出现流产、早产、低体重儿、分娩时死亡等不良妊娠结局的概率比较高，尤其在没有接受治疗时。

13 舌颤手抖：不一定是帕金森病

甲亢患者可出现神经系统症状，表现为快速、低振幅的震颤，伸舌头或微微闭眼时舌头和眼睑出现轻微的颤抖，内分泌医生常常会拿一张纸放在患者平伸的双手上来判断是不是存在震颤的情况。有的患者在握筷、写字等精细动作的时候有困难，严重的可以出现全身颤动。手颤拿不稳东西不是帕金森病的专利，一定要除外甲亢。

14 疲乏无力：甲亢引起了肌肉的病变

甲亢患者看起来虽然比较亢奋，但其实他们是外强中干，他们会比一般人更爱犯懒，觉得浑身没劲，这是由于甲亢引起了肌肉的病变，还有些人会出现周期性四肢麻痹、瘫痪的症状。

15 黏液性水肿：皮肤也难逃魔掌

少数 Graves 病患者会出现局部对称性黏液性水肿，常见部位为小腿下段胫骨前，有时也可见于足背、膝部、面部、上肢、胸部甚至头部。初起时局部皮肤为暗紫红色，并增粗变厚，慢慢出现斑片或结节，最后皮肤会表现为树皮状和色素沉着。皮肤湿热、柔软，指甲可能变软。

16 甲亢危象：警惕甲亢的危重时刻

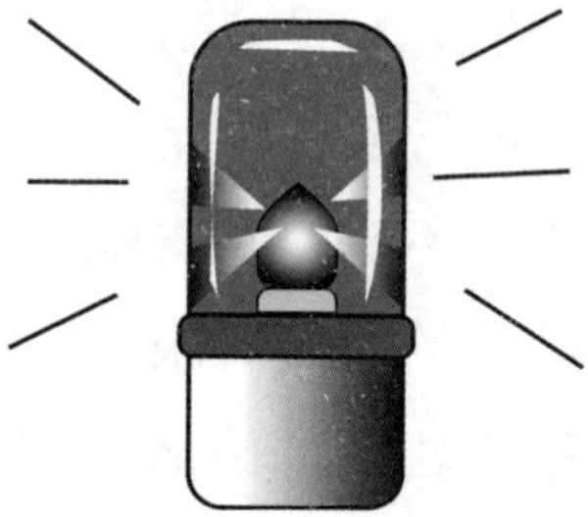

甲亢危象是指严重甲亢在病情没有被控制的情况下，并且合并感染、败血症、重大手术等其他疾病时，可能会出现甲亢病情的突然加重，甚至危及生命。①出现危象前原有的甲亢症状会加重，体温 38~39℃、体重明显下降、恶心、呕吐；②进入危象期会出现高热或超高热，体温能达 40℃或更高，心率一般大于 160 次 / 分，可能出现各种快速心律失常，极度焦虑烦躁，大汗淋漓，恶心、呕吐频繁，腹痛腹泻明显，然后出现无汗、皮肤苍白和脱水、血压下降、心率减慢、嗜

睡，最后陷入昏迷。一旦出现甲亢危象，死亡率比较高。所以，对于有严重并发症的甲亢患者一定要重视，防止出现甲亢危象。

（二）甲状腺功能减退症

17 “淡漠”脸：面容出卖了病情

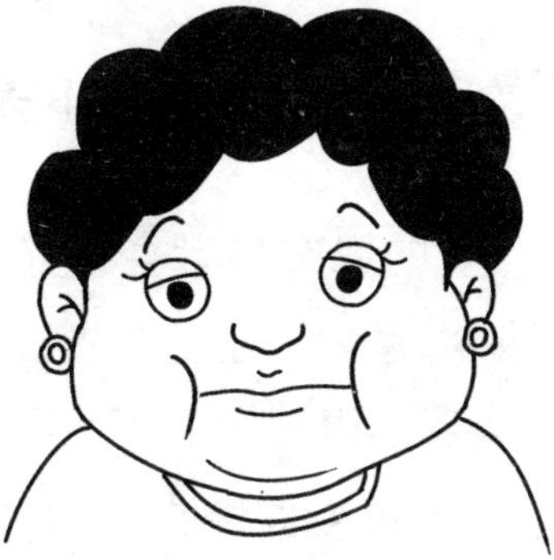

有些典型的甲减患者能让专科医生一眼就看出来，不是“甲减”两个字写在他们的脸上，而是因为他们有一副特征性的黏液性水肿面容：“淡漠”“呆板”“假面具样”。描述得细致一点就是：表情呆滞，面色苍白或带黄色或陈旧性象牙色，面部和眼睑虚肿，鼻子及口唇增厚，舌头胖大，吐字不清，语速缓慢，毛发稀疏、干枯，眉毛、胡须等生长缓慢甚至脱落。少数患者可能因眼眶内球后组织的黏液性水肿而出现轻度突眼，但对视力影响不大。

18 怕冷：小心甲减找上门

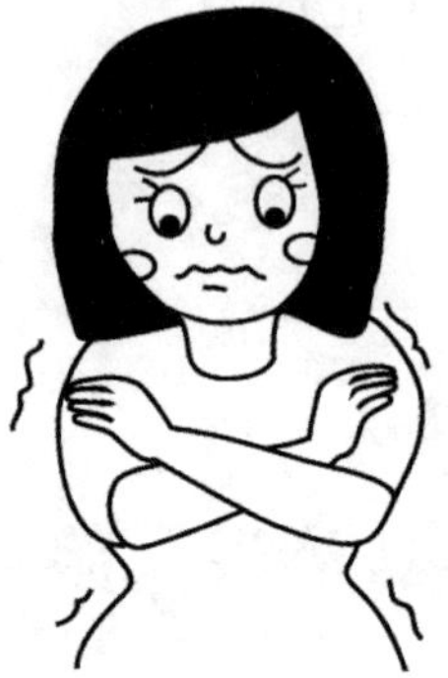

甲减时甲状腺激素不足，机体代谢降低，产热减少，周围血液循环差，就会表现为怕冷。所以，如果明显的比同龄人更怕冷，不能简单归结为身体虚弱，还要小心是不是甲减找上门了。

19 疲乏无力：并不是“懒虫”附体

有的甲减患者会感觉浑身没劲儿，原本勤劳的人也变得懒惰起来，还有些患者连举胳膊都费力，走路的时候双腿像灌了铅一样沉重，爬楼梯时更是迈不开步。不要以为这些人是被“懒虫”附体了，这种情况可能是因为甲减引起了整个人体的能量代谢减低，就好比汽车燃油不足了，自然就跑不快；也有可能是由于甲状腺激素的缺乏导致肌肉失去了正常的功能。所以，虽然疲乏的感觉每个人都会经历，但甲减、甲亢、糖尿病和癌症等很多疾病也都会导致疲乏，如果有长时间的明显疲乏倦怠感，一定不要大意。

20 便秘腹胀：当心甲减来添乱

一般出现便秘，我们都会从饮食、运动或者肠道疾病找原因，很难联想到这跟甲减也有关系。甲减的时候各个器官的代谢速度变慢，消化系统也不例外，胃肠道蠕动减慢，食物及残渣不能正常及时地往下排送，容易积聚在胃肠道，引起便秘、腹胀、厌食甚至肠梗阻等。

21 体重增加：吃得少也胖

很多甲减患者明明食欲不振，吃得很少，身体却还是像吹气一样胖了起来。这可能是甲减引起的黏液性水肿所致，这种水肿不仅仅出现在小腿，也会发生于全身，皮下脂肪会因为水分的积聚而增厚，导致体重增加；甲减导致新陈代谢变慢，能量消耗降低，过剩的能量积聚在体内也会引起体重的增加。因此，一旦出现难以解释的体重增加，不要盲目减肥，应该先到医院进行检查。

22 心动过缓：甲减也“伤心”

正常人的心脏每分钟跳动 60~100 次，如果每分钟心跳少于 60 次，就叫做心动过缓。甲减是引起心动过缓的一个原因，因为甲减时交感神经兴奋性降低，心脏对于各种激素敏感性下降，心脏不那么容易“兴奋”，自然就跳得慢了。

23 健忘迟钝：未老反应慢

有些人明明刚到中年，却发现记忆力和理解力明显减退，注意力不集中，老想睡觉，在工作中力不从心，这是提前衰老了吗？出现这种情况，很多人会去神经内科看看，做个CT、核磁共振，查查是不是脑子出毛病了。其实，这很可能也是甲减惹的祸，因为甲状腺激素减少后脑细胞的代谢也降低，大脑营养不良、活力下降，所以不能正常工作了。

24 月经失调：也可能是甲减了

有些女性经期出血量过多，或者出血淋漓不尽、经期延长，按普通的“月经不调”治疗，却久治不愈，最后才发现是甲减引起的。甲状腺激素水平的降低会使性激素分泌紊乱，导致子宫内膜增生、脱落异常，常表现为月经出血量增多、经期延长。

25 不孕不育：与甲亢异病同症

甲减跟甲亢都会导致不孕不育，可以说是“异病同症”了。

（1）甲减女性月经紊乱，排卵异常，所以出现不孕。

（2）甲减男性因阳痿、性功能低下而不育。

26 流产早产：坎坷的“孕途”

雌激素和孕激素是保证孕妇能够顺利生产的两个重要的激素。甲减时孕妇体内的雌激素和孕激素水平下降，增加了流产、早产的风险。不仅如此，死胎、胎盘剥离、产后出血等不良结局在甲减孕妇中的发生概率都会升高，所以，甲减孕妇的“孕途”也比较坎坷，一定要多加小心。

27 呆小聋哑：事关宝宝聪明健康

有些胎儿或新生儿也会发生甲减，这种甲减被称为“呆小病”。呆小病会影响人体正常的生长发育，因为甲状腺激素对促进胎儿的大脑及骨骼的发育成熟有非常重要的作用。胎儿在 11 周以前体内的甲状腺激素完全由母亲提供，如果母亲甲状腺激素水平低下，就可能导致胎儿发生不可逆转的智力低下、聋哑、动作僵硬和身材矮小等。所以，甲减孕妇一定要接受规范的治疗，把甲减控制好，否则就可能影响宝宝的聪明健康。

28 皮肤改变：甲减的蛛丝马迹

甲减患者的皮肤也可能发生改变，但并没有很明显的特征，比如手掌蜡黄，手臂、大腿等部位的皮肤粗糙变厚、干燥而凉、缺乏弹性、少光泽、皮屑增多，眼周、手足背黏液性水肿，指（趾）甲增厚、脆而硬。虽然不能仅仅通过皮肤改变就能判断得了甲减，但如果同时出现甲减的其他一些典型或者不典型症状，就要重视这些蛛丝马迹了。黏液性水肿在甲亢和甲减中都可能出现，需要认真辨别。

29 甲减危象：最严重的并发症

提起昏迷，很多人最先想到的可能是中风，实际上，甲减危象也会引起昏迷。甲减危象又称黏液性水肿昏迷，是甲减最严重的并发症，常发生于未经治疗或病情控制不佳的甲减患者，在遇到感染、外伤、手术、低血糖、突然停药等诱因时，有可能出现嗜睡、意识不清醒，甚至昏迷，同时还会伴有体温降低、心率减慢、呼吸变浅变慢等症状。甲状腺激素严重不足时，身体各器官就像发动机缺乏燃料，难以维持正常的功能，而大脑是人体重要的指挥官，如果大脑懈怠罢工，就会出现昏迷。

（三）甲状腺炎

30 甲状腺疼痛：亚甲炎的特征

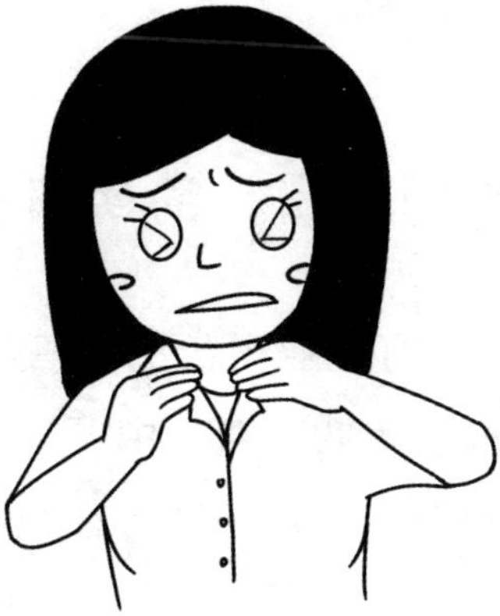

（1）甲状腺部位疼痛或压痛是亚甲炎最特征性的表现，疼痛通常是先出现在一叶，然后再发展到另一叶，疼痛程度大多比较剧烈而难以忍受，还可能放射到咽喉、耳后、颌下、胸背部等其他部位。少数亚甲炎的甲状腺呈隐痛，伴声音嘶哑、吞咽困难，易被误认为是咽喉炎。

（2）甲状腺出现弥漫性、不对称性肿大，质地坚硬。自己抚摸颈部的时候常会感到“脖子变硬了”，这个时候不要对颈部进行频繁的触摸，以免诱发其他病症。

31 发热畏寒、关节痛：不都是感冒

发热畏寒、关节疼痛、疲乏无力、食欲不振等症状都可以出现在亚甲炎和感冒病症中，这是这两个病症容易混淆的原因，但是，它们还有以下两个不同之处。首先，从

症状上看，感冒通常还伴随有鼻塞流涕、咳嗽咯痰等，而亚甲炎一般没有这些呼吸道的症状；另外，从辅助检查来看，亚甲炎可能出现甲状腺功能和甲状腺核素显像检查的异常，但感冒却不会。因此，如果出现发热畏寒、关节疼痛和嗓子、脖子不舒服等症状，按照普通感冒治疗效果不好的时候，一定要考虑亚甲炎的可能性，到内分泌科看看。

32 “狡猾”的疾病：易被误诊的亚甲炎

有些亚甲炎的患者在早期会被误诊，不是因为医生的水平太低，而是由于亚甲炎实在太狡猾了，就像善于变脸的川剧大师一样，在很多患者身上的表现不尽相同。比如有些人的颈部疼痛会放射到耳后，容易被误诊为中耳炎，还有的人颈部疼痛比较轻而被忽略，以发热为主要表现，这样就可能被认为是感染性发热。另外，亚甲炎的发展过程中，还可能经历甲亢期和甲减期，出现甲亢或甲减的多种症状，被误诊为甲亢或甲减也就不难理解了。

33 甲亢：亚甲炎的伴发症

如果亚甲炎的病变范围比较广泛，就可能会伴发一过性的甲亢，这是因为炎症损伤造成许多甲状腺细胞的破坏，使大量储存的甲状腺激素漏出而进入血液循环，从而引起心慌、多汗等甲亢症状。

34 甲减：亚甲炎跌宕起伏的旅程

典型的亚甲炎在经历了早期伴发甲亢的阶段后，甲状腺激素水平慢慢降低而进入甲减期，多数情况下，甲减期也只是暂时的，随着甲状腺细胞的修复，甲状腺激素的分泌和储存会逐渐恢复正常，95% 的患者甲状腺功能最终达到正常，结束了一次完整的亚甲炎之旅。但是，也有节外生枝者，如治疗不及时或针对甲亢期过度治疗，或亚甲炎反复发作使得甲状腺的结构被明显破坏而难以修复，亚甲炎也会出现长期甚至是终身性的甲减。

35 去而复返的疾病：会复发的亚甲炎

亚甲炎是一种自限性的疾病，大多数患者 2~3 个月后可以自行缓解，但却还有复发的可能。当人体的抵抗力下降或者出现紧张、劳累、生气、精神刺激、创伤、病毒感染等各种诱因的时候，亚甲炎可能去而复返。

36 无痛的“三部曲”：产后甲状腺炎的三个阶段

产后甲状腺炎一般不会出现甲状腺的疼痛，但典型病例也有“三部曲”：

（1）甲亢期　产后 6 周 ~6 个月发生一过性甲亢，一般持续 2~4 个月，这个时期可能会有急躁易怒、怕热、乏力、心慌等甲亢的症状。

（2）甲减期　出现于产后 3~12 个月，持续时间为 1~3 个月，可能有怕冷、精力不足和注意力不集中等甲减的症状。

（3）恢复期　甲状腺功能随着甲状腺细胞的逐渐修复而恢复正常。

不过，有很多产后甲状腺炎患者并不经历这样的“三部曲”，她们自始至终没有明显的症状，或者只表现出甲亢或甲减的症状。产后甲状腺炎也可以引起甲状腺结构的改变，使甲状腺出现结节或弥漫性肿大。

37 再次妊娠要小心：产后甲状腺炎可能卷土重来

对于有过产后甲状腺炎病史的女性，如果计划再次妊娠，一定要在妊娠前先检查甲状腺功能是否正常，因为即使第一次得产后甲状腺炎后甲状腺功能完全恢复正常，在下一次分娩后再患产后甲状腺炎的概率还是会比较高。所以，产后甲状腺炎患者在再次成功妊娠期间及分娩后都要定期检测甲状腺功能。

38 复查之路要坚持：产后甲状腺炎也可导致甲减

虽然有些产后甲状腺炎来去无踪，但也有的人在产后1年时还处于甲减状态，甲状腺功能甚至终身不能恢复正常而留下永久性甲减。一般产后甲状腺炎女性在产后5~10年内发生永久性甲减的危险性会明显增加，所以，在治愈后还应该坚持复查，最好每年都进行甲状腺功能监测。

39 善于潜伏的“慢性子”：桥本甲状腺炎

与“急性子”的亚甲炎不同，桥本甲状腺炎是个典型的“慢性子”。

（1）早期可能没有任何症状，甲状腺功能也正常，只是悄悄地在体内潜伏，所以对身体影响不大。

（2）有的人会出现甲状腺肿大，肿大不明显的可能不被发现而继续潜伏；肿大明显、影响外观的就很可能会暴露。

（3）可以形成甲状腺结节。

（4）可能出现甲亢、甲减而有相应的表现。

部分桥本甲状腺炎最终会发展为永久性甲减，所以一旦发现，也应该及早就诊，定期复查，不可忽视。

（四）甲状腺结节

40 不痛不肿：体检意外的发现

很多人没有不舒服的症状，脖子外形也没有任何变化，却在健康体检时的甲状腺彩超检查中发现有微小结节，这些微小结节可能是良性的，也可能是恶性的，但由于太小还不能进行进一步的检查，定期随诊即可。

41 脖子变粗："外向"的结节

当结节长大到一定程度时，肉眼就能看到脖子一侧或两侧有"东西"，或脖子两侧不对称，用手触摸时可以发现随吞咽动作上下移动的肿块。这是因为结节"向外"生长，比较容易看到。

42 胸闷、声音嘶哑："内向"的结节

有些结节从外面看着并不明显，但是，它"内向"生长，可能会导致胸闷、呼吸不畅、吞咽困难、声音嘶哑等症状，这是因为"内向"生长的结节可能压迫甲状腺后面的气管、食管及喉返神经。

43 突然肿痛：破裂的囊肿

不疼不痒的甲状腺囊肿突然出现颈部疼痛、肿大，可能是因为囊肿内血管破裂出血，大量血液淤积，导致囊肿在短时间内突然增大。

44 不容忽视的信号：甲状腺癌的症状

（1）有些癌症一出现便引人注意，患者不会有任何耽搁便去医院就诊，如颈部肿块迅速增大。未分化癌的颈部肿块在短期内可以迅速增大，出现弥漫性甲状腺巨大肿块，质地坚硬，固定，可广泛侵犯邻近组织并全身转移，导致声音嘶哑、呼吸窘迫、吞咽困难、咯血及骨痛等。

（2）有些癌症并不是一出现都是凶神恶煞般，而是以不起眼甚至是毫不相关的症状为表现，如顽固性腹泻。甲状腺髓样癌可能出现顽固性腹泻，多为含未消化食物的水样泻，每日数次至十数次，可能伴心悸、面部潮红等。

45 甲亢：结节伴随的甲状腺功能变化

很多结节并不会引起甲状腺功能的变化，但也有例外。有些异常增生的结节如毒性甲状腺腺瘤可以分泌大量的甲状腺激素，使得体内甲状腺激素的含量超过了正常的需要量，从而引起甲亢，导致患者出现一些甲亢的症状。

46 恐惧忧虑：甲状腺癌引起的心理变化

虽然甲状腺癌的死亡率比较低，但毕竟也是让人谈之色变的“癌症”，已经确诊的甲状腺癌患者，特别是在诊断之初，很难平静地接受患病的事实。青壮年患者大多会担心手术的并发症、疗效、术后是否能正常工作、周围的朋友会不会用异样的眼光看待自己以及术后复发问题；有些女性患者会害怕术后瘢痕影响美观；未孕女性还可能出现生育忧虑；老年患者更多的是害怕手术风险。所以，甲状腺癌患者可能会出现恐惧、忧虑心理，表现为失眠、食欲下降、紧张、多疑、自信心不足、依赖性增强等。

47 切了又长：甲状腺癌也可能复发

大多数甲状腺癌的预后比较好，但是也有大约 30% 的患者会出现术后复发或转移，大多发生在手术后的 10 年以内。切不可因为已经切除了就掉以轻心，当然，也不能过度紧张。发现甲状腺癌时周围的组织或者器官已经受到破坏的、已经出现远处转移的、手术中没有将癌肿完全切除干净的，以及有甲状腺癌家族史的患者更容易出现复发。

甲状腺疾病的检查

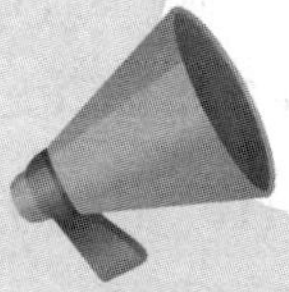

01 甲状腺功能检验

02 降钙素（CT）

03 癌胚抗原（CEA）

04 肝功能

05 血常规

……

01 甲状腺功能检验

甲状腺功能简称甲功，甲功检验是指空腹抽血化验以下项目：总三碘甲状腺原氨酸（TT_3）、总甲状腺素（TT_4）、游离三碘甲状腺原氨酸（FT_3）、游离甲状腺素（FT_4）、反T_3（rT_3）、促甲状腺激素（TSH）、甲状腺球蛋白（Tg）、甲状腺过氧化物酶抗体（TPOAb）、促甲状腺激素受体抗体（TRAb）和甲状腺球蛋白抗体（TgAb）。一般来说，甲功三项包括FT_3、FT_4、TSH，甲功五项包括TT_3、TT_4、FT_3、FT_4、TSH，甲功七项包括TT_3、TT_4、FT_3、FT_4、TSH、TPOAb、TgAb，甲功八项包括TT_3、TT_4、FT_3、FT_4、TSH、TPOAb、TgAb、TRAb。

不同的实验室和试验方法得到的各个项目的正常范围可能存在一定的差异，所以，不同医院的甲功化验单上，各项目的参考值范围可能不完全一样，有些医院还会制定妊娠期特异性的参考值范围。

总T_3（TT_3）、总T_4（TT_4）

TT_3、TT_4是指血清中T_3和T_4的总含量，绝大多数T_3和T_4是与甲状腺激素结合球蛋白（TBG）结合在一起的。

TT_3正常值：1.2~2.9 nmol/L（80~190 ng/dl）。

TT_4正常值：64~154 nmol/L（5~12μg/dl）。

常见的临床意义：

（1）TT_3、TT_4 升高　见于典型甲亢，TT_3 对诊断甲亢比 TT_4 更灵敏。

（2）TT_3 升高　见于 T_3 型甲亢，TT_4 正常。

（3）TT_4 升高　见于 T_4 型甲亢，TT_3 正常。

（4）TT_3、TT_4 降低　见于甲减，TT_4 对诊断甲减的意义比 TT_3 大。

（5）TT_3 下降　见于低 T_3 综合征，TT_4 正常或轻度降低。

妊娠、雌激素、糖皮质激素、急性病毒性肝炎等可以引起 TBG 浓度变化的因素可能影响 TT_3、TT_4 的检测值，如果有这些因素存在，就需要结合游离 T_3（FT_3）、游离 T_4（FT_4）来判断病情。

游离 T_3（FT_3）、游离 T_4（FT_4）

FT_3 和 FT_4 指的是血清中未与蛋白结合在一起的 T_3 和 T_4。

FT_3 正常值：2.1~5.4 pmol/L（0.14~0.35 ng/dl）。

FT_4 正常值：9~25 pmol/L（0.7~1.9 ng/dl）。

常见的临床意义：

（1）FT_3、FT_4 升高　见于甲亢，由于 FT_3、FT_4 的检测结果不受 TBG 的影响，所以，在妊娠妇女怀疑合并甲亢的诊断时尤其重要。

（2）FT_3、FT_4 降低　见于甲减，甲减早期或病情较轻时可能仅有 FT_4 降低。

（3）FT_3 下降　见于低 T_3 综合征。

反 T3（rT3）

总 rT_3 正常值：0.22~0.46 nmol/L（14~30 ng/dl）。

游离 rT_3 正常值：0.77~1.5 pmol/L（50~100 pg/dl）。

常见的临床意义：

（1）rT_3 升高　见于甲亢和低 T_3 综合征。

（2）rT_3 降低　见于甲减。

促甲状腺激素（TSH）

TSH 能敏感地反映甲状腺的功能，其改变发生在 T_3、T_4 水平变化之前，是诊断甲亢和甲减必不可少的一项指标。

TSH 正常值：0.4~4.5 mIU/L（妊娠期以 4.0 mIU/L 作为上限）。

TSH 的变化与 T_3、T_4 的变化搭配有多种不同的情况，常见的临床意义如下表所示。

TSH	T_3、T_4	临床意义
TSH 升高	T_4 降低，T_3 正常或降低	甲减
	T_3、T_4 正常	亚临床甲减
TSH 降低	T_3、T_4 升高	甲亢
	T_3、T_4 正常	亚临床甲亢
	T_3 升高，T_4 正常	T_3 型甲亢
	T_4 升高，T_3 正常	T_4 型甲亢
	T_3、T_4 降低	中枢性甲减

（续表）

TSH	T_3、T_4	临床意义
TSH 正常或升高	T_3、T_4 升高	垂体性甲亢、甲状腺素抵抗综合征
TSH 正常或轻度降低	T_3 降低，T_4 正常或降低	低 T_3 综合征

甲状腺球蛋白（Tg）

Tg 是一种由甲状腺产生的蛋白类物质，正常人体血清中含有微量的 Tg。Tg 浓度受到碘摄入量的影响，有较强的地域特点。碘摄入不足地区，人群 Tg 水平可能升高，与碘缺乏的程度有关。

TgAb 阴性、甲状腺功能正常的人群，Tg 的正常值为 3~40μg/L。

常见的临床意义：

（1）Tg 升高　见于 Graves 病、甲状腺炎的炎症活动期，分化型甲状腺癌手术及 ^{131}I 治疗不彻底或复发或发生了转移。

（2）Tg 降低　见于分化型甲状腺癌在甲状腺全切术或次全切术以及对残留的甲状腺组织进行 ^{131}I 治疗后。

自身抗体阳性的意义

在大多数正常人群，甲状腺自身抗体应该是阴性的，如果出现阳性，表示机体免疫功能紊乱，是诊断和鉴别自身免疫性和非自身免疫性甲状腺疾病的重要依据。但是，在少数正常人群中，尤其是老年人，抗体也可能出现轻度升高。

甲状腺过氧化物酶抗体（TPOAb）

TPOAb 是自身免疫性甲状腺疾病的敏感指标，TPOAb 阳性有助于疾病的诊断；TPOAb 能引起甲状腺功能的损伤，所以还能预测病情的变化。

正常值：阴性。

常见的临床意义：

（1）约 90% 以上的桥本甲状腺炎患者的 TPOAb 明显升高。

（2）Graves 病、产后甲状腺炎等其他自身免疫性疾病时 TPOAb 也会升高。

（3）如果桥本甲状腺炎患者 TPOAb 水平较高，最终发展为甲减的概率就会比较大。

（4）Graves 病如果出现了高浓度的 TPOAb，进行手术或放射性 ^{131}I 治疗后发生永久性甲减的可能性较大。

（5）对于孕妇而言，TPOAb 阳性提示妊娠期间甲状腺功能异常、产后甲状腺炎及流产、早产、后代脑发育受损等妊娠不良结局的发生风险增加。

促甲状腺激素受体抗体（TRAb）

TRAb 能刺激甲状腺细胞合成并释放甲状腺激素。

正常值：阴性。

常见的临床意义：

（1）TRAb 有助于甲亢病因的鉴别。没有进行治疗的 Graves 病患者中 TRAb 阳性率可高达 90% 以上，如果甲亢患者出现 TRAb 阳性，首先考虑 Graves 病。

（2）TRAb 可用于指导 Graves 病的药物治疗和判断预后。TRAb 转阴是可以停药的标志之一，如果 TRAb 阳性，Graves 病的复发率明显升高。

甲状腺球蛋白抗体（TgAb）

正常值：阴性。

常见的临床意义：

（1）TgAb 阳性有助于自身免疫性甲状腺疾病的诊断，TgAb 在桥本甲状腺炎、Graves 病、产后甲状腺炎等疾病中都可能升高。

（2）TgAb 可预测甲状腺结节的发生。

（3）部分分化型甲状腺癌患者 TgAb 阳性，其存在可能使这些患者术后 Tg 的检测结果不可靠，所以，在检测 Tg 之前要先检测 TgAb。

（4）对于 TgAb 阳性的分化型甲状腺癌患者，TgAb 的动态检测可以作为替代 Tg 的肿瘤标志物。术后 TgAb 呈下降趋势提示治疗有效，得到根治的患者，一般在术后 1~4 年 TgAb 转阴，如果 TgAb 水平升高，提示肿瘤复发的风险。

（5）TgAb 阳性的妊娠妇女流产风险增加。

02 降钙素（CT）

降钙素由甲状腺滤泡旁细胞分泌，是甲状腺髓样癌最重要的肿瘤标志物。

正常值：基础降钙素值＜ 10 ng/L。

常见的临床意义：

（1）用于诊断髓样癌　绝大多数髓样癌患者降钙素水平升高。

（2）进行髓样癌术后随访监测　如果术后降钙素超过正常范围并持续升高，超过 150 pg/ml 时应高度怀疑病情进展或复发。

髓样癌以外的部分疾病也会引起降钙素的升高，如桥本甲状腺炎、Graves 病、严重肾功能不全、急性肺炎、小细胞肺癌等，对于可疑患者，同时检查癌胚抗原有助于诊断。

03 癌胚抗原（CEA）

CEA 升高最常见于胃肠道、呼吸道等癌症，部分甲状腺癌也有 CEA 的升高，尤其是髓样癌和未分化癌，所以，CEA 与降钙素或其他检查联合可以提高甲状腺癌诊断的准确性。

CEA 的正常值：0~5 ng/mL。

04 肝功能

甲亢患者需要监测肝功能，原因有以下两方面：

（1）甲亢本身可能引起肝脏的损伤，在肝功能检验的时候主要表现为转氨酶、碱性磷酸酶的轻度升高。在考虑甲亢的时候应该尽早查肝功能，如果已经出现了肝损伤，也许就不能选择药物治疗，或者需要在密切监测肝功能的情况下谨慎使用药物治疗。

（2）肝功能可以作为抗甲状腺药物的安全性监测指标，定期复查肝功能以监测药物对肝脏的影响。

丙氨酸氨基转移酶（ALT）正常值：5~40 U/L。

天门冬氨酸氨基转移酶（AST）正常值：8~40 U/L。

碱性磷酸酶（ALP）正常值：40~110 U/L。

05 血常规

与肝功能类似，血常规也是甲亢患者需要定期进行的一项检查。甲亢本身和治疗甲亢的药物都可以引起白细胞减少，严重的可以导致粒细胞（白细胞的一种）缺乏。白细胞是人体抵御外界微生物的一道重要的防线，白细胞减少会使人的抵抗力减弱，增加人体感染的风险，严重的感染可能诱发甲亢危象而危及生命，因此，甲亢患者要高度重视对血常规的定期检查，以确保治疗安全。

成人白细胞正常值：（4~10）$\times 10^9$/L

成人中性粒细胞正常值：（2~7）$\times 10^9$/L

06 血沉

血沉是指红细胞的沉降速率，在一些炎症性疾病或组织损伤及坏死等情况下会升高。在甲状腺疾病中，亚甲炎可以出现血沉明显增快。所以，怀疑亚甲炎时进行血沉检查有助于明确诊断。

07 尿碘

尿碘是指尿液中碘的含量。由于人体摄入的碘主要是从尿中排出的，所以，尿碘可以间接反映碘的摄入量，是判断体内是否有缺碘或者碘过量的重要指标。根据不同的尿液收集方式可以检测晨起尿碘、随机尿碘、尿碘 / 肌酐比值和 24 小时尿碘，临床中大多是对随机尿进行检测。

（1）对于儿童和成人而言，尿碘 100~199μg/L 提示碘摄入量适当，不足 100μg/L 提示碘摄入量不足，200~299μg/L 提示碘超适当摄入，超过 300μg/L 则提示碘过度摄入。

（2）对于孕妇而言，尿碘 150~249μg/L 提示碘摄入量适当，不足 150μg/L 提示碘摄入量不足，250~499μg/L 提示碘超适当摄入，超过 500μg/L 则提示碘过度摄入。

08 甲状腺摄 ^{131}I 率

甲状腺摄 ^{131}I 率是一种能反映甲状腺功能的体内试验。其方法是在空腹时口服一定剂量的 ^{131}I 制剂，^{131}I 经胃肠吸收后随血液进入甲状腺，迅速被甲状腺滤泡上皮细胞摄取，并释放出射线，用探测器在甲状腺部位测定不同时间段甲状腺对 ^{131}I 的摄取率。由于摄取的数量和速度与甲状腺的功能密切相关，所以，通过甲状腺摄 ^{131}I 率可以了解甲状腺的功能。摄 ^{131}I 率的正常值根据不同地区饮水、食物及食盐中碘的含量多少而有所不同。

甲状腺摄 ^{131}I 率试验的前期准备

在做甲状腺摄 ^{131}I 功能试验之前需要停用含碘食物或药物、甲状腺激素、抗甲状腺药物及相关放射性核素检查等，具体建议见下表。

影响因素	建议检查前停用时间
甲巯咪唑	＞3 天
丙硫氧嘧啶	＞2 周
含碘复合维生素	7~10 天
甲状腺激素制剂	10~14 天（T_3 制剂） 3~4 周（T_4 制剂）
海带、琼脂、卡拉胶、卢戈液、含碘中草药	2~3 周

（续表）

影响因素	建议检查前停用时间
外科皮肤消毒用碘（聚维酮碘）	2~3 周
静脉用含碘增强造影剂	6~8 周（水溶性造影剂） 1~6 个月（脂溶性造影剂）
胺碘酮	3~6 个月
核素显像	^{99m}Tc 标记药物显像＞ 1 周 ^{131}I 及其标记物显像＞ 2 周

09 甲状腺显像

甲状腺显像的原理是利用甲状腺组织能够选择性摄取和浓聚碘离子类似物的特点，在体内注射放射性碘或锝等显像剂后，再对甲状腺进行扫描，就可以把甲状腺结节或其他异常组织与正常甲状腺组织区分开来。核素显像主要用于鉴别甲状腺结节的性质，观察甲状腺大小、位置及形态，诊断异位甲状腺和甲状腺癌转移灶等。在检查之前，要停止食用高碘食物，必要时还要停用抗甲状腺药物和甲状腺激素类药物。

热结节、温结节、冷结节

甲状腺核素显像的检查报告中经常会出现“热结节”“温结节”“冷结节”之类的字眼，这里所说的甲状腺结节的热与冷，并不是指结节表面皮肤温度的热与冷，而是代表结节浓集显像剂的功能。

（1）热结节浓集显像剂的功能强于正常的甲状腺组织，恶性的可能性比较小，绝大多数是良性病变，见于自主性功能亢进性腺瘤、先天性一叶缺如及局部甲状腺组织增生、增厚等。

（2）温结节浓集显像剂的功能与正常的甲状腺组织相同或接近，这种结节多见于甲状腺良性肿瘤。

（3）冷结节是由于甲状腺组织失去了正常的功能，不能浓集显影剂，可见于多种疾病，既可以是甲状腺癌，也可以是多种良性病变，如甲状腺囊肿、腺瘤囊性变、出血或钙化等。

在热、温、冷三种结节中，虽然冷结节出现恶性的比例最高，但依然也是良性病变更多。

10 甲状腺超声检查

甲状腺超声检查相当于医生的第二双眼睛，它能透过皮肤组织看到甲状腺内部的形态结构，以此来了解甲状腺的大小、血流、有无钙化、结节以及结节的大小、数量、形态、性质等。甲状腺超声检查集操作简单、敏感性高、准确性大、经济无创等优点于一身，是甲状腺疾病必不可少的一项重要检查。

C-TIRADS 分类

很多人在看到甲状腺超声结果时，发现有 TIRADS 几类的描述。TIRADS 通过甲状腺结节的超声影响特点，对结节的危险性进行了分类，有助于鉴别结节的良恶性，并预测其恶性风险。下面是具体分类和对应的恶性概率。

C–TIRADS 分类	恶性率及意义
C-TIRADS 1	0%
C-TIRADS 2	0%
C-TIRADS 3	＜ 2%
C-TIRADS 4A	2%~10%
C-TIRADS 4B	10%~50%
C-TIRADS 4C	50%~90%
C-TIRADS 5	＞ 90%
C-TIRADS 6	活检证实为恶性结节

从这里大家也可以看到，4A 中已经有了最高 10% 的恶性概率，所以要定期去医院复查，比如原来半年一查，可以缩短为 3 个月一查，及时发现结节的大小变化等，或者进行进一步检查，以便尽早明确诊断并及时治疗。同时，4 类中也有部分结节是良性的，不要一看到 4B 就忧心忡忡，在复查中明确是否真的恶性，根据情况再做下一步处理。

11 电子计算机断层扫描（CT）、核磁共振（MRI）

CT 和 MRI 在甲状腺检查中有自己的优势。

CT：CT 可以显示胸内甲状腺肿以及甲状腺与周围结构的关系，对周围组织内的血管、神经、淋巴结可以很好地显示。

MRI：MRI 对软组织具有较高的分辨率，对于区分术后瘢痕还是肿瘤复发有较大价值。

超声、CT、MRI 的优缺点

（1）超声对毫米级小结节的敏感性优于 CT 和 MRI，在评估结节良恶性方面，超声也不比增强 CT 和 MRI 差。

（2）准备手术治疗的甲状腺结节，在术前做颈部 CT 或 MRI，可以更好地显示结节与周围解剖结构的关系，寻找可疑淋巴结，协助术前临床分期及制定手术方案。

总之，对于多数甲状腺疾病而言，CT 和 MRI 检查效果并不比超声更好，而且价格比较昂贵，CT 检查中还有放射线接触，因此，不需要把 CT、MRI 作为甲状腺结节的常规检查，必要时可以作为辅助手段，也不要因为超声检查经济、简单而小瞧了它。

12 细针抽吸活检（FNAB）

甲状腺细针抽吸活检一般是在超声的引导下，采用针头对选择好的结节进行穿刺，取得结节或者囊内的组织，对组织进行细胞学检查。甲状腺穿刺在结节的良恶性诊断中有重要作用。但如果结节太小或结节内部存在液化，未能将组织细胞抽出，或者穿刺针过细，取材不足等，均可导致穿刺结果不准确。甲状腺穿刺检查创伤比较小，操作安全，但也可能出现皮下或包膜下血肿、气管损伤等并发症。

什么时候需要做活检

不是所有结节都需要常规进行活检，如果出现以下情况之一可以考虑活检：① C-TIRADS 3 类的甲状腺结节，最大径≥ 2cm。② C-TIRADS 4A 类的甲状腺结节，最大径≥ 1.5cm。③ C-TIRADS 4B~5 类的甲状腺结节，最大径≥ 1cm。④定期检查的甲状腺结节，实性区域的体积增大 50% 以上或至少有 2 个径线增加超过 20%（并且最大径＞ 0.2cm）。⑤最大径＜ 1cm 的 C-TIRADS 4B~5 类甲状腺结节如果存在以下情况之一也需要做活检：准备手术或消融治疗前；可疑结节呈多灶性或紧邻被膜、气管、喉返神经等；伴颈部淋巴结可疑转移；伴血清降钙素水平异常升高；有甲状腺癌家族史或甲状腺癌综合征病史。

13 结节需要做哪些检查

根据不同的病情，选择以下检查。

（1）甲状腺功能检验　结节有功能者多为良性。

（2）降钙素和癌胚抗原　怀疑甲状腺髓样癌时应该检查降钙素和癌胚抗原。

（3）超声检查　所有已知或怀疑甲状腺结节患者都首选超声检查。

（4）甲状腺显像　可以协助判断结节的良恶性，但对直径＜ 1.0cm 的结节价值不大。

（5）CT 和 MRI。

（6）甲状腺细针抽吸活检。

甲状腺疾病的治疗

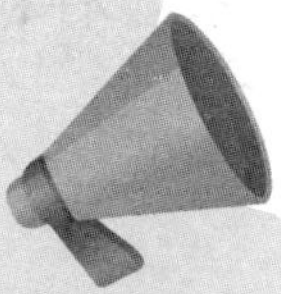

（一）甲状腺功能亢进症

01 甲亢的三种疗法

甲亢常用的治疗方法有三种：药物治疗、放射性 ^{131}I 治疗和手术治疗。三种治疗方法各有利弊，需要根据患者的病情进行选择。

02 甲亢的药物治疗

甲亢的药物治疗中常用的是抗甲状腺药物和改善临床症状的对症治疗药物。

（1）抗甲状腺药物　主要作用是抑制甲状腺激素的合成和释放，从源头上缓解甲亢的症状。常用的是甲巯咪唑和丙硫氧嘧啶，一般采取初始大剂量，之后减量和维持治疗的用药原则。

（2）对症治疗药物　主要为 β 受体阻滞剂，可以减轻甲亢的症状。

03 药物治疗的优、缺点

药物治疗的优点：①简单方便，经济实惠；②没有手术创伤；③不导致永久性甲减。

药物治疗的缺点：①疗程长；②停药后有复发的风险；③药物可能出现原发性或继发性失效；④药物可能导致不良反应。

04 药物治疗适合哪些患者

（1）初发的 Graves 病患者。

（2）药物治疗缓解可能性比较大的患者，如病情较轻、甲状腺肿大不明显、TRAb 阴性或滴度轻度升高者。

（3）手术风险较大的老年患者或预期寿命较短者。

（4）手术后复发或既往有颈部手术史而又不宜进行 ^{131}I 治疗者。

（5）手术前准备或放射性 ^{131}I 治疗前后的辅助治疗。

（6）需要在短期内迅速控制甲状腺功能者。

05 甲巯咪唑

甲巯咪唑是通用的化学名称，不同厂家生产的甲巯咪唑有不同的商品名。甲巯咪唑在体内的代谢时间比较长，能长时间停留在甲状腺中，所以药效维持的时间较长，作用平稳。甲巯咪唑的起始剂量与症状的严重程度和甲状腺激素水平的高低有关，一般为每天 30~40mg，妊娠期起始剂量需要适当减少。一天的剂量可以 1 次服完，也可以分为 2~3 次饭后服用。甲巯咪唑除了常用口服片剂，还有外用的甲巯咪唑乳膏，可以涂抹于甲状腺表面，药物直接通过皮肤吸收，不经过肝脏代谢，与口服剂型相比更加安全、有效，在不能耐受口服抗甲状腺药物的时候可以考虑选用。

06 丙硫氧嘧啶

与甲巯咪唑相比，丙硫氧嘧啶代谢时间较短，进入体内后起效更快，能在更短的时间内缓解甲亢的症状。丙硫氧嘧啶的起始剂量为每天 300~400mg，一般分 3 次饭后服用。对于病情特别严重、疗效较差、甲状腺明显增大的患者，需要适当增加剂量。

07 两种药物的选择

对于大多数的药物治疗患者，一般首选甲巯咪唑，但是，出现下面三种情况时要用丙硫氧嘧啶：

（1）妊娠前和妊娠早期　甲巯咪唑有可能导致胎儿皮肤发育不全、鼻后孔和食管的闭锁、颜面畸形等。丙硫氧嘧啶的致畸率低于甲巯咪唑，而且水溶性更好，很少进入胎儿体内，所以，在计划妊娠前和妊娠 10 周前首选丙硫氧嘧啶。

（2）甲亢危象　甲亢危象时，应选择起效更快的丙硫氧嘧啶。

（3）对甲巯咪唑治疗不敏感又不愿接受 ^{131}I 和手术治疗者。

08 甲巯咪唑换丙硫氧嘧啶的注意事项

（1）剂量的变化　不能等量替换，同等功效下，丙硫氧嘧啶所需剂量大约是甲巯咪唑的 10 倍。

（2）监测甲状腺功　临床上虽然两种药物是等效剂量使用，但由于甲巯咪唑半衰期较长，所以临床实际效果要强于丙硫氧嘧啶，换药后甲状腺功能可能出现变化，要及时进行监测，必要的时候要调整剂量。

09 抗甲状腺药物的不良反应

（1）药疹　多为自限性皮疹和荨麻疹，极少出现严重的剥脱性皮炎。

（2）粒细胞减少　一过性粒细胞减少甚至粒细胞缺乏，甲巯咪唑比丙硫氧嘧啶更多见。

（3）药物性肝损伤　部分患者可能出现肝酶升高，甲巯咪唑的严重肝损伤以胆汁淤积多见，丙硫氧嘧啶引起严重肝损害的可能性更大，甚至会导致急性肝功能衰竭。

（4）其他　关节疼痛、肌肉疼痛、神经炎、血管炎等。

10 药物剂量要及时调整

在甲亢治疗过程中，药物的剂量不是一成不变的，需要根据病情的变化而及时调整，甲巯咪唑与丙硫氧嘧啶的调量过程相似。以甲巯咪唑为例：

（1）初始阶段　通常在治疗1个月后检测甲状腺功能，如果FT_3、FT_4下降不明显，维持原剂量继续服药；如果FT_3、FT_4不降反升，则需要适当增加药物剂量，1个月后复查，再调整剂量；如果FT_3、FT_4下降至接近或达到正常范围，可以进入减量期。

（2）减量阶段　每次减量5~10mg/d，每2~4周根据甲状腺功能结果进行减量，不能减量过快；当TSH、FT_3、FT_4正常，甲巯咪唑减量至5mg/d时复查时间可以适当延长，甲状腺功能维持正常再减量。

（3）维持阶段　减量至能使TSH保持正常的最小剂量，一般为2.5~10mg/d，继续维持治疗一段时间。除非出现比较严重的反应，否则尽量不要中断治疗，在维持阶段也应该定期复查，复查间隔时间可以适当延长，如果在维持治疗过程中出现了病情的反复，TSH降低或FT_3、FT_4升高，一定要及时就诊，在专科医生的指导下调整用药，可以延长治疗或增加药物剂量或重新开始治疗。

需要强调的是，在剂量调整过程中，甲状腺功能的定期监测是调量的依据，甲亢患者一定要听从医生的建议进行复查。

11 药物治疗的疗程

药物治疗的疗程一般为 18~24 个月，TRAb 滴度高者需要适当延长疗程。具体疗程还要参考治疗过程中患者的表现和临床症状而决定。

12 停药时机有讲究

一般以疗程足够、TRAb 阴性、小剂量药物治疗能使 TSH 维持正常作为甲亢药物治疗停药的标准。不能机械地完成疗程就停药，在达到疗程后，还要看 TRAb 是否转阴、甲状腺功能是否正常，这些指标都没有达到时不能停药；如果在减量过程中出现了病情反复，根据病情表现可以适当推迟停药时间。

13 ß 受体阻滞剂

ß 受体阻滞剂主要用于快速缓解甲亢引起的心慌、烦躁、多汗、手抖等症状，尤其老年患者；或静息心率＞ 90 次 / 分者；或合并有心血管等全身性疾病者；或心率虽然没有达到上述标准，但临床症状明显者。所以多用于药物治疗初期，随着抗甲状腺药物逐渐起效后，就可以减量或者停药，也可以用于手术前的准备、放射性 ^{131}I 治疗前后及甲亢危象时。首选的药物为普萘洛尔，也可以用美托洛尔，尤其是支气管痉挛性哮喘患者，用美托洛尔更安全。在应用期间需要监测心率。

14 哪些患者不适合药物治疗

（1）对药物过敏者。

（2）用药后出现严重不良反应者。

（3）长期药物治疗无效或停药复发者。

（4）毒性结节性甲状腺肿或单一毒性腺瘤引起的甲亢。

（5）甲状腺肿大特别明显者。

（6）怀疑合并甲状腺癌者。

15 甲亢的放射性 ^{131}I 治疗

甲状腺摄取 ^{131}I 后，^{131}I 在衰变过程中可以释放出短射程的 ß 射线，使部分甲状腺滤泡上皮细胞变性坏死，从而减少甲状腺激素的合成与分泌，起到治疗甲亢的作用。由于 ^{131}I 治疗破坏了一部分甲状腺组织，达到类似甲状腺手术治疗的目的，有人将 ^{131}I 治疗称为“内科甲状腺切除术”“不开刀的手术治疗”。

16 ^{131}I 治疗的优、缺点

^{131}I 治疗的优点：①方法简便，疗程短；②疗效肯定，治愈率高，复发率低，能缩小甲状腺体积；③安全无创伤，无明显不良反应；④治疗费用较低。

^{131}I 治疗的缺点：治疗后发生永久性甲减的概率较高。

17 ^{131}I 治疗适合哪些患者

（1）计划 6 个月后妊娠的女性。

（2）老年患者（特别是伴发心血管疾病者）。

（3）病程较长者。

（4）抗甲状腺药物疗效差或多次复发者。

（5）对抗甲状腺药物过敏或出现其他不良反应者。

（6）合并肝功能损伤、白细胞或血小板减少者。

（7）合并骨骼肌周期性瘫痪者。

（8）合并心房颤动者。

（9）有颈部手术史或放射线照射史者。

（10）有手术禁忌证或手术风险较高者。

18 ^{131}I 治疗前要做的检查

^{131}I 治疗前需要完善相关检查，包括甲状腺功能、甲

状腺自身抗体、血常规、血生化、心电图、甲状腺超声、甲状腺摄 ^{131}I 率试验、甲状腺核素显像等。对于女性，在 ^{131}I 治疗前 48 小时，还要做妊娠试验，确定是否怀孕，以避免 ^{131}I 对胎儿的辐射。

19 ^{131}I 治疗前的注意事项

（1）在进行 ^{131}I 治疗之前要排除体内影响摄碘的因素的影响，治疗前 1~2 周内禁止进食富碘食物和药物，如海带、紫菜、胺碘酮、华素片、含碘复合维生素、皮肤消毒用碘和静脉用含碘造影剂等。

（2）只要没有药物禁忌证，治疗前都应该使用 ß 受体阻滞剂，尤其是老年患者，或静息心率＞ 90 次 / 分，或合并心血管等全身性疾病者。

（3）老年、合并严重并发症或 FT_4 ＞正常上限值 3 倍以上的患者，在 ^{131}I 治疗前可以应用抗甲状腺药物，等症状好转并停药后再接受治疗。首选甲巯咪唑，在治疗前 2~3 天停药，服用丙硫氧嘧啶者最少停药 2 周。

（4）伴严重基础疾病和（或）并发症的患者，应该在病情相对稳定后再进行 ^{131}I 治疗。

（5）做好思想上的准备，充分认识到治疗的优缺点、潜在风险和对策等，听从并遵循主治医生对于辐射防护的有关注意事项的讲解。

20 ^{131}I 治疗的方法

^{131}I 治疗的方法很简单，在早上空腹的时候口服一定剂量的 ^{131}I，如 $Na^{131}I$。服用剂量可以由医生根据每个人的甲状腺的质量和体积计算得出，也可以按照甲状腺大、中、小三个等级分级给药，或者固定剂量给药。固定剂量给药方法无需对给药剂量进行计算，虽然简单，一次缓解率高，但甲减发生率也较高；前两种给药方法相对复杂，药量更加精确，但有些患者也需要进行多次治疗。

21 ^{131}I 治疗后要定期复诊

（1）^{131}I 治疗 1~3 个月后复查，如果病情较重，应缩短复查间隔时间。

（2）之后每隔 1~2 个月检测甲状腺功能，持续至半年，或直到发生甲减，以甲状腺激素替代治疗后达到稳定状态。

（3）如果确定甲亢已经完全缓解，可以延长复查间隔时间，但至少每年 1 次。

22 ^{131}I 治疗的结局

^{131}I 治疗有以下三种结局：①未愈：如果第一次治疗

剂量不足，基本无效或有效但短期内复发且症状明显；②痊愈：随访6个月以上，患者甲亢症状和体征完全消失，甲状腺功能检验恢复正常者为痊愈；③转变成甲减：如果治疗剂量过大，做完 ^{131}I 治疗后可能出现甲减。

23 ^{131}I 治疗的不良反应和并发症

^{131}I 治疗还是比较安全的：①短期不良反应比较轻微，常见表现有颈部的肿胀疼痛感、恶心、呕吐、食欲不振、皮肤瘙痒、皮疹等；治疗后1周至1~2个月由于放射性甲状腺炎导致甲状腺激素释放增多，甲状腺毒症症状加重。②从长远来看，没有致癌、致遗传损害的风险，最常见的远期并发症就是甲减。

24 ^{131}I 治疗对生育的影响

睾丸和卵巢对 ^{131}I 摄取量低或不摄取，在体内排泄快，生殖能力不会受到影响。男性在治疗后3~4个月可以考虑生育，女性在治疗6个月后确定甲状腺功正常再开始受孕，为了防止 ^{131}I 对胎儿的辐射，在 ^{131}I 治疗期间禁止怀孕。

对于急于怀孕的女性，与药物治疗相比，^{131}I 治疗可能是个更好的选择，因为能在更短的时间内治愈甲亢，有利于孕产；而药物治疗所需时间较长，且有复发的可能，可能让女性错失最佳生育年龄。

25 哪些患者不适合 ^{131}I 治疗

（1）妊娠或计划 6 个月内妊娠的女性。

（2）哺乳期女性。

（3）确诊或怀疑甲状腺癌者。

26 甲亢的手术治疗

手术治疗也是甲亢的一种重要疗法，是直接切除部分肿大的甲状腺组织，减少甲状腺滤泡上皮细胞的数量，从而降低甲状腺激素的合成与分泌，起到类似 ^{131}I 治疗的作用。手术治疗需要内、外科医生的共同配合，选择符合适应证的患者，目前主张采取甲状腺近全或甲状腺全切除术。

27 手术治疗的优、缺点

手术治疗的优点：①疗效明确，疗程短；②一次治疗缓解率高，复发率低；③没有药物的不良反应。

手术治疗的缺点：①有手术创伤和风险，增加患者的心理负担；②术后永久性甲减的概率较高；③需要住院治疗，增加治疗费用。

28 手术治疗适合哪些患者

（1）长期药物治疗效果不好，或有明显药物不良反应，或者停药后复发，并且甲状腺较大不适合 ^{131}I 治疗者。

（2）甲状腺肿大明显，对附近器官产生压迫者。

（3）结节性甲状腺肿伴功能亢进者。

（4）胸骨后甲状腺肿伴功能亢进者。

（5）伴有怀疑恶性甲状腺结节者。

（6）伴中重度 Graves 病眼病，内科治疗效果不佳者。

（7）不愿意或不适合 ^{131}I 治疗或 ^{131}I 治疗效果不佳者。

29 手术治疗前的准备

手术治疗较药物治疗和 ^{131}I 治疗风险更大，为减少术中意外和术后各种并发症的发生率，应该在手术前进行充分的全身检查。除了必要的血常规、生化等化验检查外，还要检查肝、肾、心、肺等重要脏器的功能，评估手术风险以选择合适的手术方法。同时，下列药物的应用也很重要：

（1）抗甲状腺药物治疗，直到甲亢症状得到控制，静息心率控制在 90 次 / 分以下，FT_3、FT_4 恢复正常，否则，手术过程中会由于甲状腺的损伤而导致甲状腺激素大量入血，极易诱发甲亢危象而危及生命。

（2）在甲状腺功能正常后，应用抗甲状腺药物同时术前 2 周开始加服复方碘溶液，可以减少甲状腺的过度充血，从而减少术中和术后出血。

（3）根据病情选择 ß 受体阻滞剂、糖皮质激素以降低甲状腺激素的效应，减轻甲亢症状，保证手术的安全。

（4）补充钙和维生素 D，降低术后低钙血症的风险。

30 手术治疗的并发症

做任何手术都可能出现一些并发症，甲状腺手术也不例外，常见的并发症有：①创口出血：严重的术后出血可能在短时间内引发窒息，这与甲状腺所处的位置有关；②喉上与喉返神经损伤：这些神经邻近甲状腺，在手术中容易被触及；③甲状旁腺损伤：位于甲状腺后壁两侧的 4 个甲状旁腺也容易在手术中受到误切或其他损伤，导致暂时性或永久性的甲状旁腺功能减退；④甲减：甲状腺组织切除越多，甲亢复发机会越少，但甲减的发生率越高，Graves 病合并桥本甲状腺炎的患者更容易发生甲减；⑤感染、甲亢危象等。

31 哪些患者不适合手术治疗

（1）曾经进行过甲状腺手术者。

（2）有严重的心、肺、肝、肾等器质性疾病，或合并有恶性疾病终末期等消耗性疾病而不能耐受手术者。

（3）妊娠早、晚期的女性。

32 突眼的常规治疗

（1）单纯性突眼一般不需要进行特殊的处理，因为随着甲亢的缓解，突眼也会逐渐好转。

（2）浸润性突眼需要局部治疗和全身治疗相结合，局部治疗有应用抗菌眼膏、眼睑缝合术和眶内减压手术等，而全身治疗则包括应用抗甲状腺药物同时加用甲状腺激素、糖皮质激素、免疫抑制剂和生长抑素类似物，以及血浆置换等。

（3）中重度且活动性眼病可以采取手术治疗甲亢，不建议应用 ^{131}I 治疗。

33 突眼的中医治疗

中医治疗甲亢突眼可以在一定程度上改善突眼度和视力，减轻炎性水肿，还可以降低西药的剂量。治疗除临床辨证处方用药外，还有针刺、刺血、耳穴压豆以及推拿等方法，几种方法选择性应用，配合中药内治可以增强疗效。

34 对甲亢患者的心理疏导

（1）对疾病树立正确的认识　甲亢不是不治之症，只要坚持正规的治疗，甲亢是可以治愈的，要树立必胜的信心。

（2）放松心情　本病治疗中可能受到紧张情绪和精神压力的不良影响而导致病情反复，所以，要注意了解哪些因素可能会诱发病情反复，尽量避免这些情况发生，可以通过听轻缓音乐、读书、泡温泉等方式来缓解紧张、焦虑情绪，也要积极寻找针对性的处理方法，磨炼自己的心智，不能轻易地被外界挑动自己的情绪波动，这样就离病情反复远了一步。

（3）本病治疗病程长，如果遇到病情反复，病程可能还会加长，因此，要做好“打持久战”的心理准备，不能急于求成。

（4）培养自己的兴趣爱好，如练习写字、画画、打太极拳等，让自己学会转移注意力。

35 亚临床甲亢的处理

暂时的亚临床甲亢或服用甲状腺激素类药物引起的外源性亚临床甲亢不必进行抗甲状腺治疗，只需要密切观察或减少甲状腺激素用量。如果是持续3~6个月以上的亚临床甲亢，则要根据不同情况选择处理方案：

（1）进行心电图、心脏超声和骨密度检查评估有无心血管疾病、骨质疏松等并发症。

（2）TSH 持续性＜ 0.1mIU/L 或年龄 ≥65 岁或有并发症（心脏病高危因素、心脏病患者、骨质疏松症、未接受雌激素或二膦酸盐的绝经妇女）及有甲亢症状者都应进行治疗。

（3）年龄＜ 65 岁，无心血管疾病、骨质疏松等并发症，TSH 在 0.1~0.39 mIU/L，且无甲亢相关症状者可以不治疗，每 6~12 个月监测甲状腺功能。

（4）合并甲亢症状者可使用 ß 受体阻滞剂。

36 女性甲亢患者的备孕建议

女性甲亢患者在备孕前应该先进行治疗：①如果选择药物治疗，在甲状腺功能正常、病情平稳后再怀孕，备孕期间首选丙硫氧嘧啶；②如果选择 ^{131}I 治疗，治疗后监测甲状腺功能，即使甲状腺功能完全恢复正常，最少也应该在治疗后等待 6 个月再计划怀孕；③如果选择手术治疗，术后可能出现甲减，大部分甲减发生在术后 3 个月内，所以最好在手术 3 个月后，根据甲状腺功能状态再决定是否可以计划怀孕；④如果在 ^{131}I 或手术治疗后出现甲减或甲亢未完全缓解，应在医生指导下进行相应治疗，等病情允许后再怀孕。

37 孕期发现甲亢怎么办

（1）怀孕 6~10 周是抗甲状腺药物导致胎儿畸形的危险期，怀孕后 10 周以内发现甲亢，如果需要治疗，首选丙硫氧嘧啶。

（2）在孕中晚期（13 周以后）如果需要抗甲状腺药物治疗，丙硫氧嘧啶或甲巯咪唑都可以选择。

（3）如果对药物过敏，或需服用大剂量药物，或服药依从性不佳时，可以进行手术治疗，最佳手术时间是孕中期（13~27 周末）。

（4）孕期不能进行 ^{131}I 治疗。

38 妊娠期甲亢的治疗目标

妊娠期甲亢的治疗目标应该根据孕妇的症状、检查结果综合分析。总的指导原则是应用最小有效剂量的药物，使 FT_4 或 TT_4 接近或轻度高于参考范围上限，TSH 水平不作为控制目标。

39 甲亢妊娠的复查间隔时间

甲亢妊娠的复查间隔时间根据孕期不同而要求不同，妊娠早期应该每 1~2 周 1 次，中晚期每 2~4 周 1 次，达到目标值后每 4~6 周 1 次。但也要根据孕妇临床表现决定是否需要随时监测。

40 孕期 TRAb 的监测

TRAb 可以透过胎盘，对胎儿甲状腺功能产生影响，所以在孕期需要对 TRAb 进行监测：

（1）如果孕早期（12 周末以前）TRAb 为阴性，孕期不需要再次监测。

（2）如果孕早期 TRAb 升高，在孕中期（13~27 周末）的 18~22 周及孕晚期（28 周以后）都要监测 TRAb。

（3）如果中晚期 TRAb 高于参考范围上限 3 倍，需要监测胎儿心率，超声检查胎儿的甲状腺体积、生长发育情况，同时在产后应密切监测新生儿甲状腺功能，以及早发现胎儿和新生儿甲亢或甲减。

（二）甲状腺功能减退症

41 甲减的治疗

甲减的治疗主要是通过外源性甲状腺激素的替代而提高体内甲状腺激素水平，使甲减的症状和体征消失，TSH、TT_4、FT_4 值维持在正常范围。常用药物为左甲状腺素钠片。

42 左甲状腺素钠片

左甲状腺素钠片是目前甲减治疗的首选用药。不同的患者用量也不一样，一般从小剂量（25~50μg/d）开始，每隔 4~8 周复查甲状腺功能，根据 TSH 的结果逐渐加量至甲状腺功能恢复正常，剂量稳定以后，每天的维持量为 100~150μg。在 TSH 达到治疗目标后可以每 6 个月复查一次，之后如果病情保持平稳可以每年复查一次。

43 对甲减患者的心理疏导

部分甲减患者会出现一些精神神经异常，比如反应迟钝、精神抑郁，还可能发生妄想、幻觉或偏狂，严重时可有精神失常，对日常生活造成不良影响。所以对于甲减患者，除了药物治疗外，还应该积极地进行心理疏导。

（1）患者正确认识甲减，如果是暂时性甲减，要对治疗充满希望和信心；如果是永久性甲减，也要明白虽然需要终身治疗，但也并非不治之症，只要坚持长期服药和定期监测，一样可以享受健康和长寿，减轻对疾病的恐惧感。

（2）家属对患者的心理状态最为了解，在日常生活中应细心观察患者的举动，及时发现其异常心理，如果患者有情绪上的波动，应尽量让其宣泄，给予足够的关怀，使患者感受到温暖；鼓励并陪同患者进行各种体育活动，尤其是团体运动，使患者融入到集体中而保持积极开朗的心态，多陪同患者欣赏节奏明快、旋律流畅的曲目，这些都有益于身心健康发展。

44 亚临床甲减的处理

与亚临床甲亢一样，亚临床甲减的治疗也不能进行“一刀切”式的“全员总治疗”，而是应该根据具体情况，因人而异，区别对待。

（1）当 TSH < 10.0 mIU/L，如果 TPOAb 阳性和（或）甲状腺肿大，应当服用左甲状腺素钠片；如果已经出现甲减相关症状，也可以在监测甲状腺功能的情况下，短期服用左甲状腺素钠片，以改善甲减症状。

（2）TSH < 10.0 mIU/L，如果没有明显的症状，或甲状腺自身抗体阴性、甲状腺无肿大，可以不进行治疗，但需要每 6~12 个月检查甲状腺功能。

（3）TSH≥10 mIU/L，应使用小剂量左甲状腺素钠片治疗，防止其进展为临床甲减。

治疗过程中需要监测 TSH，以避免过度治疗。

45 甲减女性的备孕建议

计划怀孕的临床甲减或亚临床甲减患者，不要急于怀孕，一定要应用左甲状腺素钠片治疗，等到 TSH < 2.5 mIU/L 后再计划怀孕，这样才能最大程度地保证胎儿的正常发育。

46 孕期发现甲减怎么办

孕期一旦确诊临床甲减或亚临床甲减，立即开始应用左甲状腺素钠片治疗，使 TSH 尽快达标，以减少胎儿发育延缓、早产、停育等不良妊娠结局。

47 妊娠期甲减的治疗目标

妊娠期全程应该将 TSH 控制在参考范围下限（或 0.1mIU/L）~2.5 mIU/L。

48 甲减妊娠的复查间隔时间

在妊娠 1~20 周，每 2~4 周监测一次甲状腺功能，TSH 值平稳后可以延长到每 4~6 周复查 1 次。但不能拘泥于上述建议，临床上可能根据具体情况有所调整。

49 孕期 TPOAb 阳性的处理

（1）TSH ＞妊娠期参考范围上限（或 4.0 mIU/L）者需要左甲状腺素钠片治疗，起始剂量 50~100μg。

（2）TSH 在 2.5~ 妊娠期参考范围上限（或 4.0 mIU/L）者需要小剂量左甲状腺素钠片治疗，起始剂量 25~50μg。

（3）TSH 在妊娠期参考范围下限（或 0.1mIU/L）~2.5 mIU/L 者不需要左甲状腺素钠片治疗，但要定期复查甲状腺功能。

50 甲减患者产后的处理

临床甲减患者产后左甲状腺素钠片剂量可以恢复到妊娠前水平，妊娠期诊断的亚临床甲减患者产后可停用左甲状腺素钠片，产后 6 周都应该复查甲状腺功能及抗体各项指标，医生需要根据检查结果进行进一步指导。

（三）甲状腺炎

51 亚甲炎需要吃消炎药吗

一提起“炎症”，大家都知道要“消炎”，要用“消炎药”。不过亚甲炎的治疗并不是必须应用消炎药，要根据病情和每个人对疼痛的忍受能力而定。如果疼痛程度较轻，也许吃中成药或汤药就能“扛”过去；疼痛较重的也可以加用一些消炎止痛药，常用的有布洛芬、美洛昔康、塞来昔布等，具体的用法用量应该根据医生的建议而定。

需要指出的是，消炎药与抗生素是两个概念，上面所说的一些常用的止痛药属于消炎药，但人们习惯将抗生素当做消炎药，一见到“炎症”或一发热就用抗生素消炎，还会要求医生输液，认为这样病会好得更快。其实，大家耳熟能详的抗生素如头孢类药物主要是针对细菌感染的，对病毒感染引起的亚甲炎是不起作用的，除非少数患者血常规中白细胞和中性粒细胞升高，提示合并细菌感染，可以适当配合使用抗生素，否则，应用头孢或阿莫西林就是药不对症了，最多也就能起个安慰作用，用多了还会产生耐药性或导致身体菌群失调等不良反应，有害无益。

消炎药≠抗生素

52 激素在亚甲炎治疗中的作用

有的亚甲炎患者会出现疼痛难忍、体温持续显著升高，消炎止痛药治疗无效，这种情况可以应用泼尼松等激素治疗，能够迅速缓解疼痛，使体温下降，甲状腺结节很快缩小或消失，减轻甲状腺毒症症状。初始应用泼尼松20~40mg/d，分次服用。

53 应用激素治疗亚甲炎的注意事项

（1）亚甲炎不一定都需要应用激素治疗。

（2）激素治疗并不能缩短病程，症状控制后需要逐渐减量，过早停药或减量较快可能导致亚甲炎的复发。

（3）激素治疗可能出现轻重不等的不良反应。

（4）活动性消化性溃疡、严重糖尿病、高血压病、精神病、骨折等是激素治疗的禁忌证。所以，一定要在医生的指导下谨慎应用激素。

54 亚甲炎甲亢期能用抗甲状腺药物吗

在亚甲炎的发展过程中，由于甲状腺细胞受到损伤，甲状腺激素会从甲状腺滤泡漏出而进入血液，造成高甲状腺激素血症，有些人会出现发热、心动过速、多汗等甲亢的症状，但与Graves病不同，甲状腺激素并没有过量的生成，这只是亚甲炎的一个短暂的过渡时期，不是最终结果。如果症状和诊断与Graves病难以鉴别，建议复查甲状腺功能及甲状腺超声。随着甲状腺细胞的修复，甲状腺功能会逐渐恢复正常，部分患者的甲状腺功能还会出现短暂性或永久性减退。所以，在亚甲炎的甲亢期不能像对待

Graves 病那样服用甲巯咪唑或丙硫氧嘧啶等，更不能进行 ^{131}I 或手术治疗，否则会加重甲状腺的损伤，可能导致永久性的甲减。如果甲亢症状明显，可以服用普萘洛尔或美托洛尔等药物来缓解症状，根据症状变化来调节药量或停药。

55 中医在亚甲炎治疗中的作用

亚甲炎的西医治疗手段和效果有限，只能暂时止痛、缓解症状，治标不治本，用药后不仅可能复发，还可能出现多种不良反应。这个时候，中医治疗是一个很好的选择，对缓解局部和全身症状、缩短病程、防止复发都有较好的效果，治疗越早，疗效越好。中医治疗亚甲炎不是仅仅局限于甲状腺局部，更多的是对人体进行整体调节，使人体恢复阴平阳秘、气血调和的状态。一般认为亚甲炎初期多属于风热外邪侵袭、肝郁化热，治疗以疏风清热、疏肝解郁为主；中后期多是气郁、痰阻、血瘀、正虚，相应的治法就以行气、化痰、活血、补虚为主，虚实夹杂时两者兼顾。同一个疾病在不同体质的人身上表现各异，因此需要辨证论治，不同的人用不同的方药；同一个人在亚甲炎的不同时期用的药也不一样，这种针对性强的个体化治疗能起到更好的效果。中医治疗亚甲炎不仅可以选择中药内服，还可以应用中药在甲状腺局部外敷或进行针刺治疗，多种治疗手段配合应用，内外合治，能起到加强疗效的作用。

56 桥本甲状腺炎的治疗

（1）大多数桥本甲状腺炎没有明显临床症状，TSH 水平正常，而且甲状腺肿比较轻微，一般不需要药物治疗，定期复查即可。

（2）出现临床甲减时，应该进行甲状腺激素替代治疗。亚临床甲减 TSH > 10mIU/L 时，80% 会发展为临床甲减，所以，也需要进行替代治疗。

（3）伴有轻微甲亢症状的可以用普萘洛尔或美托洛尔，如果甲亢症状非常明显，也可以加用小剂量的抗甲状腺药物，并密切监测甲状腺功能的变化，尽量避免出现甲减。

（4）甲状腺肿大者可以短期（6 个月）应用甲状腺激素以抑制 TSH，部分甲状腺肿可缩小 30%，但一般不常规或长期应用。

（5）少数压迫气管及周围器官的巨大甲状腺肿，以及出现甲状腺肿伴持续性疼痛、药物治疗无效，或怀疑有甲状腺癌时，可选择手术治疗。

57 怎么降低抗体

桥本甲状腺炎大多都有 TPOAb 和（或）TgAb 升高，目前并没有确切的方法能有效降低抗体。虽然对于部分患者进行补硒治疗可以降低抗体水平，但并不能明显改善甲状腺功能，所以并不推荐给桥本甲状腺炎患者补充硒制剂。还有部分人应用中医药治疗也能使抗体有一定程度的降低，但疗效也不确切。

58 怀孕后抗体降低是病情好转吗

即使不进行任何治疗，甲状腺自身抗体的浓度在怀孕后也会逐渐降低，在怀孕 20~30 周的时候能下降 50% 左右，这是由母体对胎儿的免疫耐受引起的；分娩后，抗体浓度回升，在产后 6 个月的时候会恢复到孕前水平。所以，怀孕后抗体降低是一个自然过程，并不代表病情的好转，更不要因为孕期抗体水平下降而忽视产后的复查。

59 抗体的复查间隔时间

在甲状腺炎的病变过程中，抗体水平一般不会在短时间内有很明显的变化，但是可能受到各种因素的影响而出现数值的变化。过于频繁的检查会让自己的心情跟随抗体水平的高低而波动，既会徒增烦恼，也是一种经济上的浪费，因此，虽然自身抗体的检查有非常重要的意义，但也没有必要频繁进行。目前对于抗体的复查间隔时间还没有明确的规定，应该听从主治医生的建议，根据病情需要再复查。与这些过于紧张的人相反，还有一些人由于经济或其他原因，需要检查抗体的时候不愿意接受检查，这种态度也不利于诊断和治疗。

60 产后甲状腺炎的治疗

典型的产后甲状腺炎会经历甲亢期、甲减期和恢复期，三个阶段的症状不同，治疗方法也不同。

（1）甲亢症状　产后甲状腺炎出现短暂的心动过速、多汗等甲亢症状时，治疗上以观察为主，不需要应用抗甲状腺药物。症状明显的可以短期应用小剂量的普萘洛尔或美托洛尔等，一般服药不超过 2 个月，每 1~2 个月需要监测 TSH 以及时发现甲减。

（2）甲减症状　处于甲减阶段的患者，如果没有症状或症状较轻，也可以不进行药物治疗，只需每 1~2 个月监测 TSH。如果甲减症状明显或计划再次怀孕，就要用左甲状腺素钠片治疗，在治疗 6~12 个月后，根据甲状腺功能情况，逐渐减量或停药。部分产后甲状腺炎患者会发展为永久性甲减，需要每年检测 TSH，如为永久性甲减，需要终身治疗。

中医在辨证论治的基础上，结合对甲亢期、甲减期、恢复期不同病理的辨病论治，在甲亢期清中有补，甲减和恢复期补中有清，能更好地改善症状、缩短病程，帮助产妇恢复身体和心理的健康，对产后甲状腺炎具有较好的远期疗效，具体用药也因人而异。

（四）甲状腺结节

61 良性结节的治疗方法

所有结节患者都应该避免促进结节生长的危险因素，如甲减、碘缺乏、吸烟、头颈部电离辐射、肥胖和代谢综合征等。多数良性结节体积不大而且增长不快，一般不需要治疗，但应该定期随访，观察结节的变化。当出现某些特殊情况时可以选择 TSH 抑制治疗、^{131}I 治疗、手术治疗、消融治疗等。

62 良性结节的 TSH 抑制治疗

TSH 抑制治疗是指对于甲状腺功能正常的患者，通过服用甲状腺激素将 TSH 水平抑制到正常低限甚至低限以下，起到缩小甲状腺结节的作用。在碘缺乏地区，这种疗法可能有效，但在非缺碘地区疗效不确切。所以，甲状腺功能正常的良性结节不需要常规使用 TSH 抑制治疗，如果是年轻的甲状腺结节患者伴有亚临床甲减，如由自身免疫甲状腺炎引起，可以考虑进行 TSH 抑制治疗。

63 良性结节的 ^{131}I 治疗

具有自主摄取功能并且伴甲亢的良性结节如自主性高功能腺瘤和毒性多结节性甲状腺肿，可以进行 ^{131}I 治疗，如果治疗 4~6 个月后甲亢仍未缓解、结节无明显缩小，可以再次进行 ^{131}I 治疗或采取其他治疗方法。^{131}I 治疗后如果发生甲减，应及时给予甲状腺激素替代治疗。

64 良性结节的手术治疗

结节出现以下情况可以考虑手术治疗：①结节肿大明显，出现了压迫症状；②结节进行性生长，临床考虑有恶变倾向或合并甲状腺癌高危因素；③合并甲亢，内科治疗无效，以及甲状腺自主性高功能腺瘤和毒性多结节性甲状腺肿；④结节位于胸骨后或纵隔内。手术后如果出现甲减，要进行甲状腺激素替代治疗。

65 结节切除后能断根吗

手术切除虽然是治疗甲状腺结节最直接的方法，但有的时候结节切完后还会再长，手术过程可能出现甲状旁腺、喉返神经等的损伤，导致术后出现低钙抽搐和声音嘶哑等症状，对日后的生活质量有一定的影响。良性结节只要没有大到影响美观，或者没有压迫气管等情况，可以在定期复查的前提下进行中医辨证治疗，不可盲目采取“一切了之”的方法，当不切不可时再考虑切除。

66 什么是消融治疗

消融治疗的原理是利用化学或物理方法对结节细胞进行原位灭活，使病灶发生凝固性坏死，坏死组织被机体吸收，从而达到原位根除或损毁结节的目的。消融治疗具有精准安全、疗效确切、手术时间短、颈部无瘢痕、并发症发生率低、保留甲状腺功能等优势。

67 哪些结节选择消融治疗

对于进行性增大、有压迫症状、影响外观或思想压力过大影响正常生活，并且不愿意接受手术的甲状腺结节患者，可以考虑消融治疗，根据具体病情选择适合的治疗方式。

68 囊肿的硬化治疗

囊肿硬化治疗是在超声引导下，将针头穿刺入囊肿内，抽取囊液，并注入无水乙醇或聚桂醇等硬化剂，使囊壁组织变性、坏死，导致囊壁上皮细胞失去分泌功能，囊腔粘连，逐渐缩小至消失。与手术治疗相比，这种方法具有操作简单、创伤小、治疗费用低等优点，对于单发性囊肿效果最好，具有多囊的复杂性囊肿效果较差。另外，恶性结节合并囊性变的患者不能使用这种治疗方法。

69 结节的中医治疗

甲状腺结节的发生与正虚、邪实和虚实错杂有关，正虚以气虚、阴虚、阳虚为主，邪实以气滞、痰凝、血瘀为主，治疗以益气、养阴、温阳、理气、祛痰、活血为法，达到平衡阴阳、疏通气血的目的。具体治疗方法除了辨证内服中药之外，也可以应用具有软坚、消肿、渗湿作用的中药在结节局部外敷，药力内渗，透过皮肤直达病变部位。还可以结合针刺、艾灸、耳穴压豆等中医疗法。

70 治疗结节的中成药

治疗结节的中成药品种繁多，常用的有小金丸（胶囊/片）、平消片（胶囊）、夏枯草膏（胶囊）、内消瘰疬丸、西黄丸等。虽然这些药物都具有散结消肿的作用，但适用于不同类型的结节患者，如小金丸（胶囊/片）主要针对痰气凝滞型，平消片（胶囊）针对的是毒瘀内结型，而夏枯草膏（胶囊）则是针对肝火内蕴型。同样的症状可能是不同原因引起的，所有的中成药都是针对特定病情处方组成的，需要医生在四诊合参情况下辨证选择，不要因为是非处方药物而随意购买服用。

71 对于结节治疗的观点

有些人对结节的存在耿耿于怀，认为只有把结节切下来才能放心；也有的人认为手术治标不治本，长期坚持中医治疗就能把结节消下去。其实，这两种态度都有些片面。对于体积小、没有症状的良性结节，没有必要跟它们死磕到底，有时候结节切了还会继续长，正确的做法是保持良好的心态和健康的生活方式，定期检查观察结节的变化。中医治疗对部分结节确实有效，可能使结节变小或消失，对于体积较大又不愿意手术治疗的良性结节，可以试着应用中药内服结合其他中医疗法，如果坚持数月或更长时间仍不见效，还是应该考虑手术切除或热消融治疗，不必长期执着于中医治疗。

72 结节会自行缩小或消失吗

甲状腺结节的病因不同，不可一概而论。部分甲状腺囊肿可能吸收变小，有些因情绪刺激等因素引起的结节，在情绪稳定后也可以缩小，如果能配合中医辨证治疗，效果更明显。

73 结节的复查间隔时间

（1）超声表现或大小不满足细针抽吸活检标准的甲状腺结节，每 6~12 个月进行复查。

（2）超声和活检都提示恶性风险低的结节可以延长复查间隔时间。

（3）未接受治疗的可疑恶性或恶性结节，可以缩短复查间隔时间。

（4）超声检查高度可疑而活检提示良性的结节，需要在 12 个月内再次穿刺活检。

74 对甲状腺结节患者的心理疏导

（1）医生应根据患者的病情进行充分的解释，让患者及家属对疾病树立科学的认识。

（2）患者多了解自己疾病的情况，减少不合理的怀疑及心理负担。对于确诊的甲状腺癌患者，一定要了解甲状腺癌的良好结局，可以阅读一些这方面的科普书籍，减轻恐惧心理；而且，还可以多与乐观的甲状腺癌病友沟通交流，树立战胜疾病的信心。

（3）家属在日常生活中有意识的开导患者，多和他们交流，多带他们参加室外集体活动，转移他们对结节的过度关注。

75 甲状腺癌的治疗方法

甲状腺癌的治疗大多以手术为主。

（1）分化型甲状腺癌　可以在术后辅以 ^{131}I 治疗和TSH抑制治疗，部分乳头状癌可以进行热消融治疗，处于进展期的晚期分化型甲状腺癌，可以选择放疗、化疗、靶向治疗等非常规治疗。

（2）髓样癌　以手术治疗为主，必要时辅以放疗、靶向治疗。

（3）未分化癌　只有少数患者有手术机会，部分患者进行放疗、化疗可能有一定效果，但预后较差。

76 甲状腺癌的手术治疗

手术方式根据病变范围而定。①病变局限于单侧的分化型甲状腺癌，一般采取患侧腺叶及峡部切除术；②病变范围较大、有高危因素或髓样癌的患者一般采取全甲状腺切除；③除甲状腺原发灶的切除外，必要时还要进行相关淋巴结的清扫。

77 甲状腺癌术后的 ^{131}I 治疗

分化型甲状腺癌术后重要的辅助治疗手段即 ^{131}I 治疗，

以清除手术后残留的少量正常甲状腺组织、远处转移灶和无法切除的局部病灶，降低肿瘤复发和转移危险。

78 哪些患者需要在术后进行 ^{131}I 治疗

（1）有高危复发危险的强烈推荐 ^{131}I 治疗。

（2）中危复发危险的酌情选择 ^{131}I 治疗。

（3）低危复发危险的不推荐 ^{131}I 治疗。

79 哪些患者术后不能进行 ^{131}I 治疗

甲状腺癌术后需要做 ^{131}I 治疗者，也应该根据具体情况来判断能否进行，如妊娠期或哺乳期妇女以及计划 6 个月内妊娠的妇女，不能进行 ^{131}I 治疗。如果病情严重必须进行 ^{131}I 治疗者，建议推迟妊娠计划，治疗后根据情况再做进一步决定。

80 甲状腺癌术后的 TSH 抑制治疗

分化型甲状腺癌患者术后应用大剂量左甲状腺素钠片将 TSH 抑制到正常低限或以下，甚至检测不到的程度，这种治疗方法就是甲状腺癌术后的 TSH 抑制疗法。TSH 抑制疗法能起到“一箭双雕”的作用：①部分甲状腺癌采取的是甲状腺全切术，术后必然会出现甲减，服用左甲状腺素钠片能防止由于甲状腺切除导致的甲减；② TSH 是甲状腺肿瘤的促发因子，TSH 长期分泌过多可增加甲状腺肿瘤发生风险，术后服用左甲状腺素钠片降低 TSH 水平能够抑制残余甲状腺癌细胞的生长，从而减少癌症的复发和转移、降低相关死亡率。

需要强调的是，甲状腺癌术后左甲状腺素钠片的服用是终身的，不能随意停药，但也不能服用过量的左甲状腺素钠片来预防癌细胞的生长，因为过量的药物会导致甲亢，由此而产生的不良反应也不容忽视。医生会根据每个患者的不同情况，制定不同的 TSH 控制目标以取得最佳治疗效果，所以，一定要在医生的指导下定期监测甲状腺功能，调整合适的剂量。

81 甲状腺癌 TSH 抑制治疗的目标

甲状腺癌 TSH 抑制治疗的目标是：①高危患者初始 TSH ＜ 0.1 mIU/L；②中危患者初始 TSH 0.1~0.5 mIU/L；③低危患者 TSH 0.5~2.0 mIU/L。有病情变化时专科医生可根据具体情况调整 TSH 的长期控制目标。如果有甲亢症状表现者可以对症治疗。

82 哪些乳头状癌可以选择热消融治疗

（1）肿瘤最大径≤ 1cm，无淋巴结和远处转移的乳头状癌，热消融治疗可以作为一线治疗方法之一，可以取得与手术切除治疗相似的治疗结局。

（2）1cm ＜肿瘤最大径≤ 2cm，无淋巴结和远处转移的乳头状癌，热消融治疗可以作为可供选择的治疗方法之一。

（3）侵犯被膜但未累及被膜外组织的乳头状癌、峡部乳头状癌、多灶乳头状癌（≤ 3 个结节），在仔细评估后可以进行热消融治疗。

（4）对于在甲状腺部分切除术后残腺内发生的新发或复发的病灶，如果想保留甲状腺功能，无法或不愿进行二次手术时，可以进行热消融治疗。

83 热消融术前需要做的检查

（1）甲状腺功能检查：为术前常规检查。

（2）超声检查：术前可判断结节及淋巴结情况，以制订消融方案。

（3）颈部 CT/MRI 平扫检查：超声检查怀疑甲状腺结节有局部转移者。

（4）肺部 CT 检查：以明确是否存在肺部转移灶。

（5）穿刺检查：所有患者术前均应做甲状腺结节及可疑淋巴结的穿刺检查，进行病理诊断。

（6）喉镜检查：通过对声带功能的检查，评价相应的神经功能，并对术前评估及术后对比提供重要信息。

84 甲状腺癌要放、化疗吗

（1）放疗是用各种不同的射线照射肿瘤，从而抑制和杀灭癌细胞的一种治疗方法，甲状腺癌对放疗敏感性差，单纯放疗效果不佳，主要是在术后配合手术使用。

（2）化疗就是利用化学药物抑制、杀死肿瘤细胞的一种方法，广泛应用于许多原发性癌症和转移性癌症中，分化型甲状腺癌、髓样癌化疗疗效差，未分化癌主要的内科治疗是化疗，可以与放疗同步进行，也可以在放疗之后使用。

85 甲状腺癌的术后常规检查

（1）术后服用左甲状腺素钠片，需要 4~6 周复查甲状腺功能，平稳达到 TSH 目标值后可以适当延长随访间隔，达标后 1 年内可以每 2~3 个月，2 年内每 3~6 个月，以后最少每 6~12 个月复查 1 次。有异常情况者随时复查，不可拘泥于上面所说的检查时间。

（2）分化型甲状腺癌手术联合 ^{131}I 治疗清除全部甲状腺者，在 ^{131}I 治疗后第 6、12 个月检测 Tg 和 TgAb，随后每 6~12 个月复查。

（3）随访期间应定期进行颈部超声检查，高危患者术后 3 个月，中、低危患者术后 6 个月进行首次超声检查，如果发现可疑病灶，检查间隔可适当缩短。

（4）髓样癌初次手术后 3 个月应检测降钙素及癌胚抗原，低于检测水平以下者可间隔 6~12 个月随访，高于正常值者应该查找持续或复发病灶。

86 甲状腺癌女性的备孕建议

育龄期女性如果在怀孕前发现甲状腺癌，应该先进行治疗，根据治疗效果决定能否怀孕。

（1）如果接受手术及 TSH 抑制治疗，术后长期服用左甲状腺素钠片，根据病情将 TSH 控制在适宜范围。

（2）不需要进一步做 ^{131}I 治疗者，在左甲状腺素钠片剂量稳定后可以计划怀孕。

（3）需要做 ^{131}I 治疗者，应该在 ^{131}I 治疗完成后 6 个月再计划怀孕。

（4）如果不急于妊娠，也可以在手术 2~3 年后再计划怀孕，这样就能避开甲状腺癌复发的高峰期。

（5）如果是复发风险高或治疗效果不佳的甲状腺癌，建议暂缓备孕。

87 孕期发现甲状腺癌怎么办

（1）对于孕早期确诊的乳头状癌，每 3 个月进行超声检查，监测肿瘤的生长速度，如果孕中期肿瘤仍然保持稳定或在怀孕后半期发现的分化型甲状腺癌，手术可以推迟到产后。

（2）孕早期发现暂不需要手术的分化型甲状腺癌，如果 TSH > 2.0mIU/L，服用左甲状腺素钠片治疗，将 TSH 控制在 0.3~2.0mIU/L。

（3）如果分化型甲状腺癌在孕 24~26 周前持续增大、确诊淋巴结转移或在孕 24~26 周前诊断为分化型甲状腺癌晚期，应该进行手术治疗，手术时机应当选择在孕中期的后期。

88 中医学对甲状腺疾病的认识

甲状腺疾病属于中医学“瘿病”的范畴，其发生发展常与肝郁气滞、肝郁化火、肝肾亏虚、脾肾阳虚等有关，并且出现痰凝、血瘀，痰瘀互阻于甲状腺，形成甲亢、甲减、甲状腺结节、甲状腺癌等疾病。病变初期多以邪实为主，随病情进展而正气渐损，出现气虚、阴虚、阳虚等改变。病变脏腑主要在肝，与心、脾、肾关系密切，在治疗上采取疏肝解郁、宁心安神、健脾化痰、养阴清热、滋补肝肾、温补脾肾等方法。具体的选方用药根据个体不同情况辨证论治，能改善甲状腺疾病的多种不适症状，缩短疗程，提高临床疗效，减少西药的不良反应。

89 治疗甲状腺疾病常用的中成药

不论哪种甲状腺疾病，都可以经过整体辨证后选择合适的中成药进行治疗。

（1）肝郁脾虚证　常表现为情绪低落、抑郁、病情可随情绪波动而变化、倦怠乏力、食欲不振、脘腹胀闷、胁肋胀痛等，可以应用逍遥丸疏肝健脾。

（2）肝郁化火证　常表现为急躁易怒、面红目赤、口干口苦、头晕胀痛等，选择加味逍遥丸或龙胆泻肝丸等疏肝郁、清肝火。

（3）脾气虚弱证　常表现为倦怠乏力、少气懒言、腹胀、食欲不振、大便稀溏，可用补中益气丸补气健脾。

（4）肾阴亏虚证　常表现为头晕耳鸣、盗汗、口燥咽干、手足心热等，选择六味地黄丸滋补肾阴。

（5）脾肾阳虚证　常表现为怕冷、四肢不温、腰膝酸软、小便清长、肢体浮肿、大便排出困难或五更泻等，选择金匮肾气丸温阳化气。

（6）甲状腺结节者　辨证选择散结消肿的中成药如小金丸、夏枯草膏等。

注意事项

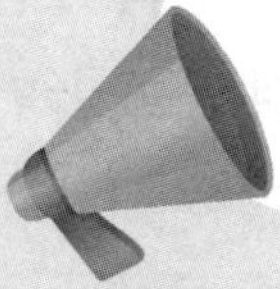

01 看甲状腺疾病应该挂什么科

02 在内分泌科复查化验

03 就诊当天能吃早餐吗

04 空腹时间不是越长越好

05 做甲状腺超声需要空腹吗

……

（一）就诊注意细节

01 看甲状腺疾病应该挂什么科

甲状腺是内分泌器官，所以甲状腺疾病首先应该在内分泌科就诊，但有些问题内分泌科处理不了，需要和别的科室一起合作。比如甲状腺肿大或者有结节需要手术治疗的，在内分泌科看完后，还需要到外科看看；如果怀疑结节有恶性的可能，可以再去肿瘤科，听听肿瘤专业医生的意见。

02 在内分泌科复查化验

甲状腺功能包含的项目比较多，不同疾病或同一疾病的不同时期，需要检查的项目可能不一样，有甲功三项、五项、七项、八项等不同组合，不是每个科室的医生都清楚应该如何选择，需要内分泌专科医生的指导，专科医生会根据上次的化验结果选择性地开化验单，上次异常的或与病情有明显关系的项目会开，有些不易改变的项目不必每次都查，如 TSH 一般都是必查的，服抗甲状腺药物时肝功能和血常规也是常规检查项目，而自身抗体则没有必要每次都查。所以，尽量在内分泌专科医生的建议下复查化验，有些患者图省事，在其他科室看病的时候，也顺带复查了甲状腺功能，这种做法实在不可取，可能导致该查的没查、不必查的却查了。

03 就诊当天能吃早餐吗

有些化验检查是要求空腹抽血的，如甲状腺功能、肝功能、血脂、血糖等，因此，就诊当天最好不要吃早餐，应该空腹就诊以尽快明确诊断并尽早开始治疗。

04 空腹时间不是越长越好

空腹是指最少 8 小时内空着肚子不吃东西，但空腹的时间并不是越长越好，一般 8~12 小时比较合适，如果到医院抽血的时间比较晚，导致空腹时间太长（超过 16 个小时），肝功能中的白蛋白、胆红素等指标可能出现变化，干扰对病情的判断。

05 做甲状腺超声需要空腹吗

进食不会影响探头对甲状腺的观察。所以，如果不用做别的空腹检查，完全可以吃完饭再去医院做甲状腺超声检查。

06 感冒了能复查 TSH 吗

有的人在需要复查 TSH 的时候正好感冒了，这个时候查 TSH 准吗？一般来说，普通感冒、咽炎及扁桃体炎等疾病不会对 TSH 的数值产生明显影响。但是有一些因素的确会影响 TSH 的检测，如低碘饮食、寒冷环境的 TSH 值就会比普通人群更高。

07 吃海鲜对检查有影响吗

（1）无影响的检查　做普通的甲状腺功能或超声等检查之前可以正常进食，不用刻意吃无碘盐和低碘食物，但是要避免暴饮暴食和吃含碘高的海鲜、海带、紫菜等。

（2）有影响的检查　如果需要做尿碘检测、甲状腺核素显像检查和甲状腺摄 ^{131}I 率试验，在检查前一段时间不但不能吃高碘食物，还要停用含碘的药物（胺碘酮、含碘造影剂）及某些可能影响甲状腺功能的药物（抗甲状腺药物、甲状腺激素类药物等）。

08 喝酒会影响肝功能检查

酒精对肝脏有损伤，大量饮酒可以引起谷氨酰转肽酶（γ-GGT）及转氨酶（ALT、AST）升高，所以，如果要化验肝功能，至少在抽血前一天内是不能喝酒的。

09 查肝功能不能剧烈运动

剧烈运动会加快人体的代谢，可以引起转氨酶升高，升高的程度和运动量及运动持续的时间有关，为了减少对检查结果造成影响，抽血检查肝功能之前不能进行剧烈运动。除此之外，过于劳累、熬夜、睡眠不好等因素也能导致转氨酶升高，在检查前都应该尽量避免。

10 运动也会影响血常规检查

查血常规也要注意避免运动的干扰。因为运动可以兴奋交感神经，刺激机体释放肾上腺素和去甲肾上腺素等激素类物质，并发生一些其他的变化，最终引起血液中白细胞、红细胞、血小板等含量增多，导致血常规检查结果不能正确反映人体的真实情况。

11 “扎手指头”和“抽血”有差别

“扎手指头”查血常规具有经济实惠、操作简便等优点，但这种方法是在血管末梢采血，采集的血液包括动静脉血、毛细血管血和组织间液等多种成分，检查结果容易受到进针深度、检测人员的操作、患者紧张等多种不稳定因素的影响。“抽血”采集的是胳膊的静脉血，不掺杂组织间液，其成分与体内循环血液具有一致性，不稳定因素的影响也较小，检查结果更加准确。与“抽血”相比，“扎手指头”查的白细胞水平往往会更高。

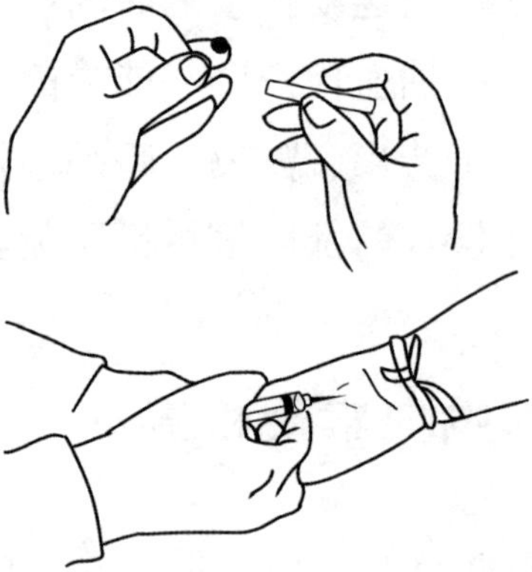

12 得了甲亢还能用碘造影剂吗

如果得了甲亢，就不能应用含碘造影剂进行检查，因为这些造影剂中的碘含量是每天人体最大摄取量的数十倍，甲亢患者应用含碘造影剂，可能诱发病情加重。目前增强 CT 使用的是含碘造影剂，而增强 MRI 使用的是不含碘的造影剂，必须应用造影剂进行增强检查时可以选择核磁。

13 有些检查在怀孕时不能做

有些检查可能对胎儿的生长发育不利，包括 X 线、CT、甲状腺核素显像、甲状腺摄 ^{131}I 率试验等，应该避免在怀孕期间进行这些检查。如果甲状腺癌女性在孕期必须手术治疗，术前可以选择超声和核磁等影像学检查。

14 有些甲状腺疾病需要住院

甲状腺疾病治疗周期较长，一般都在门诊治疗，只有出现以下情况才需要住院治疗：①出现严重的心血管并发症；②甲亢危象；③甲减危象；④比较大的良性结节及怀疑甲状腺癌需要手术治疗或 Graves 病准备手术治疗。

（二）甲亢治疗注意细节

15 抗甲状腺药物治疗的起效时间

抗甲状腺药物的主要作用是抑制甲状腺激素的合成，但不能直接减少它的释放，只有等到储存在甲状腺内的激素消耗完以后才能见到明显的效果。所以，服药后不可能立马见效，一般在用药 2~3 周后心慌、烦躁、乏力等症状会有所减轻，4~6 周后代谢状态恢复正常，明显的不适症状才会消失。如果心慌明显，可以加用 ß 受体阻滞剂，在抗甲状腺药物起效后再减量或停药。

16 咽痛、发热要警惕

选择好合适的抗甲状腺药物之后，患者就开始了与甲亢的“漫长”抗战。在这个过程中，一旦发生咽痛、发热就要小心了。因为这可能是药物的不良反应白细胞减少引起的。白细胞减少可以导致咽痛、发热、乏力、关节酸痛等症状，很容易与普通的感冒混淆，所以，在甲亢药物治疗过程中出现这些症状时不能简单地认为是伤风感冒，应该立即进行血常规检查，一般在白细胞$< 3 \times 10^9$/L、中性粒细胞$< 1.5 \times 10^9$/L 就应该考虑停用抗甲状腺药物，必要时还需要用一些升高白细胞的药物，治疗方法也可能需要调整，如改用放射性 ^{131}I 治疗或手术治疗。

17 要定期复查血常规

大约 10% 新诊断和没有进行治疗的 Graves 病患者会发生中性粒细胞减少，随着抗甲状腺药物的治疗，中粒细胞计数可能恢复正常。药物治疗也可能导致一过性粒细胞减少。为区分是甲亢还是药物所致的粒细胞减少，治疗前常规检查血常规，不仅可以了解白细胞和粒细胞计数，还有助于选择治疗药物。治疗后定期复查血常规可以了解药物对白细胞和粒细胞的影响。所以，在发现甲亢的时候和开始药物治疗的第 1 个月，血常规检查是必不可少的，可以每周复查一次。如果血常规检查一直都是正常的，根据主治医生建议延长复查间隔时间，但直到用药后 6 个月内都要坚持复查。

18 当心药物的肝损害

甲巯咪唑与丙硫氧嘧啶都可以导致药物性肝损害，如果在服药过程中出现瘙痒性皮疹、皮肤及巩膜等组织黄染、大便颜色变浅或深色尿、关节疼痛、腹痛或腹胀、厌食、恶心或乏力等症状，要小心是不是药物的不良反应。

19 要定期复查肝功能

甲状腺毒症也可以导致肝功能的异常，多数异常指标随着药物治疗而降至正常，在药物治疗前应该查肝功能以了解基本情况，同时有利于药物的选择。肝功能检查指标常见的有谷丙转氨酶（ALT）、谷草转氨酶（AST）、碱性磷酸酶（ALP）、谷酰转肽酶（GGT）、总胆红素（TBIL）、直接胆红素（DBIL）、间接胆红素（IBIL）等。治疗后查肝功能可以了解药物对肝功能的影响，尤其在治疗的前 6 个月内。轻度肝损害者可在加用保肝药同时减量继续用药，并密切监测肝功能。如果转氨酶达到正常上限的 5 倍以上，或者其在药物治疗后进一步显著升高，或出现黄疸时，应停用药物治疗，停药后继续监测肝功能直到好转。

20 影响药效的因素要避免

小何是一位女大学生，她得甲亢已经 1 年了，最近半年多在医生的指导下，她每天坚持服用甲巯咪唑 5mg，并且每隔 2 个月都会去医院复查，自己没有感觉到不舒服，甲状腺功能检查也都是正常的，病情控制得挺好。小何准备参加研究生考试，原计划再巩固 3 个月就停药。谁知前几次都正常的 TSH 又降低了。主治医生通过详细的询问找到了病情反复的原因，原来随着考研脚步声的临近，小何精神压力很大，越来越紧张。精神压力造成了小何病情的反复。

不按医生要求规律服药、服用碘剂、进食含碘较多的食物、精神压力或感染等因素都可能影响甲亢的疗效，在治疗中应该尽量避免。

21 甲亢复发的问题

Graves 病经过系统的抗甲状腺药物治疗，停药后 TSH、FT_4、FT_3 维持在正常水平 1 年以上者称为 Graves 病缓解；在病情缓解后，甲亢又有反复者称为复发。抗甲状腺药物的最大缺点是停药后复发率高，大多发生在停药后的 3 个月至 1 年内，3 年后才出现复发的明显减少。通常治疗时间越长，复发的可能性就越小，长疗程法（2~3 年）的复发率明显低于短疗程法（6 个月），持续低剂量甲巯咪唑治疗能够减少复发，这就是为什么症状消失了、甲状腺功能检查正常了也不能着急停药的原因。有些迹象能提示哪些甲亢容易复发，比如有家族史的患者、甲状腺明显肿大者、需要大剂量的药物才能控制甲亢病情者、T_3 比 T_4 明显升高以及 TRAb 升高等，治疗后 TRAb 水平明显下降或转阴则提示复发的可能性比较小。在复发的高峰阶段继续进行甲状腺功能的监测能早期发现甲亢复发。一旦出现甲亢复发，需要及时找专科医生进行治疗。

22 选择合适的医院进行 ^{131}I 治疗

开展 ^{131}I 治疗需要满足软件和硬件两方面的要求。软件是指医生的水平，即工作人员的资质、培训情况，因为 ^{131}I 治疗要涉及 ^{131}I 剂量的计算、个体化方案、^{131}I 给药方法、注意事项、早期反应、晚期反应、疗效评价等方面，这些都需要核医学方面的专业医生来完成。硬件方面指医院需要开设核医学科，有开展 ^{131}I 治疗的相关仪器、防护设备、放射性药物的管理等。因此，要选择条件完备的、经验较为丰富的大型三甲医院进行 ^{131}I 治疗。

23 做完 ^{131}I 治疗的注意事项

（1）服用 ^{131}I 后 2 小时内需要禁食，可以适量饮水；治疗后 2 天内，要适量增加饮水，及时排尿。2 周内禁用碘剂、抗甲状腺药物及含碘中药。

（2）注意休息，避免剧烈活动、劳累和精神刺激，可服用酸性食物，保持大便通畅，每天最少排便 1 次。

（3）治疗后可能出现颈部膨胀和压迫感、吞咽疼痛，持续数日或数周，必要时可以应用止痛药或激素缓解疼痛，不要经常按压颈部。

（4）一般在治疗后 3 周以上才开始出现疗效，在治疗的第 1 周至 1~2 个月可能出现甲状腺毒症症状加重的表现，必要时可以应用 ß 受体阻滞剂和抗甲状腺药物治疗；部分患者在治疗 6 个月后症状才趋于好转。

（5）治疗后要监测血常规和肝功能，少数患者会出现暂时性白细胞降低或肝损伤；定期复查甲状腺功能。

（6）育龄女性在治疗后采取避孕措施最少 6 个月。

24 ^{131}I 治疗可以重复进行吗

^{131}I 治疗 3 个月后如果没有明显缓解，或治疗 6 个月后没有完全缓解，可以视情况继续应用抗甲状腺药物，并再次进行 ^{131}I 治疗，极少数患者需要进行多次 ^{131}I 治疗。

25 甲亢妈妈的哺乳问题

接受抗甲状腺药物治疗的甲亢妈妈在面对哺乳问题时有两种选择：

（1）抗甲状腺药物可以通过乳汁分泌，如果权衡利弊后选择药物治疗和哺乳同时进行，药物应在哺乳后分次服用，服药期间需要严密观察婴儿的发育情况，监测婴儿的甲状腺功能。

（2）如果必须继续药物治疗，但又担心药物对婴儿的损害，可以断奶，用人工喂养方式。

（三）甲减治疗注意细节

26 要注意左甲状腺素钠片的不同规格

左甲状腺素钠片一般有两种不同规格，一种是每片50μg，另一种是每片100μg。如果由一种规格换到另一种规格，应该是等剂量更换，而不是简单的一片换一片。比如需要的剂量是100μg，服用100μg规格的只需一片，如果换成50μg规格的则需要两片。更换药片规格的时候如果不注意这个细节，很可能导致服药剂量不足或过量，使原本正常的甲状腺功能出现较大波动。

27 左甲状腺素钠片药片的切分技巧

（1）使用带刀柄的小刀，右手将刀柄对准药片上的刻痕，左手轻压刀背，就能将药片一分为二，需要的话用同样的方法将半片药切分成1/4片。

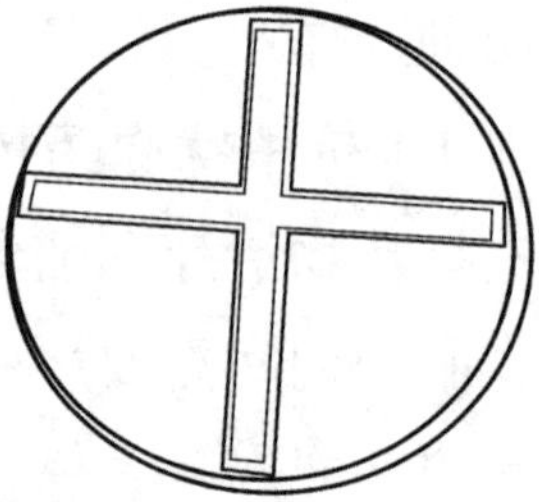

（2）使用专用的切药器，可以更方便、准确地将药片切分为1/2或1/4。

（3）如果药片分割得不准确，服药的时候应该有意将切分后大小不均的药片搭配服用，举个例子，每天需要服用的剂量是3/4片，服药的时候可以将超过1/2片的部分与不足1/4片的部分一起吃，不足1/2片的与超过1/4片的一起吃，尽量减少剂量误差。

28 左甲状腺素钠片的服用时间

胃肠道对左甲状腺素钠片的吸收从好到差的顺序是：早餐前1小时、睡前、早餐前半小时、餐时。所以，服药时间首选早餐前1小时，一次性服用全部剂量。如果选择睡前服药，需要保证服药前2~4小时不进食，服药时间应相对固定。

29 左甲状腺素钠片也可以分次服用

有些人在服用较大剂量左甲状腺素钠片时有心悸的不良反应，可以分成两次服用，即早餐前 1 小时和晚上睡前。与一次性服用的方法相比，分次服药容易造成药物漏服。

30 左甲状腺素钠片漏服了怎么办

为了保持甲状腺功能的稳定，漏服的左甲状腺素钠片的剂量需要逐渐补齐。

（1）漏服剂量较大时　可以将漏服的剂量分成多次补上。

（2）漏服剂量较小时　在下一次服药的时候一次性补齐。把漏服的药量补上后就可以按正常剂量服用。

31 不能与药物同时进食的食物

牛奶、大豆类食品、高纤维食物等会降低左甲状腺素钠片在肠道中的吸收，影响药效，所以，不能与药物同时进食，需要间隔 2~4 小时。

32 与其他药物的间隔时间

为了左甲状腺素钠片能更好地发挥药效，服用时需要与其他药物间隔一段时间：①与各种维生素间隔 1 小时；②与含铁、钙、铝的药物间隔 2 小时；③与抑酸剂如奥美拉唑间隔 4 小时；④与降脂药间隔 12 小时。

33 激素对甲状腺功能的影响

雌激素可增强垂体对 TRH（促甲状腺激素释放激素）的反应性，从而使 TSH 分泌增加，甲状腺激素的分泌也会随之增加；生长激素与糖皮质激素则对 TSH 的分泌有抑制作用。如果在服用左甲状腺素钠片的同时应用这些激素，有可能影响甲状腺功能，必要时要调整左甲状腺素钠片的剂量。

34 没有症状能停左甲状腺素钠片吗

不论哪种原因造成的永久性甲减，即使没有症状也不能停左甲状腺素钠片，需要终身服用。用药期间可能需要调整剂量，要定期监测 TSH。

35 长期吃左甲状腺素钠片有不良反应吗

左甲状腺素钠片是一种人工合成的甲状腺素制剂，与生理合成的甲状腺素一致，是对自身甲状腺激素不足的一种补充，药物本身一般没有不良反应，但用药过程中可能出现下列情况：①如果剂量不足，可能出现甲减的相关症状；②如果剂量过大或加量过快，可能出现甲亢的症状；③常用的左甲状腺素钠片优甲乐的辅料中含有乳糖，所以对乳糖不耐受的患者慎用或禁用，否则可能出现腹痛、腹泻等乳糖不耐受的症状，这种情况可以换不含乳糖的其他左甲状腺素钠片。

36 吃左甲状腺素钠片会让人变胖吗

左甲状腺素钠片虽然也是一种激素，但它不是会引起肥胖的糖皮质激素，不但不会让人变胖，还能帮助那些因为甲减而虚胖的人减重。如果过量服用还可能导致甲亢而让人变瘦。

37 孕期吃左甲状腺素钠片对胎儿的影响

左甲状腺素钠片能通过胎盘，并且对胎儿的发育至关重要，甲减孕妇只有服用左甲状腺素钠片才能保证胎儿发育所需要的甲状腺素。如果怕影响胎儿而盲目停药，可能会出现流产、早产或新生儿智力障碍等诸多危害。

38 哺乳期吃左甲状腺素钠片对宝宝的影响

母亲体内有足量左甲状腺素钠是正常哺乳所必需的，左甲状腺素钠是母乳中的正常成分。哺乳期外源性非过量摄入的左甲状腺素钠对后代没有负面影响，所以，不必在服用左甲状腺素钠片后过段时间再哺乳，可以在任何时间哺乳，但必须定期监测甲状腺功能，维持合适剂量。

39 哺乳期停药对妈妈的影响

甲减患者容易出现情绪低落、抑郁、焦虑等情况，如果在哺乳期随意停药，不但会导致全身多个系统功能紊乱，还可能诱发或加重产后抑郁。所以，哺乳期一定不要随意停药。

40 甲减能治愈吗

甲减是否能治愈要根据导致甲减的原因而定：①桥本甲状腺炎的末期、甲状腺全切除后或甲状腺先天发育不全等疾病引起的甲减不能治愈，需要终身服用左甲状腺素钠片。②亚急性甲状腺炎、产后甲状腺炎的甲减期，甲减是疾病的一个过渡阶段，甲状腺功能可能会逐步恢复正常，这种甲减是可以治愈的。

甲状腺疾病的预防与调护

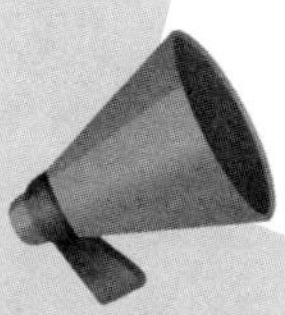

01 了解食物含碘量

02 加碘盐的碘含量有多少

03 合理的碘摄入量

04 预防饮食碘过量的小窍门

05 甲亢患者的饮食

……

（一）预防

多种甲状腺疾病的发病率都在逐渐上升，如果能有效地进行预防，减少发病或病情进展，那就具有非常重大的意义了。预防需要从饮食、药物、情绪、运动等多方面进行。

01 了解食物含碘量

海带、海草等藻类的含碘量远高于其他食物，虾、蟹、贝、海鱼等其他海产品的含碘量也比较高，其次为蛋、奶、淡水鱼、肉类的含碘量，植物性食物中含碘量更低。常见食物的碘含量如下表：

食物种类	食物名称	碘含量（μg/100g）
藻类	干海带	36240
	海草	15982
	干紫菜	4323
	螺旋藻	3830
虾	干虾米（小对虾）	983
	干海米	394
	虾皮	373
	基围虾	16.1

（续表）

食物种类	食物名称	碘含量（μg/100g）
蟹	梭子蟹	33.2
	河蟹（公）	27.8
贝	鲜鲍鱼	102
	牡蛎	66.0
	蛏子	65.4
	扇贝	48.5
海鱼	带鱼	40.8
	多宝鱼	33.4
	海鲈鱼	7.9
其他	海参	28.1
蛋类	鹌鹑蛋	233
	鸭蛋	34.2
	鸡蛋	22.5
奶及奶制品	蒙牛纯甄风味酸牛奶	35.4
	伊利舒化奶	32.4
	牛奶（消毒）	1.9
	酸奶	0.9
淡水鱼	鲫鱼	10.1
	草鱼	6.4
	鲤鱼	4.7

（续表）

食物种类	食物名称	碘含量（μg/100g）
肉类	鸡腿肉	4.5
	牛肉（瘦）	4.1
	鸭肉（绿头鸭腿肉）	3.0
	羊肉（瘦）	2.9
	猪肉（瘦）	1.9
谷类及制品	燕麦米	3.9
	小米	1.6
	大米	1.4
	玉米	1.1
豆类	大豆	5.2
	绿豆	5.0
	蚕豆	1.3
蔬菜	茴香	12.4
	菠菜	4.6
	大白菜	2.4
	白萝卜	1.4
	茄子	0.8
	圆白菜	0.4

02 加碘盐的碘含量有多少

加碘盐在贮存期间及烹调过程中会有部分损失，温度越高，加热时间越长，碘的损失越多，煎炸、干炒等高温烹调方式的碘损失率大于蒸、煮的烹调方式，所以，在煎炸后放盐、出锅放盐及以蒸、煮、凉拌的形式烹调可以减少碘的损失。按照我国目前的食盐加碘量计算，每公斤食盐含碘 25~30mg，如果每日摄入 5g 食盐，可由食盐中摄入碘 100~120μg。

03 合理的碘摄入量

我国营养学会推荐碘的参考摄入量：①0 岁 ~：85μg/d；② 1 岁 ~：90μg/d；③ 11 岁 ~：110μg/d；④ 14 岁 ~：120μg/d；⑤孕妇：230μg/d；⑥哺乳妇女：240μg/d。

04 预防饮食碘过量的小窍门

豆腐含有皂角苷，具有促进碘排泄的作用，所以，在吃海鲜或其他含碘量高的食物时，不妨搭配豆腐一起吃，如海带豆腐汤、紫菜豆腐汤、麻婆豆腐等，预防碘摄入过量。

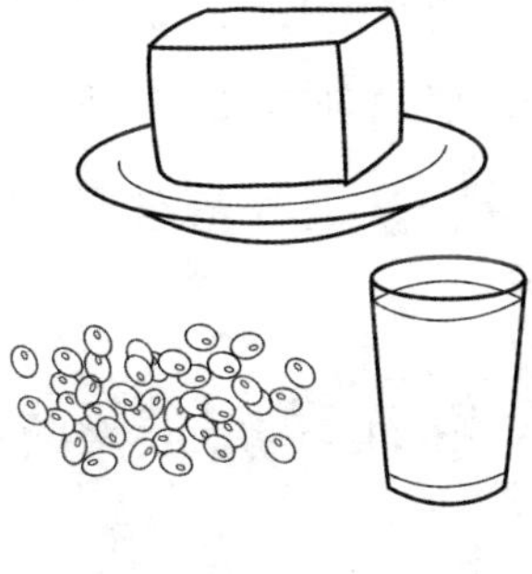

05 甲亢患者的饮食

（1）甲亢病情没有控制好时，要限制碘的摄入，食用无碘盐，尽可能忌用富碘食物和药物，如海带、海草、紫菜、胺碘酮、含碘复合维生素、含碘造影剂等。

（2）多进食高热量、高蛋白、富含维生素的食物。

（3）保证足够的水分摄入，戒酒、咖啡、浓茶等刺激性饮品。

06 普通孕妇的补碘问题

孕妇的碘需求量高于一般人群，为了保证孕期足够的碘储备，减少孕期碘缺乏，普通孕妇至少在孕前 3 个月开始补碘，食用加碘盐是首选的补碘方式，如果不吃加碘盐，备孕期每天需要额外补碘 150μg，可以选择碘化钾或含碘复合维生素。不论是否食用加碘盐，都应该适当摄入海带、紫菜等富含碘的食品。

07 甲亢孕妇怎么补碘

（1）怀孕前有甲亢并低碘饮食的患者，在计划怀孕前最少 3 个月停止低碘饮食，改用加碘盐，怀孕后可以继续食用加碘盐。

（2）如果在孕早期甲亢控制不良，适当限制富含碘的食物和含碘复合维生素。

（3）如果甲亢控制良好，可以食用富含碘的食物，含碘复合维生素、碘化钾的含量不能超过 150μg。

08 有其他甲状腺疾病史的孕妇怎么补碘

有甲减、自身免疫性甲状腺炎、甲状腺结节、甲状腺癌病史的孕妇如果在孕前食用加碘盐，怀孕后应该继续食用加碘盐，也可以食用富含碘的食物。但是，额外补充的含碘复合维生素、碘化钾的含量不能超过 150μg。

09 甲减患者怎么补碘

（1）碘缺乏所致甲减往往发生在碘缺乏地区，食用加碘盐是最有效的方法。

（2）手术、^{131}I 治疗或自身免疫性甲状腺疾病引起甲状腺组织未完全破坏者，可以正常碘饮食，食用加碘盐。

（3）甲状腺全部切除或完全破坏所致甲减，需要甲状腺激素替代治疗，食用加碘盐或未加碘盐对甲状腺无明显影响。

（4）碘过量所致甲减程度较轻，常见亚临床甲减，对这些患者要限制碘摄入。

10 自身免疫性甲状腺炎患者怎么补碘

甲状腺功能正常的自身免疫性甲状腺炎患者可以食用加碘盐，但要适当限制海带、紫菜、海苔等富碘食物的摄入。

11 甲状腺结节患者怎么补碘

（1）无自主功能的甲状腺结节患者补碘量要适中，避免碘摄入过多或不足。

（2）有自主功能的结节导致的甲亢，需要限制碘的摄入。

12 甲状腺癌患者怎么补碘

甲状腺癌患者术后，甲状腺已全部或部分切除，可以正常碘饮食，食用加碘盐和富碘食物；如果术后需要 ^{131}I 治疗，治疗前应该低碘饮食。

13 含硒食物

硒是人体每天都应该适量摄取的微量元素，因为人体自身不能合成硒，所需要的硒主要来源于食物。动物内脏及虾、蟹等海产品含硒最为丰富，鱼、肉、蛋类次之，豆类、粮食、蔬菜和水果的硒含量更低，蔬菜中蘑菇、大蒜含硒量相对较高。植物类食物中硒的含量主要取决于种植地区，我国大部分地区处于缺硒或少硒的状态。缺硒与多种疾病相关，所以，如果存在硒缺乏，不仅要增加富硒食物的摄入，必要的时候还可以进行药补。

14 硒酵母

近年来，各式各样的补硒产品充斥市场，大多数人都不知道该如何选择。硒分为无机硒和有机硒两类。无机硒包括硒化物、亚硒酸盐和硒酸盐等；有机硒主要有硒酸酯多糖、富硒酵母和硒蛋白等。与无机硒相比，有机硒安全性更高，也更有利于人体吸收利用。硒酵母是常用的补硒药品，其中有机硒含量占 99% 以上，目前主要用于 Graves 病、甲减、桥本甲状腺炎等疾病的辅助治疗中。出现硒缺乏时，可以在医生指导下适量应用硒酵母进行补充。

15 合理的硒摄入量

虽然硒被誉为“生命的火种”“健康的保护神”，但如果摄入量过多造成硒中毒，也一样会损害人体健康。所以，硒的摄入也要适量，中国营养学会建议每天硒的摄入量为 50~250μg，安全摄入量为每天 400μg，中毒量为每天 800μg。

16 怎么判断硒营养状况

血浆硒水平是评价硒营养状况的常用指标，如果想知道自己是否存在缺硒的情况，可以到有检验条件的机构进行抽血化验。

17 及时调整不良情绪

出现不良情绪要及时调整，既能防止甲状腺疾病的发生，也有助于甲状腺疾病的治疗效果。甲状腺激素受情志影响，发怒、郁闷容易导致甲状腺结节、甲状腺癌、Graves 病等疾病的发生，也可能引起甲亢治疗时病情的反复。所以，日常生活中保持心情舒畅和心态平和很重要。

18 甲状腺的自查

在日常生活中可以通过“看”和“摸”这两个自查方法来初步判断甲状腺的形态大小是否正常。

（1）看　在镜子前伸长脖子，缓慢吞咽口水，看看有没有包块随着吞咽而上下移动，如果有，要怀疑甲状腺肿大。

（2）摸　身体直立，两眼平视，头既不前倾，也不后仰。按照先中间、后两边的顺序触摸甲状腺。首先将右手拇指指腹从胸骨上方开始向上轻柔地触摸，可以摸到气管前软组织（甲状腺的峡部），感受有没有增厚；再做吞咽动作，可以感受到软组织在手指下滑动，判断有没有增大和出现包块；然后触摸右侧甲状腺，将右手拇指放在喉结下气管右侧，右手的其余手指触摸左叶甲状腺，并将气管推向右侧，做吞咽动作时右手拇指感觉有没有包块在手指下活动；再以同样的方法用左手检查左侧甲状腺。需要提醒的是，滑动时着力点是拇指指腹前端桡侧（外侧），而不是拇指指尖。

19 淋巴结的自查

颈部淋巴结的检查重点在颈前、颈后、颌下和锁骨上等部位。先把右手食指、中指、无名指并拢，指腹平放于右侧颈前、颈后、颌下和锁骨上滑动，滑动时可以旋转触摸，或沿着相互垂直的直线方向进行，然后再用同样的方法用左手对左侧颈部淋巴结进行触摸。正常的淋巴结像米粒一样大，质地较软，光滑，可以移动，但是一般很难摸到，如果突然摸到明显肿大的淋巴结，一定要及时就诊。

20 高危人群要定期检查

下列人群为甲状腺疾病的高危人群，应该定期进行甲状腺功能检查，以便做到疾病的早诊断、早治疗。

（1）有甲亢、甲减病史或目前有甲状腺功能异常的症状或体征。

（2）有甲状腺手术史和（或）^{131}I 治疗史或头颈部放射治疗史。

（3）有自身免疫性甲状腺疾病或甲状腺疾病家族史。

（4）有甲状腺肿。

（5）甲状腺自身抗体阳性。

（6）有 1 型糖尿病或其他自身免疫性疾病，包括白癜风、肾上腺功能减退症、甲状旁腺功能减退症、萎缩性胃炎、恶性贫血、系统性硬化症、系统性红斑狼疮、干燥综合征等。

（7）有流产史、早产史、不孕史。

（8）多次妊娠史（≥ 2 次）。

（9）体质指数 BMI ＞ 40kg/m^2 的肥胖者。

（10）年龄＞ 30 岁。

（11）服用胺碘酮或锂制剂或近期碘造影剂暴露。

（12）有中、重度碘缺乏地区居住史。

21 怀孕后要常规检查甲状腺

甲状腺疾病在孕产妇中发病率较高、对母婴健康可能带来一定危害，所以，所有女性在发现怀孕后，不论备孕期甲状腺检查结果是否异常，都应该在孕早期常规进行甲状腺疾病检查，检查指标最少包括 TSH、FT_4、TPOAb，以避免孕产期甲状腺疾病对母婴的不良影响。

（二）调护

22 预防和治疗便秘的常用方法

便秘在甲减患者中比较常见，养成良好的生活习惯有助于预防便秘的发生。如果已经出现便秘，可以酌情选择治疗方法。

（1）增加粗纤维饮食，如芹菜、白萝卜、菠菜、韭菜、苹果、梨、火龙果等，避免煎炸、辛辣及难消化食物，多饮温水。

（2）养成良好的排便习惯，即使没有便意，也要定时排便，有便意以后不要忍，及时排便。

（3）在身体条件允许的情况下加强运动。

（4）根据辨证选择通便药物，常用的如便通片、芪蓉润肠口服液、当归龙荟片、麻仁润肠丸等，但具体使用需要在医生指导下进行。

（5）进行自我按摩。

23 便秘患者的自我按摩

便秘患者还可以做一些自我按摩，操作简单、疗效可靠，无不良反应，对改善便秘和调节消化功能都有比较好的作用。

（1）按揉腹部和神阙　顺时针按揉腹部 10 分钟；然后用掌心贴于神阙穴（肚脐凹陷处），顺时针和逆时针按揉各 50 次。可以在起床前、上厕所前和睡前各操作 1 次。

（2）按揉天枢　天枢穴在肚脐旁 2 寸（乳头与前正中线的距离为 4 寸），左右各 1 个，每日排便前 5~10 分钟用双手大拇指分别按压两侧天枢穴，当按压处有酸胀感，并且感到肠蠕动亢进产生便意时生效；如果没有便意可以继续按揉承山穴 3~5 分钟。承山穴在小腿后面正中，在伸直小腿时，腓肠肌肌腹下出现的尖角凹陷就是穴位所在。

（3）点揉迎香　用中指指腹贴于两侧迎香穴（鼻翼外缘中点旁，鼻唇沟中），顺时针和逆时针点揉，每次 10~15 分钟，每天数次。排便时用右手点揉迎香穴，左手按揉神阙穴，左右手的动作可同时交替进行。

24 甲亢患者慎用含碘洗护用品

有海藻成分的面膜、洗面奶等含碘，对于甲亢病情控制不好的患者，应该尽量避免长期应用这类洗护用品，防止其中的碘经皮肤吸收而加重病情。

25 突眼患者的眼部护理

（1）突眼患者受到光线刺激时，会加重流泪、胀痛感，所以白天可以戴深色眼镜。

（2）有些高度突眼的患者眼睛不能闭合，可以在夜间睡觉的时候使用眼罩或者纱布遮挡眼睛，但一定要注意物品的清洁。

（3）用眼药水湿润眼睛，这样可以防止角膜过度干燥。

（4）睡觉时采取仰卧位，头高足低，以减轻眼眶的水肿。

（5）尽量避免长时间看电脑、手机和电视，否则会使眼睛疲劳而加重眼胀不适感。

26 突眼患者要戒烟酒

在吸烟、饮酒后，有些患者会出现心率增快或手抖、突眼加重的现象，原来一些轻微的甲亢症状变得明显起来。这是因为烟酒的刺激作用可以加重甲亢病情，使治疗效果降低。所以，突眼患者最好能戒烟戒酒。

27 做完 ^{131}I 治疗的辐射防护

虽然接受 ^{131}I 治疗的患者可对周围近距离人群构成少量辐射，其排泄物也可能对周围环境造成微量辐射污染，但患者向体外释放的辐射量有限，在遵循以下辐射安全注意事项条件下，不会对周围人群和环境造成辐射危害。

（1）用过的 ^{131}I 药瓶或药杯不要乱放，要现场回收，立即放入专用的放射性污染桶内。

（2）配备单独的卫生间，使用坐式马桶，尽量避免尿液和粪便飞溅而污染卫生间，排便后立即冲洗，并且增加冲水次数。

（3）隔离 3~5 天，以防家属或者公众人员接触可能受到辐射伤害。

（4）出院后 2 周内避免与婴幼儿、孕妇密切接触，避免与他人共用餐具，避免和异性长时间近距离接触（3 小时以上，1 米之内）。

28 甲状腺穿刺后的注意事项

（1）穿刺后要按压 10 分钟，注意观察敷料的渗血、渗液情况，保持敷料干燥清洁，防止感染。穿刺后 3 天内，穿刺部位尽量不要沾水。不要用手挤捏甲状腺。

（2）穿刺后进食高蛋白、富含维生素食物，增加抵抗力，但不要吃太热的食物，否则可能引起伤口出血。

（3）出现穿刺点疼痛的，可以用冰块冷敷来缓解，疼痛剧烈的也可以适当吃止痛药。

29 甲状腺术后出血的防护

出血是甲状腺术后的常见并发症，严重的可以导致死亡，大多发生在甲状腺术后 24~48 小时内。引起术后出血的常见原因包括颈部的活动、咳嗽、说话动作过度及饮食不当等。从多方面做好护理能有效地防止术后出血。

（1）术后保持舒适体位，避免颈部过度后仰和前屈，尽量减少头颈部活动，如果需要进行搬动，要保持头颈部的平直、稳定，防止头颈部左右转动而牵拉伤口。

（2）咳嗽咯痰时，可以深呼吸后用手轻按伤口，快速用力将痰咳出，避免用力过大而造成伤口裂开；如果痰黏不易咳出，可以进行翻身拍背和雾化吸入，帮助痰液顺利排出。

（3）说话声音尽量轻柔，不要长时间说话。

（4）术后吃少许温凉流质或半流质饮食，禁止吃温度较高的食物，因为可能造成血管扩张，导致出血加重。

（5）可以用小沙袋压迫前胸，或在伤口敷料外敷冰块。

（6）密切观察颈部有无肿大、伤口有无渗血。

（7）保持心情舒畅，不要紧张。

30 甲状腺术后喉返神经损伤的护理

喉返神经损伤的常见症状为声音嘶哑、呛咳，少数严重的会出现呼吸困难，甚至窒息死亡。多数喉返神经损伤可以完全恢复，但需要配合积极的治疗和护理。

（1）手术清醒后要向患者简短提问，注意其声音是否有变化，一旦发现声音嘶哑，2~3 天内尽量少说话或不要说话。

（2）根据神经损伤的不同情况，无明显不适后可以在专业医护人员指导下坚持发音练习。

（3）家属要理解病情，并且配合医护人员向患者解释病情，多多关心和安慰患者，减轻患者因声音嘶哑、失声产生的焦虑、恐惧和自卑心理，尽量与患者进行书面沟通，耐心听其倾诉。

（4）少吃辛辣、冷热刺激性食物和黏腻食品，戒烟酒；呛咳患者不能吃流食，尽量吃较稠的固体软食。

（5）注意休息，保证足够睡眠；说话声音不要过高或过低，不要长时间说话造成用嗓过度，避免过多清嗓子损伤声带，并且尽量避免出现咽喉炎。

31 术后瘢痕的防护

保持切口及周围皮肤的清洁、干燥，不要用热水烫洗和抓挠，防止感染。如果切口没有明显渗血和渗液，只需隔天更换一次手术敷贴；如果渗出明显，就要局部用碘伏消毒，每天更换手术敷贴。

认识误区

01 辐射都对甲状腺有损害

02 安检辐射很大

03 “大脖子”一定是甲状腺有问题

04 甲状腺肿大都是不正常的

05 有甲亢症状就能诊断甲亢

……

01 辐射都对甲状腺有损害

辐射分为电离辐射和非电离辐射两种。人们就医时接触的 CT、X 线就属于电离辐射，危害较大，与甲状腺疾病相关的主要是电离辐射；非电离辐射即为我们日常生活中经常接触到的辐射，主要有手机、电脑、微波炉、电磁炉、电热毯、电吹风、打印机等，危害性较小，与甲状腺疾病关系不大。所以，没必要闻辐射色变。

02 安检辐射很大

地铁、火车站、机场的行李安检仪会产生辐射，但是，只要安检仪质量合格，安检操作规范，安检仪的辐射对接受安检的人员而言是可以忽略不计的。如果想将安检的辐射风险降到最低，建议尽量远离出口，或缩短在出口处的滞留时间，等行李物品通过挂帘且挂帘完全下垂后再去取。

03 “大脖子”一定是甲状腺有问题

有些人由于颈部的脂肪堆积过多，脖子看起来比一般人要粗，这种“大脖子”可能跟甲状腺没有关系，不能仅凭肉眼判断甲状腺的大小，应该以超声检查为准。

04 甲状腺肿大都是不正常的

在青春期、妊娠期和哺乳期，甲状腺可能出现生理性的肿大，这是甲状腺为了满足身体对甲状腺激素的需求而出现的适应性肿大，在这些特殊时期结束后甲状腺可以自行缩小。

05 有甲亢症状就能诊断甲亢

甲亢症状一般是指疲乏、怕热、多汗、多食、心慌、性情急躁、消瘦等，但这些症状不是甲亢特有的，糖尿病、更年期的患者都可能出现，所以，不能简单地以这些症状来诊断甲亢，要根据甲状腺功能及其他辅助检查结果来综合分析。

06 诊断甲亢后就要立刻治疗

甲亢的原因可以是 Graves 病，也可以是桥本甲状腺炎、产后甲状腺炎或亚甲炎的一个阶段，甚至只是由于服用碘剂过量引起的。对于 Graves 病应该进行及时的治疗，但后面的几种情况可能不需要治疗甲亢就会自行缓解，过于积极的治疗反而会导致甲减。所以，诊断甲亢后要找清病因，不能盲目进行治疗。

07 得了甲亢就要长期低碘饮食

对于病情已经控制较好的甲亢患者，不需要长期严格低碘饮食，因为长期碘摄入不足会使甲状腺处于碘缺乏状态，一旦甲亢治愈恢复普通饮食，碘缺乏的甲状腺很容易摄碘功能旺盛，从而诱发甲亢的复发。

08 甲亢治愈后也要低碘饮食

甲亢治愈后饮食就可以恢复正常，碘盐、海鲜等不再是饮食禁忌，但是也应尽量避免在短期内大量进食富碘食物。

09 甲亢（甲减）会影响工作或学习

在甲亢（甲减）症状明显的阶段，患者可能会比较难受，维持正常的工作或学习有一定的困难，在这个时期应该多加休息，避免劳累。但只要接受正规的治疗，症状一般都会逐渐缓解，可以继续正常的工作、学习。所以，得了甲亢（甲减）不要有太大的心理负担，在病情稳定以后，融入集体当中工作或学习有益于保持健康的心理，对疾病的康复是很有好处的。

10 衰老以后都会出现甲减

由于甲减大多发生于中老年人，并且随年龄增加患病率上升，所以，有的人认为甲减是正常现象，在衰老之后都会出现，这种想法是错误的。一般情况下，老年人的各种活动减少，新陈代谢减慢，体内甲状腺激素的水平会有不同程度的降低，但仍然可以满足老年人的生理需要，不会表现为甲减。只有在一些病理性因素的作用下，甲状腺激素的生成量过低，满足不了实际需求量，才会出现甲减。

11 “甲减”就是“低钾”

甲状腺功能减退症简称为“甲减”，也有的人喜欢说“甲低”。医学上还有一个名词叫做“低钾”，表示“低钾血症”，这是一种常见的电解质紊乱。“甲低”和“低钾”，本来是两种完全不同的疾病，但因为在发音上相近，有些人就将二者混为一谈。

12 得了甲减就要补碘

有些人听说得了甲亢不能吃含碘食物，认为得了甲减就应该补碘。其实，只有缺碘引起的甲减才需要适当补碘。桥本甲状腺炎、手术或 ^{131}I 治疗导致甲状腺损伤引起的甲减并不需要额外补碘。

13 补碘越多越聪明

碘与智力发育有关，有些人将碘称为“智慧元素”。虽然如此，补碘也并非越多越好，不会越补越聪明。碘摄入过多除了可能诱发甲状腺疾病之外，还可能引起碘中毒，导致恶心、呕吐、反应迟钝、精神萎靡等症状。

14 自身免疫性疾病是免疫力差造成的

自身免疫性疾病是由于免疫系统的侦查、识别能力出现缺陷，错把自身组织当成了敌人，不适当的对自己人“开战”，是一种过于激烈的免疫反应，不但会对健康造成巨大危害，甚至还可能危及生命。免疫力是指人体对疾病的发生或对病原体的入侵所具有的抵抗能力，简单点说，免疫力就是抗病能力。所以说，不能用免疫力差来解释自身免疫性疾病。

15 甲状腺疾病有特效疗法

由于现在甲状腺疾病患者非常多，而正规的治疗并没有特效疗法，尤其在甲亢和甲状腺结节的治疗方面，很多不正规的药品或治疗打着“纯中药、秘方”的旗子，或者披着“高科技”的鲜亮外衣，宣称是无不良反应的特效疗法，一些治病心切的患者往往在这样的煽动下上当受骗，一方面会浪费钱财，另一方面还可能耽误了正规的治疗。所以，各位患者一定不要轻信电视或手机小视频中的各种广告，要到正规医院接受治疗。